PATHOLOGY

병리학 2판

저자소개

김정혜 前 수원여자대학교

병리학 2판

Pathology 2nd EDITION

2011년 7월 30일 1판 1쇄 발행
2017년 2월 15일 2판 1쇄 발행
2022년 1월 10일 2판 8쇄 발행

지은이 | 김정혜
펴낸이 | 김진환
펴낸곳 | 학지사메디컬 HAKJISA MEDICAL
04031 서울특별시 마포구 양화로 15길 20 마인드월드빌딩
대표전화_ 02-330-5188 팩스_ 02-326-0338
등 록 | 2010년 2월 8일 제313-2010-36호
메 일 | hakjisamd@hakjisamd.co.kr
홈페이지 | http://www.hakjisamd.co.kr

978-89-6069-606-8 93510

가 격 | 32,000원

병리학 2판

PATHOLOGY

김정혜 저

학지사메디컬
HAKJISA MEDICAL

머리말

병리학을 30년 동안 강의해 오면서 느낀 점은, 기초의학의 근간이라 할 수 있는 병리학 과목이 간호 · 보건계열 학생들에게는 전공필수 과목이지만, 쉽게 이해하고 학습하기에는 어려운 점이 많았다는 것이다. 이에 간호 · 보건계열 학생들이 제한된 시간 내에 병리학을 전공필수 과목으로 이수해야 하는 점에 맞추어 이 책을 서술하였다.

병리학은 병인, 발병기전, 병리학적 변화와 진행사항 그리고 질병이 개체에 미치는 영향을 공부하는 학문으로 의료인들이 대상자들의 건강문제를 바르게 이해하고 효율적인 의료중재를 실시하기 위해서는 질병이 개체에 미치는 영향, 즉 병리학에 대한 올바른 이해가 필수적이라고 생각한다.

이러한 점으로 미루어 볼 때, 이 책은 병리학을 조금이나마 쉽게 접근하고 이해할 수 있도록 병태생리와 발병기전을 상세히 서술하였으며 병리적 기전을 강조하여 질병의 본태를 학습하는 데 도움을 주고자 하였다.

총론에서는 질병과 관련된 공통적인 문제를 제시하였으며, 각론에서는 각 체계별로 임상에서 많이 다루어지는 질병을 제시하여 총론에서 다루었던 문제를 구체화시키면서 병리적 기전에 대한 이해를 돕고자 하였다. 특히 의학용어 구사면에서 구용어와 신용어를 병행하여 서술함으로써 학습하는 데 효과를 높이고자 하였다.

부족한 점은 앞으로 꾸준히 보충할 것을 약속하면서 특히, 교과목 중심에서 문제해결 중심으로 교과과정이 바뀐 대학들에 많은 도움이 되기를 바란다.

끝으로 이 책이 출판되기까지 물심양면으로 많은 지원을 아낌없이 해주신 학지사메디컬(구 정담미디어) 김진환 사장님 외에 여러분들께 진심으로 감사드린다.

2017년 2월

저자 **김정혜**

목차

CHAPTER 04 순환장애

CHAPTER 05 감염

CHAPTER 06 신생물

CHAPTER 13 내분비계 질병

CHAPTER 14 신경계 질병

CHAPTER 15 비뇨기계 질병

CHAPTER 16 생식기계 질병

CHAPTER 17 근골격계 질병

CHAPTER 18 피부질병

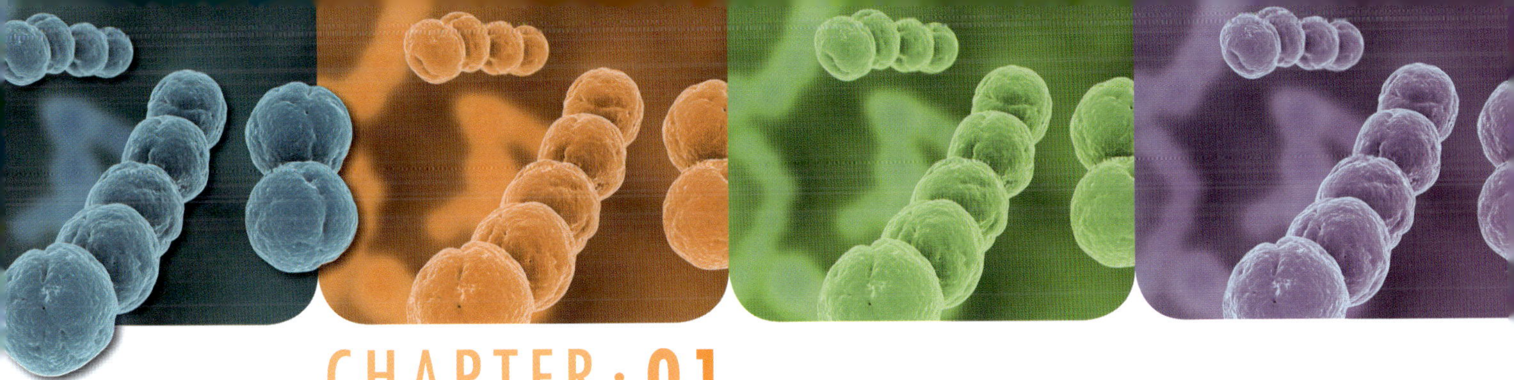

CHAPTER · 01

병리학과 질병

PATHOLOGY AND DISEASE

학습목표

1. 병리학의 과제가 질병의 본질을 규명하는 데 있다는 것을 알 수 있다.
2. 질병, 병리학, 임상진료의 상호관계를 이해할 수 있다.
3. 병리학에서 주로 다루는 네 가지 측면, 즉 병인, 발병기전, 형태학적 변화, 기능장애에 대해 이해할 수 있다.
4. 고대 그리스시대와 로마시대의 질병관을 이해할 수 있다.
5. 19세기 이후 병리학의 발전과 현재의 병리학을 이해할 수 있다.

병리학 Pathology

병리학 pathology는 그리스어의 pathos(disease, 질병)와 logos(science, 과학)를 합한 용어로서 질병의 본질을 연구하는 학문이다. 즉 질병의 원인, 발병기전, 구조 및 기능의 이상, 임상증상, 예후를 과학적으로 연구하는 학문으로, 임상치료의 기초를 제공하는 중요한 역할을 한다.

역사

인류는 질병의 원인을 밝히고 치료하려는 노력을 끊임없이 계속해 왔다. 원시 시대에 사람들은 악마에 의해 병이 발병된다는 악마설과 신이 벌로 질병을 준다는 신벌설을 믿었다. 그 후 농업이 발달하면서 간단한 약물요법과 경험적 요법 등이 등장하고 발달하게 되었다.

그리스 시대에 이르러서 의학의 아버지라 불리는 **히포크라테스**(Hippocrates, 460~377? B.C.) (그림 1.1)가 질병을 객관적으로 관찰하고 최초의 기록을 남겼다. 그는 "질병은 4가지 체액(혈액, 점액, 황색담즙, 흑색담즙)의 균형이 깨질 때에 발생한다"는 **액체병리학설**(humoral pathology)을 주장하였고, 이 학설은 19세기까지 서양의학의 근본 사상을 이루었다. **아스크레피아데스**(Asklepiades, 128~40 B.C.)는 "질병은 인체를 구성하고 있는 원자의 변성에 의해 일어난다"는 **고체병리학설**(solidary pathology)을 주장했다. **갈레누스**(Galenus, 129~201 A.D.)는 "생명을 유지하는 근본물질은 영기(pneume)"라고 주장하였고, 히포크라테스의 4가지 체액 중 혈액을 중요시하여 히포크라테스의 액체병리학설을 집대성하였다.

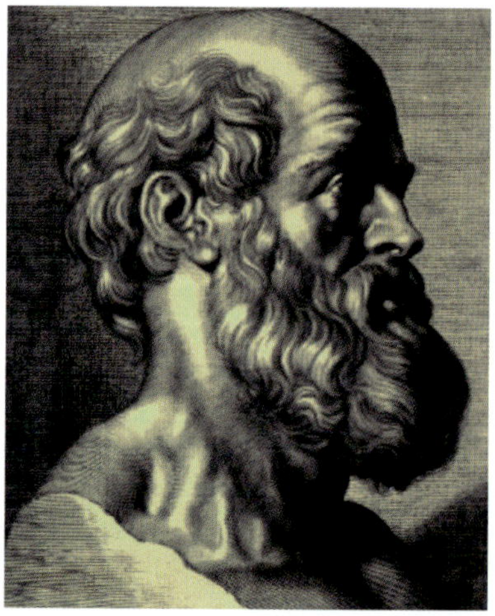

그림 1.1 히포크라테스

그리스 시대가 지나 중세 봉건시대에 **베살리우스**(Vesalius, 1514~1565)가 나타나기까지 약 1,300여 년 동안은 의학의 암흑기였다. 르네상스 시대에 들어서면서 자유로운 학문적 기풍을 바탕으로 의학발전이 이루어지게 되었다. 특히 17세기에 네덜란드의 **레벤후크**(Leeuwenhoek)와 **로버트 후크**(R. Hooke)에 의하여 광학현미경이 발명되면서 의학 전반에 걸쳐 획기적인 발전이 이루어졌다.

모르가그니(Morgagni, 1682~1771)는 60년 동안 700여 구의 사체를 해부하여 임상관찰과 병리해부를 종합한 '해부학적 연구에 의한 질병의 위치와 원인'이라는 5권의 저서를 남겨 병리학의 아버지라 불리게 되었다. 이 책에서 모르가그니는 '병소(lesion)'라는 용어를 처음으로 사용하였고, "질병에 따라 생긴 특정 장기나 조직의 병소 때문에 임상증상이 나타난다"라고 주장하여 **장기병리학설**(organ pathology)의 창설자로 인정받게 되었다.

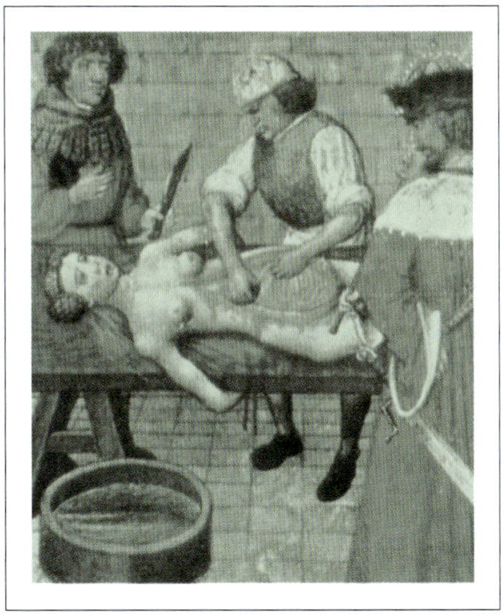

그림 1.2 중세의 해부장면

삐샤(Bichat, 1771~1802)는 인체의 조직을 단위로 관찰한 후 조직을 결합조직, 혈관, 골, 연골 등으로 분류하여 조직학의 아버지로 불리고 있으며, "질병을 관찰하는 데는 장기보다 조직 단위로 관찰해야 한다"는 **조직병리학설**(histopathology)을 주장했다. **리키탄스키**(Rikitansky, 1804~1878)는 "질병의 발생에는 혈액 내의 성분이 커다란 역할을 한다"는 **혈액병리학설**(hematopathology)을 제창하였다.

19세기 후반 **비르효**(Virchow, 1821~1902)는 "사람의 몸은 세포로 구성되어 있기 때문에 질병도 장기나 조직, 더 나아가 세포 단위로 관찰해야 한다"는 **세포병리학설**(cellular pathology)을 창시하면서 근대병리학의 초석을 마련하였다. 제2차 세계대전이 끝난 후 전자현미경의 등장으로 인해 각종 연구방법이 눈부시게 발전하여 질병의 탐구도 세포 내 미세구조 차원까지 넓고 깊어져 **분자병리학**(molecular pathology) 시대가 열리게 되었다. 오늘날에는

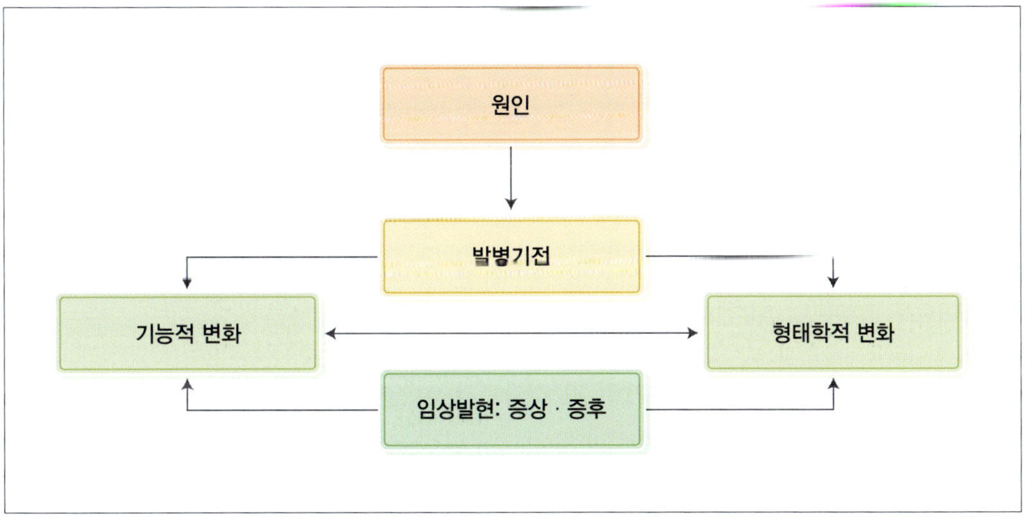

그림 1.3 병리학의 연구기전

전자현미경, 조직화학, 면역조직학, 자가방사기록법 등의 방법을 활용하여 질병의 본질 규명을 추구하고 있다.

병리학은 일반적으로 **임상병리학**(clinical pathology)과 **실험병리학**(experimental pathology)으로 구분한다. 임상병리학은 환자를 대상으로 질병의 원인과 발병기전을 연구하는 것이고, 실험병리학은 동물이나 배양세포와 같은 실험적 방법으로 질병 발현을 연구하는 것이다.

관련된 학문으로는 조직을 검사하여 질병을 연구하는 **조직병리학**(histopathololy), 분리한 세포를 통하여 질병을 연구하는 **세포병리학**(cellular pathology), 혈액 내 구성성분의 이상과 연관된 **혈액학**(hematology), 감염증과 관련된 **미생물학**(microbiology), 체내 방어기전과 관련한 **면역학**(immunology), 염색체와 유전자 이상을 연구하는 **유전학**(genetics) 등이 있고, 그 밖에도 **독성학**(toxicology), **기생충학**(parasitology) 등이 있다.

질병 Disease

질병은 생체의 구조나 기능에 이상이 생겨 정상범위를 벗어난 상태를 말한다. 즉, 자극에 대해 조직이나 장기의 항상성이 깨져 병적 반응이 나타나는 것을 말한다.

특징

모든 질병은 일련의 특징적 과정을 나타낸다.

병인학 etiology

병인학은 질병의 원인을 연구하는 학문으로, 질병은 숙주와 환경 사이의 다양한 상호작용에 의해 발생한다. 병인은 인체 내부에 존재하는 내인과 외부에 존재하는 외인으로 구분한다(표 1.1).

발병기전 pathogenesis

질병이 발생하여 진행되는 기전 및 경과로서, 미생물이나 유해물질에 의한 염증(inflammation), 발암물질에 의한 발암과정(carcinogenesis), 인체의 면역체계 이상으로 인한 면역반응(immune reaction) 등이 있다.

주요 용어

병인학 etiology	질병의 발생 원인을 연구하는 학문
발병기전 pathogenesis	질병이 진행되는 기전 및 과정
예후 prognosis	질병에 대해 기대되는 경과
합병증 complication	이미 질병을 앓고 있는 환자에게서 새로운 질병이 생기는 것
치료 treatment	질병으로부터 회복되어가는 단계

표 1.1 병인의 내인과 외인

내인	외인
인종	감염
연령	화학적 요인(산, 알칼리, 화학물질 등)
성별	물리적 요인(온도 변화, 기압 변화 등)
유전	사회환경적 요인(수질오염, 대기오염 등)
면역상태	외상
영양상태	방사선

진단 diagnosis

진단은 질병을 확인하거나 명명하는 것이다. 질병의 진단을 위해서는 혈액검사, 소변검사, 흉부 X-ray검사(CXR), 심전도검사(ECG), 컴퓨터단층촬영(CT), 자기공명영상법(MRI) 등 여러 가지 검사법 등이 실시된다. 또한 병리조직학적 진단으로 부검(autopsy)과 생검(biopsy)이 있다. 부검은 사체를 해부하여 얻은 조직을 육안적 · 조직학적으로 검사하는 것이다. 생검은 살아 있는 환자의 조직을 검사하여 형태학적 진단을 하는 것이다.

임상증상 발현 manifestation

질병이 발생하면 인체는 구조와 기능에 있어서 임상적 증상을 나타낸다. 구조적 이상으로는 조직결손으로 인한 궤양(ulcer), 조직괴사를 보이는 경색(infarction), 관조직의 형태학적 이상인 동맥류(aneurysm), 장천공(intestinal perforation) 등이 있다.

기능적 이상으로는 감기에 걸려 비강 내 점액이 많이 분비되는 것과 같이 세포 내 생성물의 과다분비 또는 인슐린 결핍으로 인한 당뇨병과 같이 세포 분비물의 결핍, 신경전

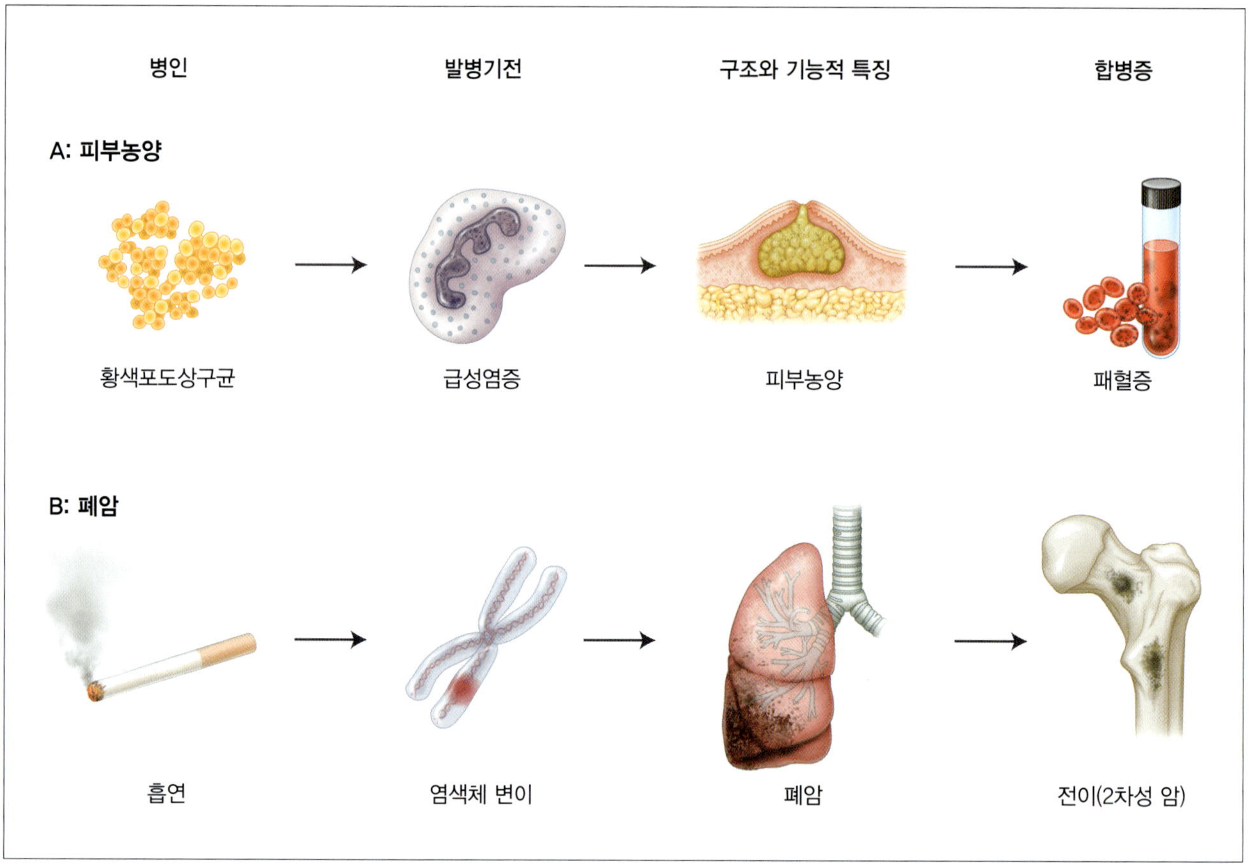

그림 1.4 질병의 발생 및 진행과정

달의 장애, 근수축장애 등이 해당된다.

이러한 구조적 · 기능적 이상증상이 나타날 때 환자가 주관적으로 그러한 이상을 느끼게 되는 것을 **증상**(symptom)이라 하며, 질병의 객관적 소견 또는 증거를 **징후**(sign)라고 한다. 환자들은 일반적으로 증상에 의해 질병을 자각하게 된다. 흔히 느끼게 되는 증상으로는 통증(pain), 발열(fever), 오심(nausea) 등이 있다.

예후 prognosis

예후는 질병에 대해 기대되는 경과로 때로는 환자의 운명을 예측하기도 한다. 예를 들어 폐암의 5년 생존율이 5%라고 한다면 이것이 예후가 되는 것이다. 예후는 시간적 경과로 구분하기도 하는데 갑자기 발병하고 짧은 시간 동안 지속되면 **급성**(acute)이라 하고, 질병이 오랜 기간 지속되면 **만성**(chronic)이라 한다.

합병증 complication

합병증은 이미 앓고 있는 질환으로 인하여 새로운 질병이 생겨나는 것이다. 예를 들어 당뇨병 환자에게서 나타날 수 있는 혼수, 동맥경화증, 말초괴저, 망막병증 등은 중요한 합병증이다. 환자에게 합병증이 생기면 예후는 크게 달라진다.

치료 treatment

질병의 진단이 이루어지면 의사는 환자의 전체적인 상태를 고려하여 치료계획을 세우고 환자에게 설명하며, 때로는 치료에 대한 선택을 제의하기도 한다. 치료에는 수술요법, 약물요법, 물리치료, 운동요법, 식이요법, 보건교육 등이 있다. 효율적인 치료를 위해서는 환자뿐만 아니라 환자 가족들도 교육을 받고 치료에 참여해야 한다. 치료는 의사뿐만 아니라 간호사, 물리치료사, 다른 보건의료 전문가요원이 포함된 전체 보건의료팀이 참여하여 시행하게 된다.

핵심용어

급성acute**과 만성**chronic

급성은 급격히 시작되고 증상이 격렬하며 단시일에 경과되는 상태이고, 만성은 서서히 진행되고 그 경과가 장기간 지속되는 상태를 말함

선천성 질병congenital disease**과 후천성 질병**acquired disease

출생을 중심으로 출생 이전의 질병은 선천적 질병, 출생 이후의 질병은 후천적 질병이라고 함

국소적 질병localized disease**과 전신적 질병**generalized disease

병변의 범위가 부분적이면 국소적 질병, 전신에 병변이 나타나면 전신적 질병이라고 함

일차성원발성 질병primary disease**과 이차성속발성 질병**secondary disease

일차성 질병은 원래의 원인에 의한 질병을 말하며, 이차성 질병은 최초의 병이나 손상에 이어서 또는 그 결과에 따라 생기는 질병을 말함

특발성 질병 idiopathic disease

원인을 알 수 없는 질병을 말함

증후군 syndrome

특별한 질병에 의해 생겨날 수 있는 일련의 증상을 말함

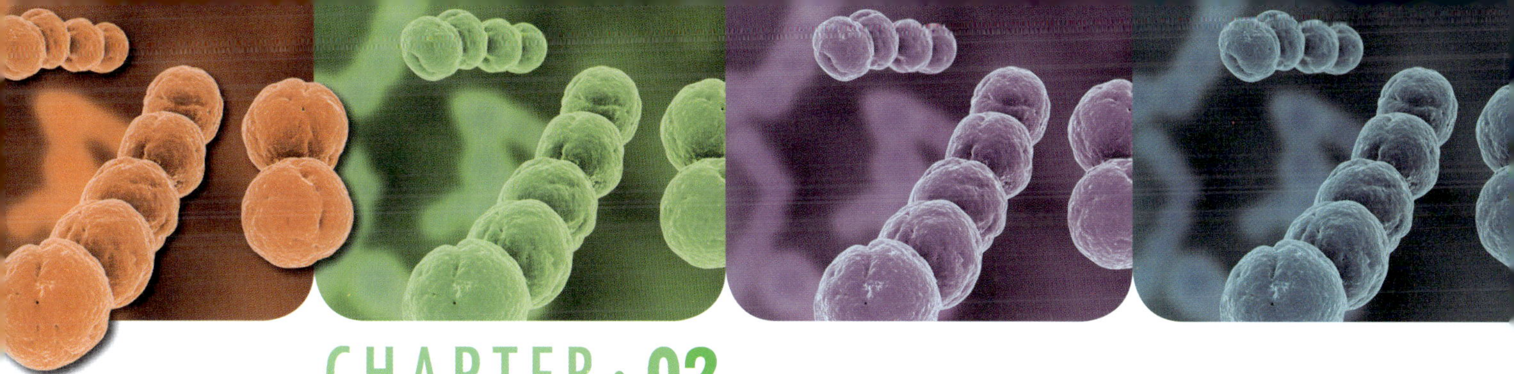

CHAPTER · 02

세포손상과 반응

CELLULAR INJURY AND RESPONSE

학습목표

1. 세포손상의 원인과 기전을 설명할 수 있다.
2. 손상에 따른 세포의 변화를 설명할 수 있다.
3. 세포 죽음의 종류를 설명할 수 있다.
4. 괴사의 종류를 규명할 수 있다.
5. 괴사와 세포자멸사의 차이를 설명할 수 있다.

우리 몸을 구성하고 있는 세포는 항상 주위 환경으로부터 자극을 받고 그 자극에 대해 반응하면서 생명을 유지한다. 세포에 가해지는 환경의 변화를 자극이라 하며, 세포는 자극에 대해 구조와 기능을 조절하면서 정상상태를 유지하려고 노력한다. 따라서 비교적 가벼운 자극에 대해 별다른 변화 없이 정상적인 기능을 유지하게 되는 세포의 동적 평형상태를 **항상성**(안정상태, homeostasis)이라 한다. 자극의 크기가 커지면 세포의 구조와 기능에 변화가 나타나는데, 자극의 정도에 따라 세포적응과 세포손상의 반응이 나타난다. 자극의 정도가 약하면 세포는 비교적 약한 구조와 기능의 변화를 보이며 새로운 안정상태를 이루는데, 이를 **세포적응**(cellular adaptation) 또는 **생리적 적응**(physiological adaptation)이라 한다. 그러나 자극의 정도가 커지면 세포의 구조와 기능의 변화가 크게 일어나 세포의 항상성을 벗어나게 되어 병적 반응인 **세포손상**(cellular injury)이 유발된다.

세포손상 Cellular Injury

원인물질

세포손상을 유발하는 원인으로는 다양한 물리적, 화학적, 생물학적 물질이 있다(표 2.1).

기전

세포에 자극이 가해지면 가역적 또는 비가역적으로 세포손상이 다양하게 나타난다. 세포손상의 기간, 원인물질의 특성, 손상되는 세포의 종류, 세포의 재생능력에 따라 조직의

표 2.1 세포손상을 일으키는 물질

원인	예
산소공급 감소	호흡기계 질병, 심혈관계 질병, 빈혈, 일산화탄소 중독
물리적 요인	기계적 손상, 과열, 한냉, 방사선
화학적 요인	화학물질, 독물, 약물
감염성 인자	세균, 진균, 기생충, 바이러스, 리케치아
비정상적 면역반응	감각과민반응, 자가면역질병
유전장애	겸상세포빈혈, 대사장애
영양장애	영양과다(비만), 영양부족, 비타민부족

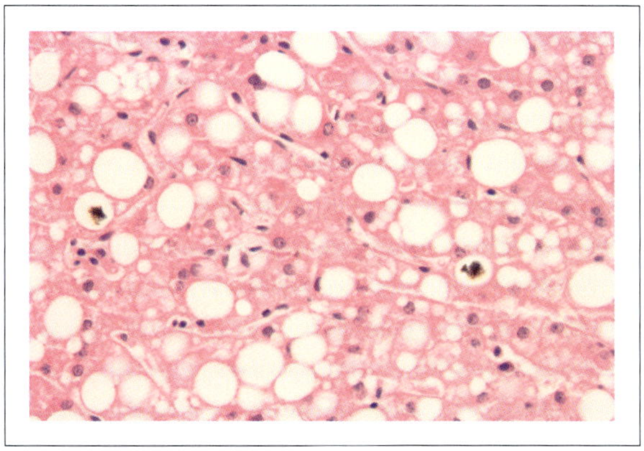

그림 2.1 세포손상의 예

손상 정도와 유형은 달라진다. 세포손상을 유발하는 물질은 세포의 구조와 기능에 변화를 일으킨다(그림 2.1).

손상에 따른 세포의 변화

세포는 자극을 받으면 성장(growth)과 분화(differentiation)에 이상을 보인다(표 2.2).

위축 atrophy

위축은 세포의 크기가 작아지는 것으로, 위축이 일어난 조직이나 장기는 결국 그 크기가 줄어든다(그림 2.2). 위축을 보이는 세포는 처음 원인물질에 노출되면 생리적 적응반응을 보이지만 원인이 지속적으로 작용할 경우에는 병적 반응이 나타난다. 위축은 가역성 손상이므로 원인이 제거되면 원래 상태로 회복된다.

위축의 원인으로는 혈액공급 감소, 운동량 감소, 신경자극의 차단, 내분비기능 저하, 지속적인 압박, 영양장애, 노화 등이 있다

표 2.2 세포손상의 유형과 종류

유형	종류
산소공급 감소	호흡기계 질병, 심혈관계 질병, 빈혈, 일산화탄소 중독
성장저하	위축
성장과다	비대 증식
성장과 분화 이상	화생 이형성증 신생물

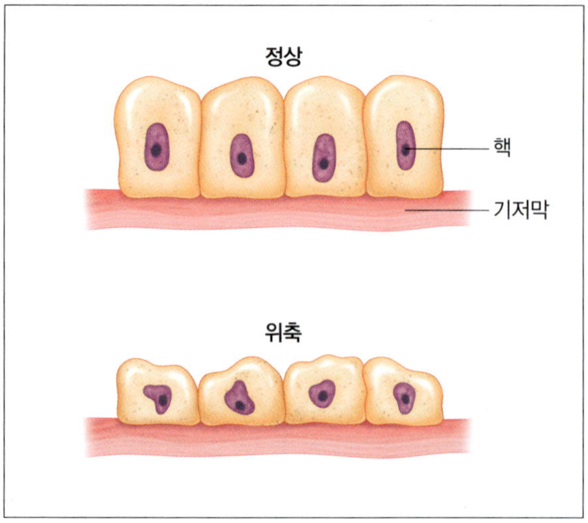

그림 2.2 위축

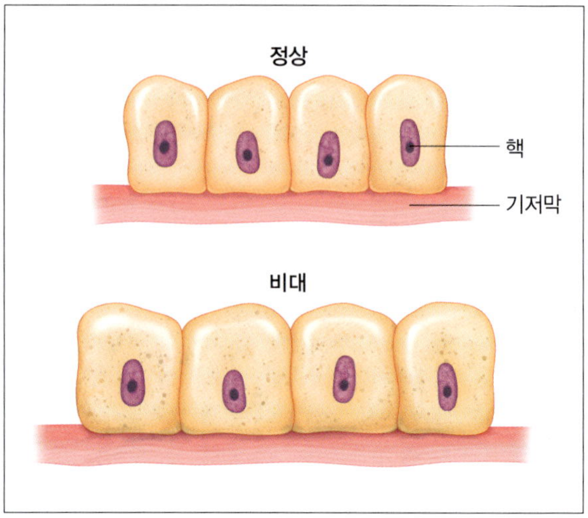

그림 2.3 비대

비대 hypertrophy

비대는 세포 수의 변동 없이 세포 크기가 커지는 것이다. 비대가 일어나면, 세포 내 구조물의 합성이 증가하여 결국 조직과 장기의 크기가 커지게 된다(그림 2.3).

생리적 비대(physiological hypertrophy)는 일반적으로 호르몬 자극에 의해서 생기는데, 사춘기 시기의 성기비대, 임신 시 자궁평활근(민무늬근)의 비대, 수유기의 유선(젖샘) 발달 등이 있다.

병적 비대(pathological hypertrophy)는 고혈압 환자의 좌심실 비대와 전립선(전립샘) 이상에 의해 배뇨장애를 유발하는 방광평활근의 비대 등이 있다.

증식 hyperplasia

증식은 세포 수가 증가하는 것으로, 증식이 일어나면 장기가 커지는데 비대와 증식은 서로 밀접한 관계가 있으며 보통 동시에 일어난다(그림 2.4).

생리적 증식으로는 사춘기 여성의 호르몬분비 증가로 인한 유방 상피세포 증가가 있으며, 이 경우는 호르몬성 증식(hormonal hyperplasia)이라 한다. 한편, 간절제수술 후 절제된 부위의 간세포가 증식하는 것을 대상성 증식(compensatory hyperplasia)이라 하며, 장기의 일부분에 손상이 있는 경우에 남아 있는 부분에서 새로이 증식이 일어나는 것을 의미한다.

병적 증식(pathological hyperplasia)은 주로 호르몬의 과잉자극 또는 성장인자의 영향으로 발생한다. 예를 들면 에스트로겐의 지속적이고 과다한 자극은 자궁내막(자궁속막)의 증식을 유발하며, 성인의 성장호르몬 과다분비는 골단부위가 과잉성장하는 말단비

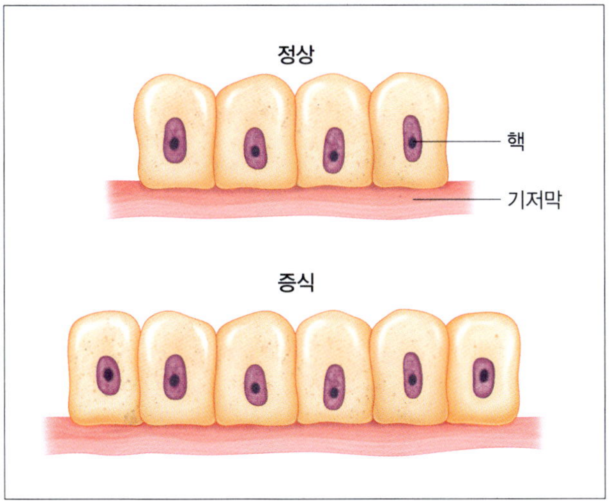

그림 2.4 증식

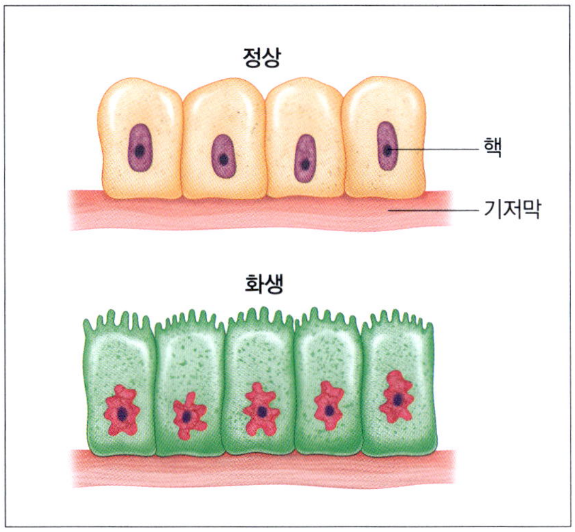

그림 2.5 화생

대증을 유발한다.

화생 metaplasia

화생은 어떤 형태를 가진 세포가 다른 형태의 세포로 바뀌는 것을 말한다(그림 2.5). 예를 들어 기관지의 원주섬모상피세포가 흡연에 장기간 노출되었을 때, 중층편평상피세포로 변화하는 경우가 화생에 해당한다(그림 2.6).

이형성증 dysplasia

이형성증(형성이상증)은 세포성장과 세포분화 모두에 이상이 생기는 것이다. 즉, 세포가 성숙하면서 세포분열이 증가하고 크기나 형태가 비정상적으로 무질서해지는 변화이다(그림 2.7). 이형성증은 자궁경부(자궁목부), 위점막, 기관시점막에서 흔히 관찰되며, 상피

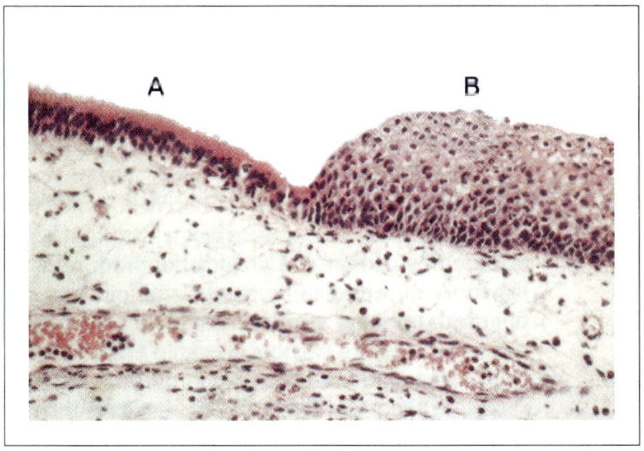

그림 2.6 화생의 예

원주섬모상피세포가 흡연에 의해 두꺼운 편평 상피세포로 화생이 유발된다.
A: 정상기관지(원주섬모상피)
B: 화생으로 인해 편평상피 형성

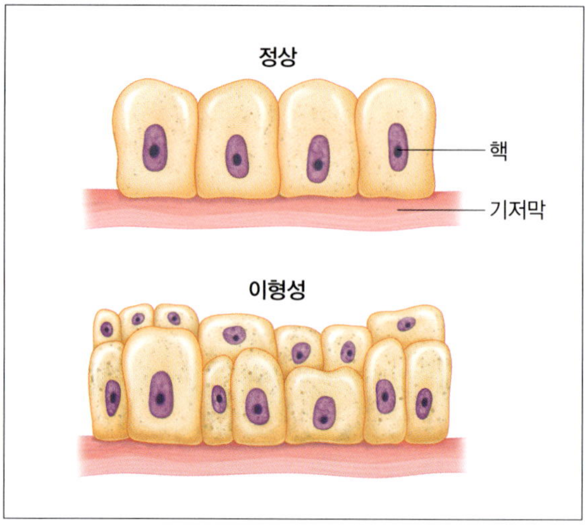

그림 2.7 이형성증

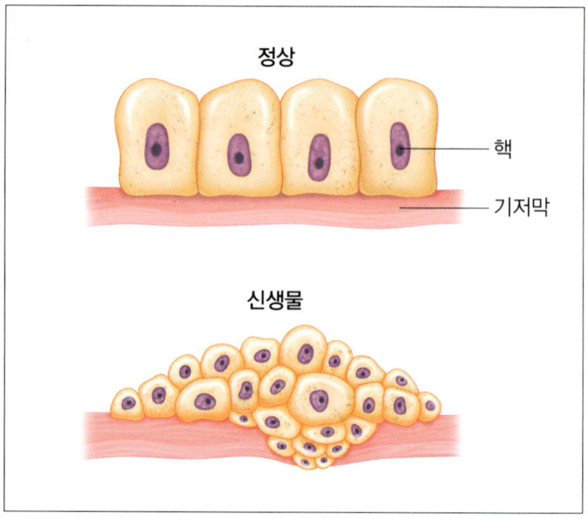

그림 2.8 신생물

세포에서의 이형성은 때로 신생물로 진행되기도 한다.

신생물 neoplasia

신생물은 비정상적 세포의 비정상적 과잉증식을 의미한다. 신생물에 대한 자세한 내용은 은 6장에 설명되어 있다(그림 2.8).

세포손상으로 인한 외형적 변화

여러 가지 세포손상의 형태는 결과적으로 거의 두 가지 모습의 세포변화, 즉 세포종창과 지방변화를 나타내며, 이 두 가지 모두 가역적인 변화이다.

세포종창 cellular swelling

세포종창은 세포 내에 체액이 축적되는 것이다. 세포종창이 생긴 장기는 육안으로 볼 때 창백하고 팽팽하게 보이며 무게가 증가한다. 이 변화는 가역적이며, 주로 저산소증이나 화학적 독소와 같은 대사이상으로 인하여 발생한다. 즉 감염, 고열성 질병, 저칼륨혈증, 클로로포름(chloroform)과 사염화탄소(CCl_4) 중독이 발생했을 때 세포 밖에 있는 수분과 전해질이 손상된 세포막을 통해 세포질 내로 이동하여 세포가 커지고, 손상된 세포는 창백하고 팽팽해 보이며, 장기 전체의 무게가 증가한다. 만약 세포 내로 수분이 계속 유입되면 종창이 더 심해져 세포질 내에 작은 공포가 생기기 때문에, 이를 **수포성 변화**(bullous change)라고도 한다(그림 2.9).

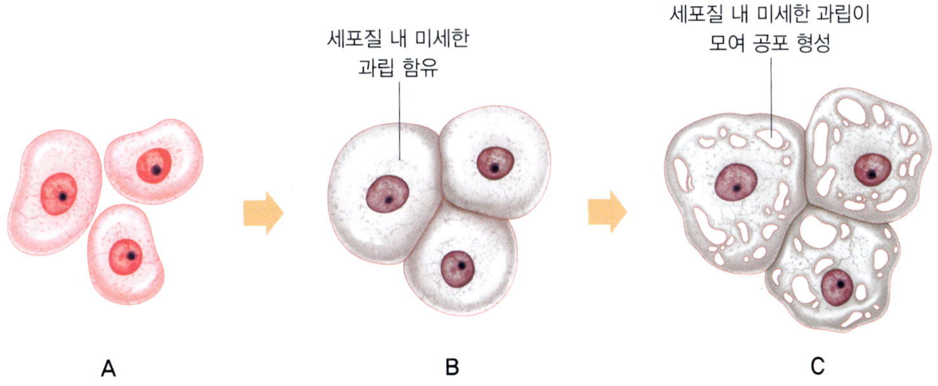

그림 2.9 **수포성 변화.** A: 정상 세뇨관, B: 수포종창, C: 수포성 변화

표 2.3 지방변화이 과정

원인	질병	기전
효소작용 방해	알코올성 지방간 빈혈	체내의 효소활동을 저하시켜 식욕부진을 유발하여 음식물 섭취가 감소하게 되고, 이에 따라 포도당 합성이 감소되어 활동 에너지가 부족해지면 이것을 보충하기 위해 체내에 저장된 지방이 동원되는데, 이때 효소생산 능력이 감소되고 효소활동이 저하되므로 지방대사가 불완전하여 세포 내에 지방이 축적된다.
대사장애	당뇨병	탄수화물 대사장애로 인해 당질 및 필수영양소가 결핍되어 활동 에너지가 부족해지기 때문에 이를 보충하기 위해 체내에 저장된 지방을 동원하여 많은 지방산과 글리세롤을 생성하게 된다. 이때 생성된 지방산과 글리세롤이 완전히 사용되지 못하면 세포 내에 지방이 축적된다.

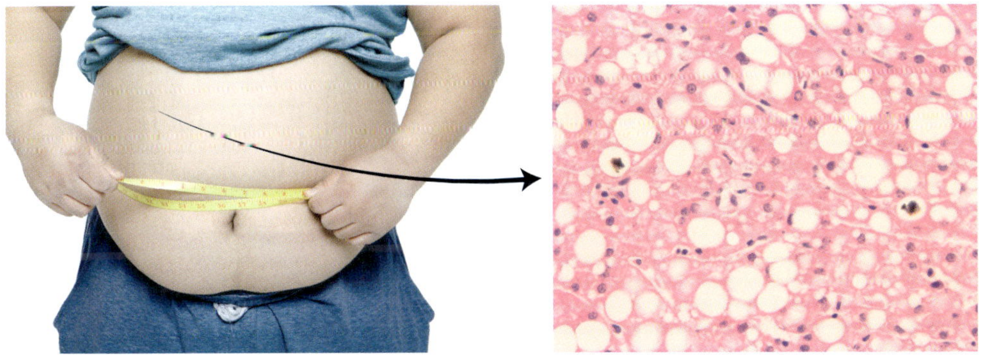

그림 2.10 지방간 세포

지방변화 fatty change

지방변화는 세포 내에 지방이 축적되는 상태를 말한다. 이것은 모든 세포에서 나타나는 것이 아니고 간이나 신장(콩팥)과 같이 지방성분이 없는 조직이거나, 골격근(뼈대근육)이나 심장과 같이 대사율이 높은 장기에서 지방대사의 장애로 일어나며, 지방변화가 일어난 장기는 황색을 띠게 된다(그림 2.10). 지방변화를 일으키는 원인은 세균의 독소, 술, 클로르포름과 같은 화학물질, 빈혈, 심부전, 산소부족, 당뇨병, 영양결핍, 비만 등이 있다. 지방변화의 기전은 조직에서 효소작용을 방해하는 것과 지방대사에 필요한 물질부족으로 인한 대사장애가 있다(표 2.3).

세포의 죽음 cell death

세포나 조직의 죽음은 자극이 강하고 장기간 지속될 때 세포의 기능이 완전히 정지되어 자극이 없어져도 원래대로 회복되지 못하는 비가역적 세포손상으로 **괴사**(necrosis)와 **세포자멸사**(apoptosis)가 있다.

괴사 necrosis

괴사는 Virchow가 최초로 도입한 용어로 세포나 조직의 죽음을 의미한다. 죽은 세포를 현미경으로 관찰해 보면 원인에 따라 괴사의 형태가 다양하여 괴사의 특징을 보고 원인을 알 수 있는 경우도 있다.

응고괴사 coagulative necrosis

가장 흔한 괴사의 형태로, 주로 허혈로 인한 무산소증에 의해 세포질 내 단백성분이 응고되는 것을 **응고괴사**라고 한다. 주로 심장, 신장, 비장(지라) 등의 경색에서 볼 수 있다.

액화괴사 liquefaction necrosis

괴사된 조직에서 방출된 효소작용에 의하여 괴사부위가 액체로 변화되어 물과 조직 부스러기가 모인 낭성구조로 변하는 것을 **액화괴사**라고 한다. 혈액공급 차단이나 세균감염 후 백혈구에서 방출된 효소작용에 의해 죽은 세포가 연화되어 액상이 되는 괴사이다. 주로 액체가 많은 뇌감염이나 뇌경색에서 볼 수 있다.

지방괴사 fat necrosis

지방분해 효소인 리파제(lipase)의 과다방출과 활성화에 의하여 지방조직이 파괴되는 것을 **지방괴사**라고 한다. 주로 급성췌장염(급성이자염)이나 췌장손상으로 리파제가 흘러나

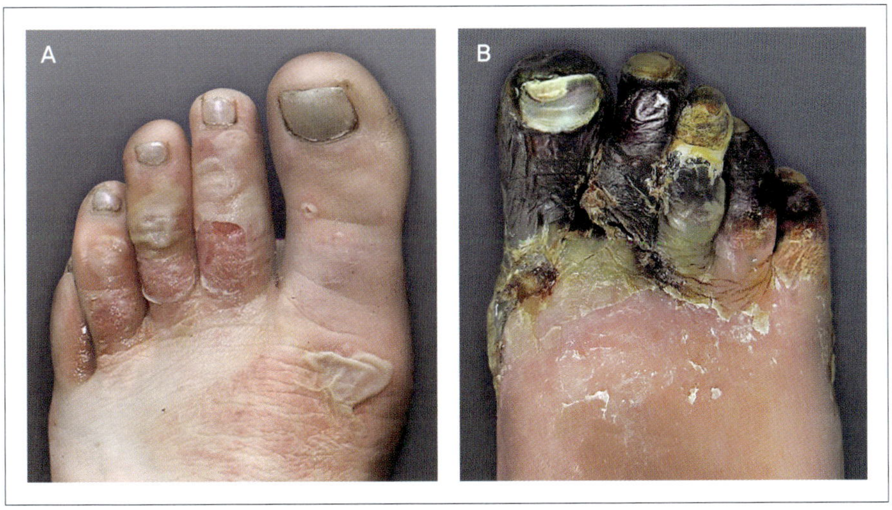

그림 2.11 **괴저의 종류.** A: 습성괴저, B: 건성괴저

와 췌장과 그 주변 및 복강(배안)에 있는 세포를 파괴한다. 때로는 외상으로 인한 유방조직에서도 볼 수 있다.

치즈괴사 caseous necrosis

치즈괴사는 응고괴사의 한 형태로 응고괴사와 액화괴사를 합친 모양의 특이한 형태의 괴사로서, 폐결핵의 결핵결절이나 매독의 고무종에서 볼 수 있다. 광학현미경으로 보면 세포윤곽이 보존되지 않고 완전히 액화되지 않았기 때문에 과립 모양의 부스러기로 채워져 있는 것이 보인다.

괴저성 괴사 gangrenous necrosis

괴저성 괴사는 괴사의 한 형태라기보다는 괴사의 합병증이라고 할 수 있으며, 괴사조직에 세균 감염이 발생하여 일어난다. 즉 괴사조직에 부패균이 증식하면 습해지거나 건조해지거나 또는 가스가 발생한다(그림 2.11).

건성괴저(dry gangrene)는 동맥경화와 당뇨병에서처럼 오랜 기간 혈액공급이 저하되었을 때 발생하며, 괴저조직은 검게 변하고 위축되고 건조된다. 이런 괴저는 주로 발과 발가락에 생긴다.

습성괴저(wet gangrene)는 화상, 동상 또는 색전과 같이 주로 혈류가 차단되었을 때 발생한다.

가스괴저(gas gangrene)는 주로 감염된 상처에 발생한다. 특히 혐기성 부패균인 clostridium균은 분해효소를 생성하여 근육조직을 분해하고 악취성 가스를 형성하며, 진행이 빠르고 통증이 있으며 때로 생명에 위험을 초래하기도 한다.

세포자멸사 apoptosis

세포자멸사는 생리적인 과정과 발생과정에서 능동적으로 일어나는 세포의 죽음이다. 따라서 **세포예정사**(programmed cell death)라고도 불리며, 일종의 세포자살 프로그램(suicide program)이다. 세포자멸사는 개체의 발생 및 성숙을 위한 잉여세포의 제거 또는 개체의 안정에 위협이 되는 세포를 제거할 필요가 있을 때 유발된다. 개구리의 꼬리가 변형되어 잘려나가는 것이나 태아의 발생에서 손가락 형성과정이 그러한 예이다(그림 2.12). 또한 세포자멸사의 억제는 암세포의 성장을 결정하는 중요한 인자로 인식되고 있으며, 정상세포의 소실과 재생과정에서 아주 중요한 기전이다. 세포자멸사 과정의 형태학적인 순서는 핵 염색질의 농축이 일어나면서 핵이 소실되고 그 이후에 세포의 응축이 일어나는 것으로 알려져 있다.

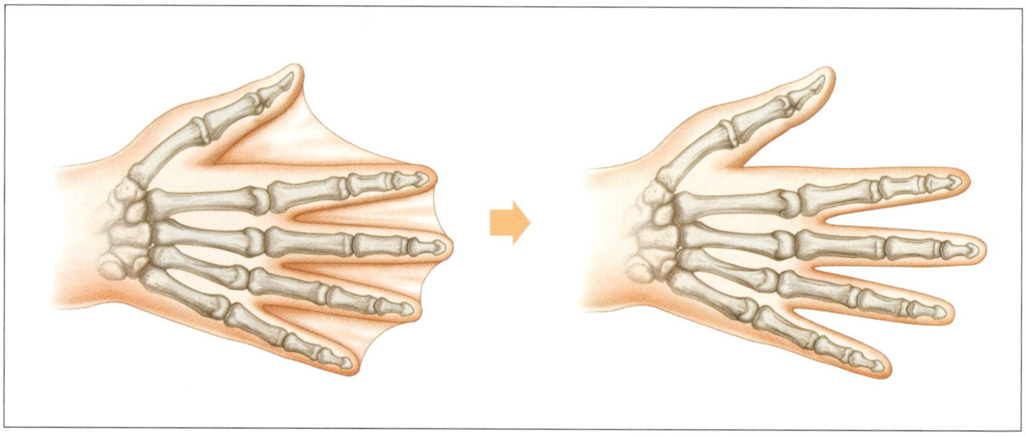

그림 2.12 세포자멸사에 의한 손가락의 형태 발생

표 2.4 괴사와 세포자멸사의 비교

특징	괴사	세포자멸사
원인	다양한 병리적 자극	생리적, 병리적 자극
대상	세포집단	단일세포
형태	세포종창과 용해	세포수축과 절편 형성
염증반응	흔함	없음
생화학적 변화	향상성 붕괴	효소에 의해 DNA 절편 형성

핵심용어

적응, 순응 adaptation

생물의 형태나 기능이 환경조건에 적합하여 개체와 종족 유지에 도움이 되고 있는 것

괴사 necrosis

비가역적인 세포의 죽음을 말함

세포자멸사 apoptosis

예정된 세포의 죽음을 말함

위축 atrophy

세포의 크기가 작아지는 현상을 말함

비대 hypertrophy

세포의 크기가 커지는 현상을 말함

증식 hyperplasia

세포 수가 증가하는 현상을 말함

화생 metaplasia

어떤 형태를 가진 세포가 다른 형태의 세포로 바뀌는 현상을 말함

지방변화 fatty change

세포내에 지방이 축적되는 상태를 말함

이형성증, 형성이상 dysplasia

세포성장과 세포분화 모두에 이상이 생기는 상태를 말함

신생물 neoplasia

비정상 세포의 비정상적 과잉 증식을 말함

괴저 gangrene

상당히 많은 양의 조직이 죽은 부위를 니디내며, 대개 혈류의 차단에 의해서 조직이 죽고 이 죽은 조직에 이차적으로 세균이 감염되어 있을 경우를 의미함

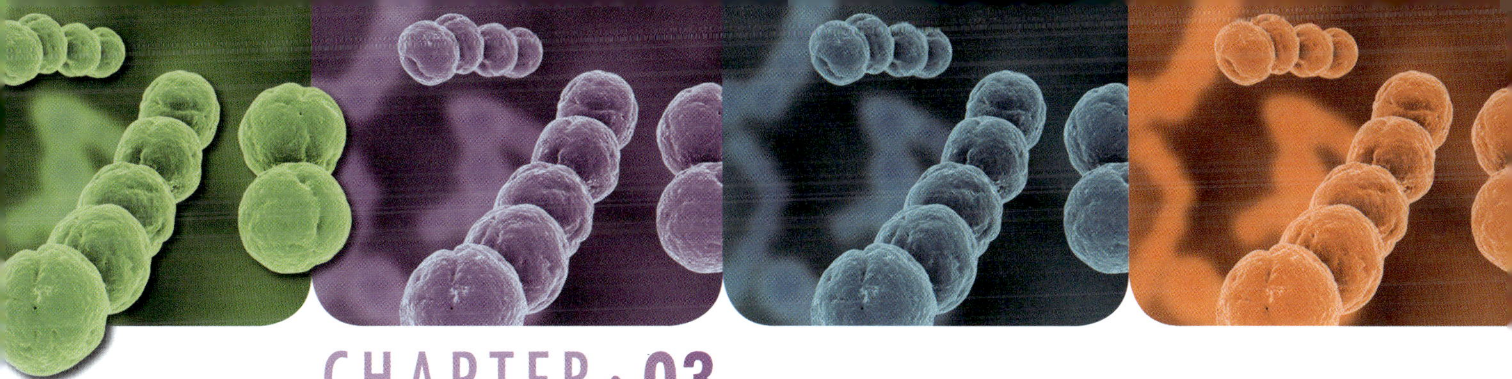

CHAPTER · 03

염증 및 치유

INFLAMMATION AND REPAIR

학습목표

1. 방어기전과 관련된 주요 용어를 정의할 수 있다.
2. 염증반응의 종류와 과정을 설명할 수 있다.
3. 염증반응의 경과를 설명할 수 있다.
4. 조직재생과 치유과정을 설명할 수 있다.
5. 상처치유의 합병증을 규명할 수 있다.

염증(inflammation)은 혈관을 가진 조직이 자극이나 손상을 받았을 때 진행되는 국소적인 생리 반응이다. 염증은 인체 내에 침입한 병원체를 파괴하고 고름을 만들어 처리하여 감염이 더 이상 확산되지 않도록 인체를 방어하는 기전이기도 하다.

염증은 위염(gastritis)이나 장염(colitis)처럼 기관이나 조직의 라틴어 이름에 접미사 '_itis'를 붙여 명명하는 것이 일반적이지만, 폐렴(pneumonia)이나 흉막염(가슴막염, pleurisy)과 같은 예외도 있다.

염증반응은 해로운 자극물질을 파괴하고 손상조직을 치유하는 역할을 한다. 그러므로 염증반응은 유해한 손상에 대한 초기단계이고, 뒤따라 일어나는 후기단계는 치유과정이라고 할 수 있다. 이와 같은 염증반응은 손상에 대한 즉각적인 혈관반응과 복구과정이 동시에 연속적으로 일어난다는 특징이 있다.

염증은 해로운 자극으로부터 인체를 보호하는 방어기전으로서 유익한 것이기도 하지만 어떤 경우에는 염증반응이 너무 강하여 조직에 해로운 영향을 미치기도 한다. 예를 들어 급성과민반응, 과민성 쇼크, 류마티스성 관절염, 수술 후 섬유조직 과다형성으로 인한 창자유착 등이 있다.

염증은 시간적 경과에 따라 급성염증과 만성염증으로 구분한다. **급성염증**(acute inflammation)은 갑자기 시작하여 단기간에 끝나는 염증으로, 주로 손상 초기부터 약 6개월 정도의 경과를 나타낸다. **만성염증**(chronic inflammation)은 서서히 시작하거나 급하게 시작하더라도 장기간 지속되는 염증으로 주로 약 6개월이 넘는 경과를 보이는 경우이다.

급성염증 Acute inflammation

원인

급성염증의 원인은 조직손상을 일으키는 거의 모든 인자가 포함된다. 대표적으로 물리적 요인, 화학적 요인, 미생물감염, 면역장애, 조직괴사 등이 있다(표 3.1).

특징적인 5대 징후

급성염증이 발생하면 임상적으로 전신증상과 국소증상이 나타나는데, 전신증상으로는 발열, 피로, 식욕감퇴 및 쇠약 등이 있다. 눈으로 확인할 수 있는 특징적인 5가지 징후인 **발적**(redness), **발열**(fever), **부종**(swelling), **통증**(pain), **기능상실**(loss of function)이 나타난다. 이들 징후는 염증부위의 혈관과 세포의 변화에 의해서 발생하고 화학 매개체에 의해 촉진된다(그림 3.1).

표 3.1 염증의 원인

원인	예
물리적 요인	기계적 외상, 고온, 저온, 전기, 방사선
화학적 요인	산, 알칼리, 제초제, 석면, 약물
미생물감염	세균, 바이러스, 진균, 기생충
면역장애	알레르기 유발물질, 자가면역
조직괴사	경색

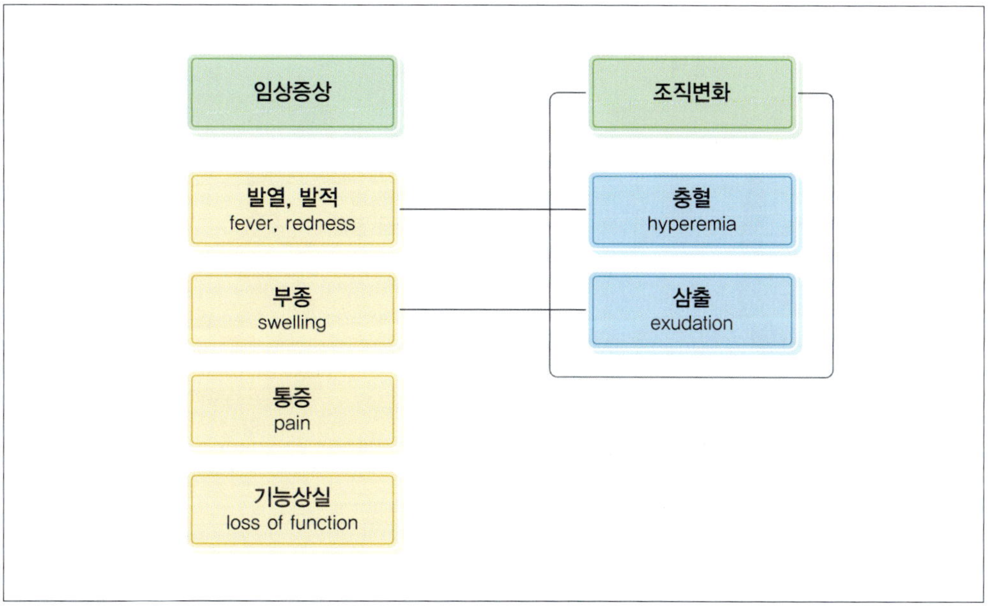

그림 3.1 급성염증의 특징적 징후

염증 진행과정

급성염증은 크게 세 단계로 진행된다.

첫 번째 단계는 혈관의 변화로, 혈관 직경과 혈류량의 변화이다.

두 번째 단계는 혈관투과성이 증가하고 삼출물이 형성되는 과정이다.

세 번째 단계는 세포 내에 삼출물이 형성되어 호중구가 혈관 밖으로 빠져나오는 과정이다.

혈관 직경과 혈류량 변화

급성염증에서 나타나는 조직의 변화는 손상의 정도에 따라 약간 다르지만 대부분 세동맥의 일시적인 수축이 일어나고 곧이어 혈관이 확장되어 혈류량이 증가한다. 모세혈관과 세동맥의 확장으로 혈액이 많아져 피부가 붉게 보이는 **충혈**(hyperemia)이 일어나며, 충혈은 손상 정도에 따라 15분에서 수 시간 동안 지속되기도 한다. 손상 부위의 충혈과 혈류량 증가는 혈류속도를 늦추고, 이로 인해 혈관투과성 증가가 일어나며 국소발열과 발적을 일으킨다(그림 3.2).

혈관투과성 증가

손상 부위의 혈류속도 저하로 모세혈관의 투과성이 증가되어 혈장 단백질성분이 혈관벽

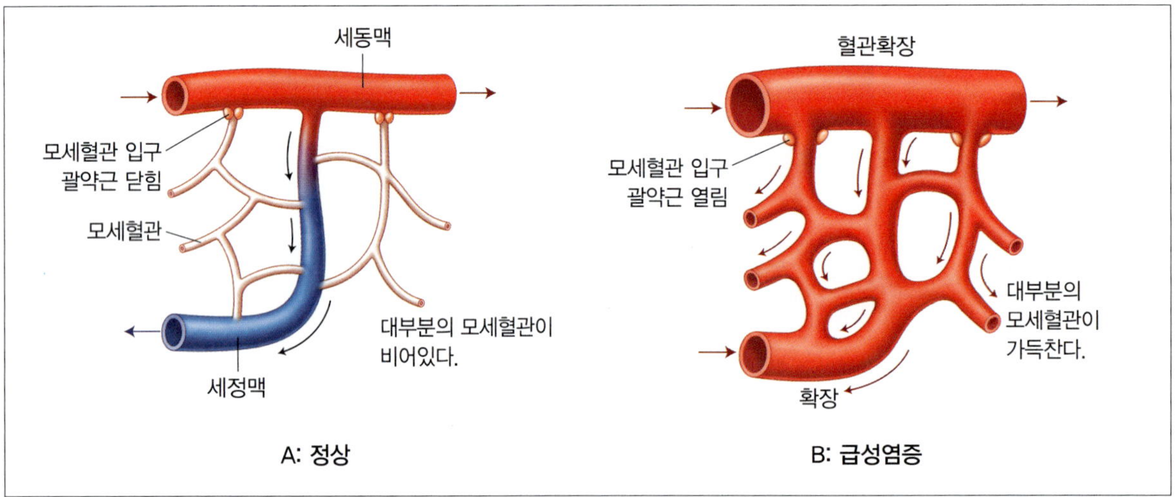

그림 3.2 급성염증에서의 혈관확장

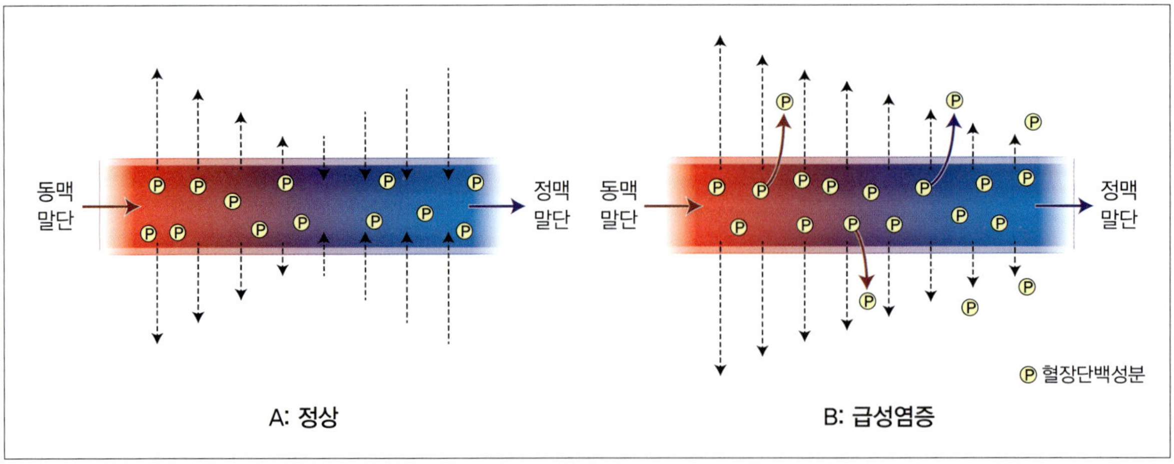

그림 3.3 **급성염증에서의 혈관투과성 증가.** 혈장단백성분(Ⓟ)이 세포 밖으로 빠져나와 축적된다.

을 통하여 세포와 세포 사이의 간질조직(interstitial tissue)으로 빠져나와 국소부종을 일으킨다. 이와 같이 혈액성분이 혈관에서 간질조직으로 빠져나오는 현상을 **삼출**(exudation)이라 한다. 이때 빠져나온 단백질이 풍부한 체액을 **삼출액**(exudate)이라 하며, 삼출액은 단백질과 체액으로 구성된다(그림 3.3).

세포삼출물 형성 및 호중구 이동

혈관투과성이 증가하면 이어서 세포삼출물이 형성되는데, 다음과 같은 과정으로 진행된다(그림 3.4).

호중구의 변연화 neutrophil margination

혈류속도가 느려지면 호중구가 혈관내벽 쪽으로 모이게 되는데, 이를 백혈구의 변연화(margination)라고 한다.

혈관내벽에 호중구 부착 neutrophil adhesion

정상상태에서 호중구는 내피세포에 별다른 접촉이 없는데, 급성염증이 진행되면 도로를 포장(pavement)하는 것처럼 호중구와 혈관내피세포 사이에 상호작용이 일어나면서 서로 강하게 부착된다.

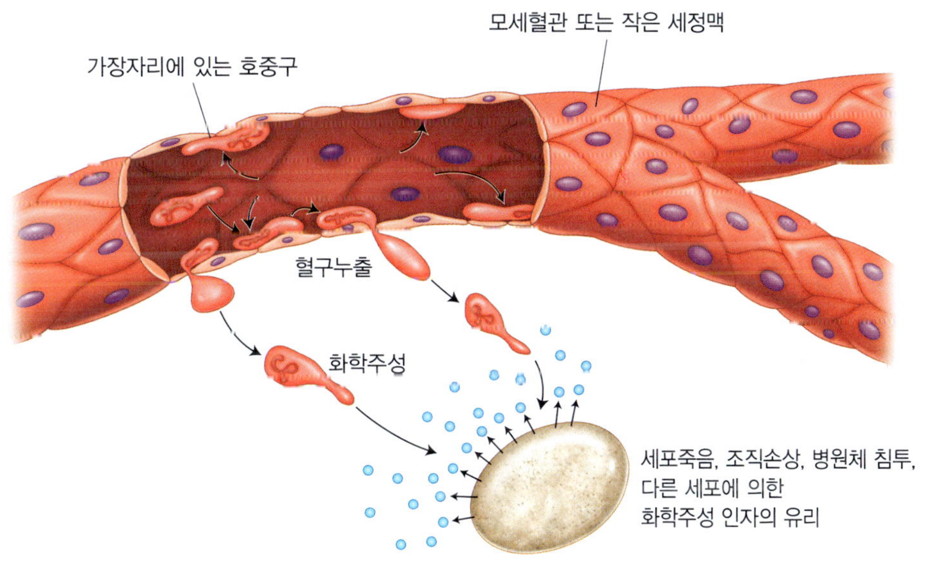

그림 3.4 백혈구 누출과 화학주성

호중구 이동 neutrophil emigration

호중구 이동은 호중구가 아메바 운동에 의해 혈관 내에서 간질(사이질) 조직으로 빠져나오는 능동적인 이동이다. 다시 말하면 백혈구는 혈관내피세포에 부착하여 내피세포에 있는 연접부 사이에 위족(pseudopodia)을 내어 혈관의 기저막(바닥막)을 뚫고 혈관 주위의 간질조직으로 빠져 나온다. 그 후 화학주성 물질의 농도가 높은 곳을 향해 이주한다. 모든 백혈구와 림프구는 같은 경로로 이주한다.

혈구누출 diapedesis

적혈구는 혈관벽에 손상이 있을 때 혈관벽을 뚫고 간질조직으로 빠져나올 수 있는데, 이 과정은 수동적인 이동이다. 혈관벽이 찢어지는 경우와 같이 매우 심각한 혈관손상에서는 다량의 혈구가 빠져나오기도 한다.

호중구의 화학주성 chemotaxis

백혈구가 혈관벽을 통하여 염증 장소로 이동해 가는 것을 **화학주성**(chemotaxis)이라 한다. 화학주성 인자에는 내인성 물질과 외인성 물질이 있다. 내인성 물질로는 보체성분(C5a), 류코트리엔 B_4, 종양 괴사인자 등이 있으며, 외인성 물질로는 세균이 화학주성 인자가 된다.

백혈구의 식작용 phagocytosis

손상부위에 도착한 백혈구는 다음과 같은 3가지 단계로 나누어 식작용을 진행한다.

첫 번째 단계는 **인지과정**(recognition)으로 미생물이나 이물질을 인지하는 것이다. 둘두 번째 단계는 아메바와 같은 **위족**을 내어 물질을 탐식하고 세포 내로 끌어들이는 과정이다. 세 번째 단계는 손상 부위에 도착한 백혈구가 여러 가지 가수분해효소를 방출하여 끌어들인 이물질, 미생물, 죽은 세포 등을 파괴하고 분해하는 과정이다. 이때 백혈구도 분해되어 삼출액 또는 체액과 섞여 **고름**(pus, 농)을 형성한다.

화학적 매개체 chemical mediator

화학적 매개체란 자극에 의해 만들어지는 생체 내 물질로서, 직접 염증을 일으키지는 않지만 염증을 발생시키거나 염증 진행을 촉진하는 물질을 말한다. 이러한 화학적 매개체의 주요 작용은 혈관확장, 혈관투과성 증가, 호중구 이동, 화학주성, 가려움증과 통증 유발 등이 있다(표 3.2).

표 3.2 급성염증반응을 일으키는 주요 화학매개체

반응	화학매개체
혈관확장	프로스타글란딘, 히스타민, 혈소판 활성인자
혈관투과성 항진	히스타민, 세로토닌, 브라디키닌, 혈소판 활성인자(PAF), 류코트리엔 B_4
화학주성	류코트리엔 B_4, C5a, 박테리아 생성물
발열	IL-1, IL-8, TNF, 프로스타글란딘
통증	프로스타글란딘, 브라디키닌

히스타민과 세로토닌

히스타민(histamine)은 조직손상 시 주로 비만세포에서 분비되는 중요한 염증매개체이다. 히스타민이 혈관을 확장시키고 혈류량을 증가시키면 손상 부위에 발적과 발열이 생긴다. 또 혈관투과성을 항진시키므로 삼출액이 손상 조직으로 흘러들어 가게 되어 염증 부위에 부종이 발생한다. 부종이 증가하면 높은 압력이 신경종말에 영향을 끼쳐 통증을 유발한다. 히스타민은 특히 페니실린 쇼크나 알레르기질환과 관계가 있다.

세로토닌(serotonin)도 염증이 발생하면 혈소판에서 유리되어 혈관을 확장시키고 혈관투과성을 증가시킨다.

보체계

보체계(complement system)는 C1~C9까지 아홉가지 성분으로 구성된 약 20종의 혈장단백질로 식세포, 상피세포, 림프구 및 간 등에서 생산되어 혈액 내에 존재한다. 이들은 혈장 내에서 비활성상태로 존재하다가 염증 시 활성하된다.

아라키돈산 대사산물

아라키돈산(arachidonic acid)은 불포화지방산으로 세포막 내 인지질의 구성성분이다. 여러 가지 자극이나 화학적 매개체에 의해 세포막에 있는 인지질 분해효소(phospholipase)가 활성화되면 아라키돈산이 유리된다. 스테로이드 약물은 인지질 분해효소를 억제하여 아라키돈산 생성을 방해하고 염증치료에 탁월한 효과를 나타낸다.

아라키돈산 대사산물에는 두 가지 물질이 있는데, **프로스타글란딘**(prostaglandin)과 **류코트리엔**(leukotriene)이다(그림 3.5). 이 두 물질은 아라키돈산이 어떤 효소반응을 거치는가에 따라 생성된다. 아라키돈산이 사이클로옥시게나아제(cyclooxygenase)의 효소작용을 받으면 프로스타글란딘이 생성되는데, 프로스타글란딘은 염증 시 발열과 통증을

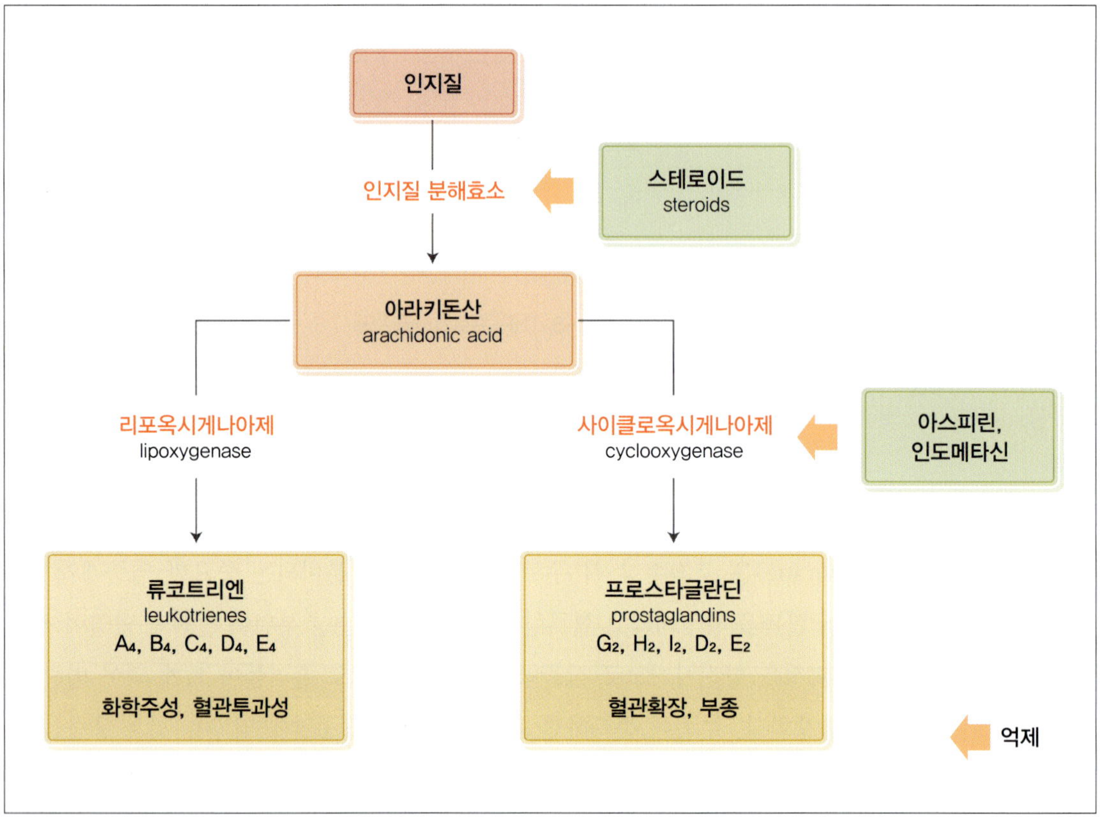

그림 3.5 아라키돈산 대사산물의 생성 과정

유발하며, 혈관을 확장시켜 부종을 일으킨다. 아스피린이나 인도메타신 같은 **비스테로이드성 소염제**(nonsteroidal antiinflammatory drug, NSAIDs)는 사이클로옥시게나아제의 작용을 억제하여 프로스타글란딘 합성을 저해함으로써 염증치료제로 사용된다. 아라키돈산이 리포옥시게나아제(lipoxygenase) 효소작용을 받으면 류코트리엔이 생성되는데, 류코트리엔 B_4(LB_4)는 강력한 화학주성이 있고, LC_4, LD_4, LE_4는 혈관과 기관지를 수축시키고 혈관투과성을 증가시킨다.

혈소판 활성인자

혈소판 활성인자(platelet activating factor)는 인지질 분해효소(phospholipase)에 의해 세포막의 인지질에서 생성되는 매개물로 혈관투과성을 증가시키고 기관지를 수축시킨다.

키닌계

키닌계(kinin system)는 혈액응고인자 XII인 Hageman인자에 의해 활성화되는 혈장단백계이다. 키닌계에서는 최종적으로 브라디키닌(bradykinin)을 형성하여 염증에 관여한다.

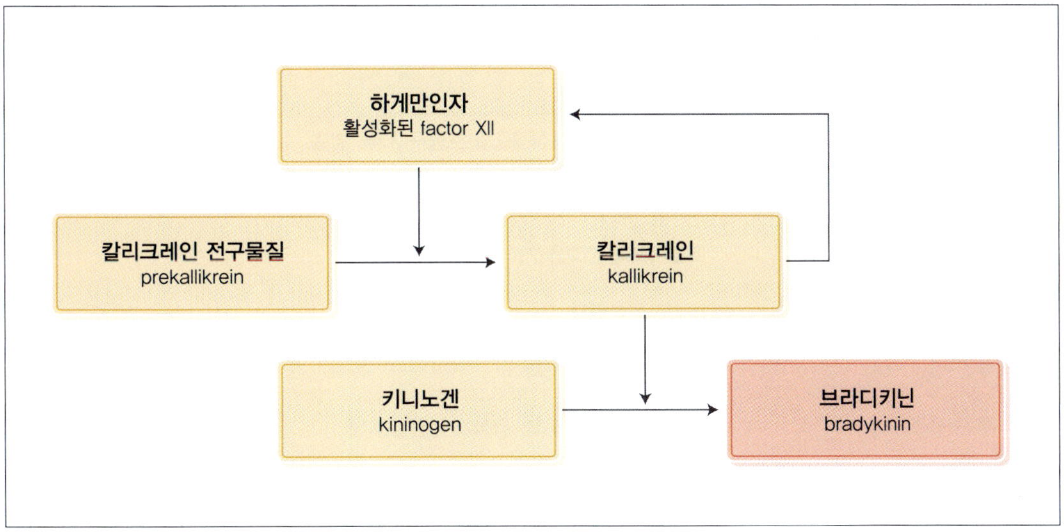

그림 3.6 키닌계의 활성화

브라디키닌은 장기 평활근(민무늬근) 수축, 강력한 혈관투과성 항진, 통증 유발과 같은 생리활성을 나타낸다(그림 3.6).

용해소체성분

호중구와 단핵구(단구)에는 **용해소체**(lysosome)가 많이 함유되어 있어 세포질에는 **용해소체성분**(lysosomal constituents)이 다량 존재한다. 용해소체성분은 염증반응에서 단백분해효소, 콜라겐 분해효소, 라이소자임 등 다양한 성분을 분비하여 혈관투과성 항진, 조직의 파괴, 화학주성을 촉진한다.

사이토카인 cytokine

사이토카인은 활성화된 대식세포와 림프구에서 분비되는 물질로서, 주로 세포성 면역반응에 관여하는 다른 세포의 기능을 조절하고 염증반응에도 관여한다. 염증반응에 관여하는 주요 사이토카인으로는 인터루킨(interleukin)-1(IL-1), 종양괴사인자(TNF-α와 β) 및 인터루킨-8(IL-8) 등이 있다(표 3.3).

인터루킨-8(IL-8)은 강력한 화학주성을 나타내는 물질로서 활성이 큰 식세포 및 내피세포 등에서 생성된다. 인터루킨-1(IL-1)과 종양괴사인자는 활성화된 식세포와 T세포에서 유리되며, 혈관내피세포에 작용하여 백혈구 부착을 증가시키고, 혈관투과성을 증가시킨다.

표 3.3 사이토카인의 종류 및 작용

종류	작용
인터루킨-1 (IL-1)	림프구 활성화, 대식세포와 호중구 자극, 발열, 수면, 뇌하수체 호르몬 조절
인터루킨-2 (IL-2)	T세포의 성장과 기능 증가
인터루킨-3 (IL-3)	조혈세포의 분화를 자극
인터루킨-4 (IL-4)	B세포 정상인자
인터루킨-5 (IL-5)	B세포의 성장과 분화
인터루킨-6 (IL-6)	B세포의 성장과 분화, 급성기 반응을 자극
인터루킨-8 (IL-8)	화학주성
집락자극인자 (Colony-Stimulating Factor)	골수간세포의 분리와 분화를 자극
인터페론(interferon)	항바이러스인자
종양괴사인자 (Tumor Necrosis Factor, TNF)	대식세포, 과립세포, 세포독성 세포의 활성화, 악액질(cachexia), 패혈증 쇼크, 백혈구 유착

산소유래 자유라디칼 oxygen derived free radicals

백혈구가 화학주성 인자 및 면역복합체에 노출되거나 식작용을 할 때, **산소유래 자유라디칼**이 세포 밖으로 유리되어 염증반응을 증가시킨다. 이 유리기는 혈관투과성을 증가시키고, 항단백분해효소의 불활성화와 단백분해효소의 활성화로 세포 밖 기질(바탕질)을 파괴하며, 종양세포와 적혈구 등 실질세포의 손상을 초래한다.

염증 관여 세포

염증에 관여하는 세포는 염증의 종류와 경과에 따라 바뀌게 된다. 일반적으로 염증 초기에는 호중구가 주된 역할을 하고, 후기에는 림프구, 형질세포, 대식세포가 이를 대신한다. 또한 알레르기성 질환에서는 호산구와 비만세포가 중요한 역할을 한다.

호중구 neutrophil

호중구는 골수에서 생성되는 과립백혈구로, 백혈구 중 가장 많이 존재하며 급성염증의 초기 24시간 동안 주역을 담당한다. 이 과립 안에는 단백질, 탄수화물, 핵산 등을 분해하는 용해소체와 다량의 가수분해효소가 있다.

호산구 eosinophil

백혈구 중에서 호중구 다음으로 많은 과립구인 호산구는 알레르기반응(예: 천식, 건초열, 두드러기), 기생충감염 등에서 그 수가 증가한다.

림프구와 형질세포 lymphocyte & plasma cell

림프구는 면역을 담당하는 세포의 주역세포로 기능적으로는 T세포와 B세포로 분류되며, 만성염증의 주된 세포이고, 바이러스감염 시에도 많이 관찰된다. B세포가 성숙하여 항체 생산세포로 분화한 것을 형질세포라고 한다.

단핵구 monocyte

단핵구는 염증 시 모세혈관 밖으로 빠져나와 조직 내에서 **대식세포**(macrophage)로 분화하여 포식작용을 한다. 탐식능력이 있어 이물질이나 괴사물질을 제거한다.

세포 표면에는 항체인 면역글로불린 수용체가 있으며, 이를 통해서 면역성 탐식을 수행한다.

비만세포 mast cell

비만세포는 전신조직에 산재하며, 염증반응에서 주로 히스타민을 분비한다.

급성염증의 경과

급성염증반응은 일반적으로 다음과 같은 주요 경과로 진행된다(그림 3.7).

완전복구 resolution

염증 부위가 흉터조직을 남기지 않고 완전히 정상상태로 회복되는 경우이다. 조직손상이 적거나 재생능력이 큰 조직의 염증반응 또는 식작용이 왕성하여 원인물질이 신속히 제거될 때 또는 염증반응의 찌꺼기가 재빨리 제거될 때 일어난다.

농양 형성(고름집) abscess

농(고름)은 살아 있거나 죽은 호중구와 세균, 세포가 죽은 잔해, 때로는 지방이 혼합되어 이루어진다. 황색포도상구균(포도알균), 임균 등 고름을 형성하는 균에 의한 급성염증에서 주로 발생한다.

섬유화에 의한 치유

주로 재생할 수 없는 조직에 염증이 발생하여 조직의 많은 부분이 파괴된 후, 결합조직성

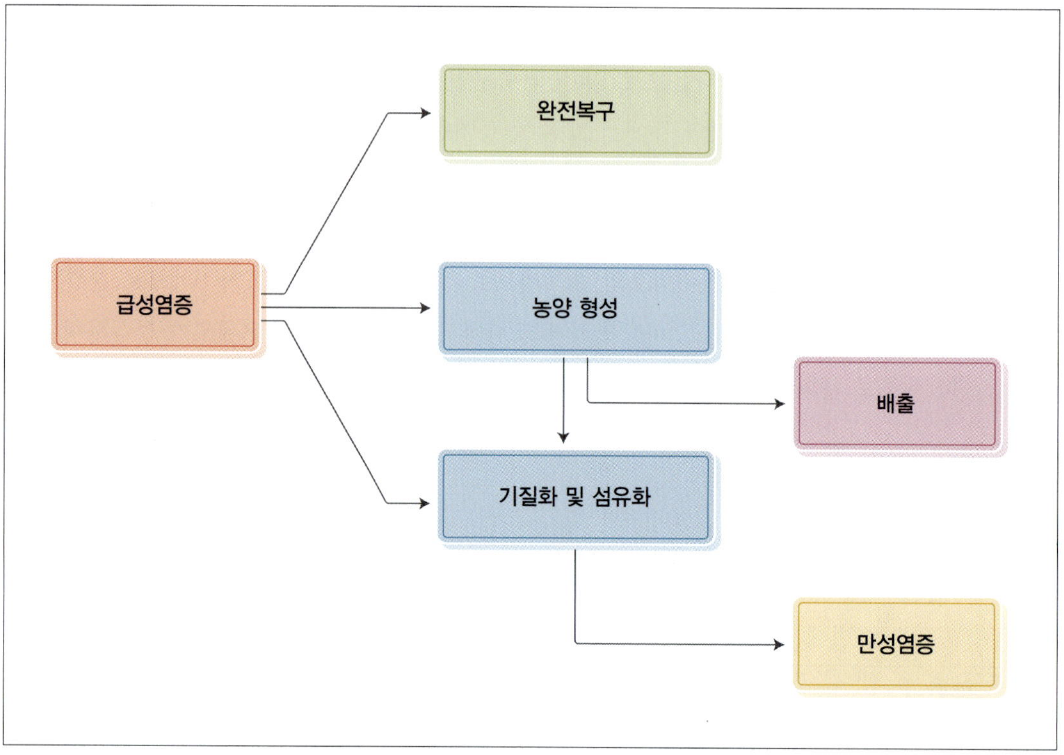

그림 3.7 급성염증의 주요 경과

분으로 채워진다. 염증삼출액 내에는 많은 양의 섬유소가 함유되어 있는 것이 특징이다.

만성염증으로 진행

급성염증이 복구되지 않고 지속되어 만성염증으로 진행하는 경우도 있다.

만성염증 Chronic inflammation

만성염증은 염증이 치료되지 않고 수 주에서 수 개월 이상 지속되는 상태를 말한다. 조직학적인 특징으로 새로운 모세혈관 형성, 단핵성 세포(림프구, 대식세포, 형질세포 등)의 침윤, 섬유조직 증식, 조직의 파괴 등이 있다(그림 3.8).

발생경로

만성염증의 발생경로 3가지는 다음과 같다. 첫 번째는 급성염증의 연속적 진행이며, 두 번째는 급성염증의 빈번한 재발, 세 번째는 원래 만성염증이 발생하는 경우이다(표 3.4).

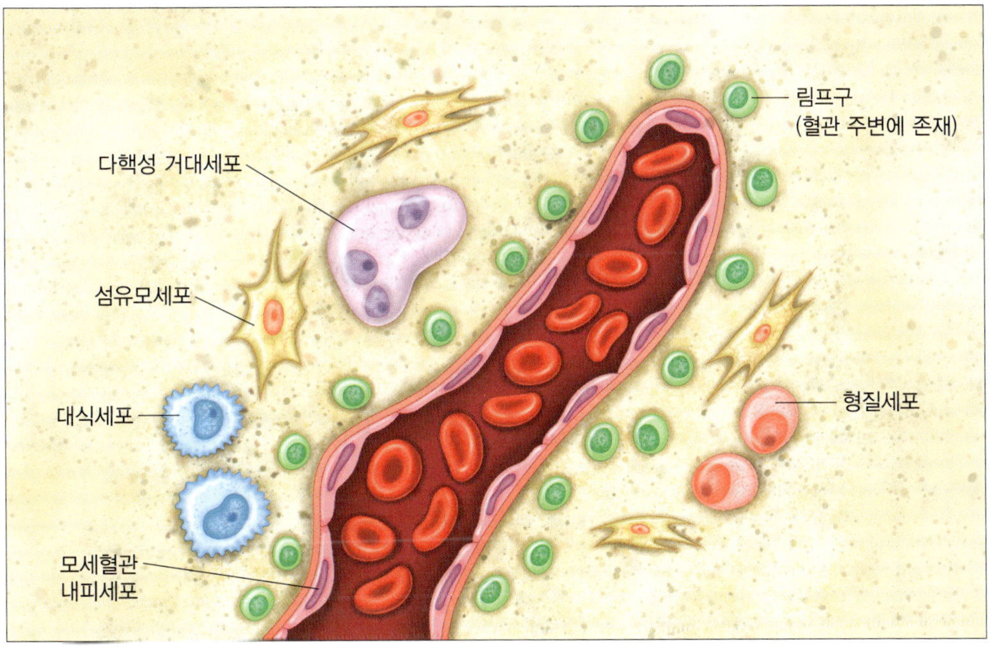

그림 3.8 만성염증에 관여하는 세포의 종류

표 3.4 만성염증의 발생경로 및 질병

발생경로	질병
급성염증의 연속적 진행	만성골수염
급성염증의 빈번한 재발	만성기관지염, 만성담낭염
일차적인 만성염증	결핵, 나병, 크론병, 하시모토갑상선염

삼출성 염증 Exudative inflammation

삼출액(exudate)은 염증으로 인해 손상된 조직에서 분비되는 액체를 말한다. 구성성분에 따라 5종류로 구분하는데, 이들이 각각 독립적으로 존재하는 경우도 있지만 대부분 혼합되어 있다.

장액성 염증(serous inflammation)은 섬유소가 없고 단백성분이 적어 물같이 맑은 삼출액을 다량 분비하는 상태로 삼출액의 흡수가 좋다. 화상 후의 수포 또는 폐결핵의 흉막액 삼출이 이에 해당한다.

섬유소성 염증(fibrinous inflammation)은 다량의 혈장단백이 함유된 삼출액에 섬유소원이 침전되어 섬유소 덩어리를 만드는 상태이다. 삼출액이 흡수되어 합병증 없이 치유되기도 하지만 섬유소 침전과 모세혈관 및 섬유아세포 증식으로 기질화나 섬유화가 되는 경우가 흔하다. 예를 들어 폐렴 후의 급성흉막염의 경우가 이에 해당한다.

화농성 염증(suppurative, purulent, pyogenic inflammation)은 화농성 삼출액 분비에 의해 농이 형성되는 상태로 충수염이 그 예이다.

출혈성 염증(hemorrhagic inflammation)은 염증으로 심한 조직괴사가 있을 때 혈관이 파열되어 출혈이 나타나는 상태이며, 급성출혈성 폐렴이 이에 해당한다.

점액성(카타르성) 염증(catarrhal inflammation)은 표재성 염증으로, 다량의 맑은 점액성 분비물을 분비하는 상태로 후기에 다형핵백혈구가 나타난다. 예를 들어 감기나 결장염이 이에 해당한다.

염증의 특수한 형태

궤양 ulcer

궤양은 장기나 조직의 표면이 결손되어 구덩이처럼 파인 상태를 말한다. 주로 염증성 괴사, 위산, 자극성 물질, 스트레스, 혈액순환장애 등으로 발생한다. 가장 흔한 부위가 피부와 위장관이고, 노인의 경우에는 혈액순환장애로 인해 광범위한 피부궤양이 형성되기도 한다. **소화성 궤양**(peptic ulcer)은 위산의 과다분비와 위점막의 정상적인 방어기능 간의 부조화로 위점막이 부식되는 현상이다(그림 3.9). 소화성 궤양은 산과 펩신에 노출된 위장관의 어떤 곳에서도 발생할 수 있으나, 주로 위와 소장, 특히 십이지장(샘창자)에서 흔히 발생한다.

농양 abscess

농양은 고름이 국소적으로 모여 있는 것을 말하며, 고름을 형성하는 세균에 의해 발생한다. 고름집은 괴사된 조직, 호중구와 세균의 혼합물로 구성되며, 고름집 주위는 고름이 주변부로 침투하는 것을 방지하기 위해 섬유화가 일어나서 고름집벽을 형성한다(그림 3.10).

육아종성 염증 granulomatous inflammation

육아종성 염증은 만성염증의 특이한 형태로, 육아종을 형성하는 조직학적 특징을 보인

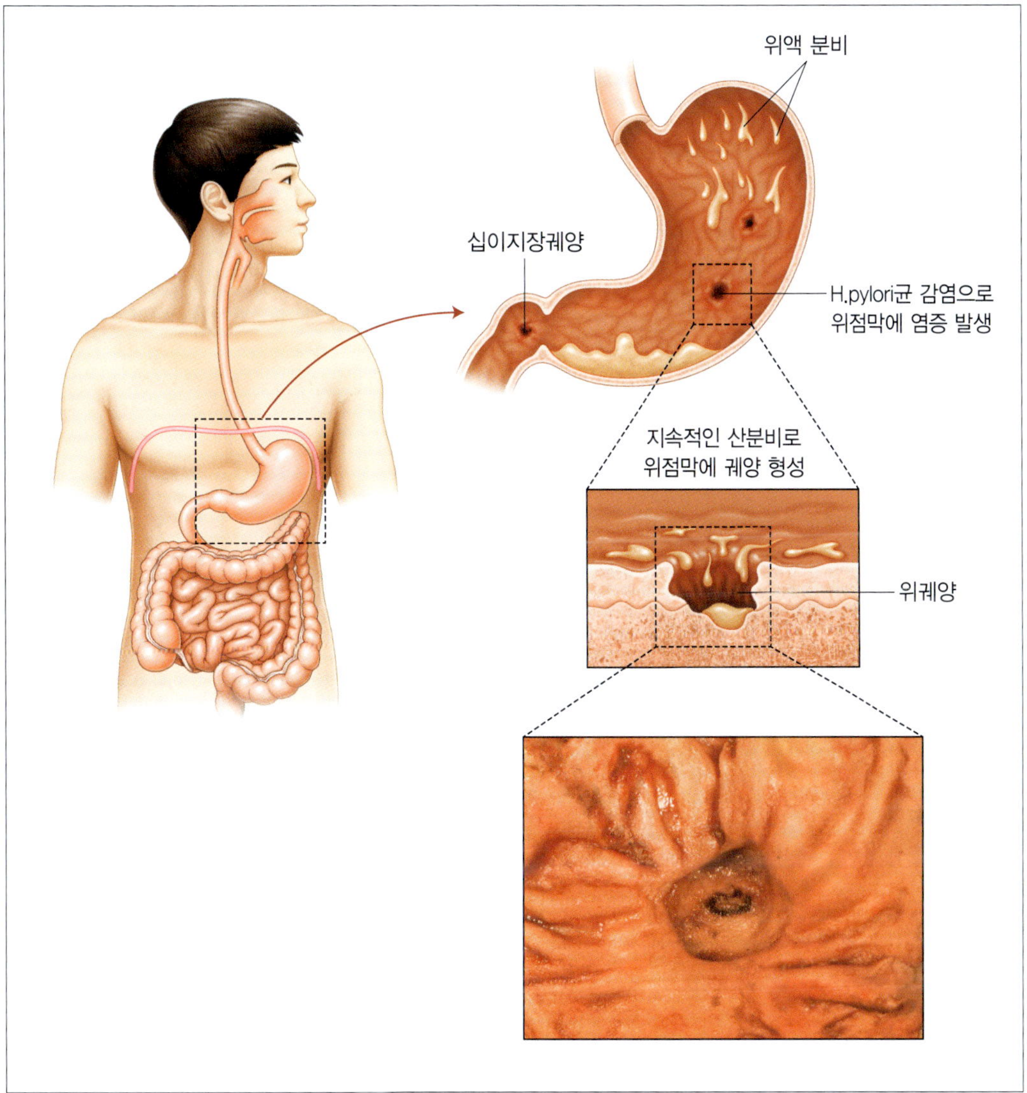

그림 3.9 소화성 궤양의 형태

다. **육아종**(granuloma)은 크기가 0.5~2mm인 작은 결절로서 특수한 형태의 만성염증세포로 구성되어 있다. 가운데에 대식세포가 변해서 생긴 유상피세포(상피모양세포, epitheloid cell)가 모여 있고, 많은 림프구가 그 주위를 둘러싸고 있다.

또 다른 특징은 랑게르한스 거대세포(Langerhans giant cell) 또는 이물체 거대세포(foreign body giant cell)이다. 랑게르한스 거대세포는 세포 주변부에 핵이 말발굽 모양으로 배열되어 있는 세포이며, 이물체 거대세포는 다수의 핵들이 세포의 중심부에 불규칙하게 모여 있고 소화가 되지 않은 분말상의 물질이 함유되어 있다.

육아종을 형성하는 질병에는 결핵, 진균감염, 매독, 나병, 사르코이드증(sarcoidosis), 크론병 등이 있다.

결핵과 육아종

결핵균은 대식세포 속에서 기생한다. 대식세포는 수명이 길어서 연 단위로 살 수 있으므로 기생하여 오래 살 수 있다. 이때 대식세포는 보조 T세포(helper T cell)가 분비하는 사이토카인(cytokine)이 있으면 힘이 강해져 결핵균을 죽일 수 있다. 그러나 도저히 죽일 수 없을 때는 결핵균을 봉인해 버린다. 결핵균이 감염되어 있는 대식세포를 중심으로 단핵구(monocyte)에서 유래한 상피모양세포(epitheloid cell)가 맞붙어 결핵균이 빠져 나가지 못하도록 포위해 버린다. 이것이 육아종(granuloma)이다.

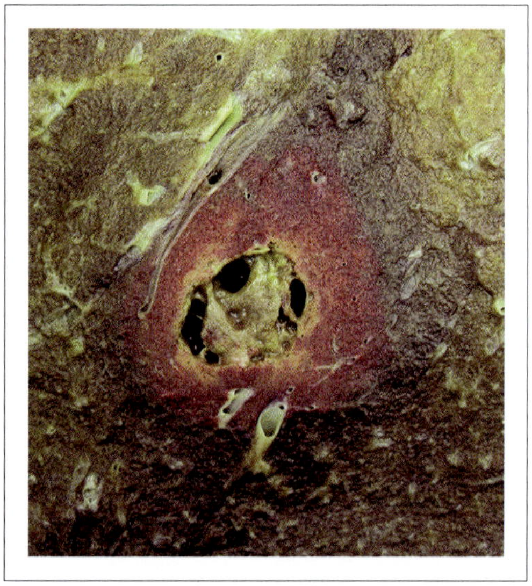

그림 3.10 담낭 농양

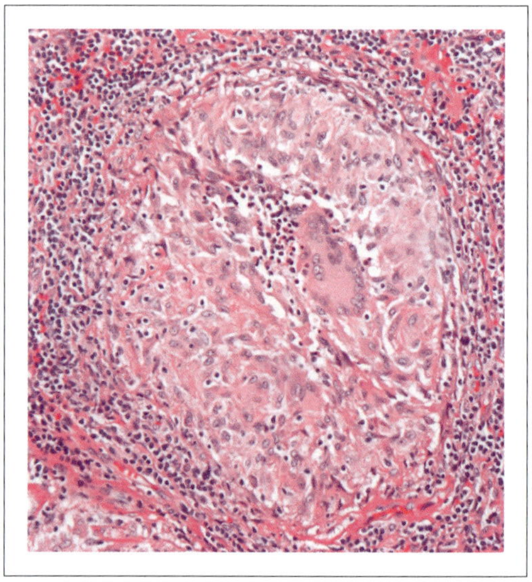

그림 3.11 육아종

재생과 복구 Regeneration and repair

상처의 치유란 상처가 감염 없이 새로운 상피가 형성되거나 혹은 상처 부위가 감염되고 괴사된 후에 그 부위에 육아조직이 형성되는 상태를 말한다. 즉 상처부위에 상피가 재생되는 과정 혹은 결손부위에 육아조직이 형성되는 과정이다. 치유는 염증반응이 진행되는 하나의 과정으로서, 염증반응의 말기단계에 해당한다.

재생 regeneration

재생은 손상된 피부 표면의 상피세포가 복구되는 것이다. 세포의 재생은 거의 모든 기관과 조직에서 발생하지만 재생의 정도는 모두 다르다. 인체의 세포는 각각 재생능력이 다르며, 재생 정도에 따라 불안정세포, 안정세포 및 영구세포로 나뉜다.

불안정세포 labile cell

불안정세포는 일생 동안 계속 증식하여 탈락과 사멸을 반복하는 재생능력이 탁월한 세포이다. 이 세포는 손상을 받아도 원인이 제거되면 즉시 재생되어 원상복구된다. 피부, 구강(입안), 질, 자궁경부(자궁목부)의 중층편평상피, 타액선(침샘), 췌장(이자), 담관(쓸개관)의 상피세포, 위장관, 난관(자궁관)의 원주상피세포, 요로의 이행상피세포, 조혈장기의 혈구세포가 여기에 해당한다.

안정세포 stable cell

안정세포는 정상상태에서는 증식하지 않지만 손상이 오면 이에 대한 반응으로 즉시 증식할 수 있는 능력을 가진 세포이다. 간, 내분비선(내분비샘), 신장(콩팥), 췌장(이자), 연골아세포, 혈관내피세포 등이 여기에 속한다. 예를 들어 간의 경우에 70%를 절제하더라도 90일 정도의 기간이 지나면 원래의 용적으로 회복된다. 그러나 간세포의 재생은 제한적으로 이루어진다.

영구세포 permanent cell

한 번 손상되면 세포분열에 의해 재생되지 않는 세포, 즉 세포분열능력 및 재생능력이 없는 세포를 말한다. 이런 세포는 재생되지 못하고 섬유조직이나 지지조직의 증식은 이루어지므로 반흔(scar)이 형성되고 영구적인 기능상실이 생긴다. 신경세포, 골격근(뼈대근육) 세포, 심근세포가 여기에 해당한다.

창상치유의 이상

창상치유는 일정한 시간이 지난 후 완료되지만 드물게 비정상적으로 치유되는 경우가 있다. 창상치유의 이상으로는 피부위축, 과도한 육아조직 형성, 켈로이드(흉터종) 등이 있다.

피부위축 contracture

교원섬유(아교섬유)가 두꺼워지고 짧아짐으로써 피부가 비틀린 상태를 피부위축이라고 한다. 위축이 심하면 기능장애와 미용상의 큰 어려움이 발생한다. 광범위하고 깊은 화상, 근육손상이 심한 관절 주위에서 볼 수 있다.

과도한 육아조직의 형성은 상처의 가장자리와 기저부에서 육아조직이 과도하게 형성되는 것으로, 이것은 적절한 치유를 저해한다.

켈로이드 keloid

교원섬유가 두껍게 서로 엇갈리면서 과도하게 형성되어 상처부위에 심한 종창이 나타난 상태이다. 원인은 분명하지 않으나 섬유소의 중합작용장애로 추정되며, 유전경향이 있으며 흑인에게 많다. 교정을 위해 수술을 해도 다시 켈로이드가 생길 수 있으므로 치료에 신중을 기해야 한다(그림 3.12).

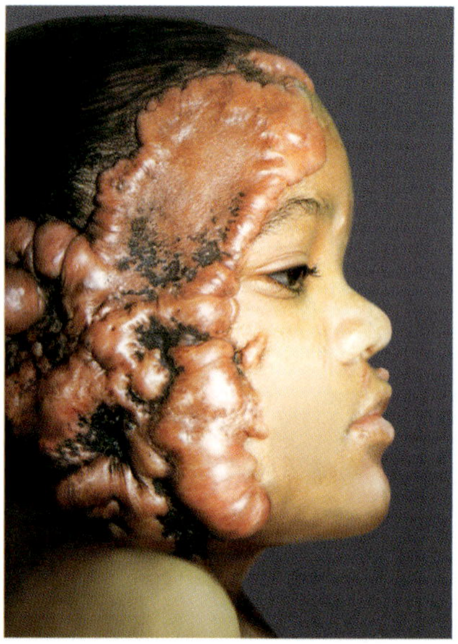

그림 3.12 켈로이드 조직

창상치유 요인

창상치유가 늦어지는 요인은 전신적 요인과 국소적 요인으로 나뉜다(표 3.5).

표 3.5 창상치유가 늦어지는 요인

전신적 요인	
연령	고령자
영양상태	단백질, 비타민 C 및 아연(zinc) 결핍
혈액질환	백혈구수나 기능장애, 출혈소인
당뇨병	감염에 대한 감수성 증가
스테로이드 과량 투여	부신피질호르몬 장기간 과량 복용
국소적 요인	
감염	치료되지 않은 감염
혈액공급불량	손상부위의 순환장애
이물질	창상부위 이물질 존재
기계적 요인	외력이나 압력

핵심용어

염증 inflammation

혈관을 가진 조직이 자극이나 손상을 받았을 때 진행되는 국소적인 생리반응을 말함

충혈 hyperemia

혈관과 세동맥의 확장으로 혈액이 많아져 피부가 붉게 보이는 증상을 말함

삼출 exudation

혈액성분이 혈관에서 간질조직으로 빠져나오는 현상을 말함

히스타민 histamine

비만세포와 호염기구에 존재하며 모세혈관의 이완 및 혈관 투과성 증가, 내장 근육의 수축, 위산 분비촉진 기능을 하는 물질임

보체 complement

항체와 결합한 세포의 표면에 작용하여 세포를 파괴하는 역할을 하는 단백질로, 20가지의 단백질로 구성되어 있으며, 각 종류를 나타낼 경우에는 C옆에 숫자를 써서 표시함

소염제 antiinflammatory drug

염증을 없애는 성질을 가지고 있는 물질이나 치료를 의미함

자유라디칼 free radical

세포 밖으로 유리되어 염증반응을 증가시키는 물질을 말함

반흔, 흉터 scar

세포 손상시 섬유모세포가 섬유성 조직을 생산하여 손상 세포를 채운 것으로 정상세포와 달리 기능도 없고 모양도 흉하게 치유된 부분을 말함

고름, 농 pus

염증에 의해 만들어지는 단백질이 풍부한 액체성 생성물로 죽은 백혈구와 조직세포의 파편, 조직액으로 구성되어 있음

포식작용(식작용) phagocytosis

이물질을 포식세포가 섭취하는 작용을 말함

궤양 ulcer

장기나 조직의 표면이 결손되어 구덩이처럼 파인 상태를 말함

농양 abscess

고름이 국소적으로 모여 있는 것을 말함

켈로이드 keloid

교원섬유가 두껍게 서로 엇갈리면서 과도하게 형성되어 상처부위에 심한 종창으로 나타낸 상태를 말함

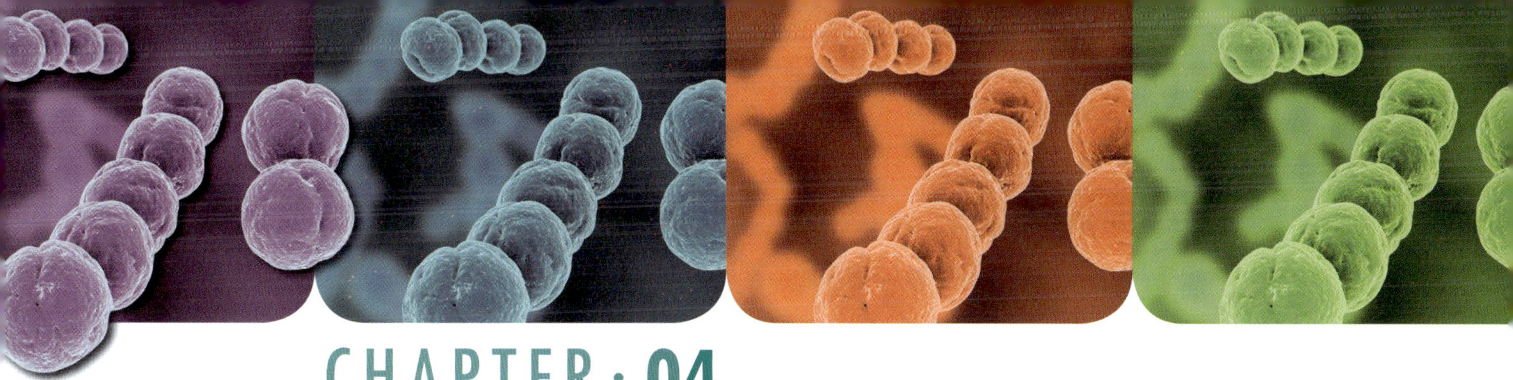

CHAPTER · 04

순환장애

CIRCULATORY DISORDER

학습목표

1. 순환계통에 대한 용어와 장애를 정의할 수 있다.
2. 순환계통의 해부와 생리를 설명할 수 있다.
3. 순환계통의 장애와 연관된 중요한 징후와 증상을 구별할 수 있다.
4. 순환계통 장애의 일반적인 진단법을 설명할 수 있다.
5. 순환계통 질병의 진행과정과 치료에 대하여 설명할 수 있다.

우리 몸은 혈액을 통해 산소를 공급받고 수분의 평형을 유지하여 생리적 기능을 유지하고 있다. 사람 몸 속의 모든 액체를 **체액**(body fluid)이라고 하며, 체액의 균형과 정상적인 혈액순환은 사람이 생존하는 데 있어 절대적으로 필요한 부분이다.

순환장애는 부종이나 탈수 등과 같은 체액분포의 불균형이나 출혈, 혈전증, 색전증과 같이 혈액공급의 장애를 의미한다. 이러한 순환장애는 조직 내 산소의 결핍을 초래하고 세포나 장기에 허혈성 손상을 유발하여 장기의 고유 기능 및 활동을 저하시켜 전신적으로 나쁜 영향을 미친다. 때로는 심장병이나 뇌졸중과 같이 사망을 유발할 수 있는 심각한 질병으로 이어지기도 한다.

충혈 Hyperemia

충혈은 손상 부위의 세동맥이나 모세혈관이 확장되어 혈액량이 증가된 상태를 의미한다. 동맥과 세동맥이 확장되면 모세혈관으로의 혈류가 증가하여 혈관투과성이 증가되고, 그 주위는 붉은색을 띠게 된다.

충혈의 초기에는 많은 혈류량으로 발열이 있지만, 장기간 지속되면 체온이 떨어지고 무산소증이 초래되어 세포가 괴사된다(그림 4.1).

울혈 Congestion

울혈은 정맥혈이 정상적으로 흐르지 못하여 말초의 모세혈관이나 세정맥에 많이 모여 있는 상태를 말하며, 울혈이 일어난 부위는 산소가 감소하여 푸른색을 띠게 되고, 심하면 청색증(cyanosis)이 나타나기도 한다.

원인

울혈은 주로 심부전, 간경변증, 승모판 협착증 등에서 발생한다. 우심부전으로 우심방의 압력이 상승하면 정맥순환의 장애로 인해 전신정맥에 혈액이 모이게 되어 혈관 내 압력이 증가하고 전신울혈이 발생하며, 그로 인해 부종이 자주 유발된다. 좌심실부전의 경우에는 폐포의 모세혈관에 혈액이 모여서 국소울혈인 폐울혈이 발생한다. 울혈이 만성으로 지속되면 장기는 섬유화를 일으켜 단단해진다.

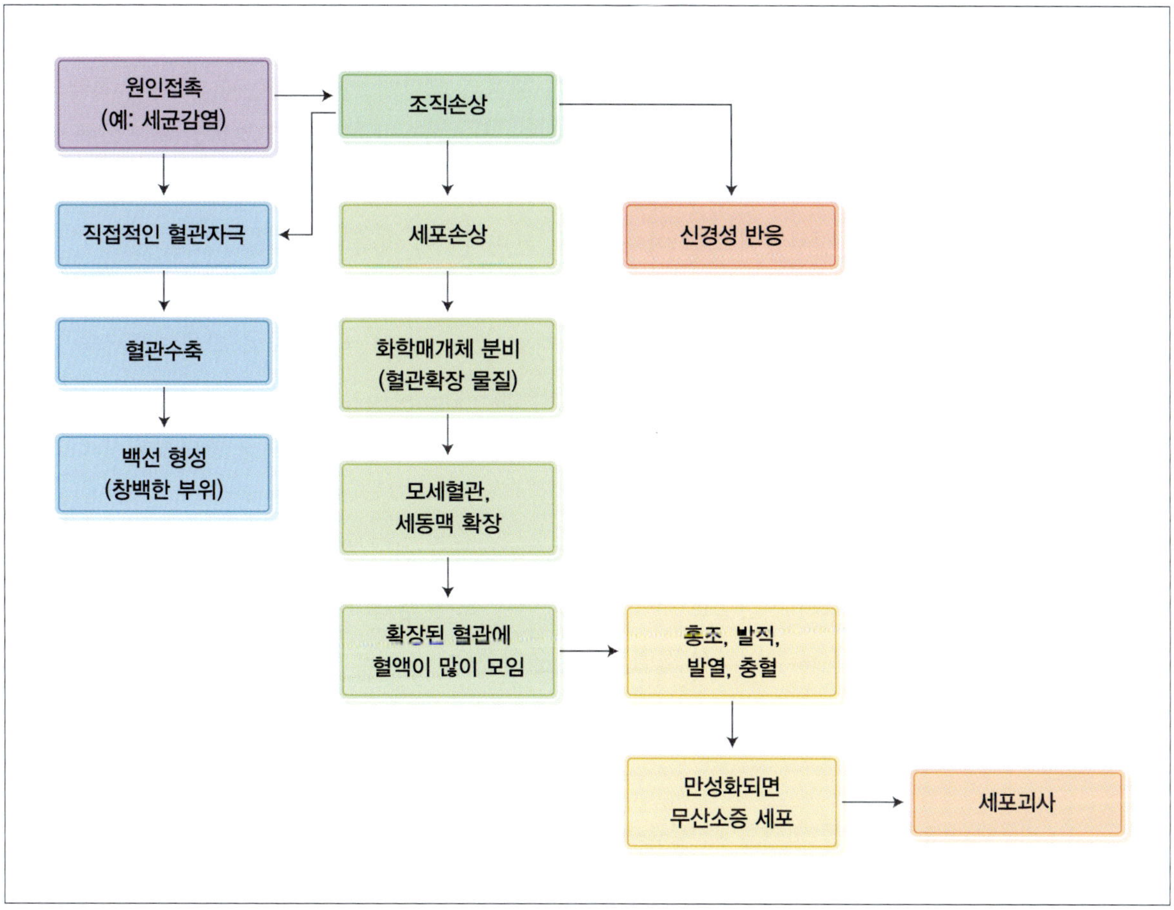

그림 4.1 충혈의 기전

울혈은 폐(허파), 간, 신장(콩팥) 등에서 뚜렷한 형태학적 변화를 보인다. 폐울혈에서는 임적색을 띠는 부종이 동반된다. 심장에 승모판 협착(mitral stenosis)이 있을 때도 폐의 만성울혈을 볼 수 있으며, 이때는 폐포사이막의 모세혈관 확장으로 부종이 심하게 나타난다.

부종 Edema

부종은 세포와 세포 사이 또는 체강에 체액이 과다하게 축적된 상태를 말한다. 혈관에서 혈구를 제외한 수분이 조직으로 빠져나와 발생하게 된다. 체강 내에 수분이 축적되는 경우, 흉강(가슴안)에 수분이 축적되는 상태를 흉수(hydrothorax), 복강(배안)에 수분이 축적되는 상태를 복수(ascites)라고 한다.

발생기전

정상인의 혈액과 조직 사이에서는 끊임없이 체액의 교환이 이루어지는데, 교환된 체액의 대부분은 혈액 내로 들어가고, 약간의 체액만이 림프관으로 들어가는 순환이 반복되고 있다. 이 정상적인 체액의 교환과 순환은 2가지 조건, 즉 혈압(정수압)과 혈장 단백질에 의해 형성되는 교질삼투압에 의한 여과, 확산, 분비기능에 의해 이루어진다(그림 4.2).

혈관은 동맥 → 세동맥 → 모세혈관 → 세정맥 → 정맥으로 연결되어 있다. 정상적으로 세동맥말단부에서 모세혈관 정수압은 약 32mmHg이며, 세정맥 말단부에서는 약 12mmHg로 떨어지게 된다. 혈장삼투압은 약 20~30mmHg이므로 체액은 세동맥 말단부에서는 간질로 빠져나가며, 모세혈관에서는 평형을 유지하다가 세정맥 말단부에서 다시 혈관 내로 들어오게 된다.

부종은 체액이 혈관 안쪽에서 바깥쪽으로 이동하는 힘이 셀 때 일어나며, 간질액의 증가를 초래한다. 그러나 간질로 빠져나간 체액이 모두 혈관 내로 돌아오는 것은 아니며, 일부는 림프계통으로 들어가서 정맥으로 되돌아온다.

병인

체액의 순환과정을 고려할 때 부종이 생길 수 있는 상태는 혈액 정수압이 높거나 혈장삼투압 감소, 나트륨 축적, 림프계통이 막히는 경우에 부종이 발생한다(표 4-1).

전신부종 systemic edema

전신부종이 나타나는 질병에는 울혈성 심부전, 신장질환, 간경변증 등이 있다.

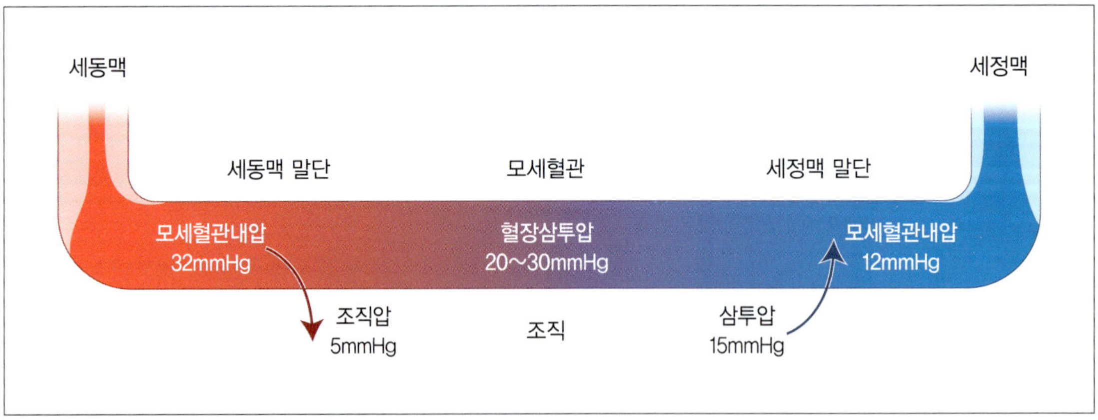

그림 4.2 체액의 이동

표 4.1	부종의 병인 및 관련 질병	
분류	병인	질병
전신부종	정수압의 증가	정맥유입 장애: 울혈성 심부전, 압박성 심막염, 간경화증 정맥폐쇄 혹은 협착: 혈전증, 외부압박, 기립성 부종 세동맥의 확장: 가온, 신경체액성분의 과다 혹은 감소
	혈장삼투압의 감소 (저단백혈증)	신장장애 간경화증 영양실조 단백상실위장병
	나트륨의 정체	염분의 과다섭취 및 신장기능 감소 나트륨의 세뇨관 재흡수의 증가
국소부종	림프순환장애	염증, 종양, 수술 후, 방사선 조사

정맥 정수압의 증가

심부전, 혈관운동신경마비 등의 경우 정맥에 혈액이 울체되면 정맥압과 모세혈관내압이 상승하여 혈관 안에서 혈관 밖으로 다량의 수분이 이동한다. 이때 재흡수도 억제되므로 간질에 수분이 저류하여 부종이 생긴다. 이러한 형태의 부종은 혈액의 순환량이 많은 신체부위, 즉 다리에 잘 생기고, 누워 있을 경우 등과 엉덩이 부위에 잘 생긴다.

울혈성 심부전일 때는 혈액이 심장으로 원활하게 들어가지 못함으로써 전신정맥의 혈액이 증가하여 정맥압이 상승하는데, 이런 경우를 **심장원인성 부종**이라고 한다. 심장원인 부종의 주요 발생기전 3가지는 좌심장박출량 감소, 정맥울혈, 조직대사물의 저류이다.

혈장삼투압의 감소

신장염, 간경변증, 영양불량 등이 있을 때는 혈장단백이 감소하고 혈액의 삼투압이 저하하여 부종이 생긴다. 신장장애에 의한 삼투압성 부종을 **신장원인성 부종**이라 한다.

조직 내 Na^+ 저류

신장염이나 신장기능상실이 있으면 Na^+ 배설의 장애로 혈관 내 Na^+양이 증가하고 이에 따라 삼투압에 의한 수분흡수가 일어나 혈액량이 많아지며 정수압이 증가하고 부종이 발생한다. 신장기능장애에 의한 부종은 심장기능이상에 의한 부종보다 심하며 전신적으로 생긴다.

국소부종 local edema

모세혈관 투과성 항진

모세혈관의 내피세포가 손상되어 혈관투과성이 항진되면 부종이 생긴다. 염증반응 시 히스타민과 같은 혈관확장성 물질은 국소적으로 모세혈관의 투과성을 항진시켜 부종을 유발한다(그림 4.3).

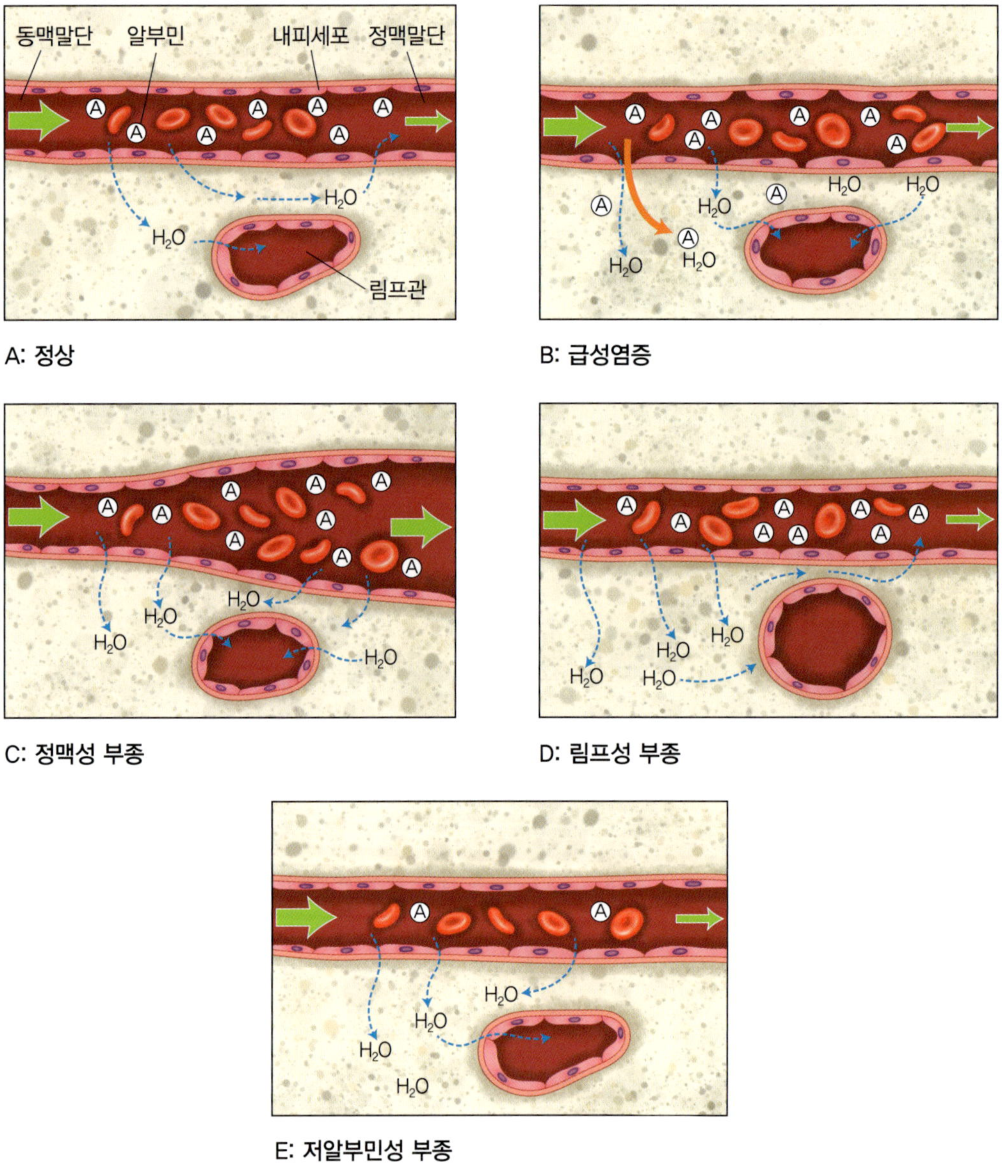

그림 4.3 부종의 종류

정맥폐쇄

정맥이 폐쇄되면 심한 부종과 출혈이 동반된다. 그 예로 다리에 정맥류가 생기면 다리부종이 발생하는데, 특히 기립성 다리부종이 흔히 발생된다.

림프액환류장애

림프계통이 막혀서 생긴 부종을 **림프부종**(lymphedema)이라고 한다. 대표적인 예는 림프관 안에서 생존하는 기생충(예: 사상충)이 림프관을 폐쇄시키거나, 액와(겨드랑)림프절을 제거하는 근치유방절제술 후 혹은 림프절이 제거, 종양에 의한 림프관폐색 등에 의해 발생한다(그림 4.4).

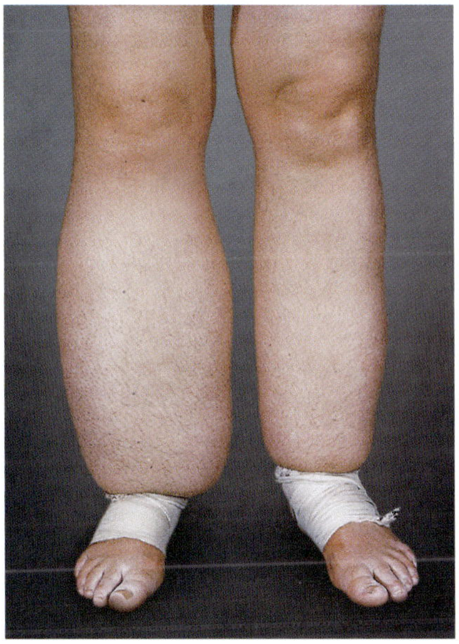

그림 4.4 하지의 림프부종

허혈 Ischemia

허혈은 조직에 혈액공급이 저하되어 산소공급이 감소되는 상태를 말한다. 혈류공급이 감소하면 침범된 조직으로의 산소와 영양공급이 감소하기 때문에 대사산물이 축적되고 결국에는 세포가 변성되고 괴사된다.

원인

허혈은 동맥경화증, 동맥염 등에 의해 혈관이 좁아지거나 색전증이나 종양에 의한 압박, **장염전증**(창꼬임, volvulus)에 의한 혈관압박으로 혈관이 막힌 경우, 여러 가지 물리화학적 자극에 의한 혈관의 수축이나 경련에 의해서 발생한다(그림 4.5).

발생기전

동맥경화증으로 인해 동맥의 직경이 좁아지면, 혈액공급이 감소하고 조직은 저산소증과 영양결핍으로 기능이 저하하며 통증, 감각이상, 냉감 등이 나타난다. 레이노병(Raynaud'

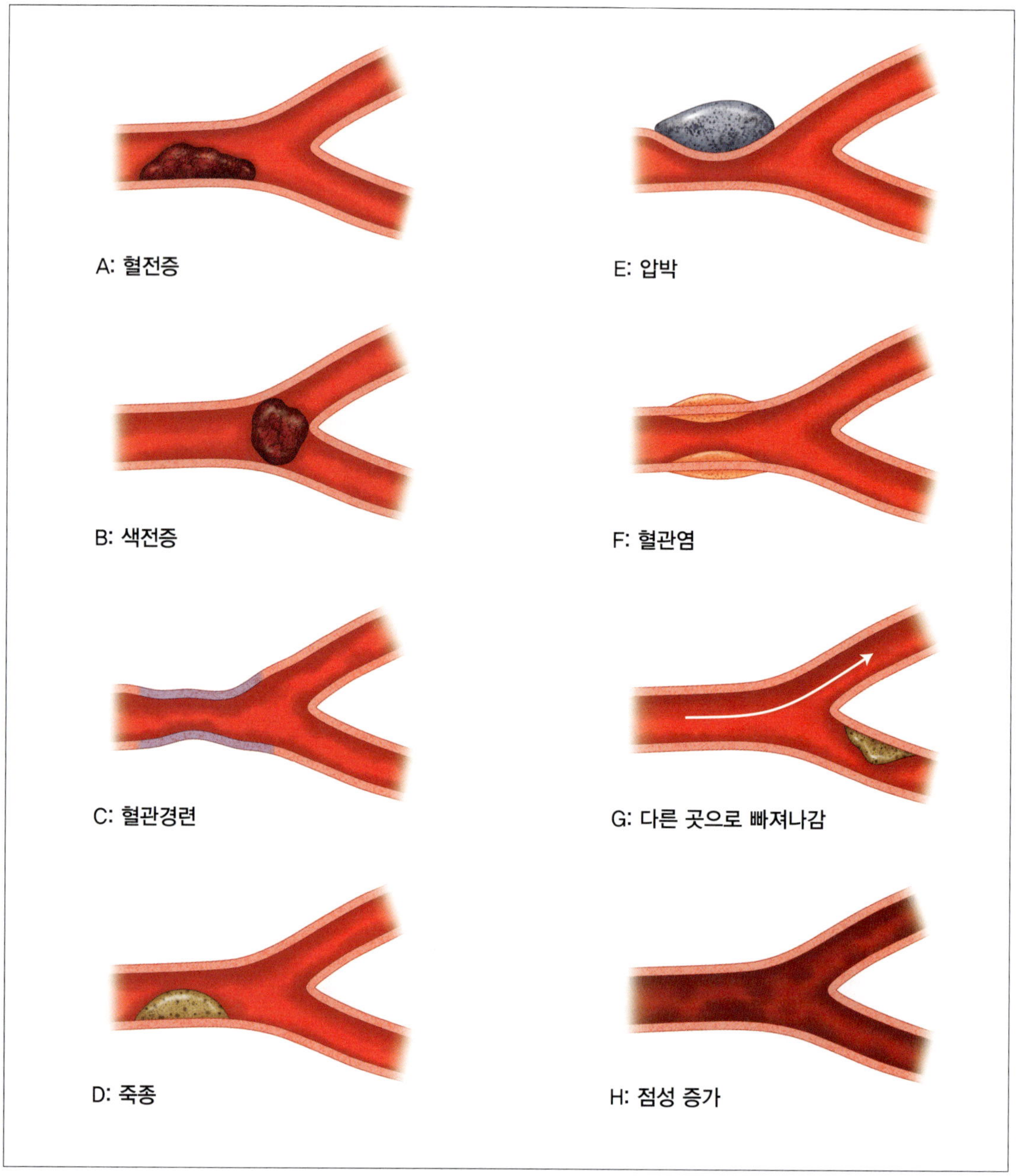

그림 4.5 허혈을 유발하는 혈관손상의 종류

s disease)의 경우, 대칭성으로 말단동맥의 수축신경흥분에 의해 팔과 다리 말단에 허혈이 발생하여 창백해지고 온도가 저하되어 통증이 초래된다. 기전은 혈관벽 수용체의 비정상적 혹은 교감신경 과잉자극에 의한 혈관의 반사성 수축 등이다. 또한 혈전 등의 이유로 동맥이 완전히 폐쇄되면, 그 혈관과 관련된 조직은 혈액공급이 완전히 차단된다. 그 결과 조직은 무산소증에 빠져 조직괴사가 발생한다. 버거병(Buerger's disease)이 그 예에 해

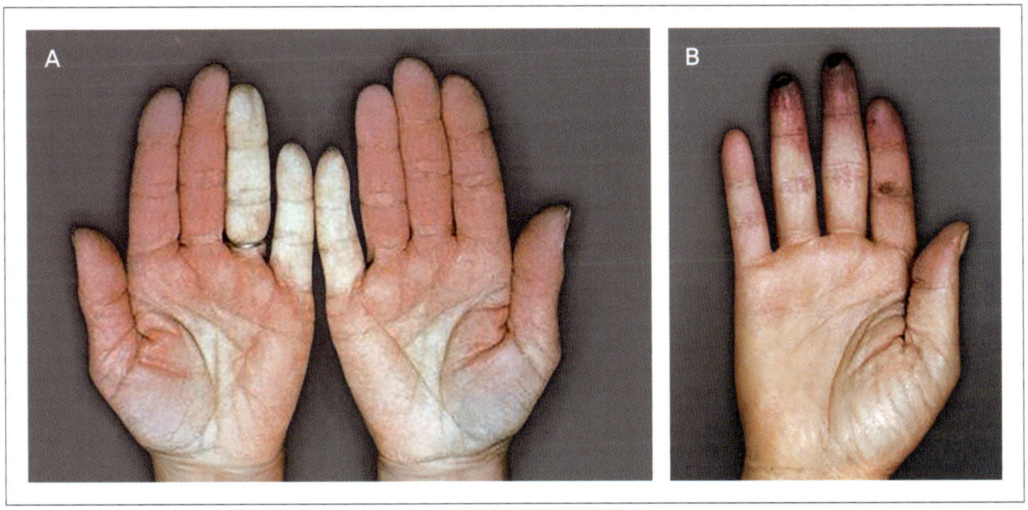

그림 4.6 **허혈로 인한 질병.** **A:** 레이노병(Raynaud's disease), **B:** 버거병(Buerger's disease)

당한다(그림 4.6).

출혈 Hemorrhage

출혈은 비정상적인 혈액손상으로 적혈구를 포함한 혈액성분이 혈관 밖으로 유출되는 것을 말한다. 혈액 안의 혈장과 백혈구는 생리적으로 혹은 염증이 있을 때 혈관 밖으로 빠져나갈 수 있다. 그러나 적혈구는 스스로 혈관을 빠져나갈 수 없기 때문에 적혈구 유출이 출혈의 기준이 된다. 출혈은 크기와 형상, 발생 혈관의 영역, 신체 부위 등에 따라서 여러 가지 명칭으로 불린다(그림 4.7).

발생기전

적혈구가 혈관 밖으로 빠져나오는 기전으로는 혈관벽이 파괴되어 일어나는 파열출혈과 혈관벽의 파괴 없이 모세혈관에서 빠져나오는 누출출혈이 있다.

파열출혈(hemocytotripsis)은 혈관벽의 파열에 의한 출혈로 외상, 수술 등의 물리적인 외력에 의한 것과 동맥경화증, 괴사성혈관염 등 혈관벽 손상에 의한 파열이 있다. 중 · 장년의 고혈압 환자에게서 볼 수 있는 뇌내출혈이 대표적인 파열출혈의 예이다.

누출출혈(diapedesis)은 혈관벽의 분명한 손상 없이 생기는 출혈로, 모세혈관으로부터 세정맥영역의 혈관내피세포의 사이틈을 통해서 적혈구를 포함한 혈액성분이 누출하

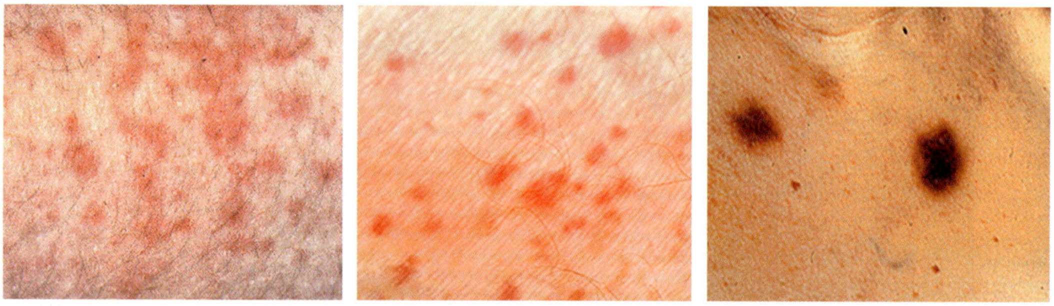

A: **출혈점**(petechia)
점 모양의 아주 작은 출혈

B: **자색반점**(purpura)
출혈점보다 큰 1cm 이하의 출혈

C: **출혈반**(ecchymosis)
자색반점보다 큰 출혈

그림 4.7 **출혈의 크기와 명칭**

는 경우를 말한다. 원인으로는 울혈과 같은 모세혈관내압의 상승이나 감염 또는 중독 등으로 인한 혈관내피세포의 상해, 비타민 C 결핍과 같은 모세혈관 주위 기질의 변화, 혈액성상의 변화[파종성혈관내응고(disseminated intravascular coagulation, DIC), 출혈체질(hemorrhagic diathesis)] 등이 있다.

쇼크 Shock

쇼크는 혈압저하로 혈액이 말초조직에 이르지 못하여 저산소화가 오랫동안 지속되는 상태를 말한다. 그로 인해 저혈압, 핍뇨 등이 동반되고 생명을 위협할 정도로 세포의 기능장애가 유발된다. 쇼크가 오래 지속되면 세포의 저산소화에 의해 세포 내외의 전해질 균형이 무너지고 세포내액이 간질로 빠져나오게 되며, 세포 내 pH를 유지할 수 없게 되어 세포가 죽게 된다.

원인 및 증상

쇼크의 원인은 심한 외상, 광범위한 화상, 심근경색증, 광범위한 폐색전증, 치료하기 어려운 세균성 패혈증, 구토, 설사, 부적당한 수분섭취, 과다한 수분배설 등이 있다(표 4.2).

쇼크가 일어나면 혈액공급이 원활해지지 않으므로 저산소증, 무산소증, 허혈 및 괴사를 일으킬 수 있다. 증상은 상황에 따라 다양하게 나타난다. 저혈압은 물론 얼굴이 창백하고 피부가 차갑고 냉하거나 습하며 청색증, 빈호흡, 무의식, 핍뇨, 무뇨증을 보인다(그림 4.8).

표 4.2 쇼크의 발생기전

종류		원인 질병
심장성 쇼크		심근경색증, 부정맥, 심장의 구조장애
순환혈액량 감소성 쇼크		출혈, 구토, 설사, 심한 화상, 탈수, 열사병, 중증 염증
혈관확장성 쇼크	패혈성 쇼크	세균감염, 전신성 염증성 반응 증후군
	신경성 쇼크	마취, 척수손상
	당뇨병성 쇼크	케토산증(ketoacidosis)
	과민성 쇼크	아나필락시스(Anaphylaxis), 약물, 백신, 화학물질
	부신피질기능저하성 쇼크	애디슨병(Addison disease)
	갑상선기능저하성 쇼크	점액수종혼수

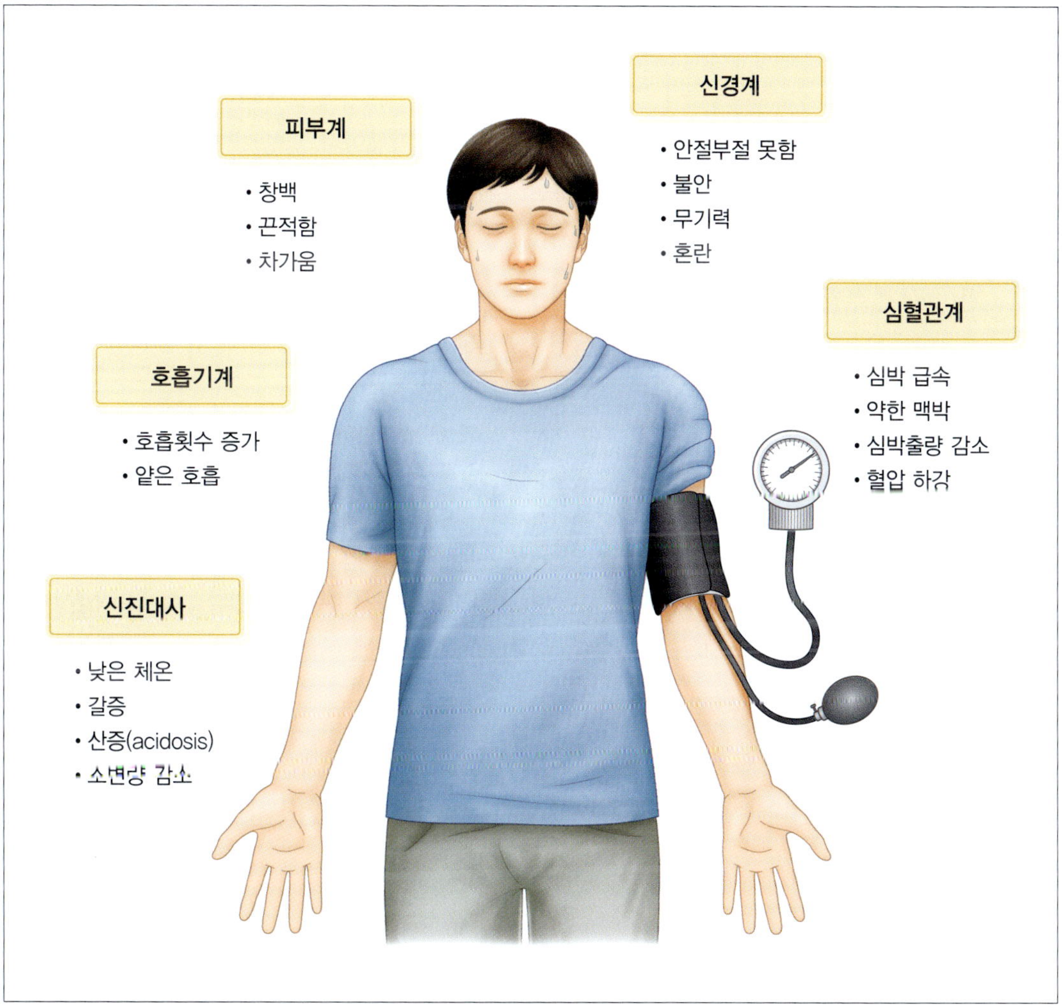

그림 4.8 쇼크 환자의 증상

혈전증 Thrombosis

혈전(thrombus)은 혈관이나 심장에서 혈액이 응고되어 생긴 덩어리를 말하며, 혈관이나 심장에 혈전이 형성되는 상태를 **혈전증**(thrombosis)이라 한다. 정상인은 혈액응고기전과 섬유소 용해기전의 길항작용으로 평형을 유지하므로 혈관이나 심장 내에서는 혈액응고가 일어나지 않아 액체상태를 유지하게 된다. 또한, 혈관에 작은 손상이 생겼을 경우에 이 두 기전이 활성화되어 손상부위를 정상으로 재건하는 역할을 한다. 그러나 특정 조건하에서는 혈관이나 심장 내에서 혈액성분이 응고되어 덩어리가 형성되면 혈전증을 유발된다.

발생기전

혈전증을 일으키는 원인 3가지는 혈관내피세포 손상, 혈류의 변화, 혈액 구성성분의 변화이다.

혈관내피세포 손상

정상적인 혈관내피세포는 혈액응고를 억제하지만, 외상이나 염증이 발생하면 손상이 유발된다. 방사선, 염증성 판막질환, 혈관염, 고혈압, 세균독소, 동맥경화증 등 많은 질환이나 외인성 인자에 의해 내피세포가 손상받으면 혈액응고인자가 방출되고, 그 표면에 혈소판이 쉽게 부착되고 응집되어 혈전이 형성된다. 손상에 의해 내피세포가 탈락되면 내피세포 바로 아랫부분의 콜라겐이 노출되고, 이 부위에 혈소판이 모여 들어 혈액응고기전이 활성화되어 혈전이 형성된다(그림 4.9).

혈류의 변화

혈액의 흐름은 혈관의 중심부에서는 혈류속도가 빠르며 혈액의 고형성분이 흐르고, 혈관의 벽쪽은 혈류속도가 느리고 액체성분이 흐른다. 따라서 정상적으로는 혈액의 고형성분인 혈구성분이 내피세포에 직접 접촉하는 일은 거의 없다. 그러나 혈류저하나 혈관확장과 같은 두 가지 변화가 생기면 혈전이 형성될 수 있다.

첫 번째는 혈류저하로 혈액속도가 느려지는 경우로, 심부전과 같은 질병이 해당된다. 즉 혈류가 저하되면 백혈구와 혈소판이 혈류의 중심부에서 가장자리로 이동하여 혈관벽에 부착되고 섬유소가 모여들어 큰 혈전이 형성된다. 그 결과 조직괴사가 발생한다.

두 번째는 혈관이 확장되면 유선형 혈류가 소용돌이 혈류로 변하고 백혈구와 혈소판이 혈류의 중심부에서 가장자리로 이동하여 혈관벽에 부착되고 점차 침전되어 혈전을 형성하는 경우가 있는데 정맥류(정맥자루)나 동맥류(동맥자루)를 예로 들 수 있다.

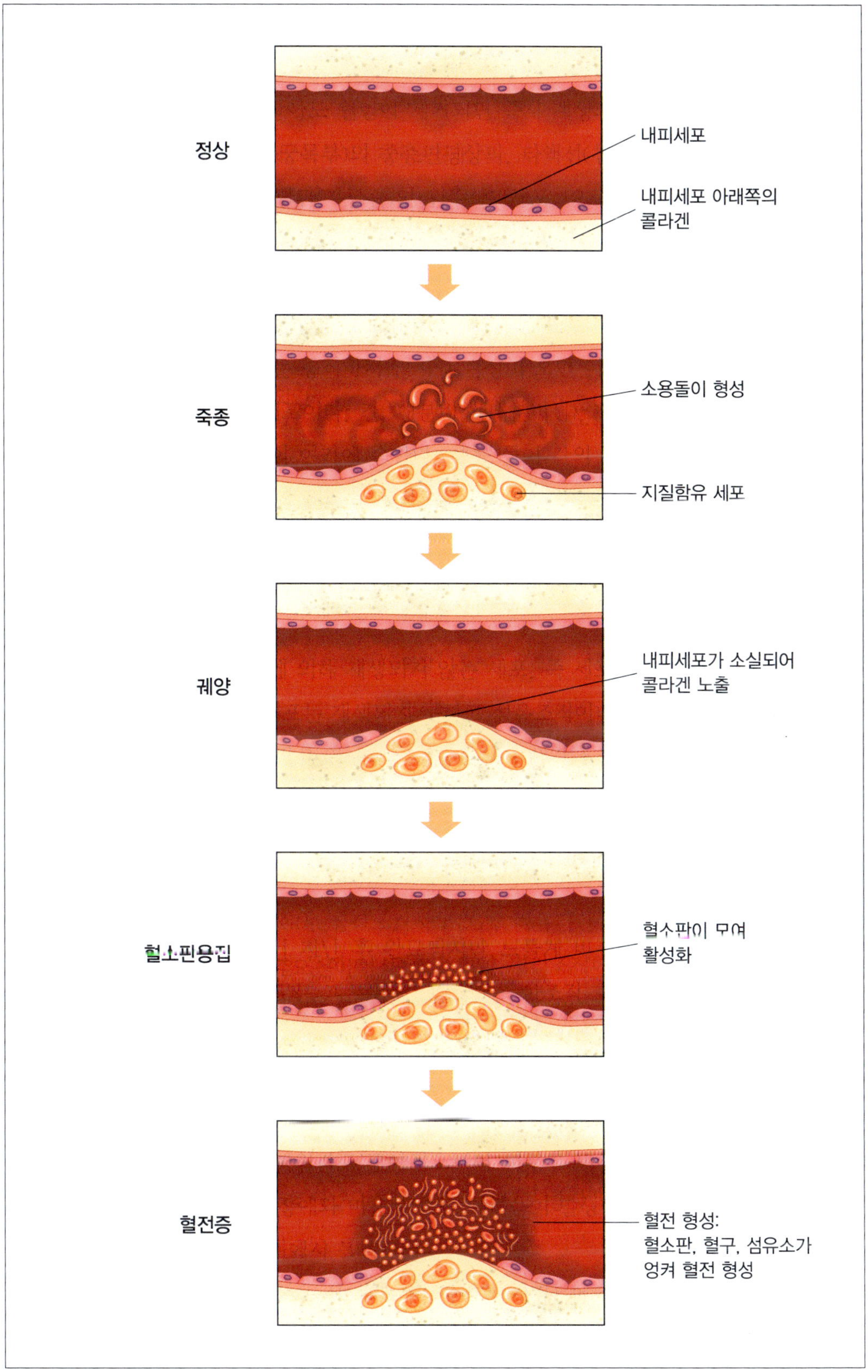
정상
내피세포
내피세포 아래쪽의
콜라겐
죽종
소용돌이 형성
지질함유 세포
궤양
내피세포가 소실되어
콜라겐 노출
혈소판응집
혈소판이 모여
활성화
혈전증
혈전 형성:
혈소판, 혈구, 섬유소가
엉켜 혈전 형성

그림 4.9 혈전의 기전

혈액 구성성분의 변화

섬유소원(fibrinogen), **프로트롬빈**(prothrombin), **혈소판** 등의 혈액 구성성분이 변화하여 혈액응고 항진상태가 되는 경우 혈전이 형성된다.

감염증, 중독, 빈혈 등에서는 트롬보플라스틴 또는 트롬빈의 증가로 인한 혈액응고 활성항진과 섬유소 용해계의 활성저하가 일어난다. 다혈증, 백혈병 등에서 혈소판이 증가하면 혈액이 응고계로 기울어 혈전이 발생한다. 또한, 수술과 출산 후 10일 전후에 혈전증이 가장 흔한 이유는 혈소판 유착기능이 증가하여 혈전이 쉽게 형성되기 때문이다. 혈액응고기능을 활성화시키는 그 밖의 요인으로는 고지혈증, 신장증후군, 악성종양(췌장암), 수술이나 출산 후, 피임제 복용 등이 있다.

혈전의 경과

혈전은 시간이 지나면서 4가지 경로를 거친다. 즉, 섬유소 용해작용에 의해 제거되거나 기질화되어 육아조직을 형성하거나 재관통되거나 색전을 형성하게 된다(그림 4.10).

용해(lysis and resolution): 혈전이 섬유소 용해계 효소나 백혈구 등의 단백분해효소에 의해 제거되는 경우이다.

기질화(organization): 혈전에 염증이 일어나 육아조직을 형성한 다음 혈관벽에서 혈전 내부로 모세혈관이 침입하여 혈관벽에 붙어 기질화되어 살아가게 된다.

재관통(recanalization): 혈전 내부에 다시 구멍이 뚫려 재관통될 수 있다.

색전형성(embolism): 혈전의 일부가 떨어져 나가 이동하여 혈전색전증을 일으킬 수 있다.

혈전의 발생부위

혈전 발생부위로는 동맥의 경우 대동맥, 관상동맥(심장동맥), 사지, 손, 발의 세동맥 등에서 흔하다. 정맥의 혈전은 복부수술, 출산, 심질환, 정맥류, 염증 등에서 흔하다. 모세혈

혈전의 치료

아스피린은 지혈의 한 과정인 혈소판 응집을 방해하여 혈전형성을 억제한다. 이러한 기전으로 인하여 협심증이나 심근경색 환자에게 처방되기도 한다. 또한 혈전을 용해시키는 약이 생명을 구하기도 한다. 조직 플라스미노겐 활성화물질(tissue plaminogen activator)은 심장발작이나 뇌일혈이 발생한 후 4시간 이내에 투여하면 막힌 관상동맥이나 뇌혈관을 복구할 수 있다. 또한 신장에서 분비되는 효소인 유로키나제(urokinase)도 플라스미노겐 활성물질이다.

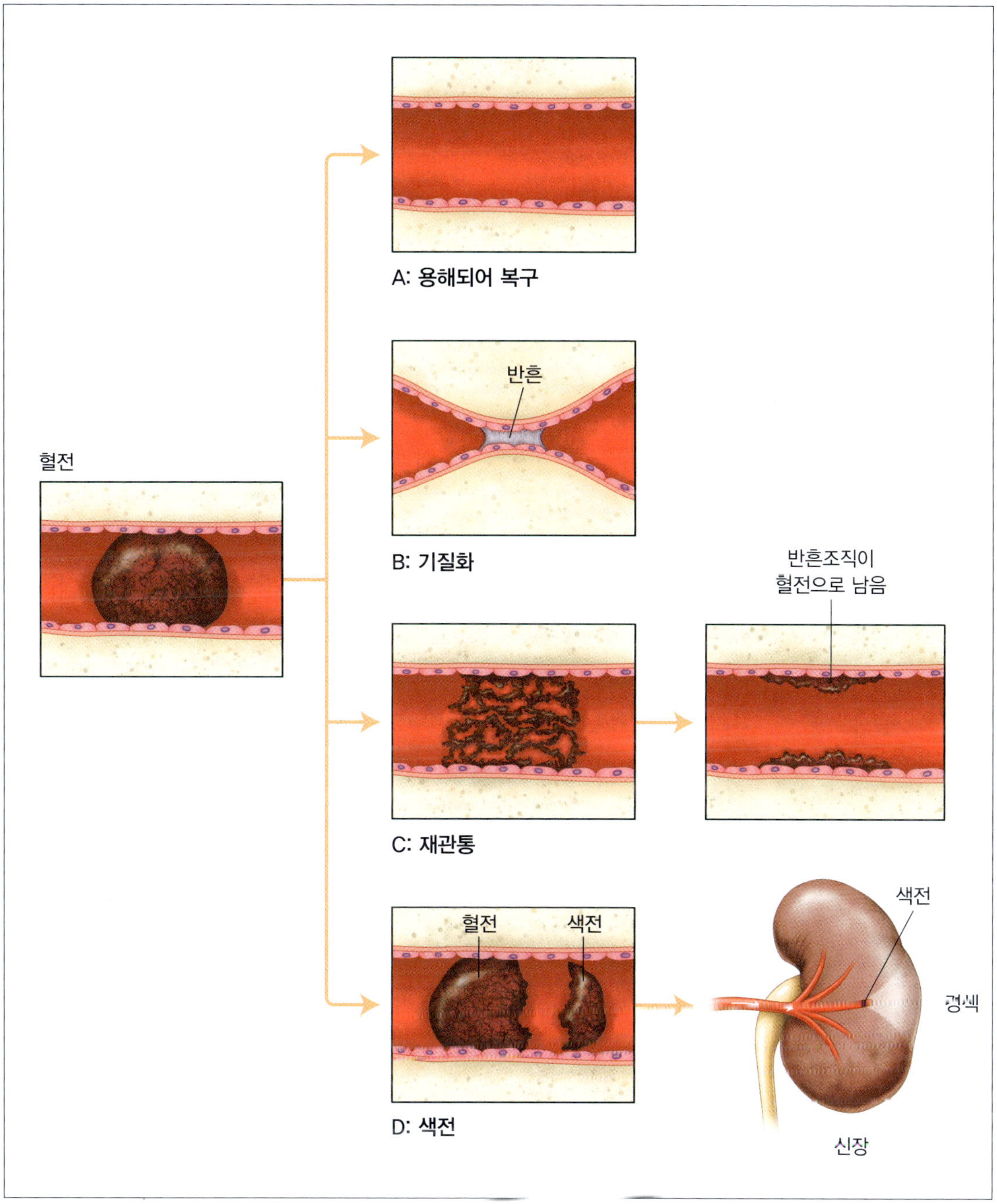

그림 4.10 혈전의 경과

관이 손상되면 적혈구가 서로 결합하여 혈전이 형성된다. 또한 심장의 경우 심근경색증, 심근질환, 판막질환에서 혈전이 쉽게 발생한다. 심장의 혈전은 뇌경색이나 신장경색, 허혈성 장염, 허혈성 발가락괴사(건성괴사)를 유발할 수 있다.

색전증 Embolism

색전(embolus)은 혈류를 따라 순환하고 있는 모든 종류의 비정상적인 덩어리를 말하며, 색전이 형성되는 상태를 **색전증**(embolism)이라고 한다. 그중 이미 생긴 혈전이 혈관벽에서 떨어져 나와 색전이 되는 경우가 전체 색전의 97%를 차지한다.

종류

색전의 기원에 따라 분류한다.

혈전색전증

신선한 혈전은 혈압의 변동이나 혈류변화에 의해서 쉽게 떨어져 나올 수 있는데, 혈전에서 떨어져 나온 색전이 혈관을 막은 경우를 **혈전색전증**(thromboembolism)이라고 한다. 대표적인 예로는 사마귀 모양 심내막염(verrucous endocarditis), 좌심실벽에 형성되어 있는 심장벽혈전, 부정맥 등에서 유래하는 뇌경색, 신장경색, 비장경색 등이 있다.

공기색전증

공기가 혈관 안에서 기포를 형성하여 색전이 되는 것을 **공기색전증**(air embolism)이라 하며, 외상이나 정맥주사, 유산 등에서 정맥 안으로 공기가 들어가는 경우가 그 예이다. 또 외부의 기압이 급격히 하강하면 혈액 내에 용해되어 있던 질소나 산소가 급속하게 기체로 유리되는데, 그중 산소는 쉽게 다시 용해되지만 질소는 용해속도가 느려 혈액 중에 기포를 형성한다. 이 가스가 색전이 되어 색전증을 일으키는데, 그 예로는 잠수병(caisson disease)이 있다.

지방색전증

지방색전증(fat embolism)은 지방성분이 혈액으로 들어가 혈관을 폐쇄하는 것을 말한다. 외상 등으로 골절이 있거나 또는 피하 지방조직에 광범위한 손상이 있는 경우에 지방조직에서 빠져나온 지방성분이 손상된 혈관을 통해 유입되어 혈관을 폐쇄하는 것을 말한다.

세포 및 조직색전증

외상, 수술, 분만 시에 세포 혹은 조직 조각이 혈관에 들어갈 수 있다. 이것이 색전이 되어 혈관을 폐색하는 경우 **세포색전증** 혹은 **조직색전증**이 된다. 또한 암이나 육종 등의 악성종양이 혈관벽이나 림프관벽을 파괴하고 침입하여 전이를 일으키는 경우는 **종양색전증**

(tumor embolism)이라 한다.

양수색전증

양수색전증(amniotic fluid embolism)은 태반막의 찢어진 곳과 자궁경부(자궁목부)의 자궁정맥 파열로 양수가 모체 정맥으로 유입되는 것을 말한다. 태아 피부에서 떨어진 편평상피세포, 솜털, 태지(vernix caseosa), 태변 등이 모체의 미세혈관으로 들어가 색전을 형성하게 되는 것이다. 때로 산모의 사망원인이 되기도 하며, 증상으로는 심한 폐부종, 범발성 폐포손상, 파종성 혈관내응고(DIC) 등이 있다.

원인과 경로

정맥색전증

하지정맥의 혈전처럼 정맥계에 생긴 색진 또는 우심장의 색전은 폐순환계로 들어가 폐동맥과 폐동맥 분시에서 색전을 형성하므로 **폐색전증**(pulmonary embolism)이라 한다. 원인으로는 슬와정맥, 대퇴정맥, 장골정맥 등의 하지정맥의 혈전이 95%로 대부분을 차지하고, 우심장의 색전은 드물게 발생한다.

폐색전증으로 인해 나타나는 몇 가지 결과는 다음과 같다. 즉, 작은 색전은 수 시간 내에 섬유소 용해작용에 의해 제거되고(60~80%), 폐출혈(10~15%), 작은 폐동맥이 폐쇄되면 폐경색증(10~15%)이 발생하며, 급성우심부전(급성심폐증) 또는 심혈관 허탈로 인한 쇼크(5%)가 나타난다. 이로 인해 호흡곤란, 각혈, 흉부통증 등이 발생하고 때로는 급사(5~10%)가 나타나기도 한다. 급사는 증상이나 증후가 나타나지 않고 갑자기 발생한다.

동맥색전증

좌심방이나 좌심실 또는 대동맥에서 발생한 혈전이 동맥의 혈류를 따라 말초부위를 막는 혈전성 색전으로, **전신색전증**(systemic embolism)이라고도 한다. 뇌, 신장(콩팥), 비장(지라) 등에서 많이 관찰되는데, 주로 심장에서 형성되어 떨어져 나온 혈전성 색전이다. 심장 내 혈전의 발생원인은 주로 심근경색(myocardial infarction), 심근병증(cardiomyopathy), 류마티스심장염(rheumatic carditis)이다. 심장 내 동맥색전증은 침범 장기에 경색을 유발하는 특징이 있다(그림 4.11).

색전증의 임상적 결과

뇌, 심장, 신장과 같은 장기에서 경색이 생기면 막힌 혈관의 말초조직이 괴사에 빠진다. 폐색전증의 경우는 색전이 커서 폐동맥간(pulmonary trunk)을 폐색할 때에는 급성폐심

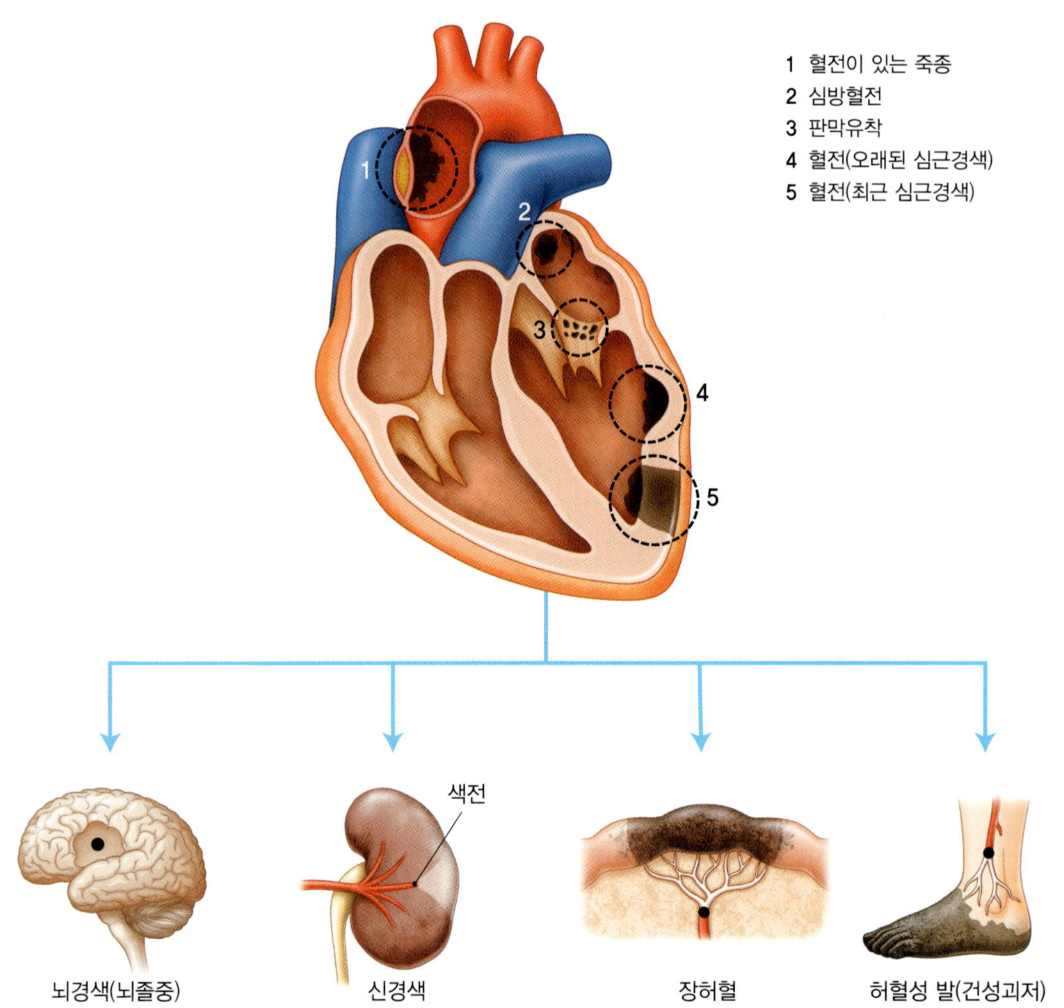

그림 4.11 전신성 동맥색전의 원인과 경과

장증을 일으키며(pneumo apoplexy), 색전이 비교적 작은 경우에는 폐경색(출혈성 경색, hemorrhagic infarction)이 일어난다. 색전이 지방이나 공기인 경우에는 쉽게 흡수되며, 세균덩어리인 경우에는 염증을 일으킨다.

경색 Infarction

경색이란 장기 또는 조직의 국소적인 **허혈성 괴사**(ischemic necrosis)를 의미한다. 즉, 혈액 공급 감소로 인해 그 부위의 조직이나 장기가 괴사된 상태이다.

원인

경색의 원인으로는 동맥순환의 급격한 감소가 대부분이나 정맥순환의 장애로 발생할 수도 있다.

분류

색깔에 따라 백색경색과 적색경색으로 구분되며, 세균감염의 유무에 따라 패혈성 경색과 무균성 경색으로 구분한다.

백색경색

심장, 비장, 신장 등의 동맥에 허혈이 발생하는 경우에 생기는 경색이다. 측부순환이 불가능한 종말동맥의 폐쇄에서 발생하는 것으로 실질조직의 동맥이 급격하게 폐색되면 그 말초영역조직은 허혈(빈혈)에 의해 괴사에 빠진다. 일명 **허혈성 경색** 또는 **빈혈성 경색**(anemic infarction)이라 한다. 이 경색부위는 주로 고형조직(solid tissue)에 발생되며, 혈액이 결핍되어 흰색을 띠므로 **백색경색**(white infarction)이라고도 한다(그림 4.12).

적색경색

주로 폐, 간, 소장, 장간막(창자간막)에서 정맥폐쇄로 인하여 발생하는 경색이다.

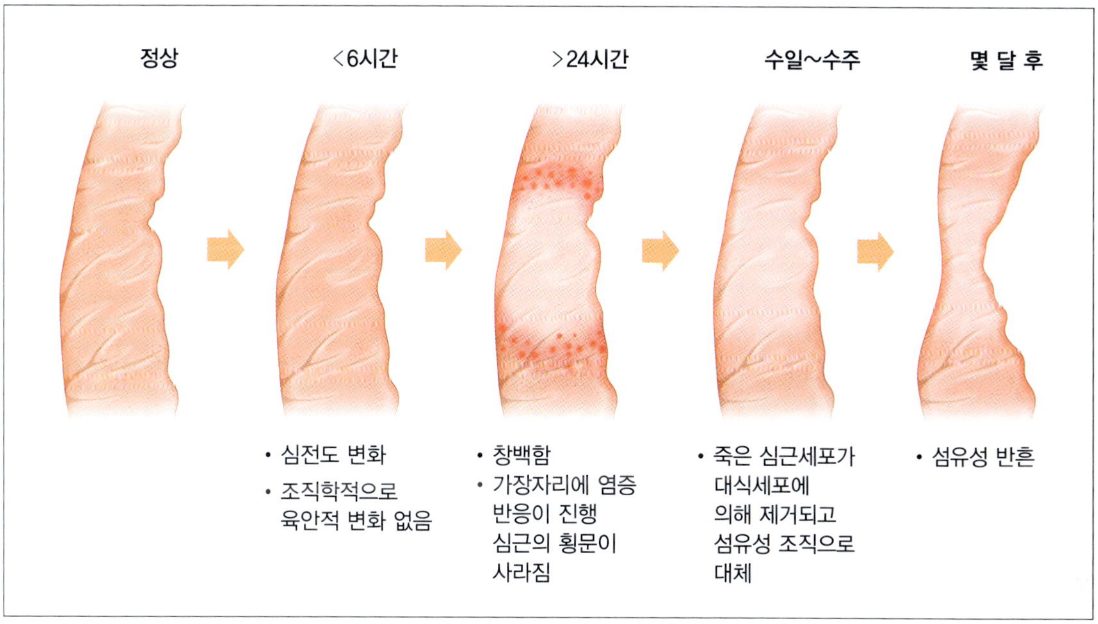

그림 4.12 심근경색의 진행

폐나 간과 같이 이중순환을 하는 조직에서 잘 일어난다. 즉 폐나 간에서는 기능혈관과 영양혈관이 분포하고 있으며, 이 두 혈관은 그 말초에서 문합하여 유출로는 1개로 구성되어 있다. 이러한 혈관구조를 가진 장기는 한쪽 혈관이 막혀도 다른 혈관으로 혈액이 유입되므로 경색이 일어나기 어렵다. 그러나 폐에서 동맥이 막힌 경우 폐실질에 울혈이 심하게 생겨 정맥압이 상승하고, 폐포 내로 출혈이 일어나 경색부위는 적색이 된다. 이와 같이 경색에 출혈이 동반되므로 **출혈경색**(hemorrhagic infarction)이라 한다. 이 출혈경색은 성긴 조직(loose tissue)에서 주로 발생되며 육안으로 붉은색을 나타내므로 **적색경색**(red infarction)이라고도 부른다.

패혈경색 septic infarction

혈관폐쇄와 세균감염이 함께 공존하는 상태에서 경색이 일어나는 것을 말한다. 세균감염을 동반한 혈전 등으로 동맥이 폐색된 경우, 경색부위에 세균이 증식하여 고름을 형성하는 경색이다. 장관의 경우는 경색부위에 장내세균이 쉽게 감염하여 괴사장염을 일으킨다. 뇌경색의 경우, 경색부위 조직은 일시적으로 응고되지만, 점차 연화되고 결국 액화하여 경색부위에 공동을 형성한다.

무균성 경색 bland infarction

세균감염이 없고 혈관폐쇄로 인해 단순하게 경색, 즉 괴사만 일어난 경우이다.

경색의 경과

경색부위의 괴사조직은 응고괴사를 나타내며 점차 주위조직과 경계가 분명해지고, 염증세포가 침윤되며 경계부는 육아조직이 형성된다. 괴사조직이 점차 흡수됨에 따라 육아조직이 경색부위 중심을 향하여 침입하여 경색부위는 섬유결합조직으로 치환되어 간다. 경색부위가 작은 경우에는 괴사부위는 완전히 흡수되어 흉터가 생기지만, 경색부위가 큰 경우에는 괴사조직이 흡수되지 않고 남아 그 주위가 섬유결합조직으로 둘러싸이게 된다. 잔존하는 괴사조직에 종종 석회침착이 관찰된다(그림 4.13).

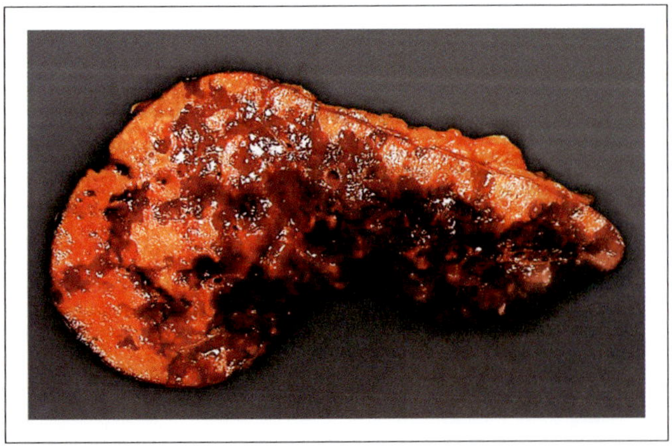

그림 4.13 비장경색

핵심용어

부정맥 arrhythmia

정상이 아닌 심장리듬을 말함

콜로이드(교질) colloid

현미경으로는 볼 수 없으니 분자보다는 커서 반투막을 통과할 수 없을 정도의 물질로 분산하여 존재하는 것을 말함

심장동맥, 관상동맥 coronary artery

심장에 혈액을 공급하는 동맥을 말함

동맥경화증 arteriosclerosis

동맥에 지방성분, 주로 콜레스테롤이 쌓여 동맥이 굳어서 딱딱해지는 병적 상태가 되는 것을 말함

동맥염 arteritis

동맥이나 동맥주위의 염증을 말함

동맥류, 동맥자루, 동맥꽈리 aneurysm

동맥벽이 손상되거나 이상을 일으켜서 동맥 내부 공간의 일부분이 늘어나 생긴 주머니 모양의 병터

버거병 Buerger's disease

사지의 동맥과 정맥에 염증이 일어나 혈전이 생기고 내강을 막아 혈액이 흐르지 못하여, 그 부분의 말초조직이 괴사에 빠지거나 손발이 차갑고, 손가락과 발가락이 보라색 또는 검은색으로 변함, 흡연이 병을 악화시킴

청색증 cyanosis

저산소증의 중요한 징후 중 하나로 동맥혈 산소포화도가 저하되어 암자색 또는 청색을 나타내는 것을 말함

울혈, 고임 congestion

몸 안의 장기나 조직에 정맥의 피가 몰려 있는 증상을 말함

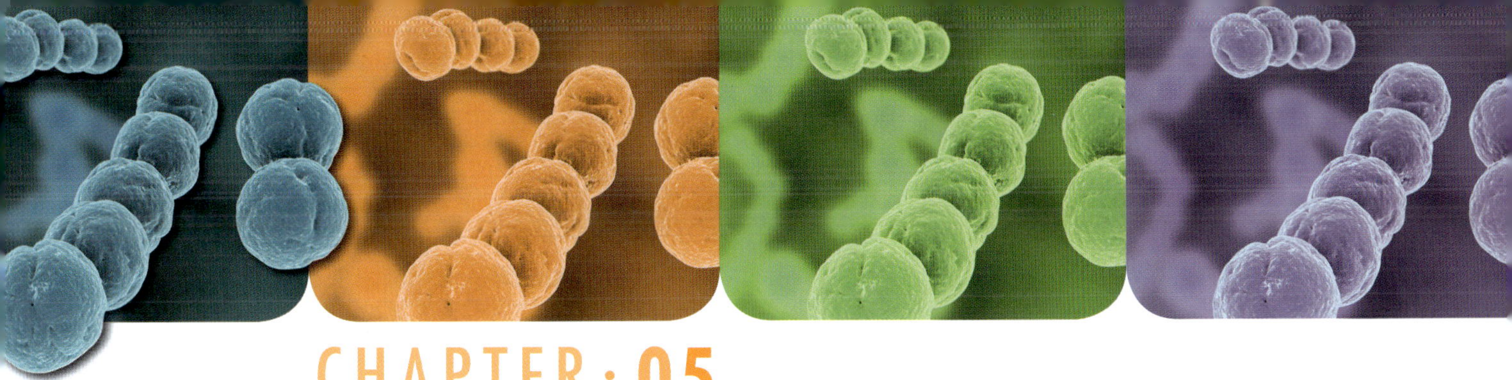

CHAPTER · 05

감염

INFECTION

학습목표

1. 방어기전과 관련된 주요 용어를 규명할 수 있다.
2. 신체의 기본적인 방어기전을 설명할 수 있다.
3. 감염의 성립과 진행과정을 설명할 수 있다.
4. 병원성 미생물의 종류와 특성을 설명할 수 있다.
5. 감염성 미생물로 인한 질병을 규명할 수 있다.

감염(infection)이란 병원미생물이 생체의 체내에 침입해서 정착 또는 증식하는 것을 말하며, 인체조직으로 침입하여 조직을 손상시키는 질병을 **감염성 질환**(infectious disease)이라고 한다. 감염된 결과로 자각적 · 타각적인 병적 상태가 나타나는 경우를 **현성감염**(apparent infection), 감염이 있어도 자각적 · 타각적 증세가 나타나지 않는 경우를 **불현성감염**(inapparent infection)이라 한다.

감염균을 지닌 사람으로부터 균이 전달되어 감염증을 일으키는 경우를 **수평감염**(horizontal infection)이라 하고, 감염된 어머니로부터 태반이나 모유를 통해 균이 아기에게 감염되는 경우를 **수직감염**(vertical infection)이라 한다.

인체의 피부, 구강, 소화관, 코, 상부호흡기도에는 수많은 미생물이 정상적으로 살고 있다. 이들은 대장균처럼 공생하거나 생체 배설물 내에 사는 잡균처럼 숙주와 미생물 간에 해도 유익도 없는 관계이거나, 기생 또는 일부 진균처럼 죽은 조직 내에서 기생하는 형태로 인체 내에서 살고 있다. 미생물 중 소수만이 질환을 일으킬 수 있는 잠재력, 즉 **병원성**(pathogenicity)을 갖고 있는데, 이러한 미생물을 병원미생물 혹은 병원체라고 하며, 가장 흔한 것은 바이러스와 세균이다.

감염증을 일으키는 **병원미생물**에는 세균, 바이러스, 진균, 리케치아, 원충, 기생충, 프리온(prion) 등이 있다. 감염은 다양한 병원미생물의 침입으로 각기 특이적인 면역반응을 유발한다.

감염증은 항생물질이 발달한 오늘날에도 가장 중요한 사인 중 하나이다. 최근 해외여행 증가와 국제화 등으로 외래감염증이 증가하는 추세이며, 이전에 존재하지 않던 감염증도 보고되고 있는 실정이다.

인체의 방어기전

방어기전이란, 병원미생물의 침입으로부터 인체를 보호하기 위한 무의식적인 반응을 말한다. 인체는 병원체의 작용에 대하여 특이적 · 비특이적인 두 가지의 방어기전으로 대항한다. 만약, 이러한 방어기능이 저하되면 개체는 감염증을 쉽게 일으키게 되고 평소에는 감염을 일으키지 않는 약한 병원체에 의해서도 쉽게 감염된다.

특이적 방어기전

특이적 방어기전은 면역반응에 의한 방어기전으로 자세한 내용은 7장에서 설명하기로 한다.

비특이적 방어기전

비특이적 방어기전이란, 특정 종류의 병원체와 반응하기보다는 광범위한 병원미생물에 대하여 방어작용을 나타내는 기전을 말한다.

해부생리적 방어기전

피부나 점막 표면에서 균의 침입을 막는 기계적 방어, 기도점막에서 섬모운동에 의한 이물질 배출, 기도에서의 기침반사, 소화관에서의 위산에 의한 살균, 물리적 배뇨작용에 의한 세정작용 등이 해당된다. 해부생리적 방어기전은 인체가 외부와 통하고 있는 부분에서 병원체의 침입을 막고 있다.

정상세균총

피부, 소화관, 호흡기, 구강, 외음부와 같이 외부와 직접 또는 간접적으로 접해있는 장소에는 일정한 세균이 정착하고 있는데, 이러한 상주균을 **정상균주**(normal flora)라고 한다. 인체 내 상주균은 외부의 병원균이 국소에 정착 또는 증식하기 어려운 환경을 만든다. 예를 들어, 질 안에 상주하는 되데르라인(Doderlein) 막대균은 젖산을 생산하여 포도상구균, 연쇄상구균, 대장균의 증식을 막고, 인두에서는 포도상구균, 수막구균 등의 증식을 막고 있다. 그러나 항생제의 남용과 같은 이유로 정상균주의 구성이 파괴되면 항생제에 감수성이 없는 일부 상주균이 비정상적으로 증식하여 감염증을 일으키는 경우가 있는데, 이러한 현상을 **균교대감염**(중복감염, superinfection)이라 한다.

체액저항인자

눈물, 타액, 콧물 등의 분비물 속에 존재하는 **라이소자임**(lysozyme)에는 그람양성균에 대한 항균작용이 있다. 또한 땀에 함유된 젖산, 피지샘 분비물 내의 올레인산(oleic acid), 위산 등은 살균작용을 하며, 담즙산에는 강한 용균작용이 있다. 특정 바이러스에서 생성되는 인터페론은 바이러스의 증식을 억제시키는 특성이 있다.

식세포

호중구나 대식세포 등의 식세포는 왕성한 식균작용을 하고, 식세포에 탐식된 균은 활성효소에 의해 살균되며, 용해소체 내의 효소에 의해 분해된다.

감염의 성립

감염은 3가지 성립요건인 병원미생물, 감염경로, 숙주의 감수성이 갖추어졌을 때 성립된다.

병원미생물

병원미생물의 수와 독력 두 가지가 감염에 영향을 미친다. 병원미생물의 수가 많을수록 인체에 감염을 일으키기 쉽다. 그리고 병원미생물의 **독력**(virulence), 다시 말해 질환을 일으킬 수 있는 병원미생물의 독성이 강할수록 감염이 용이해진다.

감염경로

감염은 직접 또는 간접 경로로 발생한다. 성병처럼 인체가 직접 접촉하여 발생하는 직접 감염의 경우와 병원체에 오염된 작은 동물(예: 벼룩, 이, 진드기 등)에 의한 매개로 일어나는 경우가 있다(표 5.1).

한편, 감염의 방향에 따라 수평감염과 수직감염이 있는데, 수평감염은 관계가 없는 개인 간의 감염이고, 수직감염은 부모에게서 자식으로 감염되는 경우를 의미한다(그림 5.1).

숙주의 감수성

유전적 요인, 연령, 생활습관, 영양, 호르몬, 비타민, 대사이상, 피로 등에 따라 감염 정도에 차이가 생긴다. 예를 들어, 당뇨병이나 만성신부전과 같은 소모성 질환이 있을 때는 쉽게 감염된다(표 5.2).

표 5.1 감염경로

종류	경로	관련 질병
직접감염	직접접촉	성병
간접감염	음식물 및 물 공기 및 먼지 매개동물	식중독, 이질, 장티푸스, A형간염 디프테리아, 결핵 일본뇌염, 말라리아, 발진티푸스, 쯔쯔가무시

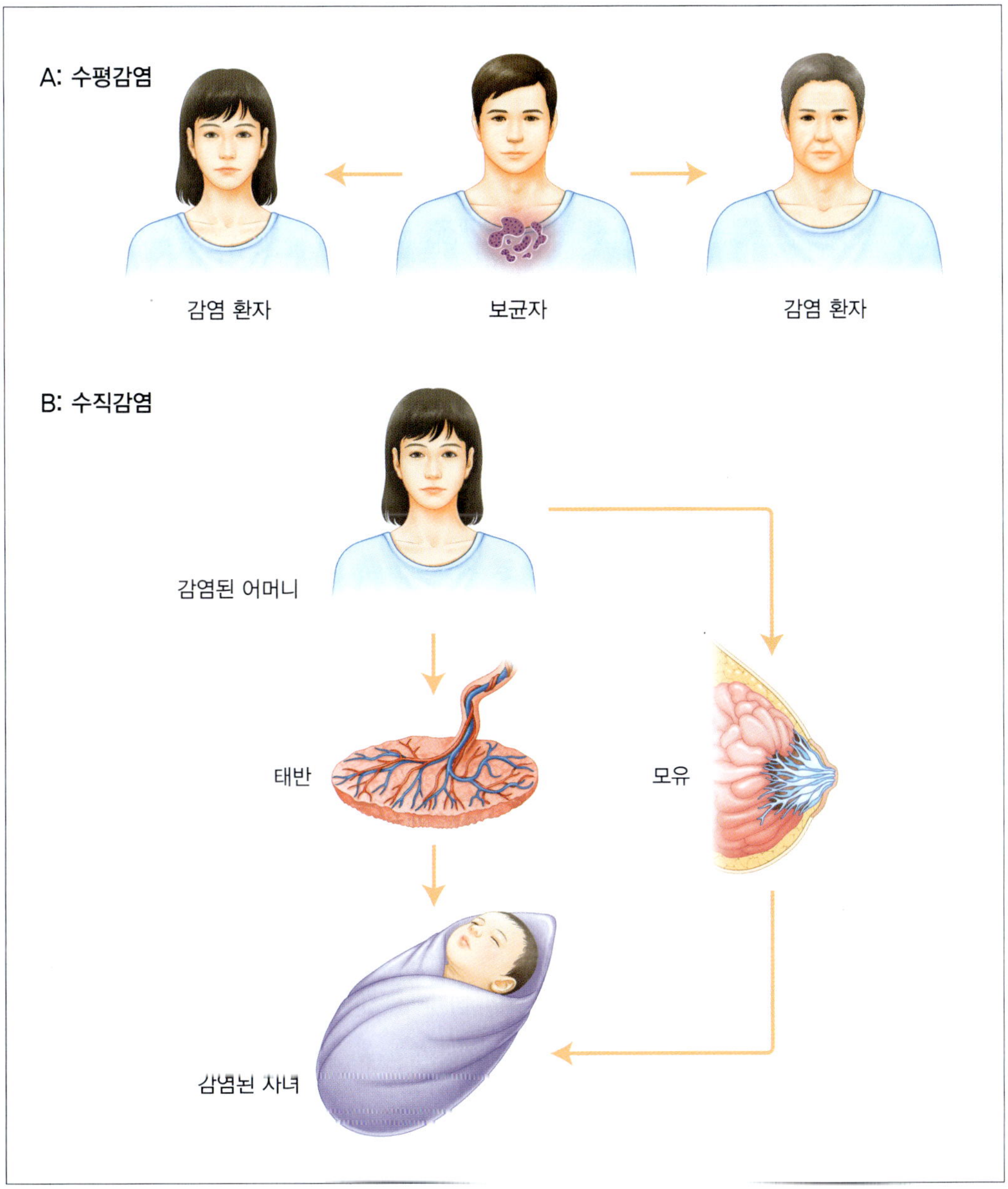

그림 5.1 수평감염과 수직감염의 경로

표 5.2	**감염에 영향 미치는 숙주요인**
감염 증가요인	
노령, 노약자	영양장애
스트레스	당뇨병
외과적 수술	해부학적 결손
종양	항생제
면역결핍증	

손 씻기

감염을 예방하는 가장 중요한 방법은 손 씻기이다. 손은 모든 표면과 직접 접촉하는 신체 부위로 각종 세균과 바이러스를 인체로 전파시키는 매개체이다. 손 씻기는 세균이나 바이러스가 인체로 들어오는 것을 차단하는 가장 기본적인 개인위생법이며, 가장 손쉬운 감염병 예방법이다. 흔히 발생하는 인플루엔자, 감기, 이질, 유행성 결막염 등 대부분의 전염병은 손 씻기만으로도 충분히 예방이 가능하며, 손만 잘 씻어도 감염성 질환의 70%는 막을 수 있다는 연구 결과가 있다.

이식수술 후 각종 면역억제치료 및 AIDS와 같은 질병은 숙주의 방어능력을 현저하게 저하시킨다. 이러한 환자나 허약한 노인에게는 보통 사람에게는 병원성을 일으키지 않는 미생물이 가끔 중증감염증을 일으키는데, 이것을 **기회감염**(opportunistic infection)이라고 한다.

병원미생물

세균감염 bacterial infectious diseases

많은 세균은 인체의 저항성이 떨어진 경우를 제외하고는 해롭지 않다. 그러나 유해한 세균은 흔히 독소와 효소를 발생시켜 감염을 일으킨다. 세균이 감염을 발생시켜 인체를 손상시키는 기전에는 선모의 부착, 독소, 효소, 면역반응 등이 있다(그림 5.2).

세균은 선모(pili)의 부착(adhesion)에 의해 숙주세포에 정착하여 감염을 유발하거나 감염부위의 세포·조직의 변성, 괴사, 염증반응 등을 일으킨다. 또한 세균은 여러 가지 균체독소를 가지는데, 세균이 발생시키는 독소로는 내독소와 외독소가 있다(표 5.3). 세균의 일부분으로 세균이 파괴되어 방출되는 독소를 **내독소**(endotoxin)라 하고, 균체 밖으로 방출되는 독소를 **외독소**(exotoxin)라 한다.

감염의 경과에 따라 급성 또는 만성세균감염으로 구분할 수 있다. 급성세균감염은 인체 내에 세균이 침입한 후 잠복기에 해당하는 수분에서 수일이 지난 후에 증상이 나타나는 질환을 말한다. 모든 종류의 세균이 급성세균감염의 원인이 되지만, 특히 화농성 세균감염이 가장 흔하다. 만성세균감염은 활동성 진행성 만성질환으로 육아조직의 증식이 특징이다. 대표적인 예로 결핵, 매독, 나병 등이 있다. 인체에 흔히 발생하는 세균감염은 표 5.4에 있다.

균혈증(bacteremia)은 세균이 혈액 내에 존재하는 상태로 방어기전에 의해 세균이 사멸되므로 거의 증상이 나타나지 않는다. 그러나 가끔 심각한 결과를 초래하는 경우도 있

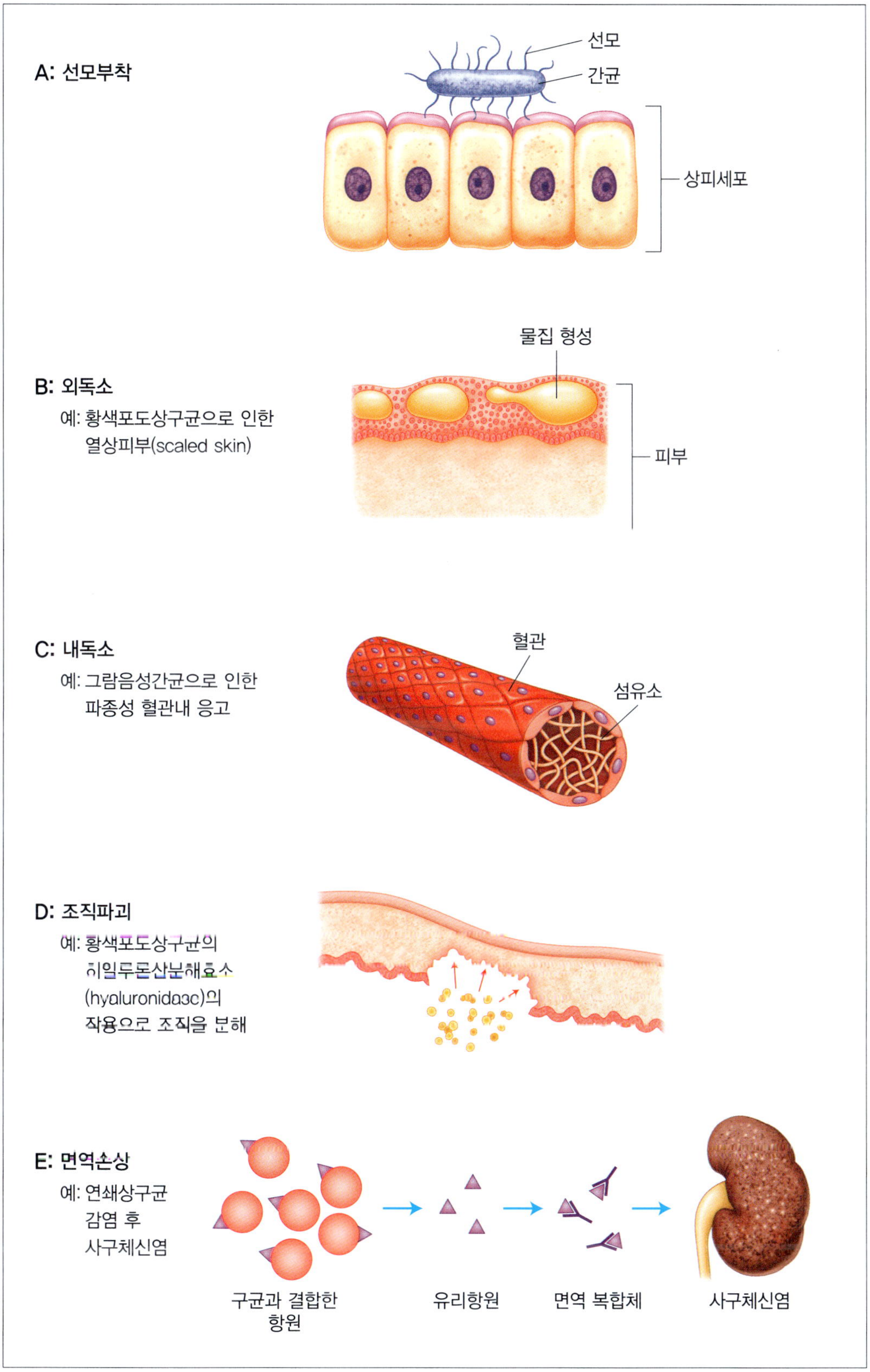

그림 5.2 세균감염의 기전

표 5.3 내독소와 외독소의 특징

특성	내독소	외독소
생산	대부분의 그람음성균, 대장균	그람양성균, 소수의 그람음성균
성분	지질함유	단순단백질
항체반응	항체에 의해 중화되지 않음	특이항체에 중화됨
작용	모세혈관 손상, 응고체계교란, 세포괴사, 발열, 쇼크	특이적 효소작용
독력	약하지만 많은 양은 치명적임	강력
질병	살모넬라증	파상풍, 디프테리아, 보툴리누스 식중독

표 5.4 인체에 흔히 발생하는 세균감염

세균	관련 질병
Staphylococci S. aureus S. epidermidis	 농가진, 농양, 종창 피부감염증
Neisseria gonorrhoeae	임질
Corynebacteria diphtheriae	인두염, 디프테리아
Clostridia C. tetani C. perfringens	 파상풍 가스괴저
Enterobacteria Shigellae Salmonellae	 이질 장염, 살모넬라증
Helicobacter pylori	위염, 소화성궤양
Mycobacteria M. leprae M. tuberculosis	 나병 결핵
Spirochaetes Treponema pallidum Leptospire interrogans	 매독 Weil병

다. 예를 들어 발치 후, 치질, 위궤양, 피부상처 등이 해당된다. 독성이 강한 병원미생물이 혈액을 순환하여 전신감염을 일으키는 매우 심각한 상태를 **패혈증**(septicemia)이라고 한다. 대개 심한 독혈증과 쇼크를 동반한다. 수막균, 화농성 연쇄상구균, 쇼크의 합병증, 면역기전의 장애가 있을 때에 나타날 수 있다.

농혈증(pyemia)은 고름을 형성하는 병원미생물이 혈액으로 유입되어 전신에 퍼져 농(고름)을 형성하는 것을 말한다. 전신기관 특히 대뇌피질, 심근, 폐, 신피질에 화농성 농양을 일으키고 폐, 간, 뇌, 신장, 비장에 패혈성 경색을 일으킨다.

세균감염증에는 항생물질이 효과가 있지만, 최근 항생물질의 남용으로 그에 대해 내성이 생긴 다재내성균의 출현이 문제가 되고 있다. 그중에서도 **메티시린 내성 황색포도상구균**(methicillin resistant staphylococcus aureus, MRSA)의 병원감염에 의한 패혈증(septicemia)이 임상에서 문제가 되고 있다. 그 밖에 디프테리아균, 파상풍균, 보툴리누스균의 외독소가 혈류 안에 침입하고 순환하여 전신장애를 일으키는 경우가 있는데, 이것을 **독혈증**(toxemia)이라고 부른다.

바이러스감염 viral infection

바이러스는 감염을 일으키는 매우 작은 미생물로서 전자현미경으로만 관찰할 수 있다. 바이러스는 살아 있는 생체 안에서는 기생하면서 생존하고 복제하며 생명체로서 활동이 가능하지만, 독자적인 대사활동이 불가능하므로 생체 밖에서는 생존할 수 없다. 바이러스의 구조는 단백질막으로 핵을 둘러싸는 단순한 구조이다. 핵산으로 DNA 혹은 RNA 중 한 가지의 핵산만을 가지며, 그 핵산에 따라 DNA 바이러스 또는 RNA 바이러스로 구분하기도 한다.

일부 바이러스는 잦은 변이로 인한 치료약물 개발의 어려움으로 치료에 차질을 가져오기도 한다. 특히 독감 바이러스(influenza virus)는 여러 가지 변이를 일으키고 그에 따라 변종이 발생하므로 새로운 백신이 계속 개발되어야 한다. 따라서 바이러스감염증의 경우에는 원인을 치료하기보다는 증세를 치료하는 대증요법이 일반적이다.

질병의 원인이 되는 바이러스는 200여 종 이상이 된다(표 5-5). 상기도의 바이러스 감염은 매우 흔한 질병으로 일반적으로 오한을 유발한다. 헤르페스 감염으로 알려진 단순포진은 매우 흔한 반면, 감염성 단핵구증은 주로 사춘기와 젊은 성인에게 질병을 일으킨다.

바이러스감염은 세균감염과는 다른 5가지 특징이 있다. 우선 바이러스는 숙주의 특정 장기에 대해서 선택적으로 병을 일으킬 수 있다. 두 번째, 바이러스감염은 잠복기가 긴 지연감염(slow infection)의 형태를 나타내기도 한다. 예를 들면 HIV에 의한 후천면역결핍증후군(AIDS), 홍역바이러스에 의한 아급성 경화성범뇌염(subacute sclerosing panencephalitis, SSPE), 파포바바이러스(papova virus)에 의한 진행성다초점 백색질뇌증(progressive multifocal leukoencephalitis, PML) 등은 잠복기가 매우 긴 질병이다.

세 번째, 바이러스가 세포 내에 침입한 후에도 세포를 파괴하지 않는 경우가 있다. 그 예로는 간염바이러스에 의한 풍선세포(balloon cell), 홍역바이러스에 의한 거대세포화,

표 5.5 바이러스 감염증

바이러스	관련 질병
Human Immunodeficiency Virus(HIV)	후천성 면역결핍증(AIDS)
Rhinovirus(RNA)	감기(coryza)
Herpes simplex virus II(DNA)	헤르페스 성병(genital herpes)
Herpes simplex virus I(DNA)	입술 주위 물집(herpetic stomatitis)
Paramyxovirus(RNA)	홍역(measles), 볼거리(mumps)
Enterovirus(RNA)	소아마비(poliomyelitis)
Rhabdovirus(RNA)	광견병(rabies)
Togavirus(RNA)	풍진(rubella)
Epstein–Barr virus(DNA)	감염성 단핵구증(infectious mononucleosis) Burkitt 림프종

거대세포바이러스(cytomegalo virus)에 의한 거대세포포함병(cytomegalic inclusion disease) 등이 있다.

네 번째, 수직감염이 되는 경우도 있다. 즉, 모체에 감염된 바이러스가 태반을 통과하여 태아에 감염되면 태아사망 또는 기형 등을 유발할 수 있다. 대표적으로 풍진바이러스나 거대세포바이러스 등을 들 수 있다.

마지막으로 일부 바이러스는 종양을 유발할 수도 있다. 엡스타인–바(Epstein–Barr) 바이러스[버킷림프종(Burkitt's lymphoma)], 성인 T세포백혈병바이러스(성인 T세포백혈병) 등은 종양원성 혹은 변이원성이 있다.

진균 fungi

진균은 **곰팡이**라고도 하며, 진균 중에서 타원형의 단세포 진균을 효모(yeast)라고 한다. 크기는 세균보다 크고 병원성은 소수의 진균에서만 나타난다. 진균감염은 백선감염과 같이 매우 흔한 피부감염부터 깊은 장기를 침해하는 만성내장감염증까지 다양한 감염 형태가 있다(표 5.6).

진균은 대부분 상주균이다. 그러나 항생물질의 남용에 기인하는 균교대현상이나 항암제, 스테로이드 호르몬의 사용에 의해서 생체면역능력의 저하가 일어나면 병원체로서 염증을 일으킨다. 대표적인 진균감염에는 칸디다증(candidiasis)과 아스페르길루스증(aspergillosis)이 있다. 칸디다증은 장기간 항생제 치료를 하는 사람과 당뇨가 있는 사람 또

표 5.6 진균감염증

진균	관련 질병
Aspergillus species	알레르기성 천식, 폐렴, 간암
Candida albicans	구강백반증, 기회감염
Cryptococcus neoformans	전신감염증
Histoplasma capsulatum	급성 또는 만성 폐감염
Pneumocystis carinii	후천면역결핍증후군(AIDS) 환자의 폐렴

는 면역이 저하된 사람에게서 기회감염으로 흔히 발생한다. 또한, 칸디다증은 주로 피부와 점막에 발생하는 감염으로 곰팡이의 특성처럼 습기가 많은 부위에서 주로 발생하는데, 특히 인체의 접혀진 부위, 입, 질, 생식기 부위에 주로 발생한다.

진균감염증은 항진균제로 치료할 수 있지만, 때로는 치료하기 힘들고 오랜 기간 치료해야 하는 경우도 있다.

리켓치아 rickettsia

리켓치아는 세균과 바이러스의 중간 단계의 유기체로서 벼룩, 진드기, 이 등에 의해 매개되어 인체에 치명적인 감염증을 일으킬 수 있다. 리켓치아 감염증으로는 발진티푸스, 쯔쯔가무시병, 록키산홍반열 등이 있다.

원충류 protozoa

원충은 단세포이며 매우 소수이나, 주로 토양에서 발견되고 죽은 사체나 부패한 물질에서 생존한다. 말라리아가 가장 흔한 원충류로 모기에 의해 전파된다. 말라리아는 숙주의 적혈구 속에서 증식하며 적혈구를 파괴한다.

인수공통감염병

동물과 사람 모두에게 감염증을 일으키는 질병을 인수공통감염병(zoonosis)이라고 한다. 특히 동물로부터 사람에게 감염되는 병을 지칭한다. 사람과 동물 양쪽에게 중증의 병을 일으키는 탄저병이나 페스트 외에 동물에서는 비교적 경증 또는 불현성 감염으로 그치지만, 사람에게는 중증의 병을 일으키는 브루셀라증, 야토병, Q열 등이 있다. 반대로 사람에게 발병하는 일은 드물지만 동물에게 심한 유행을 일으키는 출혈성패혈증 등도 해당된다. 이 밖에도 여러 가지 바이러스병, 원충병, 기생충병, 세균병 등이 인수공통감염병이라는 것이 밝혀졌으며, 그 수는 100여 가지 이상으로 알려져 있다.

기생충 parasites

기생충은 둥글거나 편평한 벌레이며 가장 흔한 기생충은 **회충**(ascaris)과 **요충**(enterbius vermicularis), 촌충(taenia) 등이다. 기생충감염증은 유효한 약제개발과 감염경로의 이해에 기초한 공중위생의 개선으로 감소 경향에 있었으나, 최근 해외교류의 활성화와 함께 수입 기생충병의 증가가 문제되고 있다.

프리온 prion

프리온(prion)은 단백질성 감염성 입자(proteinaceous infectious particle)라는 의미이다. 단백질을 뜻하는 'protein'에서 pr을, 감염성을 뜻하는 'infecious'에서 i를, 입자를 뜻하는 접미사 -on을 붙여 만들었다. 1997년 미국의 스탠리 프루시너가 발견하였으며, 포유류에서 몇 종의 질환을 일으키는 것으로 알려져 있다. 프리온에 의한 질환에는 **광우병**(mad cow disease)이라 부르는 **소해면상뇌증**(bovine spongiform encephalopathy, BSE), **저스만 스트라우슬러 쉥크병**(Gerstmann-Sträussler-Scheinker disease, GSSD)과 **치명적 유전형 불면증**(fetal familial insomnia, FFI)이 있으며, 동물의 경우는 양이나 염소의 **스크래피병**(scrapie)과 사람에게 발생하는 **크로이츠펠트-야콥병**(Creutzfedlt-Jakob disease, CJD) 등이 있다. 프리온은 열, 자외선, 소독물질, pH의 변화 등 외부환경에 대단히 강한 내성을 가지고 있어 일반적인 미생물 소독방법으로는 불활성화되기가 어렵다. 프리온의 단백질 구조에 변형이 일어나 바뀐 구조는 극히 안정적이며 감염된 조직에 축적되어, 조직손상과 세포의 사멸을 일으킨다.

이들 질환들은 다른 전염성 질병에 비해 몇 가지 특징을 가지고 있다. 우선 매우 긴 잠복기(수개월~수년)를 갖고 있으며, 특징적인 병변인 공포현상(vacuolation)이 주로 중추신경계에 국한되고, 일단 증세가 발현되면 100% 모두 사망하는 치명적인 질병이다.

주요 용어

반코마이신 내성 황색포도상구균 vancomycin resistant Staphylococcus aureus, VRSA

MRSA에 특효약으로 반코마이신(vancomycin)이 있는데, 이 반코마이신에 내성을 보이는 황색포도상구균이 바로 반코마이신 내성 황색포도상구균(VRSA)이다. 이 균에 감염되면 반코마이신으로 효과를 보지 못하기 때문에 다른 항생제를 사용해야 하며, 환자의 예후가 매우 나빠진다.

신종감염균 emerging infectious disease

신종감염균은 예전에는 널리 알려지지 않았지만, 최근에 새로 인식된 감염증으로 국지적 또는 세계적으로 공중위생상 문제가 되는 감염증이다. 신종감염균은 중증급성호흡기증후군(SARS), 출혈성 대장균 O157, Helicobacter pylori균 등이 있다.

핵심용어

감염 infection

병원미생물이 생체의 체내에 침입해서 정착 또는 증식하는 것을 말함

병원체 pathogen

감염증을 일으키는 기생생물. 특히, 미생물일 때는 병원미생물이라고 함

중복감염, 균교대감염 superinfection

한 개체가 동시에 두 종류 이상의 균에 감염되는 현상으로 주로 기존에 있던 감염증의 항균요법 중에 합병된 새로운 감염으로서, 사용 중인 약물에 대해서 내성이 있는 세균 또는 진균의 침입에 기인된 감염

숙주 host

다른 생물(기생체)을 기생시켜, 영양을 공급하는 동물 또는 식물을 말함

보균자 carrier

증상없이 체내에 병원미생물이 존재하여 감염전파자의 역할을 하는 개체를 말함

내독소 endotoxin

세균 세포벽에 존재하지만, 정상 세균 배양의 무세포 여액에는 존재하지 않는 내열성 독소를 말함

외독소 exotoxin

세균의 대사에 의해 생산되며 균체 밖으로 내보내는 해로운 단백질성 독소를 말함

패혈증 septicemia

병원미생물이 혈액을 순환하여 전신감염을 일으키는 매우 심각한 상태를 말함

원충, 원생동물 protozoa

단세포로 된 가장 하등한 원시적인 동물로 세포 분열이나 발아에 의하여 번식하는 동물의 한 아계로 Sarcodina(예: 아메바)가 속함

기회감염 opportunistic infection

건강한 사람에게는 감염증을 잘 일으키지 않으면서 면역기능이 감소된 사람에게는 심각한 감염증을 일으키는 것을 말함

혼합감염 mixed infection

두 종류 이상의 미생물이 동시에 동일 부위에 감염을 일으키는 것을 말함

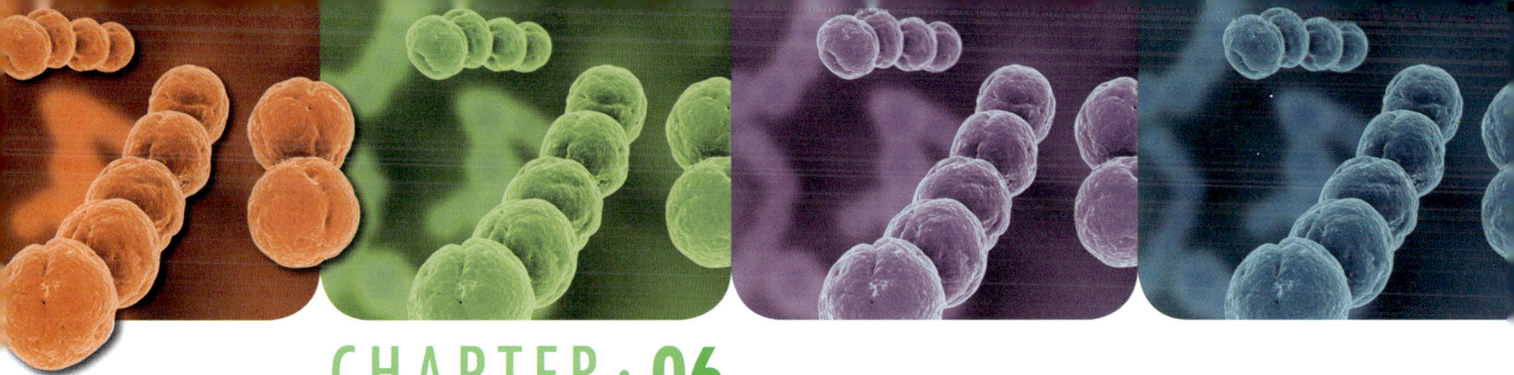

CHAPTER · 06

신생물

NEOPLASM

학습목표

1. 종양과 관련된 기본 용어를 정의할 수 있다.
2. 종양을 분류하고 특성을 설명할 수 있다.
3. 암의 진행과정을 설명할 수 있다.
4. 암의 징후와 증상을 구별할 수 있다.
5. 발암인자를 정의할 수 있다.
6. 암치료와 예방법을 설명할 수 있다.

정의

신생물(종양, neoplasm, tumor)이란 조직이 숙주의 조절기전에 의해 통제받지 않고 독자적으로 과잉증식하여 형성된 비정상적인 덩어리를 말한다. 그리스어로 '새로운(new)'이란 뜻의 'neo'와 '성장(growth)'이라는 뜻의 'plasma'가 결합된 단어이다.

종양은 양성종양(benign tumor)과 악성종양(malignant tumor)으로 분류하며, 일반적으로 악성종양을 **암**(cancer)이라고 부른다. 암은 희랍어 'karkinos'와 라틴어 'cancrum'에서 유래되었고 게(crab)라는 뜻을 가지고 있다. 즉 암은 게처럼 신체의 어느 부위에나 달라붙어서 그 부위를 꽉 붙잡고 있다는 의미이다. 종양학은 oncology로 어원은 희랍어의 'oncos'(종양)와 'logos'(학문)에서 유래된 것이다.

종양의 구성

종양은 기본적으로 실질세포와 간질이라는 2종류의 조직학적 구조로 구성된다. 종양의 주체는 실질세포이지만, 종양의 성장과 진행은 간질에 의존한다(그림 6.1).

실질세포(neoplastic cell, parenchyma)는 증식하는 종양세포를 의미하며, 종양의 종류에 따라 다르고 종양의 특성을 나타낸다. 악성종양의 실질세포는 세포밀도가 매우 높다.

간질(stroma)은 실질세포를 지지하는 조직으로 결합조직, 혈관, 림프관, 식세포 등으로 구성되며, 간질조직에 따라 종양의 성장이 다르게 나타난다.

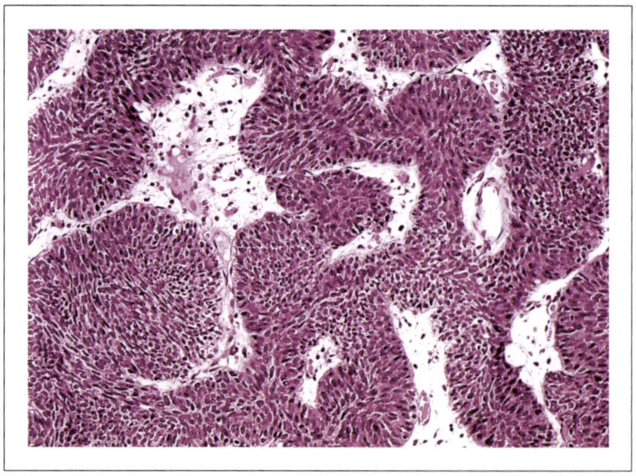

그림 6.1 종양의 실질세포와 간질

진하게 염색된 부분(보라색)은 종양세포를 이루는 실질세포인 상피조직이고, 밝게 보이는 부분(흰색)은 간질에 해당하는 결합조직이다.

분류 및 명명

분류 classification

종양의 형태는 매우 다양하며, 구성하는 세포의 형태와 행동양상에 따라 **양성종양**(benign tumor)과 **악성종양**(malignant tumor)으로 분류한다(그림 6.2). 그러나 종양을 명백

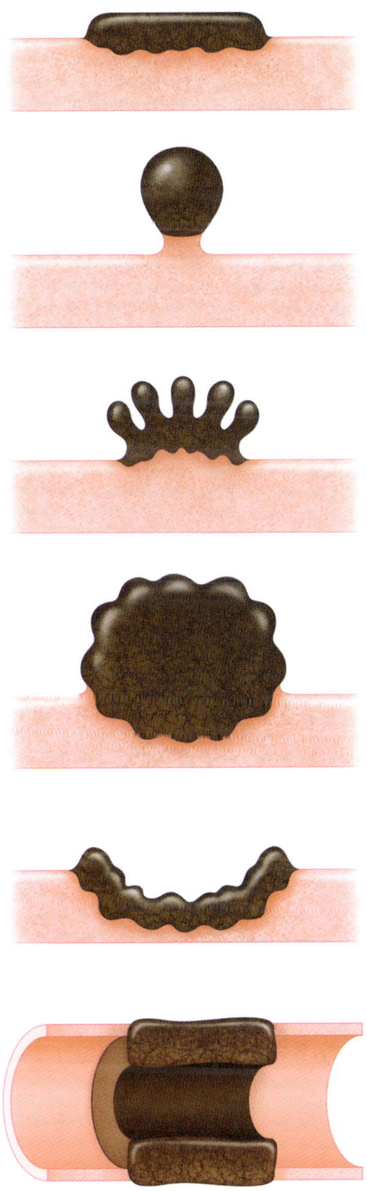

편평하게 돌출한 형태
돌출한 폴립의 형태
뾰족하게 돌출한 유두의 형태
곰팡이처럼 자라는 형태
궤양이 형태
관의 형태

그림 6.2 표면에 발생한 종양의 육안적 형태

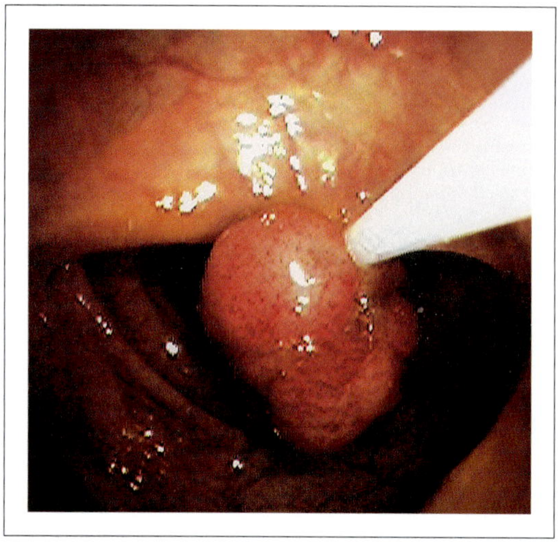

그림 6.3 장 점막에 발생한 폴립

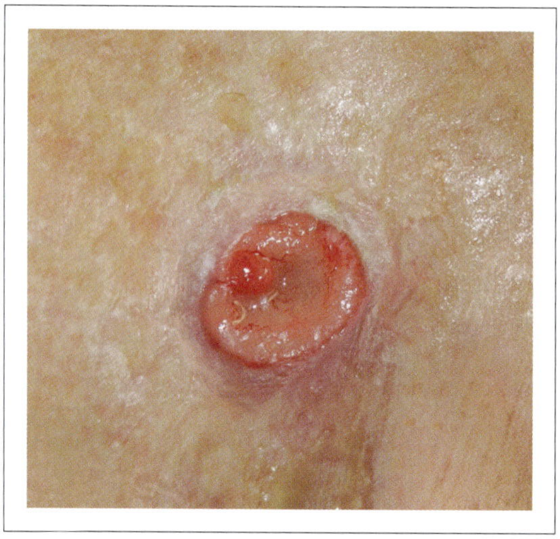

그림 6.4 자궁경부의 편평상피암종

하게 양성종양과 악성종양으로 구별하기 어려운 경우가 있는데, 이때 가장 중요한 것은 **전이**(metastasis)의 유무이다. 전이란 악성종양의 특성으로서, 종양세포가 원발 부위에서 혈관, 림프관, 체강을 침범하여 최초 발생 부위로부터 멀리 떨어진 장기에 옮겨 자라는 현상을 말한다. 양성종양과 악성종양의 예후와 치료법은 다르기 때문에 정확한 감별은 매우 중요하다(그림 6.3, 그림 6.4).

양성종양 benign tumor

양성종양은 일반적으로 발생 부위에 국한하여 느리게 자라고 어느 정도 정상적인 구조와 기능을 유지하지만 간혹, 소화기계나 호흡기계의 양성종양은 통로를 막을 수 있기 때문에 음식물 섭취나 호흡에 어려움이 있을 수 있다. 그러나 양성종양은 종양 주위에 **피막을 형성**(encapsulation)하여 전이되는 경우가 거의 없으므로 제거나 절개가 용이하여 숙주를 죽음에 이르게 하는 경우는 거의 없다.

악성종양 malignant tumor

악성종양은 증식이 매우 빠르고, 발생 부위에 국한된 증식이 아닌 주위조직을 침범하여 자라는 종양이다. 세포분열의 증가는 세포 대사를 증가시켜 영양분과 산소의 필요성이 커지므로 새로운 **혈관형성**(angiogenesis)을 유도하게 된다. 또한 악성종양세포는 혈관이나 림프관에 들어가 원격장기 또는 림프절로 전이된다. 결국, 무한대의 종양세포 증식은 숙주를 죽음에 이르게 한다(그림 6.5).

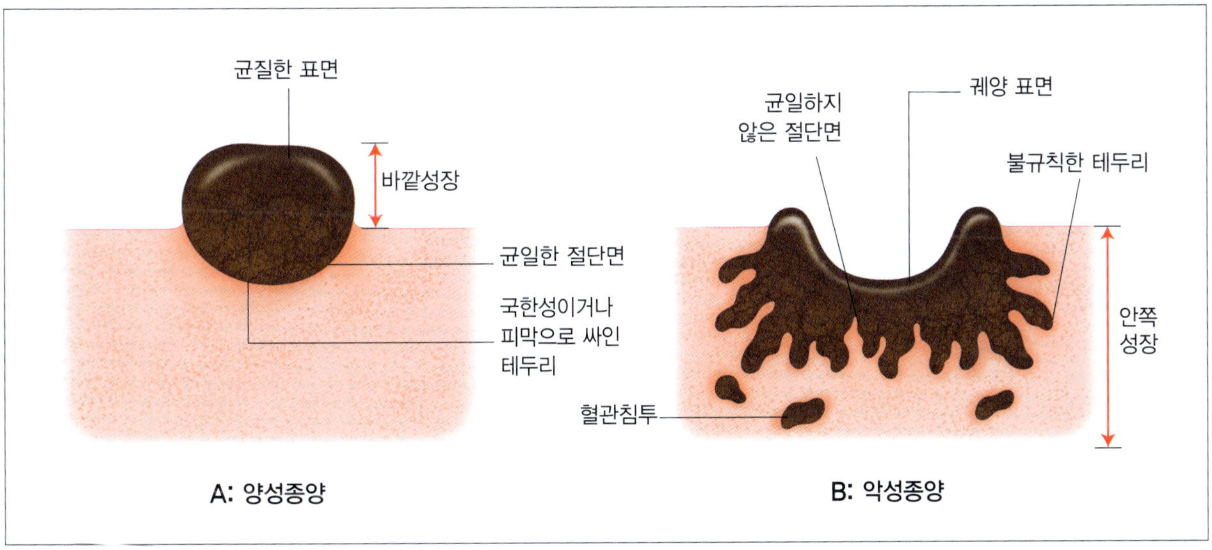

그림 6.5 표면에 발생한 양성종양과 악성종양의 비교

그 밖에 특수종양으로 기형종(teratoma), 혈관종(haemangioma) 등이 있다.

명명 nomenclature

양성종양이나 악성종양의 명명은 일반적으로 조직이나 세포명에 '**–oma**'라는 접미어를 붙이고 '**–종**'이라고 부른다(그림 6.6).

표 6.1 양성종양과 악성종양의 특성

분류	양성종양	악성종양
발육속도	늦다	빠르다
발육형식	팽창성	침윤성
피막형성	있다	없다
주위와의 경계	명확	불명확
형태	정형	무정형
주위와의 유착	없음	흔하다
전이	없음	흔하다
재발	적다	흔하다
출혈 및 괴사	드물다	흔하다

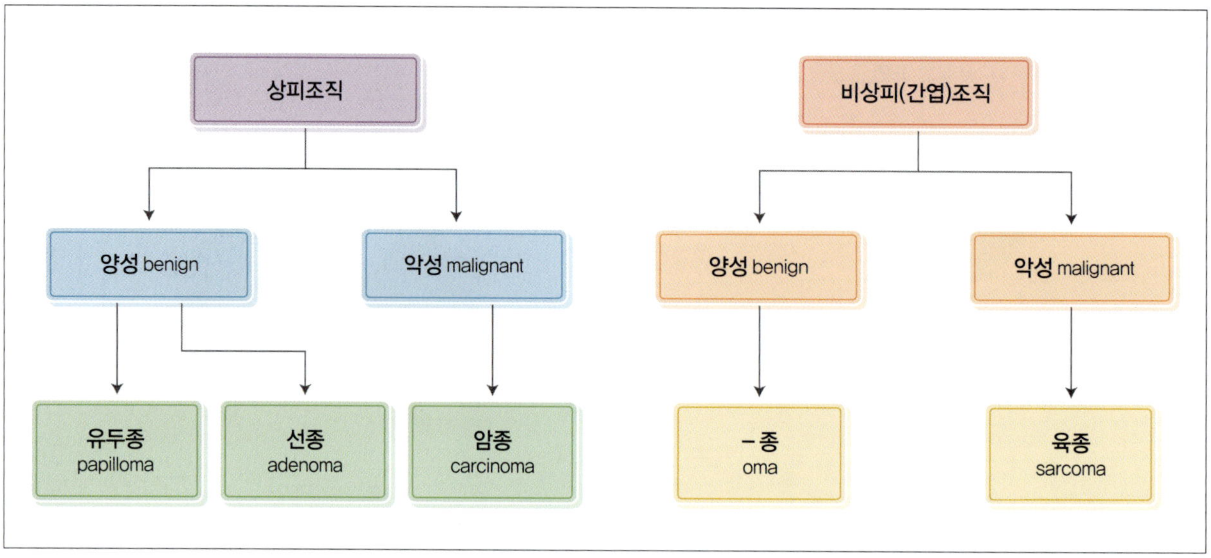

그림 6.6 종양의 분류 및 명명

근, 골, 연골, 지방, 혈관, 림프관 및 섬유조직에서 발생하는 양성종양은 각각 근종(myoma), 골종(osteoma), 연골종(chondroma), 지방종(lipoma), 혈관종(hemangioma), 림프관종(lymphangioma), 섬유종(fibroma)으로 명명한다. 선종(샘종, adenoma)은 선(샘, gland) 조직에 발생한 양성상피종양의 명칭이다. 유두종(papilloma)은 표면에 젖꼭지 모양으로 돌출하여 자라는 모양을 나타낸 이름으로, 구강에서 흔히 발생하는 편평세포유두종(squamous cell papilloma)과 방광의 이행세포유두종(transitional cell papilloma) 등이 있다(표 6.2).

일반적으로 악성종양을 **암**(cancer)이라고 하며, 기원에 따라 상피세포에서 기원한 악성종양을 **암종**(carcinoma), 비상피세포에서 기원한 악성종양을 **육종**(sarcoma)이라고 한다. 암종의 경우 가끔 '종'은 생략하고 '암'만으로 표현하기도 하는데, 위암과 같이 암이 발생한 조직명 혹은 장기명을 붙여 명명한다.

육종을 나타내는 'sarc'는 희랍어로 살코기를 뜻하며, 섬유결합조직이 부족하여 살코기와 같이 물렁물렁한 육종의 특성을 의미한다. 대표적인 육종에는 섬유육종(fibrosarcoma), 지방육종(liposarcoma), 평활근육종(leiomyosarcoma), 횡문근육종(rhabdomyosarcoma) 등이 있다. 이들은 고형종양(solid tumor)에 붙인 명칭이고, 혈구계통세포의 악성종양은 백혈병(leukemia)이라고 부른다(표 6.3).

표 6.2 종양의 분류 및 명명

기원조직		양성종양	악성종양
상피조직			암종(carcinoma)
	편평상피	편평상피 유두종(papilloma)	편평세포암종(squamous cell carcinoma)
	선상피	선종(adenoma)	선암종(adenocarcinoma)
	이행상피	이행상피 유두종(papilloma)	이행상피암종(transitional cell carcinoma)
비상피 조직			육종(sarcoma)
	섬유조직	섬유종(fibroma)	섬유육종(fibrosarcoma)
	지방조직	지방종(lipoma)	지방육종(liposarcoma)
	평활근	평활근종(leiomyoma)	평활(민무늬)근육종(leiomyosarcoma)
	횡문근	횡문근종(rhabdomyoma)	횡문(가로무늬)근육종(rhabdomyosarcoma)
	연골	연골종(chondroma)	연골육종(chondrosarcoma)
	뼈	골종(osteoma)	골육종(osteosarcoma)
	혈관	혈관종(hemangioma)	혈관육종(hemangiosarcoma)
기타	종자(germ)조직	성숙기형종(teratoma)	미숙기형종(immature teratoma)
			콩팥모세포종(nephroblastoma)
			간모세포종(hepatoblastoma)

표 6.3 암종과 육종의 비교

분류	암종	육종
기원조직	상피조직	비상피조직(결합조직)
발생빈도	흔한 편임	비교적 드묾
호발나이	성인(50세 이상)	소아
전이경로	림프	혈액
주요질병	위암, 폐암, 간암	골육종

발생현황

2014년 중앙암등록본부 암 발생 통계 산출에 의하면, 2012년 우리나라 암 발생자 수는 224,177명으로, 우리나라 국민들이 평균수명(남자 77세, 여자 84세)까지 생존할 경우 암에 걸릴 확률은 남자는 5명 중 2명(37.5%), 여자는 3명 중 1명(34.9%)으로 발표되었다(그림 6.7).

	전체	남자	여자
평균수명(2012년) (자료원: 통계청)	81세	77세	84세
평균수명까지 생존 시 암발생 확률	37.3%	37.5% (5명 중 2명)	34.9% (3명 중 1명)

그림 6.7 2012년 평균수명까지 생존 시 암 발생확률(출처: 중앙암등록본부, 2014)

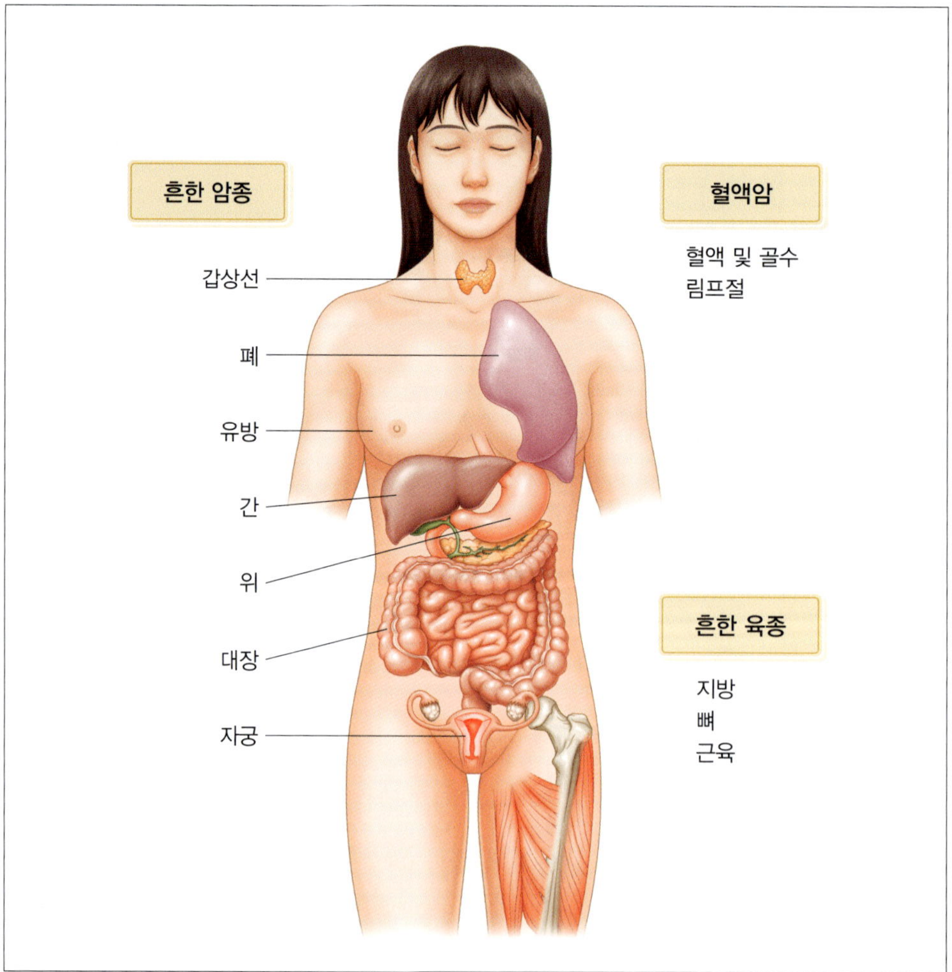

그림 6.8 흔히 발생하는 주요 악성종양(출처: 국립암센터)

2012년 통계에 따르면, 암은 갑상선암, 위암, 대장암, 폐암, 유방암, 간암의 순으로 많이 발생하는 것으로 나타났다. 악성종양이 흔히 발생하는 부위를 그림 6.8에 제시하였다. 남자의 경우 위암, 대장암, 폐암, 간암, 전립선암의 순이었으며, 여자의 경우 갑상선암, 유방암, 대장암, 위암, 폐암의 순이었다(그림 6.9).

주요 암종별 연령군별 발생률을 살펴보면, 남자의 경우 35~64세에는 위암과 대장암이, 65세 이상에는 폐암과 위암이 가장 많이 발생하였으며, 여자의 경우 64세까지는 갑상선암이, 65세 이후에는 대장암과 위암이 가장 많이 발생하였다(그림 6.9).

표 6.4 국내 주요 암의 일반적인 원인

종류	원인
위암	식생활(염장식품–짠 음식, 탄 음식, 질산염 등), 헬리코박터필로리균(Helicobacter pylori)
폐암	흡연, 직업력(비소, 석면 등), 대기오염
간암	간염바이러스(B형, C형), 간경변증, 아플라톡신
대장암	유전적 요인, 고지방식, 저식이섬유 섭취
유방암	유전적 요인, 고지방식, 여성호르몬, 비만
자궁경부암	인유두종바이러스, 성관계

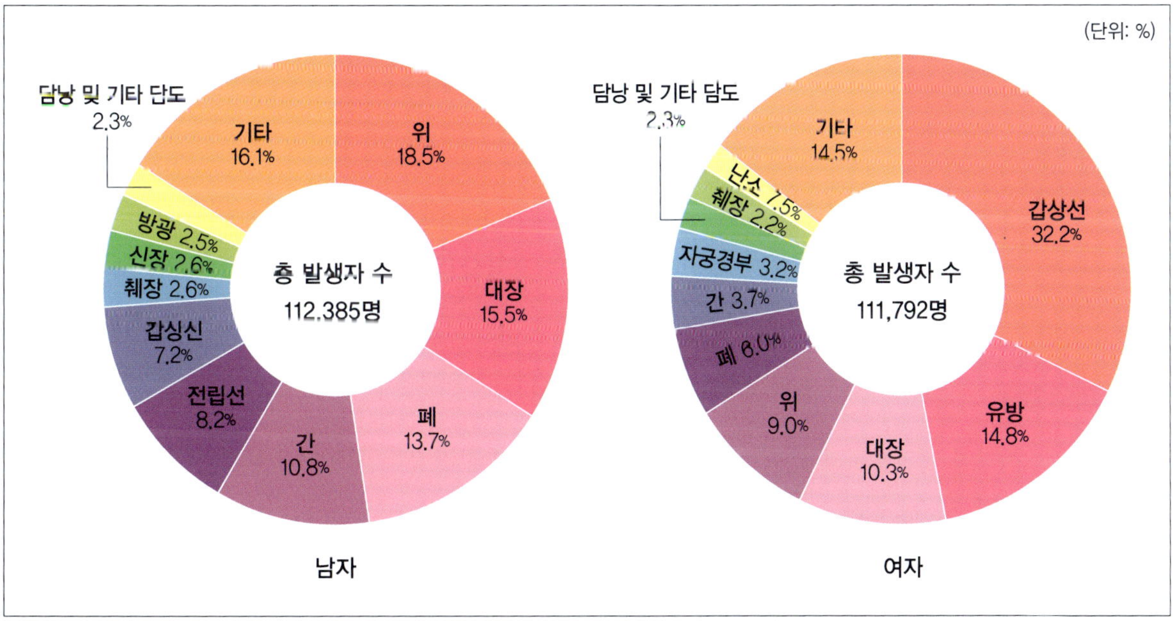

그림 6.9 성별 주요 암종 발생분율(2012)

암세포의 특징

암세포(cancer cell)는 정상세포와는 다른 여러 가지 생물학적 특징을 가지고 있으며, 양성종양과도 다른 특징을 지닌다.

형태학적 특징

암세포는 정상세포보다 크기가 크고 형태가 불규칙하여 외형적으로도 쉽게 구분된다. 핵과 세포질의 비율도 정상세포는 1:4 또는 1:6이지만, 암세포는 1:1로서 핵이 매우 큰 편이다. 또한 핵의 형태가 매우 다양하고, 다량의 DNA를 함유하여 염색을 하면 짙은 색을 띠는데, 이것은 세포분열이 왕성하여 증식이 활발함을 의미한다.

성장속도

암세포는 대부분 성장속도가 빠르고 불규칙한 특징이 있다. 또한 세포와 세포 사이의 접촉에 의한 저해를 받지 않는 점도 정상세포와 다른 점이다. 종양세포의 증식속도는 매우 차이가 있으며, 같은 조직의 종양에서도 각각 다른 성장속도를 보인다.

성장속도 관여 인자

양성종양은 일정한 속도로 서서히 성장하고, 악성종양은 불규칙한 속도로 빠르게 성장한다. 종양의 성장속도에 관여하는 인자는 호르몬, 혈액공급, 인체 면역 및 방어기전 등이다.

호르몬

유방, 자궁, 난소, 전립선(전립샘) 등 호르몬에 반응하는 내분비기관은 호르몬의 영향을 받는다. 예를 들면 **평활근종**(leiomyoma)은 임신기간에는 급속히 성장하지만, 폐경기 후에는 위축된다.

혈액공급

적당한 혈관분포와 혈액공급은 암의 성장과 전이에 결정적인 요소가 된다. 종양세포는 혈관형성(angiogenesis)을 촉진하며, **종양혈관형성인자**(tumor angiogenetic factor, TAF)를 생성하고 분비하여 종양의 성장을 촉진한다(그림 6.10).

암세포는 정상세포와 달리 생존에 필요한 혈청요구도가 매우 낮다. 즉 혈청 내에 함유

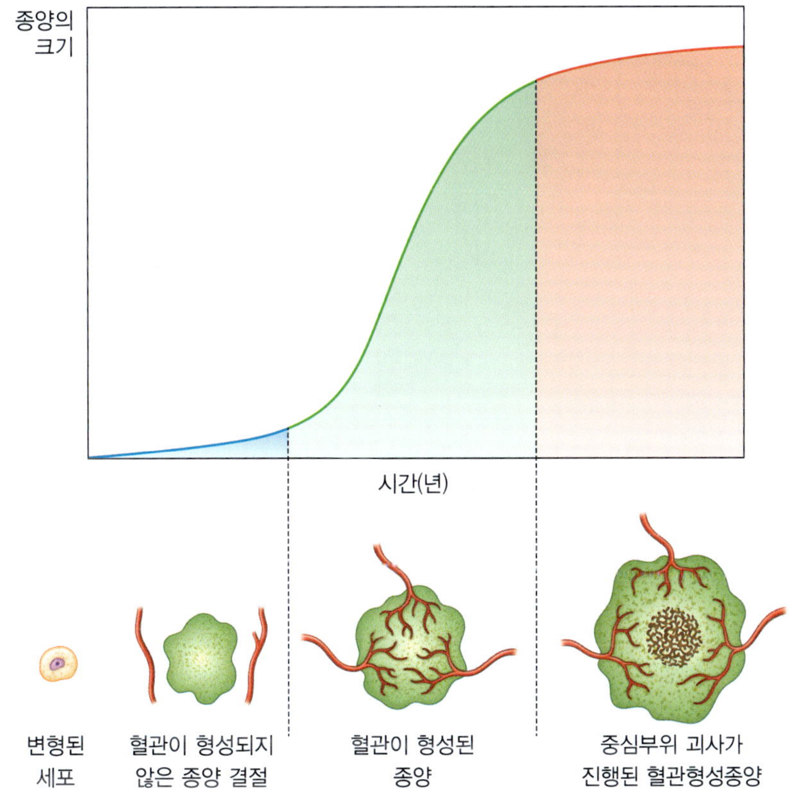

종양혈관형성인자(tumor angiogenetic factor, TAF): 하나의 세포가 신생물로 변화하여 직경 2mm의 종양결절로 자란다. 종양혈관형성인자는 새로운 혈관형성을 자극하여 종양의 성장을 빠르게 촉진한다. 결국 종양은 새롭게 형성된 혈관으로부터 혈액을 공급받고, 괴사가 일어나며 천천히 자라게 된다.

그림 6.10 암의 혈관형성작용

된 각종 성장인자의 요구도가 낮다. 또한 암세포와 정상세포의 유전자 발현에는 차이가 있다. 암세포는 세포내 대사에 있어서 변화가 있다. 암세포의 무절제한 증식은 에너지 공급을 위해 탄소대사와 질소대사를 촉진한다. 즉 탄소대사의 특성으로 세포막의 포도당운반체(glucose transporter)가 증가하여, 포도당의 세포 내 이동이 증가하고 포도당의 분해가 촉진되며 당신생과정은 상대적으로 억제되어 ATP 생성을 위한 기질공급이 증가한다. 질소대사로는 아미노산 및 단백질의 생합성이 증가하고, 이들의 분해 또는 질소의 배설경로는 억제되며, purine 및 pyrimidine 생합성은 촉진되고 이들의 분해는 억제된다. 따라서 새로운 효소 또는 태생기 효소는 암 진단의 중요한 수단이 된다.

성장의 양상

종양은 외행성, 팽창성, 침윤성으로 성장한다(그림 6.11).

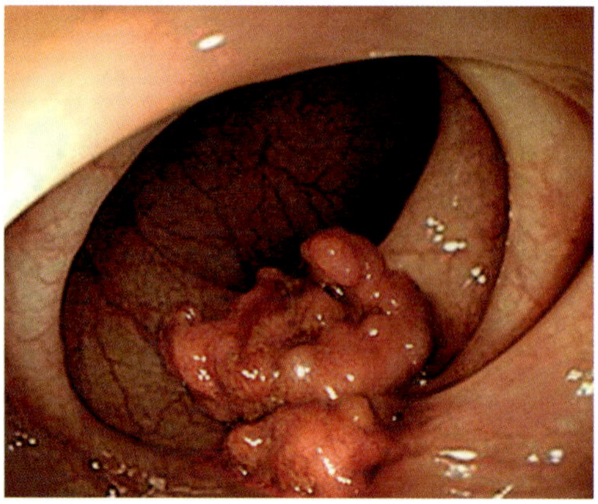

그림 6.11 직장암

외행성 성장 outward growth

주로 피부에 발생하고 성장하여 체표면에 돌출된 덩어리를 형성하는 것으로, 대부분의 양성종양과 소수의 악성종양에서 볼 수 있다.

팽창성 성장 expansive growth

주위 조직을 침윤하지 않고 옆으로 밀치면서 자라며 섬유성 피막을 형성하여 주위의 정상적인 조직과의 경계가 선명하다. 피막형성은 양성종양의 특징이다.

침윤성 성장 invasive growth

주위 정상조직을 뚫고 나가면서 성장하는 것으로, 피막이 형성되지 않고 미란성으로 성장하며 악성종양에서 볼 수 있다.

전이 metastasis

전이는 암의 아주 중요한 특성으로, 종양세포가 여러 경로를 통해 원래 발생된 부위에서 다른 부위로 옮겨 자라는 것을 의미한다. 양성종양은 전이현상이 없기 때문에 전이는 양성종양과 악성종양을 구분하는 좋은 소견 중의 하나이다. 암세포의 침윤성과 전이성에 대한 기전은 아직도 불분명하지만 대체로 세포막의 fibronection의 결여, 세포간 접촉에 의한 운동성 변화, 암세포에서 분비되거나 세포막에 존재하는 각종 단백질 분해효소계 및 저해효소제의 변동에 의하여 세포 사이의 접착성이 약화되어 일어난다. 전이는 일반적으로 분화도가 낮고 악성도가 높을수록, 성장속도가 빠를수록, 암의 크기가 클수록 전이될 가능성이 높다.

전이경로는 림프성, 혈행성, 파종성 전이가 있다(그림 6.12).

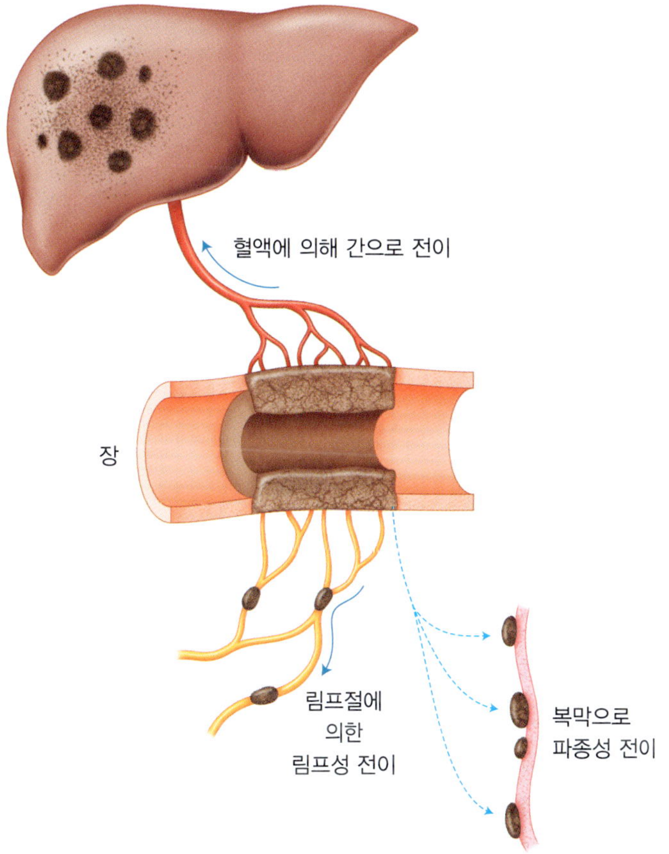

그림 6.12 장암의 전이경로

림프성 전이 lymphatic metastasis

림프관을 통해 주변의 림프절에 전이되는 것으로, 수많은 암종의 가장 흔한 전이경로이지만 육종도 이 경로로 전이될 수 있다. 종양세포가 림프절에 머무는 동안 종양 특이성 면역반응 등이 종양세포를 파괴하고, 림프절에 암세포 확산 및 성장, 피질주변 T세포의 증식 등으로 인해 림프질이 종대된다(그림 6.13).

구강암이나 갑상선암 등 머리와 목의 암은 경림프절에 전이가 일어나고, 유방암은 액와(겨드랑)림프절에 전이된다. 위암의 경우, 처음에는 위 주위의 림프절에 전이되고 더욱 진행되면 비르효(Virchow) 림프절이라고 불리는 왼쪽 쇄골(빗장뼈) 위쪽의 림프절로 전이되는 비르효 전이가 진행된다. 따라서 림프절은 어느 기간 동안 암이 확산되는 것을 막는 유효한 방벽이 될 수 있으므로 암 근치수술에서 영역 림프결절을 제거할 것인가의 유무는 신중히 고려해야 한다.

혈행성 전이 hematogenous metastasis

혈관을 통해 암세포가 전이되는 것으로, 주로 육종의 전이경로이지만 암종도 이 경로로 전이될 수 있다. 신장암이나 전립선암, 융모암 등은 혈행성 전이를 일으키기 쉬우며, 대부분 정맥을 통해 전이되기 때문에 폐(허파)와 간으로의 전이가 가장 용이하다. 그러나 폐모세혈관, 폐동정맥문합, 폐에 전이된 종양조직에 종양색전이 발생되었을 경우에는 동맥성 확산도 일어난다(그림 6.14).

파종성 전이 dissemination, seeding metastasis

암세포가 장막을 뚫고 강내의 장액을 통해 강내 장막표면 여러 부위에 마치 씨앗을 뿌려 놓은 것처럼 많은 속립성 소결절(miliary nodules)을 형성하는 것으로, 복강 같은 체내의 공간 부위를 관통했을 때 일어난다. 가장 흔한 부위는 복강(배안)이지만, 그 밖에도 흉막강(가슴막), 심낭, 지주막하(거미막), 관절의 공간 등 어느 곳에서나 발생할 수 있다. 예를 들면 복강 내 위장관, 간, 난소 등에서 볼 수 있다.

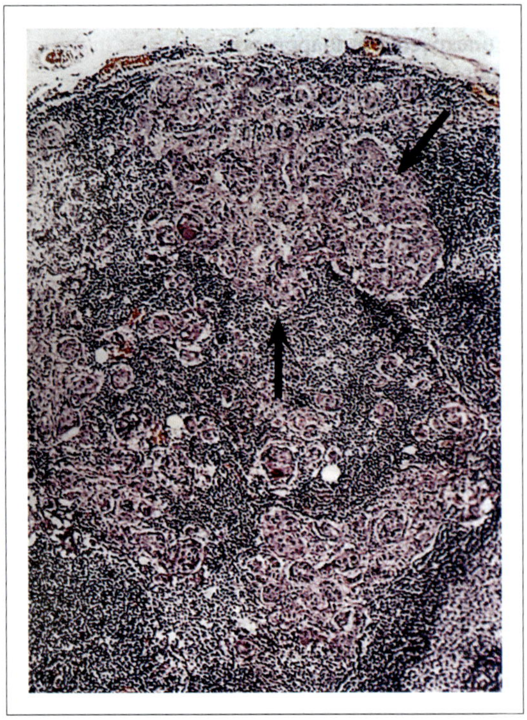

그림 6.13 위암에서의 림프성 전이

위암세포가 전이되어 일부 림프절이 암세포로 대체되었다(화살표).

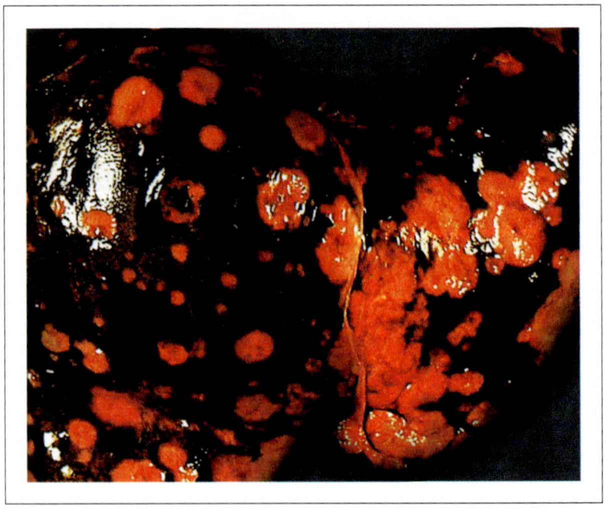

그림 6.14 유방암에서 간으로 혈행성 전이

암의 원인

암은 현재까지 구체적인 발생 원인이 밝혀지지 않고 있으며, 다양한 요인에 의해 발생하는 것으로 추정되고 있다. 암을 유발하는 원인물질을 **발암물질**(carcinogen)이라 하며, 외적 원인과 숙주요인이 있다. 대표적인 외적 원인으로는 화학물질, 바이러스, 방사선, 미생물(일부 세균, 기생충, 진균) 등이 있다(그림 6.15).

외적 원인

화학물질 chemicals

1775년 영국의 굴뚝청소부의 음낭에 피부암이 빈발하는 것이 최초로 보고된 이래, 역학

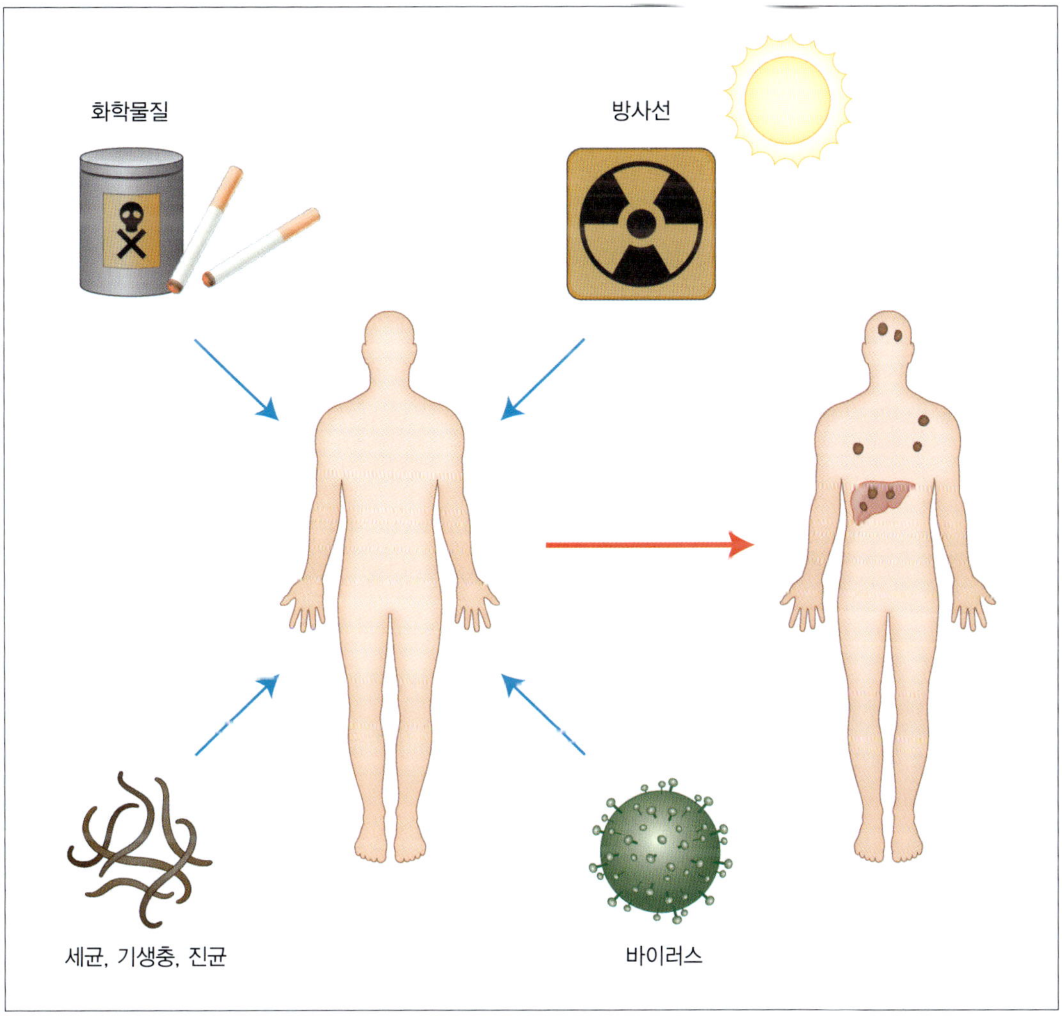

그림 6.15 암을 유발하는 주요 요인

표 6.5	화학적 발암물질	
발암물질	소재	관련 암
벤조피렌(benzopyrene)	직업(공업 종사자)	피부암
아니린(aniline)	직업(공업 종사자)	방광암
니트르소아민(nitrosoamine)	음식물	다양한 암
석면(asbestos)	직업(공업 종사자)	폐암
아플라톡신(aflatoxin)	음식물(곰팡이)	간암
머스터드가스(mustard gas)	직업(공업 종사자)	폐암
비소(arsenic)	직업(동, 주석제련공)	피부암
자외선	의료/사고 등	백혈병, 갑상선암
방사선(코발트, 라듐)	직업(광부)	폐암
방사선	환경	피부암

적 · 화학적 연구에 의해서 여러 가지 직업 및 환경 중에 화학적 발암물질의 존재가 확인되고 있다(표 6.5). 현재까지 알려진 화학적 발암물질의 수는 매우 많지만, 주로 산업화 과정에서 생성된 물질이기 때문에 앞으로도 계속 그 수는 증가될 추세이다. 일부 화학물질 자체는 비활성이고 발암성이 없지만, 체내에서 대사체계에 의하여 변환된 다음 세포 내의 DNA와 작용하여 발암작용을 하기도 한다. 대사물의 작용으로 발생하는 암은 대개 흡수 부위나 작용 부위로부터 멀리 떨어진 장기에서 발생한다.

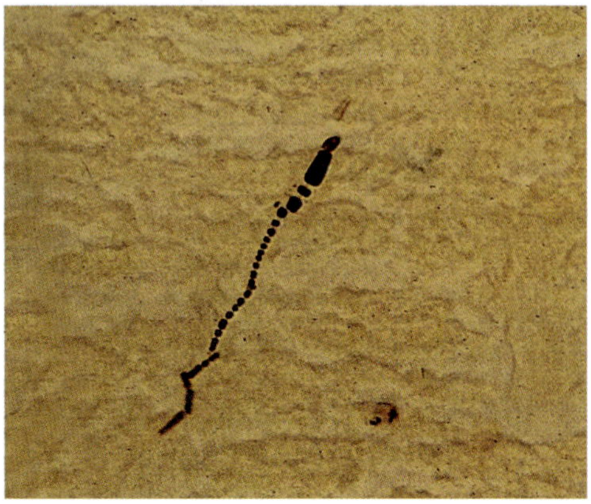

그림 6.16 **폐암과 석면의 관계**

폐암에 걸린 공장 노동자의 폐 절단면에서 발견된 석면

다환계방향족탄화수소(polycyclic aromatic hydrocarbon)계의 **벤조피렌**(benzpyrene)은 담배나 자동차 배기가스 등에 포함되어 있는데, 폐암이나 피부암을 일으킨다고 알려져 있다. **나프틸아민**(naphthylamine)은 염료의 한 종류로서, 염료나 고무공장 종사자에게 방광암을 유발하였다. 또한, 과거에 단열재로 사용되던 **석면**(asbestos)은 폐암의 유발물질로 확인되었다(그림 6.16). 살충제로 **비소**(arsenic)를 사용하는 농부들은 피부암과 폐암이 흔히 발생되며, 방향족아민인 **아니린**(aniline)은 공장 종사자에게 많이 발생하는 방광암의 원인물질이다. 육류나 생선의 보존제로 첨가되는 **아질산염**은 동물에서 위암을 일으킨다고 보고된 바 있다. 또한, 아질산염을 많이 사용하는 나라(예: 일본)에서 위암 발생률이 높은 것으로 나타났다(그림 6.17).

방사선 radiation

자외선, X-ray, 방사성동위원소 등의 방사선은 거의 모든 암의 유발요인이 된다. **방사선**은 일광욕, 의학적 치료 및 진단, 원자력 발전 및 핵무기 사용에 의해 노출되고 있다. 세포가 방사선에 노출되면 DNA가 손상되어 돌연변이가 생기거나 염색체 이상이 유발되어 정상세포가 암세포로 변형된다.

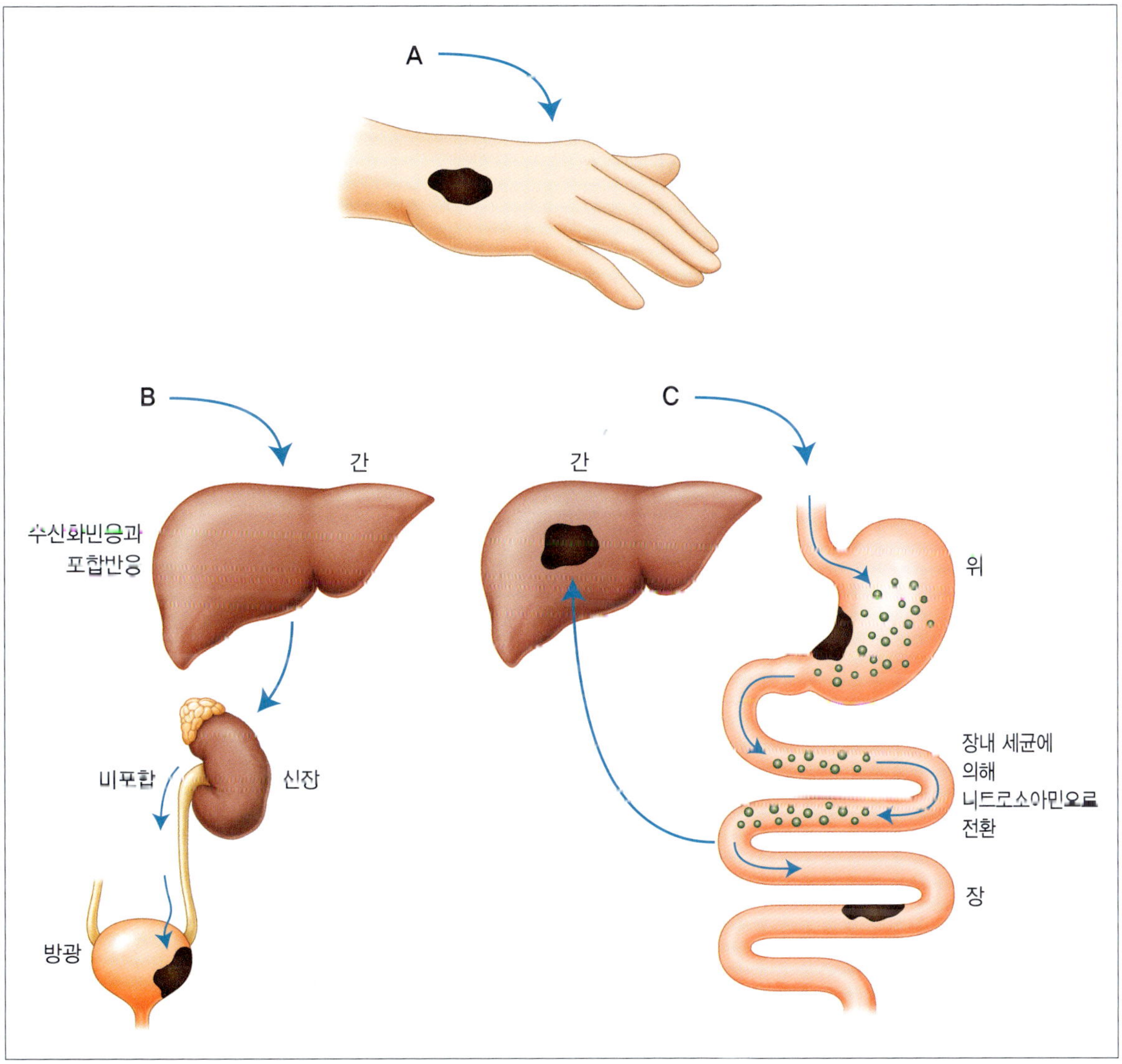

그림 6.17 **화학적 발암물질의 활성화 과정.** A: 다환계 방향족 탄화수소, B: 방향족 아민, C: 질산염과 아질산염

고선량의 방사선이 일부 암의 치료에 쓰이고 있지만, 이는 이차적인 암 발생을 유발할 가능성이 있다. 방사선에 의한 종양은 대부분 20년 이상 긴 시간이 지난 후에 발생하므로, 위험 정도에 비해 방사선 치료의 이점이 부각되고 있다.

자외선도 암을 유발한다. 햇빛에 노출이 많은 노동자나 광과민증이 있는 백인의 피부에 편평상피암이나 악성흑색종과 같은 피부암이 발견되며, 이것은 자외선(UV)에 의해 DNA가 손상되고, 손상된 DNA를 재생하는 효소가 부족하기 때문인 것으로 추정된다. 흑인은 손상된 DNA를 재생하는 효소가 정상적인 역할을 통해 손상을 복구시키기 때문에 자외선으로 인한 피부암 발생이 드문 편이다.

알파, 베타, 감마선을 발생시키는 **방사성동위원소**(radioisotope)는 잠재적인 발암물질이다. 따라서 이러한 물질들은 엄격한 규정을 적용받고 있고, 주로 의학과 연구에 사용되며 관련 종사자들은 보호복을 착용하여 위험성을 최소화시키도록 하고 있다.

군사적 · 산업적 방사선 노출은 특정 암의 발생을 증가시켰다. 1945년 일본의 히로시마, 나가사키의 원폭 피해자를 대상으로 조사한 결과 백혈병, 갑상선암, 유방암 등이 많이 발생하고 있다. 또한 1986년 체르노빌 원전사고 발생 후 주변의 우크라이나 지역에서 소아갑상선암, 백혈병, 다발골수종 발생이 현저하게 증가하였다(그림 6.18).

바이러스

바이러스(virus)에 의한 발암은 동물의 종양에서는 자주 볼 수 있으나, 사람에게서 발암이 확인되는 경우는 흔치 않다. 1903년 Borrel이 바이러스의 발암 가능성을 제시한 이후, 바이러스와 발암 가능성에 관한 연구가 활발히 진행되었다. 암 유발성을 가지는 바이러스를 **종양바이러스**(oncogenic virus)라고 한다(표 6.6).

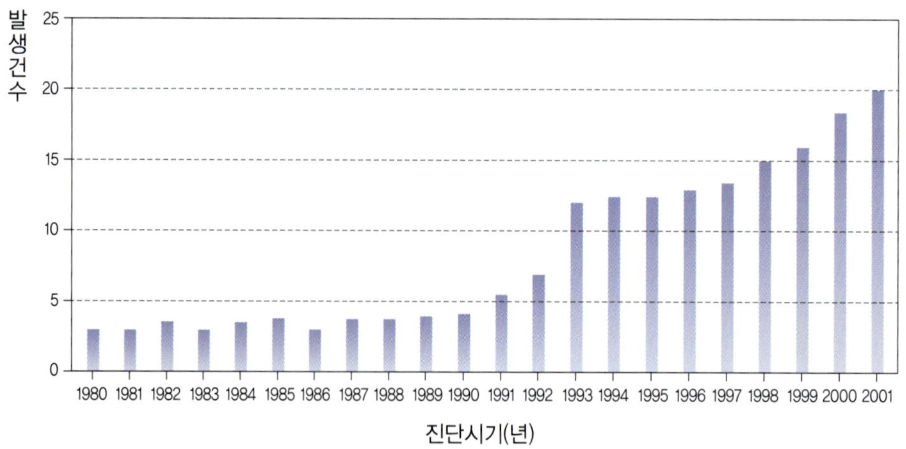

그림 6.18 체르노빌 원전사고(1986) 후 우크라이나 소아(14세 이하)의 갑상선암 발생률

표 6.6 종양바이러스

바이러스	관련 질병
Epstein-Barr virus(EBV)	Burkitt 림프종, 비인두암
Herpes simplex virus(HSV)	자궁경부암
Hepatitis B, C virus(HBV, HCV)	간암
Human papilloma virus(HPV)	자궁경부암, 사마귀
Human T-cell leukemia virus(HTLV)	백혈병

세균, 곰팡이, 기생충

암은 바이러스뿐만 아니라 세균, 곰팡이, 기생충의 독에 의해서도 유발될 수 있다. **헬리코박터필로리균**(Helicobacter pylori)은 위염과 소화성 궤양 유발인자로 알려져 있는데, 위암 발생과도 밀접한 연관이 있다고 추정된다. 부패한 땅콩에 증식하는 곰팡이인 아스페르길루스 플라브스(Aspergillus flavus)는 대사되어 **아플라톡신**(aflatoxin B_1)이라는 곰팡이 독(mycotoxin)을 발생시키는데, 이것은 간암을 유발하는 매우 강력한 발암물질이다.

기생충감염이 풍토병인 지역은 특정암의 발생과 관련성이 있다고 보고되었다. 일부 기생충이 담낭암, 방광암, **버킷림프종**(Burkitt's lymphoma) 등을 유발하는 것으로 보고된 바 있다.

숙주요인

유전 heredity

가족에게 특정 종류의 암 발생이 빈번하다는 것은 발암에 있어서 유전적 소인이 있다는 것을 의미한다. 특히 결장암과 유방암은 특정 가족 내에서 발병률이 높다. 결장 용종증(polyposis coli)은 대장에 용종(polyp)이 생기는 가족력과 관련이 있다(그림 6.19). 또한리고 전체 유방암의 약 5~10%가 유전과 관련이 있으며, 나머지

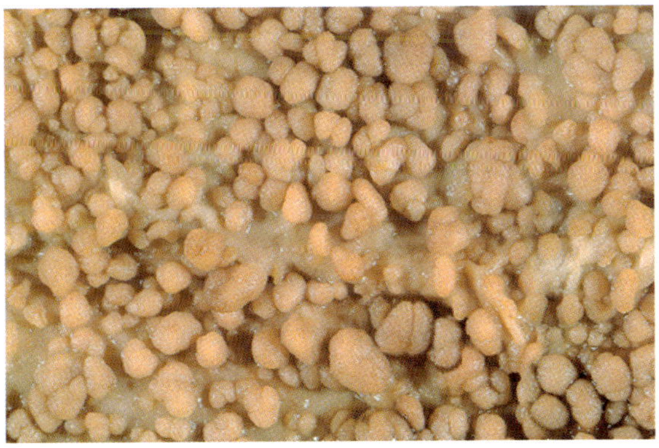

그림 6.19 가족성 용종증

90% 이상은 여러 가지 위험인자의 상호작용에 의해 발생한다고 추측된다. 어머니와 자매 모두에게 유방암이 없는 경우에 비하여, 어머니나 자매 어느 한 쪽에 유방암에 걸린 사람이 있는 경우에는 유방암에 걸릴 가능성이 약 2~3배 정도 높아지며, 어머니와 자매 모두에 유방암이 있는 경우에는 약 8~12배의 위험성이 높아지는 것으로 알려져 있다. **색소성 건피증**(xeroderma pigmentosum)의 발생기전은 자외선에 의한 DNA 손상을 복구하는 효소가 유전적으로 결핍되어 피부암이 발생하는 것이다(표 6.7).

담배와 술

1950년대에 흡연과 폐암의 연구결과가 처음 보고된 이후, 이 결과는 명백한 사실로 인정되고 있다. 담배에 의한 폐암 발생은 흡연 시작 연령, 담배 종류, 일일소비량, 흡입 정도, 타르 함유량 등에 의해 결정되는데, 흡연량이 많을수록 암 유발의 위험이 커진다. 담배는 폐암뿐만 아니라 기관지암, 후두암, 구강암, 식도암, 췌장암, 신장암, 방광암 등을 유발한다(그림 6.20).

과도한 음주는 간경화증, 구강암, 인두암, 후두암, 폐암, 식도암, 간암 발생과 관련이 있는 것으로 알려져 있다.

호르몬 작용의 불균형

유방암, 난소암, 전립선암 등의 생식기암은 호르몬 의존성 종양이며, 이러한 암의 발생과 진행에는 호르몬이 중요한 인자가 된다.

표 6.7 유전성 악성종양

소인	관련 질병
색소성 건피증(Xeroderma pigmentosum)	피부암
가족성 용종증(Familial polyposis coli)	대장암
다발성 내분비선종 [Multiple endocrine neoplasia(MEN) syndrome]	내분비암
폰히펠-린다우증후군(von Hippel-Lindau syndrome)	폰히펠-린다우(von Hippel-Lindau)병
가족성 유방암종(Familial breast carcinoma)	유방암, 난소암
가족성 망막모세포종(Familial retinoblastoma)	소아의 망막모세포종

성별

신체 여러 장기의 암 발생빈도는 성별에 따라 다르게 나타나는데, 이는 환경적인 차이에 기인하는 것으로 알려져 있다.

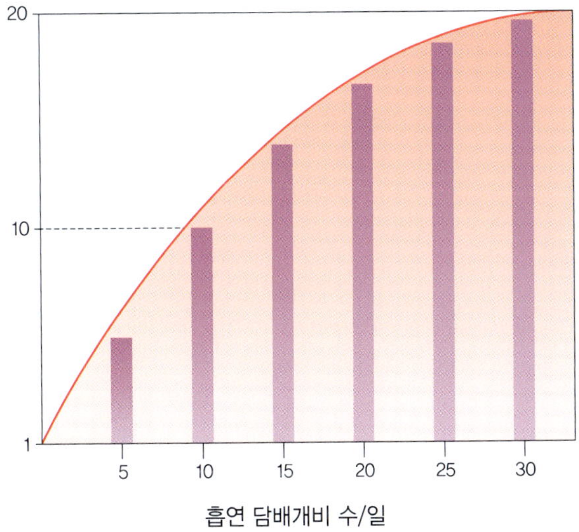

그림 6.20 담배소비량과 폐암 발생의 관계

하루 10개의 담배를 흡연하는 사람은 비흡연가에 비해 폐암 발생의 위험이 10배로 증가한다(1 : 비흡연자).

나이와 면역

인체는 노화됨에 따라 면역기전이 약화되고, 더 많은 돌연변이 세포가 생성되어 암 발생 가능성이 높아지게 된다. 또한 면역부전상태에서는 암 발생이 빈번해진다. 예를 들어, 후천면역결핍증에서는 혈관계 악성종양인 카포시육종(Kaposi's sarcoma) 발생이 증가한다.

외상 및 만성자극 injury & chronic irritation

뜨거운 음식과 음료, 자극성 있는 음식과 음료, 잘 맞지 않는 의치, 날카로운 치아, 과다한 태양광선 노출, 담배연기 등의 만성자극에 오랫동안 노출되면 구강암, 설암, 인두암, 후두암, 입술암 등이 유발될 수 있다.

종족 race

백인은 자외선에 대해 자신을 보호하는 색소가 결여되어 있기 때문에 피부암이 많고, 몽고족은 융모상피암종과 림프상피종이 많다. 서양인은 간암이 드물지만 동양인에게는 흔하다.

지리적 요인

전 세계적으로 지역에 따라 암 발생빈도가 다르게 나타나는데, 이것은 주로 인체활동, 산업과정, 대기오염, 식이, 사회관습 등에 의한 결과이다.

암 발생의 유전적 기전

악성종양이 생기는 유전적 기전은 주로 3가지 경우로, telomerase의 과잉발현, 종양억제유전자의 활성저하, 종양유전자의 과잉발현으로 밝혀졌다(그림 6.21).

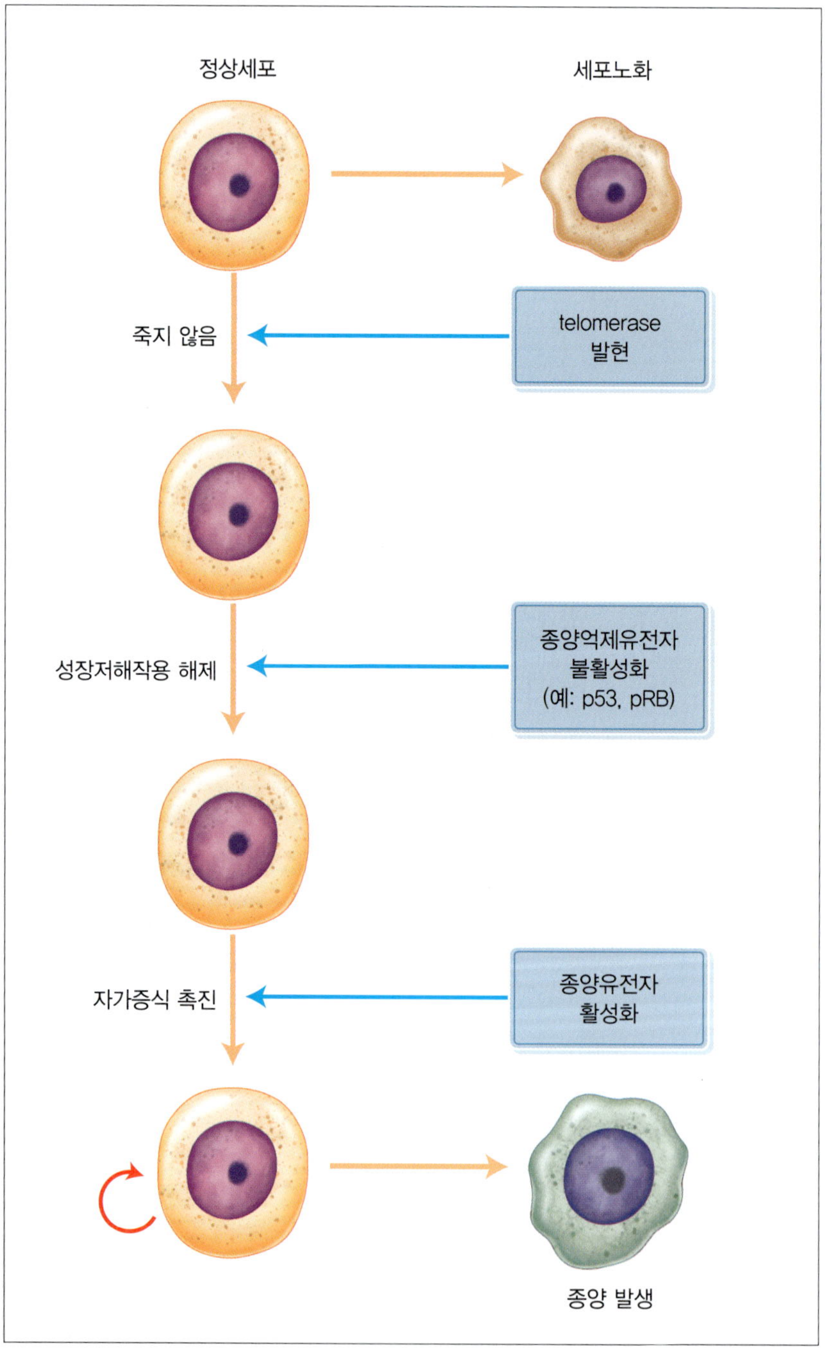

그림 6.21 암 발생의 유전적 기전

텔로머레이즈의 과잉발현

텔로머레이즈(telomerase)는 **텔로미어**(telomere)의 길이를 결정하는 효소이다. 텔로미어의 길이는 세포분열을 조절하는 인자로서 그 길이가 줄어들면 세포분열이 저하된다. 일반적으로 telomerase는 세포의 분열을 촉진하며, 인체에 노화가 진행되면 telomerase 활성이 떨어져 텔로미어의 길이가 줄어들게 되고 그에 따라 세포분열이 저하되는 것으로 알려져 있다.

그런데 악성종양형성 과정에서 telomerase 활성화에 의한 텔로미어의 유지가 중요한 역할을 한다. 다시 말해 정상조직에서는 난자, 정자, 면역 및 조혈 간세포에서 발현될 뿐 다른 체세포에서는 발현되지 않는 telemerase가 암세포에서는 과잉으로 발현되어 암세포가 노화과정을 겪지 않고 계속하여 증식할 수 있도록 한다. 대부분의 암세포에서 telomerase의 발현이 급격히 증가하는 현상이 관찰되고 있다.

종양억제유전자의 활성저하

종양억제유전자(tumor suppressor gene)는 정상상태에서 활성화되어 종양 발생을 억제하는 유전자이다. 그런데 여러 가지 요인에 의해 유전자에 이상이 생겨 종양억제기능을 상실하게 되면 암세포로의 개시를 촉진하게 된다(그림 6.22).

p53유전자는 대표적인 종양억제유전자로 평상시 종양억제기능을 담당하지만, p53유전자가 불활성화되면 DNA 복구장애, 세포자멸사 억제, 비정상적 증식 등을 통해서 암이 발생된다. p53유전자의 이상은 알려져 있는 유전자이상 중에서도 가장 빈도가 높고, 사람에게 발생하는 악성종양의 약 절반을 차지한다(그림 6.23).

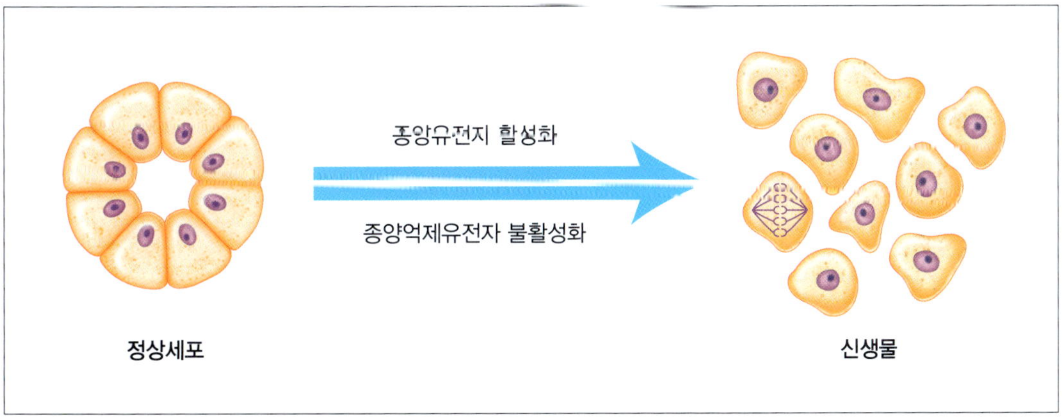

그림 6.22 종양유전자와 종양억제유전자

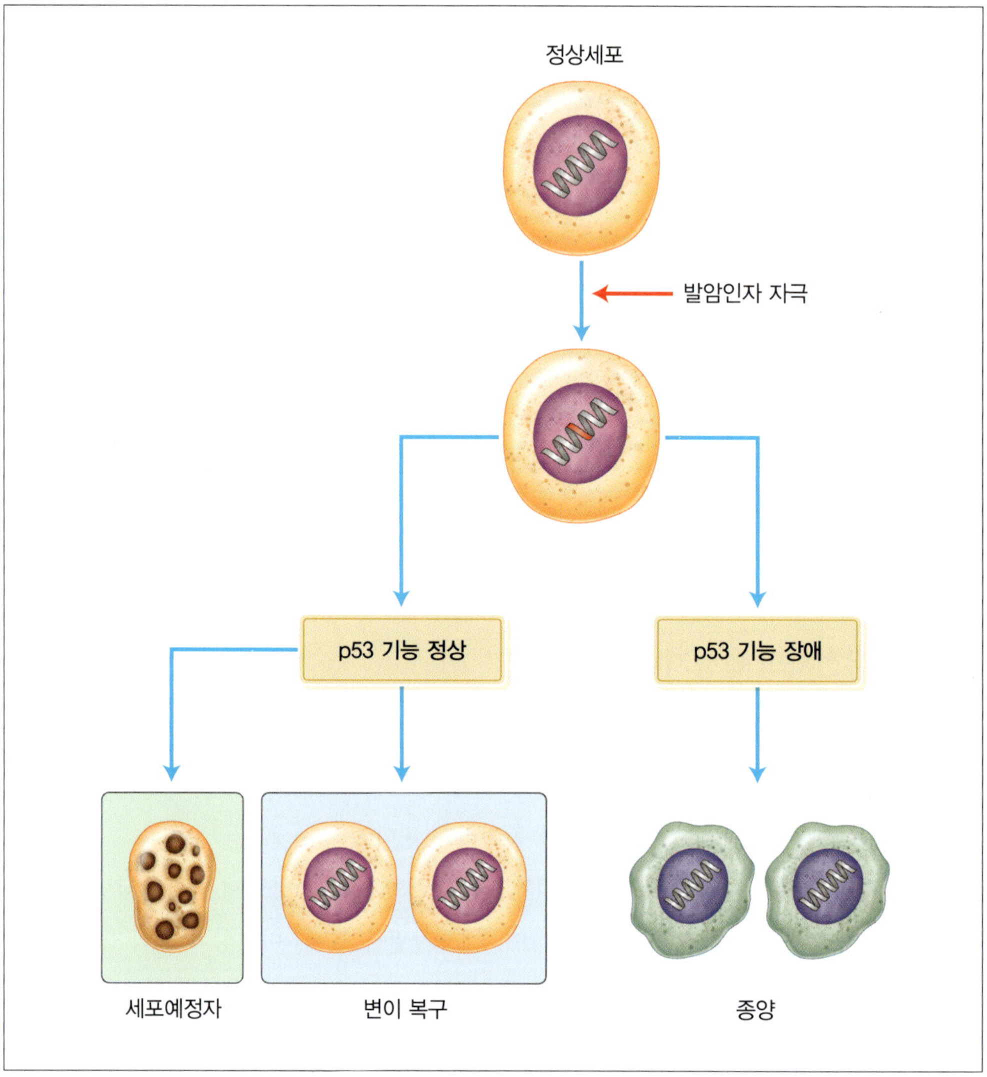

그림 6.23 p53의 기능과 암의 발생

선조성 결장폴립증(adenomatous polyposis coli, APC) 유전자에 문제가 생긴 사람은 대장에 많은 폴립이 발생하고, 폴립의 상당수가 결국 대장선종을 유발하게 된다. 망막모세포종(retinoblastoma, Rb) 유전자 또는 p16(MTS1)/CDKN2 유전자 등은 정상에서는 세포증식을 억제하는 작용을 하지만, 유전자가 불활성화되면 세포증식을 억제하는 작용을 상실하여 비정상적 증식이 일어나 암을 유발한다. 종양억제유전자가 사람의 암 발생에서 차지하는 중요성은 점점 크게 부각되고 있다(표 6.8).

종양유전자의 과잉발현

종양유전자(oncogene)란 잠재적으로 암을 유발하는 유전자로, 정상적인 상태에서는 불

표 6.8 유전자와 관련 종양

종류		관련 종양 · 질환	기능
종양억제유전자	Rb	유전망막아세포증	세포주기억제
	p53	Li-Fraumen증후군	전사인자
	WT-1	Wilms종양	전사인자
	NF-1	신경섬유종증 1형	신호전달
	NF-2	신경섬유종증 2형	세포골격억제
	APC	가족선종폴립증	전사조절
	VHL	VON Hippel-Lindau병	전사조절
	p16	가족흑색종	세포주기억제
	BRCA-1	가족유방암, 난소암	전사조절
	BRCA-2	가족유방암, 난소암	전사조절
	PTC	가족기저세포암증후군	분화억제
종양유전자	ret	다발내분비종양증 2형	수용체형 티로신키나아제
DNA복구유전자	MLH1	유전비폴리포시스성	DNA mismatch
	MSH2	대장암(colon cancer)	복구
	PMS 등		
	XP 유전자군	색소건피증(xeroderma)	DNA손상복구

활성 상태로 존재하다가 암 유발인자에 의해 활성화되어 암세포로 전환될 수 있다.

종양유전자의 활성화에는 다음의 3가지가 있다. 첫 번째는 ras 유전자와 같이 DNA염기의 치환(점돌연변이)에 의해서 코드화하는 유전자산물의 기능이 현저하게 항진되는 것이다. 두 번째는 c-myc(전사인자), c-erbB2(수용체형 티로신키나아제) 등에서는 유전자복제가 증가하여(유전자증폭) 유전자산물이 과잉으로 만들어진다. 세 번째는 염색체가 자리옮김(translocation)으로써 절단점에 존재하는 유전자에 이상이 생기는 경우이며, 백혈병 등에서 가끔 관찰된다.

암의 발생기전

종양의 발생과정은 4단계로 나눌 수 있다. 대부분의 종양은 개시(initiation), 촉진(promotion), 진행(progression)의 단계를 거쳐 암종이 되고, 악성종양의 경우에는 전이(metastasis) 과정을 겪게 된다(그림 6.24).

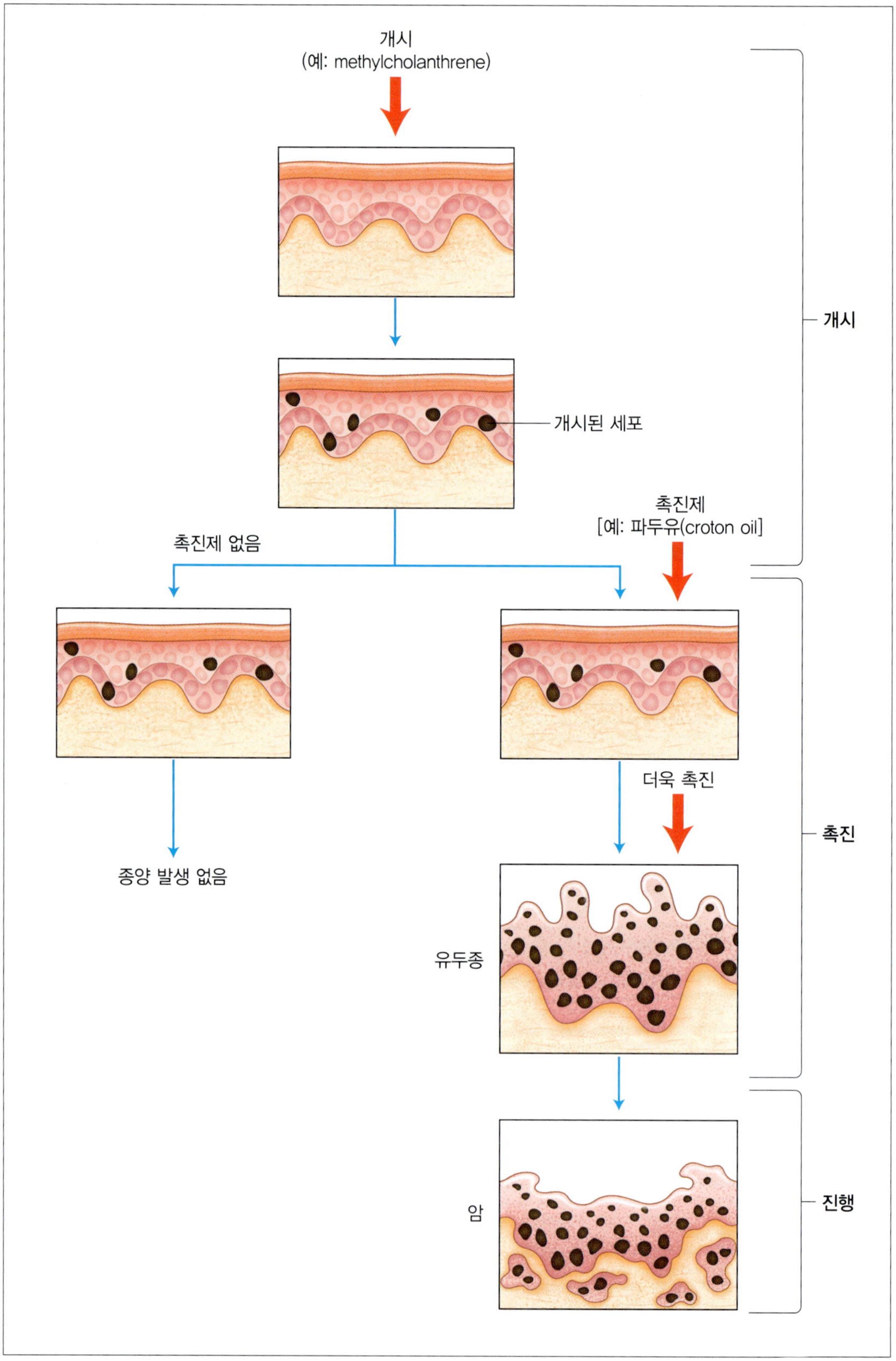

그림 6.24 표피에서의 암 발생기전

개시 initiation

1단계는 개시단계로 정상세포가 발암물질에 노출되어 DNA에 심각한 이상이 생기는 과정이다. 대부분 발암물질이 세포의 DNA를 손상시켜 돌연변이를 유발하는 과정이다. 돌연변이는 두 가지 종류의 성장조절유전자, 즉 종양을 유발하는 종양유전자와 종양을 억제하는 종양억제유전자에 생긴 손상이 주요 원인으로 작용한다. DNA에 변화가 발생했지만, 외형적으로는 정상적으로 보이며, 그 세포가 분열하지 않는다면 암세포로서의 의미는 없다.

촉진 promotia

2단계는 촉진단계로 1단계에서 발암물질에 의해 개시된 세포에 **촉진제**(promoter)가 작용하여 증식함으로써 암세포로서 역할을 수행하는 단계이다. 변형된 세포는 형태학적으로 정상세포와 구별되고, 촉진제가 계속 작용하지 않으면 정상으로 서서히 복귀하는 가역반응을 보인다.

진행 progression

3단계는 진행단계로 악성종양으로 전환하여 악성종양의 특성이 증대되는 과정이다. 암세포로 변형된 세포가 개시물질이나 촉진제의 도움 없이 독자적으로 지속적인 증식이 일어나는 단계이다. 이 단계에서는 암유전자와 암억제유전자의 돌연변이가 점차 증가하고, 염색체의 이상이 분명하게 나타남으로 인해 표면 및 조직학적으로 눈에 보이는 변화가 관찰된다.

전이 mctactasis

4단계는 전이난계로 림프나 혈액 또는 파종성외 경로를 통해 원래 종양이 발생된 부위에서 다른 부위로 옮겨 자라게 된다.

종양의 병기 Stage of cancer

악성종양의 진행 정도를 명확히 함으로써 치료계획을 세우고, 예후에 대한 지침을 제시하며, 치료결과를 평가할 수 있고, 정보교환이 용이해진다.

모든 종양은 TNM **분류법**에 의해 임의적으로 분류된다. TNM 분류법은 해부학적 확산에 따른 암의 진행도를 분류한 것으로, 국제대장암연합(UICC)이 중심이 되어 각 장기 암마다

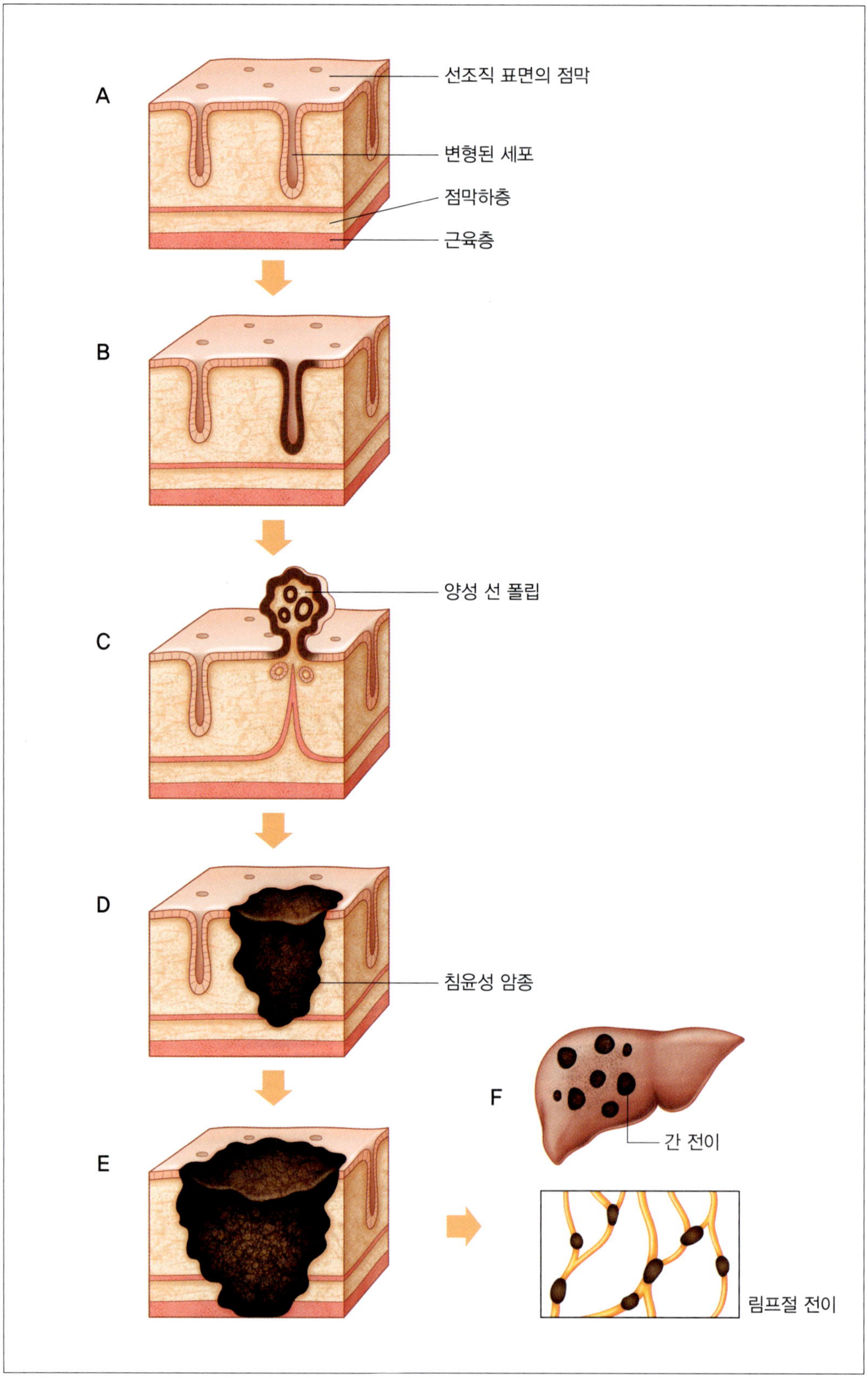

그림 6.25 대장암 발생과정

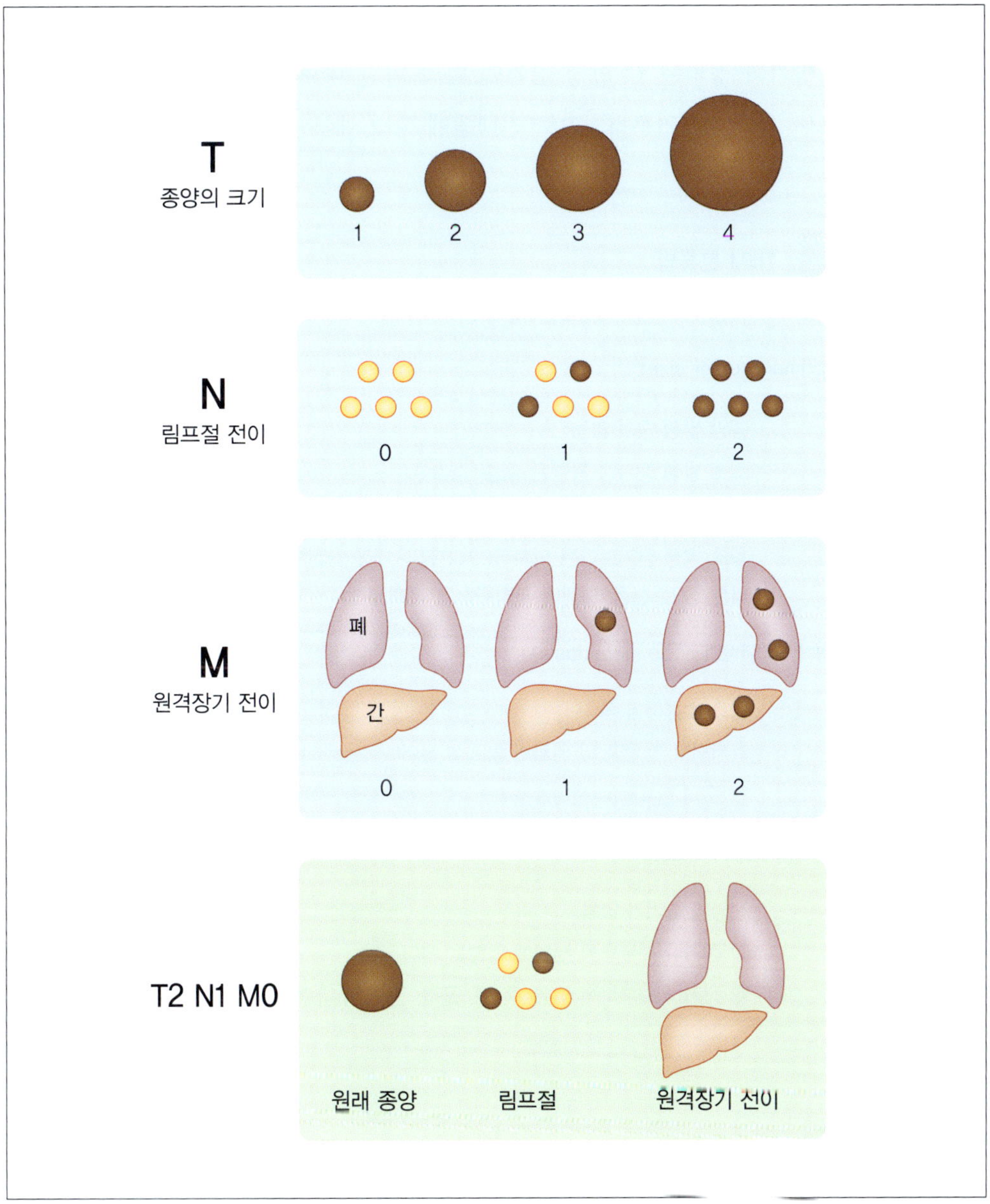

그림 6.26 TNM 분류법(TNM system)

정한 국제적인 분류법이다(그림 6.26).

- **T**(tumor, primary tumor): 최초 발생한 종양의 크기로 주위조직으로의 침범 정도를 나타내며, T0~T4까지 5단계가 있다.
- **N**(node, regional lymph node metastasis): 국소 림프절로의 전이 정도를 나타내며, N0~N2까지 나눈다.
- **M**(metastasis, distant metastasis): 원격장기로의 혈행성 전이 여부를 나타내며, 전이가 없으면 M0, 있으면 M1, M2로 분류한다(표 6.9).

이들 세 가지 요소를 조합하여 병기를 1기(stage I)부터 4기(stage IV)까지 분류하기도 한다. 이러한 병기의 정의는 암 발생 장기에 따라 약간 다르다(표 6.10). 이 분류는 예후와도 상관이 있으며, 병기가 1기부터 4기로 진행됨에 따라 예후는 점점 나빠진다.

표 6.9 TNM 분류법

단계	특징
종양 크기(primary tumor size)	
T0	종양 발생 증거 없음
T1	최초 발생 장기에 국한된 종양(<2cm)
T2	인접조직으로 깊이 퍼진 국한된 종양(2~5cm)
T3	최초 발생 장기보다는 퍼져 있으나 장기 내에 국한되어 진행
T4	다른 장기, 신경, 혈관에 광범위하게 퍼져 진행
국소 림프절 전이(lymph node metastasis)	
N0	림프절 전이 없음
N1	촉지되고 첫 번째의 위치의 림프절 전이(1~2cm 이상, 보통 3cm까지) 대부분 하나 전이됨
N2	먼 곳의 림프절로 전이
원격장기 전이(distant metastasis)	
M0	전이의 증거가 없음
M1	한 장기나 해부학적 부위에 국한된 전이
M2	한 장기나 해부학적 부위, 즉 폐, 골격, 간 등이 다수 전이

표 6.10 병기의 분류

단계	특징
1기(stage Ⅰ)	최초 발생 장기에 한정된 암 전이 없음 수술과 절제가 가능하며 생존기회 높음
2기(stage Ⅱ)	최초 발생 주위로 침윤 전이는 없거나 혹은 소수의 국소 림프절에만 전이 수술과 절제가 가능하나 완전절제는 불확실함
3기(stage Ⅲ)	국소 림프절에 전이가 많으나 파종이나 혈행성 전이는 없음
4기(stage Ⅳ)	파종이나 혈행성 원격전이가 있음

암의 치료

암 치료의 주요 목적은 암으로 인한 구조적 · 기능적 손상을 회복시키는 것이고, 만일 치유가 불가능한 경우라면 더 이상의 암 진행을 막고 증상을 완화시킴으로써 수명을 연장하고 삶의 질을 높이는 것이다. 암을 치료하는 방법은 크게 수술치료, 항암화학요법, 방사선치료의 3가지로 구분되며, 이밖에 국소치료법, 호르몬요법, 광역학치료법, 레이저치료법 등이 있으며, 최근에는 면역요법, 유전자요법, 색전술까지 포함시키기도 한다.

이 치료법 중 일차적인 주치료법은 암의 생물학적 특성, 즉 암의 종류, 위치, 성장도 및 침윤방법, 방사선 감수성, 화학요법제에 대한 감수성 및 암의 진행도에 따라 결정한다. 암 환자 치료 후 생존율은 대체로 '**5년 생존율**'을 말하는데, 이는 암으로 치료를 받은 환자 중 치료를 시작한 날부터 5년 이내에 해당 암으로 사망한 환자를 제외한 환자의 비율을 말한다.

수술치료

치료 효과를 얻기 위하여 시행하는 근치적 수술과 예방적 효과를 얻기 위해 시행하는 예방적 수술 및 증상의 완화를 위해 시행하는 완화적 수술이 있다.

1881년 Billroth가 위암 환자의 위절제술을 처음으로 시행했고, 1894년 Halsted가 유방암 환자에게 유방과 액와 림프절을 절제하는 근치적 유방절제술을 시행한 이후, 오늘날에는 마취, 수혈수액, 전해질요법 및 항생제의 개발 등으로 인해 확대 근치적 수술이 가능하게 되었다.

암수술의 기본요건은 안전성, 근치성, 기능보존성이다. 만약 이 3가지 요건이 충족되지 못할 경우에는 고식적 수술 또는 축소수술을 하게 된다. 암수술 후 예후에 미치는 인자는 원발암의 장소, 암의 진행 정도, 병리학적 소견, 환자의 면역반응, 환자의 연령, 치료의 적합성 등이 있다. 예를 들면 폐암, 췌장암, 식도암 환자 대부분은 암의 전이로 사망하지만 피부암, 유방암, 갑상선암은 원발장기에 국한되어 있는 경우가 많고 전이된 경우에도 완치 가능성이 있다. 암은 최초 발생 장기에 국한되어 있거나 크기가 작을수록 완치 가능성이 높고, 림프절 전이가 있으면 없는 경우에 비해 치료가 어려우며, 환자의 면역반응능력이 떨어질수록 치료효과는 감소한다.

항암화학요법

항암제란 암세포의 각종 대사경로, 특히 DNA와 직접 작용하여 DNA의 복제, 전사, 번역과정을 차단하거나 핵산합성을 방해하고 세포분열을 저해함으로써 암세포에 대한 세포독성을 나타내는 약제를 총칭한다. 항암제는 분열증식하는 세포에만 작용하기 때문에 급속히 성장하는 종양에는 효과적이지만 성장속도가 느린 종양은 완치가 어렵다. 또한 항암제의 종양에 대한 선택성, 정상세포에 대한 독성작용이 단점이다. 그러나 최근에는 암을 유발하는 분자생물학적 특정 경로만을 차단하거나 암세포에서만 나타나는 분자표지자를 공격하는 표적항암제가 개발되어 쓰여지고 있다. 표적항암제는 정상세포에 무차별적 공격을 가하는 예전의 항암제보다 정상세포가 훨씬 적게 파괴되고, 부작용이 경미하여 항암화학요법에 새로운 시대를 열었다고 할 수 있다. 그러나 수명연장효과가 수개월에 불과한 게 상당수이며, 단독으로는 쓰지 못하고 기존 항암제와 병행해야 항암효과를 상승시키는 경우가 대부분이다. 또한, 환자 암세포의 분자유전학적 특성이 항암제의 공격목표에 부합해야 한다는 제한이 있다.

항암화학요법은 항암제를 사용하여 암을 치료하는 것으로 전신에 퍼져 있는 암세포에 작용하는 전신적인 치료방법이다. 화학요법의 치료 기간과 횟수는 암의 종류, 항암제의 종류, 치료에 대한 반응, 부작용의 정도에 따라 다르다. 완치를 위해 항암화학요법을 하는 경우, 암이 치료에 반응하는지를 확인하고 암이 진찰이나 혈액검사, 방사선학적 검사에서 보이지 않을 때까지 치료하는 것이 원칙이다. 그러나 도중에 암이 치료에 더 이상 반응하지 않거나 과도한 부작용이 나타난다면, 다른 항암제를 사용하거나 치료방법을 변경해야 한다.

방사선치료

방사선치료는 암 덩어리에 방사선을 조사하여 암세포를 죽이는 치료방법이다. 방사선을 세포에 조사하면 방사선이 세포 내 DNA와 세포막에 직접 혹은 간접적으로 작용하여 세포를 죽이는 것으로 알려져 있다. 방사선을 받은 세포는 대부분 그 이후에 세포분열을 할 때 죽고, 일부 세포는 세포가 노화되어 정상적으로 수명을 다하는 세포자멸사(apoptosis) 과정을 통해 죽는다. 방사선 조사를 받으면 정상조직과 암조직에서 모두 방사선으로 인한 장애를 일으키게 되는데, 정상조직은 어느 정도의 시간이 지나면 장애로부터 회복되지만, 종양조직은 같은 시간 동안 충분한 회복이 불가능하다. 그러므로 이를 고려해 하루에 180~200cGy씩 장기간 분할치료를 하면 정상조직의 방사선 장애를 최소화하면서 종양조직의 파괴는 높여 효율적인 치료가 가능하다.

최근에도 정상조직의 손상을 최소화하면서 종양세포에 대해서만 선택적으로 방사선치료의 효과를 높이려는 연구가 계속해서 활발하게 이루어지고 있다. 기존의 방사선치료는 방사선이 암세포뿐만 아니라 방사선에 노출된 정상조직도 파괴하여 이로 인한 후유증이 있었다. 그러나 최근에는 CT(컴퓨터단층촬영)나 MRI(자기공명영상)의 영상과 컴퓨터를 활용하여 종양의 위치나 크기 및 모양을 입체적으로 재구성하여 정상조직은 가능한 한

보존하고, 종양세포에만 집중적으로 방사선을 조사하는 특수 방사선치료가 이루어지고 있다. 3차원 입체조형 방사선치료와 최첨단 선형가속기에 의한 정위적 방사선수술, 두개강 및 두경부 내의 작은(3cm 이하) 병변에 한정하여 감마나이프(gamma knife)를 이용한 치료 등이 해당된다.

면역요법

가장 바람직한 항암치료는 암세포만 선택적으로 죽이고 정상세포는 되도록 손상을 입히지 않는 치료이다. 그러나 항암약물치료나 방사선치료 모두 정상조직에 대한 어느 정도의 손상을 피할 수는 없기 때문에 이러한 부작용을 최대한 줄이고 인체의 질병에 대한 방어시스템 가운데 하나인 면역기전을 이용해서 암세포를 제거하고자 하는 치료가 면역치료이다. 면역요법은 1970년대에 동물실험 및 극소수의 종양치료에서 유효성이 보였으나 시도되지는 않았다. 그 후 1980년대에 이르러 분사생물학 기법을 도입함으로써 특정 단백질을 규정하는 유전자를 클론할 수 있게 되어 극히 순수한 다량의 단백물질 생산이 가능해졌고, 히브리도마(hybridoma) 기법을 이용한 종양 관련 항원에 대한 항체 생산으로 종양의 진단과 치료에 실제 응용도 가능해졌다.

종양 환자의 생물학적 반응을 변화시켜 항암효과를 유발할 수 있는 모든 제제와 접근방식을 총괄하여 생물학적 반응조절물질이라고 하는데, 현재 인터페론(interferon)과 인터루킨(interleukin) 및 에리스로포이에틴(erythropoietin), 필그라스팀(filgrastim, granulocyte colony stimulating factor, G-CSF), 사그라모스팀(sargramostim, granulocyte-macrophage colony stimulating factor, GM-CSF) 등과 같은 조혈성장인자, 종양괴사인사 및 단글론항체, 종양백신, 비특이성 면역물질 등이 개발되어 있다.

유전자요법

유전자요법은 암조직 자체나 환자에게 외부에서 정상적인 유전자를 주입하여 이상이 있는 유전자를 직접 교정하거나, 손상된 유전자가 만들어내지 못하는 물질을 생산해내는 건강한 유전자를 주입해 암세포가 줄어들고 죽도록 하는 것이다. 면역력을 강화하기 위하여 면역물질을 생산해내는 유전자를 주입하는 면역강화요법이 가장 많고, 암세포의 세포자멸사를 유도하는 유전자나 종양억제유전자를 넣는 방법이 이용되고 있다. 유전자의 주입은 DNA 재조합 기법으로 치료용 유전자를 만들어 운반체에 의해 인체에 주입하는 방법으로 이루어진다. 운반체는 세포에 잘 침투할 수 있는 바이러스의 일부 유전자를 치료용 유전자로 교체하여 만들거나 리포솜이라는 지방합성물질을 이용하기도 한다.

암 예방하는 10가지 국민 암예방 수칙

1. 담배를 피우지 말고, 남이 피우는 담배 연기도 피하기
2. 채소와 과일을 충분하게 먹고, 다채로운 식단으로 균형 잡힌 식사하기
3. 음식을 짜지 않게 먹고, 탄 음식을 먹지 않기
4. 암예방을 위하여 하루 한두잔의 소량 음주도 피하기
5. 주 5회 이상, 하루 30분 이상, 땀이 날 정도로 걷거나 운동하기
6. 자신의 체격에 맞는 건강 체중 유지하기
7. 예방접종 지침에 따라 B형 간염과 자궁경부암 예방접종 받기
8. 성 매개 감염병에 걸리지 않도록 안전한 성생활 하기
9. 발암성 물질에 노출되지 않도록 작업장에서 안전 보건 수칙 지키기
10. 암 조기 검진 지침에 따라 검진을 빠짐없이 받기

핵심용어

항생제 antibiotics

다른 미생물의 발육을 억제하거나 사멸시키는 물질을 말함

항대사 약물 antimetabolites

DNA에 필요한 구성성분이나 DNA 복제를 차단하는 물질의 합성을 방해하는 약물을 말함

발암, 암형성 carcinogenesis

암이 발생되는 현상 또는 과정을 말함

발암물질 carcinogen

암을 유발시키도록 변화를 초래하는 물질을 총칭함

실질 parenchyma

기관의 작용에 중추적인 기능을 하는 조직을 말함

버팀질, 간질 stroma

기관의 작용에 중요기능을 하지는 않으나 주요조직을 보호하고 기관의 뼈대를 형성하는 조직

관해 remission

암 증상의 일시적 또는 영구적 부재

화학요법 chemotherapy

화학적 물질로 질병을 치료하는 것, 주로 약물에 의한 암치료 방법을 의미함

면역요법 immunotherapy

감염증의 경우 병원체나 독소에 대한 면역체를 주입하거나 면역체를 생산 또는 증가시켜 치료에 도움이 되게 하는 요법을 말함

돌연변이 mutation

유전자 또는 염색체의 이상으로 인하여 유전자에 질적 · 양적 변화가 생겨 유전형질에 변화를 유발하는 현상

종양괴사인자 tumor necrosis factor(TNF)

대식세포에 의해 체내에서 생성되는 단백질로 인간을 포함해 동물 체내에서 만들어지는 제암효과를 가진, 생물학적 응답조절물질(BRM)의 일종

전이 metastasis

어떤 종양이 그 원발부위에서 여러 경로를 따라 다른 신체의 부위에 이식되어 그곳에 정착 · 증식하는 상태

유두종 papilloma

체표나 점막 표면에 돌출한 양성종양 중 주로 상피세포(上皮細胞)에 발생하는 것

종양억제유전자 tumor suppressor gene

정상세포에 존재하면서 기능을 유지하지만 그 기능을 상실하였을 경우에는 종양을 유발하는 유전자로, 무분별한 세포의 분열과 성장을 억제하는 기능을 가져 암의 발생에서 중요한 역할을 함

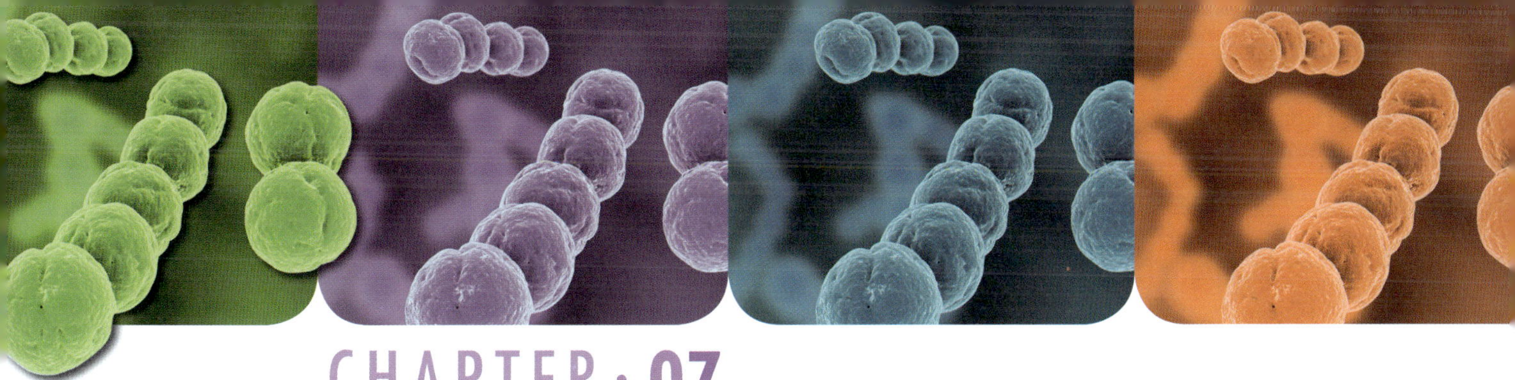

CHAPTER · 07

면역

IMMUNITY

학습목표

1. 면역계통에 대한 용어를 정의할 수 있다.
2. 항원과 항체 및 백신을 설명할 수 있다.
3. 면역의 종류를 이해하고 정의할 수 있다.
4. 면역계통의 일반적인 장애를 설명할 수 있다.
5. 면역계통 질병의 진행과 치료과정을 설명할 수 있다.

면역(免疫, immunity)이라는 용어는 '역(疫)을 면(免)한다는 것'으로, '역'이란 유행병을 의미한다. 즉, 면역은 감염이나 질병으로부터 보호받는다는 것을 의미한다. 어원인 라틴어의 'immunitas' 역시 '무거운 짐이나 군대 또는 세금을 면제받는다'는 의미이다. **면역반응**(immune reaction)은 인체 내에 침입한 병원미생물이나 이물질에 대한 생체방어기전으로 인체의 저항력 또는 인체의 특이성 반응 또는 면역세포와 항원 사이에 일어나는 특이반응이다. 그러나 때로는 면역작용의 결과, 인체의 세포나 조직에 손상을 입기도 한다.

면역의 유형은 여러 방법으로 분류하지만, 주로 선천성 면역과 후천성(획득적) 면역으로 나누며, 대부분 면역이라 하면 후천성 면역을 의미한다. 후천성 면역은 자연면역과 인위적 면역, 수동면역과 능동면역으로 구분한다.

항원과 항체

항원 antigen

인체 내에 침입하여 면역반응을 일으킬 수 있는 이물질을 **항원**이라고 한다. 항원의 성분은 단백질, 다당류, 당단백질, 당지질 등이다. 항원과 유사한 것으로 항원처럼 자극작용은 없지만 항체와의 결합능력이 있는 것을 불완전항원(합텐, hapten)이라 부른다.

항원은 내인성 항원과 외인성 항원이 있다. 내인성 항원은 신체 내에서 생성된 항원으로, 동종항원과 자가항원이 있다. 동종항원(homologous antigen)은 수혈반응과 이식거부반응이 포함되고, 자가항원(autologous antigen)은 자가면역질환이 포함된다. 외인성 항원은 신체 밖에서 만들어진 항원으로 먼지, 꽃가루, 식품, 약물, 화학물질 등으로 인한 감각과민반응이 좋은 예이다.

항체 antibody

항체란 인체에 침입한 항원에 대하여 형질세포가 만드는 당단백질로 항원과 결합하는 부위를 가지고 있다. 성분은 혈장 단백질인 감마글로불린으로 **면역글로불린**(immunoglobulin, Ig)이라고도 한다. 항체는 항원과 결합하여 항원항체 복합체를 형성한 후, 항원을 변성시키고 대사하기 쉽도록 하는 등 여러 가지 기능을 한다.

구조

항체는 2쌍의 폴리펩티드(polypeptide) 사슬로 구성된 단백질 분자로, 두 개의 무거운 사

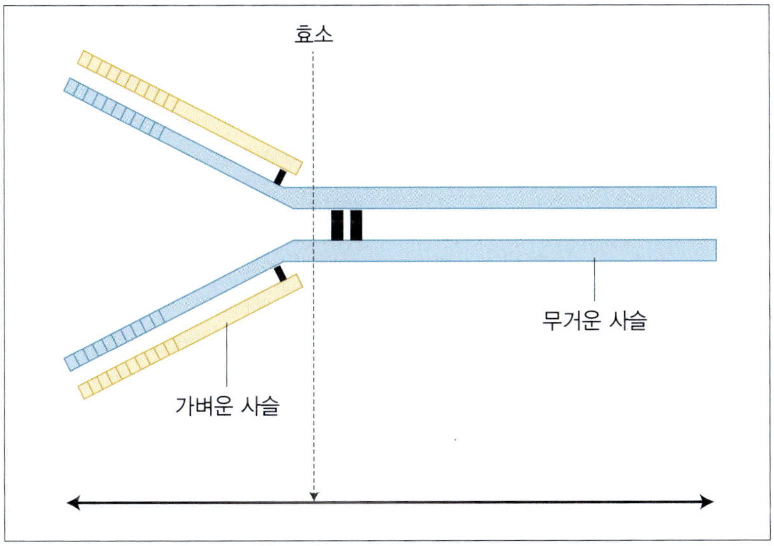

그림 7.1 면역글로불린의 기본 구조

슬(heavy chain)과 두 개의 가벼운 사슬(light chain)이 이황화(disulfide)결합으로 연결되어 있다(그림 7.1). 무거운 사슬은 가벼운 사슬보다 아미노산을 두 배 정도 많이 함유하고 있으며, 생화학적 성상에 따라 5종류로 구분한다(표 7.1).

종류와 기능

IgG

혈청 속 면역글로불린의 약 80%를 차지하고 세균이나 바이러스, 독소 등에 특히 효과적이다. 또한 **보체**(complement)를 활성화시켜 항체작용을 한다. 모체의 IgG가 태반과 초

표 7.1 면역글로불린의 종류와 특성

종류	존재 부위	작용	태반통과 여부
IgG	혈장, 조직액	세균이나 바이러스, 독소 등을 방어 보체 활성화	통과함
IgM	혈장	수혈 시 적혈구막 혈액항원에 대한 항체를 형성 보체 활성화	통과 못함
IgA	외분비물, 혈장	혈액항원에 대한 항체 형성 보체 활성화	통과 못함
IgD	B세포의 표면	B세포의 활성화	통과 못함
IgE	외분비물	염증과 알레르기반응	통과 못함

유를 통해 태아나 신생아에게 전달되면 수동적 획득면역이 형성되는데, 이 면역은 수개월 동안 지속된다. IgG는 류마티스인자(rheumatoid factor)에 결합하는 물질이기도 하다.

IgM

혈장에서 음식이나 세균의 항원에 대한 반응으로 만들어지며 보체를 활성화하는 능력이 강하다. 그람음성균의 내독소와 같은 항원, ABO 혈액항원에 대한 항체를 형성한다. 특히 세균혈증에 효과적이다.

IgA

혈청 내에 소량 존재하며 오히려 눈물, 침, 초유, 위장관, 기관지 등 외분비선의 점액에서 주로 발견된다. 이물질이 점막에 결합해서 침입하는 것을 저지하여 위장관의 점막표면과 호흡기도를 보호하는 기능을 한다.

IgD

대부분 B세포의 표면에 존재하여 B세포의 활성화에 관여한다.

IgE

일명 알레르기반응 항체라고 하며, 주로 외분비선(외분비샘) 분비물에 존재한다. 비만세포(mast cell)와 친화성이 있어서 알레르기, 아토피 및 아나필락시스(anaphylactic) 반응에서 IgE가 현저하게 증가한다. 두드러기(urticaria)의 주원인물질이다.

작용 antibody action

항체는 항원을 공격한다. 그러한 항체의 작용은 두 가지 양식으로 이루어지는데, 직접 항원과 결합하여 공격하거나 간접적으로 보체를 활성화하여 항원을 공격하기도 한다. 항체가 항원과 직접적으로 결합하여 반응하는 것을 항원항체 반응(antigen-antibody reaction)이라 하며, 항원항체 반응이 일어나면 항원항체 복합체는 뭉쳐진다. 항원항체 반응은 주로 응집(agglutination), 침강(precipitation), 중화(neutralization)의 세 가지 방식으로 진행된다(표 7.2).

응집(agglutination)은 하나의 특이항원(예: 적혈구, 세균)에 대해 항체가 집합하여 항원항체 복합체를 형성하는 것이고, 응집이 일어나면 식세포가 항원을 파괴하기 쉽다. **침강**(precipitation)은 용해성 항원과 항체가 만나 항원항체 복합체를 이루어 비용해성이 된 후 침전되는 것을 말한다. 만약 항원과 항체가 과다하면 응집과 침강반응이 일어나지 않

표 7.2	항체의 작용	
작용 양식	작용 종류	작용
직접 부착	응집 침강 중화	항원이 덩어리 형성 항원이 불용성 침전을 형성 항원의 독성이 약화됨
보체 활성화	옵소닌화 주화성 염증 용해	식작용이 일어날 수 있도록 세포막을 변형시킴 호중구와 대식세포를 끌어당김 감염 확산을 막음 세포막을 녹여 파괴함

는 경우도 있다. **중화**(neutralization)는 항체가 항원에서 분비되는 독소와 결합하여 독소의 효과를 약화시키거나 없애는 것이다. 중화된 항원항체 복합체는 세망내피계 세포가 탐식하여 혈액이나 조직에서 제거한다.

그러나 대부분 정상적인 상태에서는 항체가 직접 반응하는 것보다 **보체**(complement)를 활성화시키는 기전이 더욱 중요하며, 더 효과적으로 항원을 공격하는 방법이다. 보체가 활성화되면 백혈구의 화학주성작용을 촉진하거나 항원항체 복합체에 보체가 결합하여 식세포의 표면에 부착되어 식균세포가 탐식하기 좋은 상태로 만들거나(옵소닌화, opsonization), 복합체를 식작용하거나, 이물질 세포막을 파괴시키거나, 바이러스의 분자구조를 변형시켜 병원성을 약화시키는 작용을 한다.

면역에 관여하는 세포

면역에 관여하는 세포는 식작용, 항원제시, 이물질 인식, 항체 생산, 비정상세포 파괴의 5가지 기능을 수행한다. 하나의 세포가 이 모든 기능을 가지는 게 아니라 여러 종류의 세포가 독특한 자기만의 역할을 담당한다.

T세포 T lymphocyte

태아 발생 중 골수의 줄기세포는 림프구를 생산하고 림프구는 혈액을 따라 전신으로 운반된다. 림프구의 절반은 흉선으로 가서 성숙하고 분화하여 형질이 변화되어 T세포(T cell) 혹은 T림프구(T lymphocyte)가 되며, 흉선(가슴샘)유래세포(thymus derived cell)라고도 한다. T세포는 혈액을 따라 흉선에서 여러 림프조직, 특히 림프절과 비장(지라)으로 운반된다. T세포는 혈액 중 순환하는 림프구의 70~80%를 차지한다. T세포에는 **보조 T세포**(helper T cell, Th), **억제 T세포**(suppressor T cell, Ts), **독성 T세포**(cytotoxic T cell, Tc), **기억 T세포**(memory T cell, Tm)가 있다(표 7.3).

보조 T세포는 CD4 양성 T세포라고도 하며, T와 B세포를 도와서 항원항체반응이 적절하게 나타나도록 도와준다. 억제 T세포는 면역반응을 억제한다. 독성 T세포는 림프구 자신이 항원을 공격한다. 기억 T세포는 항원을 이물로 인식하고 손상부위에 대식세포를 동원하며, 특이항원을 기억, 인지하여 계속 면역상태를 유지한다. 지연성 감각과민반응(delayed hypersensitivity)을 주관하며, 진균과 바이러스 감염에 대한 저항, 장기이식의 거부반응, 종양에 대한 면역반응 등에 효과적이다. 림포카인을 생산하여 조직의 염증을 감소시킨다. 또한 다른 T세포나 B세포에 의해 진행되는 면역반응을 촉진 또는 억제한다. 무엇보다도 T세포의 가장 큰 역할은 항원제시세포(antigen presenting cell, APC)에서 오는 정보를 인식하여 이물질인지 아닌지를 판단하는 것이다. 이물질이면 제거할 태세를 갖추고 이물질이 아니라고 판단하면 방치하게 된다.

B세포와 형질세포 B cell and plasma cell

B세포(B림프구)는 혈액, 골수, 림프조직에 존재하고, 순환하는 림프구의 20~30%를 차지한다. 인체에 항원이 침입하면 B세포는 보조 T세포의 도움을 받아 증식해서 **형질세포**(plasma cell)로 분화된다. 형질세포는 수많은 항체를 생산하여 혈액으로 분비하고, 항원과 결합하여 항원항체반응을 일으켜 체액성 면역반응을 수행한다. 많은 항체는 질병에 대해 면역반응이 일어나게 한다(그림 7.2).

표 7.3 T세포의 종류

종류	역할
보조 T 세포(helper T cell)	대식세포의 활성화 독성 T세포의 활성화를 도움 항체생산 도움
독성 T 세포(cytotoxic T cell)	자기와 비자기를 구분하며 비자기를 파괴
억제 T 세포(suppressor T cell)	면역반응을 억제
기억 T 세포(memory T cell)	항원을 기억하여 면역상태를 유지

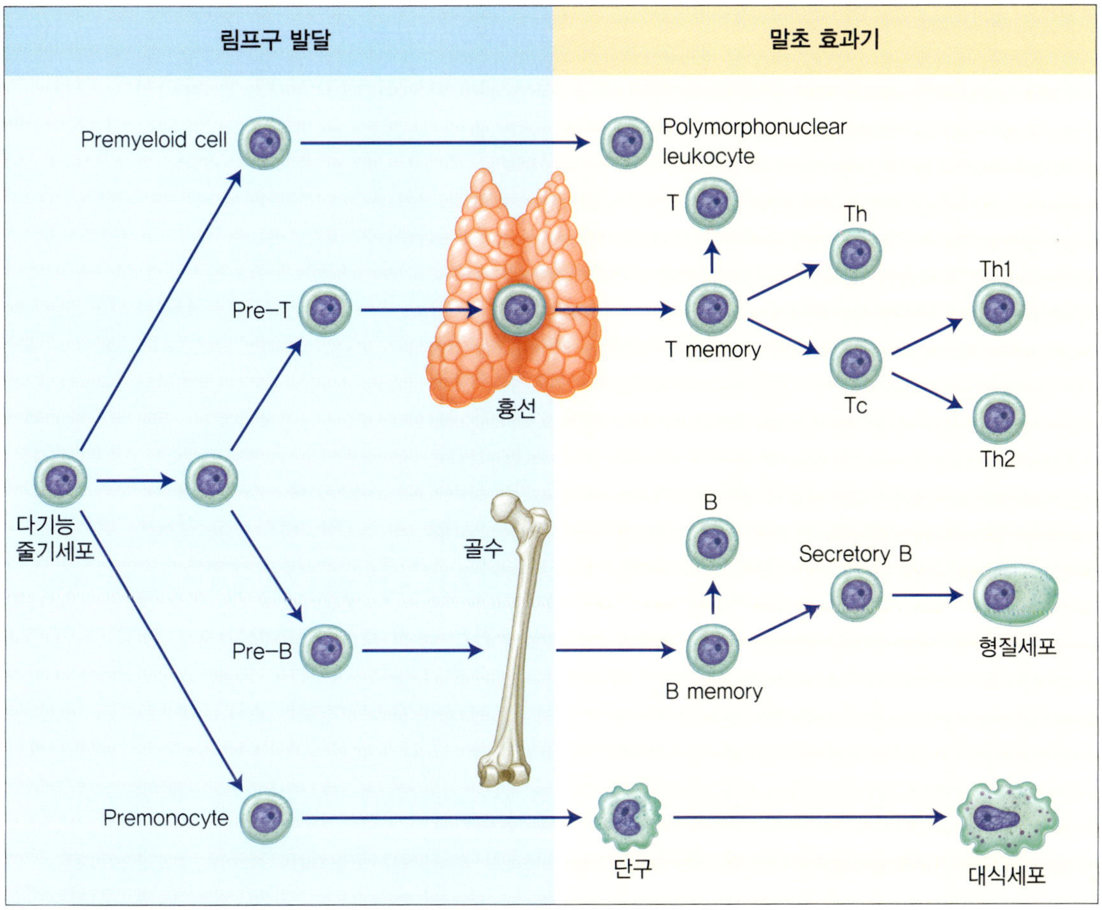

그림 7.2 골수 줄기세포에서 림프구 분화

대식세포 macrophage

대식세포는 순환혈액과 림프조직에 광범위하게 존재한다. 대식세포는 세균이는 노폐물이든 무엇이든지 식작용을 한다. 또한 이물질을 항원으로 가공하여 T세포에 전네주는 항원 제시 역할도 한다. 식작용의 기전은 인터루킨-1(IL-1)과 같은 용해인자를 생산하여 B와 T세포의 분화를 돕고, 단백분해효소를 생산하여 독성대사물과 종양세포를 용해한다. T세포의 생성물인 림포카인과 반응하여 강력한 유효세포의 역할을 한다. 또한 용해인자를 분비하여 섬유모세포와 림프구의 성장과 기능에 영향을 미친다.

호중구 neutrophil

호중구는 화학주성, 식작용, 살균작용을 한다. 호중구는 리소자임을 분비하여 일반 세균과 이물질에 대한 탐식작용을 한다.

자연살해세포 natural killer cell, NK cell

순환혈액이나 림프조직에 존재하여 특정 암세포나 바이러스 감염세포를 파괴한다. 퍼포린(perforin)이라는 단백질을 분비하여 종양세포를 파괴하는 데 사용한다.

면역에 관여하는 물질

면역반응에 관여하는 물질로는 항체, 보체, 사이토카인이 있다.

항체 antibody: Immunoglobulin(Ig)

특이항원에 대한 반응으로 골수, 비장, 흉선을 제외한 모든 림프조직에서 형성되는 혈청 단백질로 IgA, IgD, IgE, IgG, IgM이 있으며 항원을 공격 또는 파괴한다.

보체 complement(C)

보체(complement, C)는 혈청 globulin의 약 10%를 차지하는 단백질로 항체가 결합된 세균이나 세포를 살균하거나 용해하는 작용을 한다. 종류에는 C1부터 C9까지 9종류가 있고 혈청 속에는 C3가 가장 많다. 혈중에서 불활성 상태로 존재하다가 항원항체 복합체에 의해 활성화된다. 보체가 활성화되면 백혈구의 화학주성작용, 아나필락시스독소(anaphylatoxin)작용, 옵소닌작용을 한다. 보체가 세균막 표면에 결합하는 것을 옵소닌화한다고 하며, 대식세포가 탐식하기 쉽게 만드는 작용을 **옵소닌작용**(opsonization)이라고 한다. 그 결과 항체가 결합한 항원이 파괴되어 살균효과가 나타난다.

사이토카인 cytokine

사이토카인은 세포, 주로 백혈구에서 분비되는 단백활성물질을 의미한다. 종류로는 인터루킨(IL), 인터페론(IFN), 종양괴사인자(tumor necrosis factor, TNF), 집락자극인자(colony stimulating factor, CSF), 증식인자(growth factor, GF)가 있다. 이들은 몇 개의 소단위로 분류되며, 생리활성은 매우 복잡하다(표 7.4).

인터페론은 바이러스에 감염된 세포에서 형성되는 단백질로서 항바이러스 효과, 면역조절효과, 대식세포 활성화인자(macrophage activating factor, MAF)의 역할을 한다.

표 7.4 사이토카인의 종류

사이토카인	역할
IL1~IL10	림프구의 분화와 성장을 조절
IFN αβγ	바이러스 복제 차단 대식세포의 바이러스 식작용 도움 암세포 공격
TNF αβ	종양의 성장을 중지시킴 세균감염 시 발열반응 촉진 림프구 분화 촉진
G(granulocyte)-CSF GM(granulocyte/macrophage)-CSF	골수가 림프구를 생성하도록 자극

면역의 종류

선천성 면역 innate immunity

인체가 항원과 전혀 접촉이 없었음에도 불구하고 체내에서 자연적으로 형성된 면역으로, 유전적 소인으로 인해 태어날 때부터 특정 병원미생물에 대한 저항력을 갖고 있는 상태를 말한다. 이것은 개인의 영양상태, 환경, 대사작용, 정신건강상태, 침입한 균의 독성에 의해 영향을 받는다. 또한 종특이성을 나타내는데, 애완견의 심장사상충이 인간에게 옮지 않고, 사람은 수두에 걸리지만 애완견은 걸리지 않는 경우가 해당된다.

후천성 면역 획득면역, acquired immunity

출생 후 얻어지는 면역으로, 항원 침입을 받기 전까지는 아무런 활동을 하지 않고 조용히 대기상태에 있다가 항원이 침입하면 면역반응이 진행되는 것을 의미한다. 따라서 인위적으로 형성하고 발달시킬 수 있으며, 면역 획득과정에 따라 자연적(natural) 면역과 인위적(artificial) 면역, 개체가 능동적으로 면역성을 획득하는지의 여부에 따라 능동적(active) 면역과 수동적(passive) 면역으로 나눈다(표 7.5).

자연적 면역 natural immunity

면역성 획득과정이 자연적인 경우에 해당하며, 태반순환이나 모유수유를 통해 모체로부

백신은 소아마비 폴리오를 제외하고 모두 주사한다

폴리오(polio)는 주사하지 않고 경구투여하면 장관상피에서 국소면역이 작용하여 분비형 IgA가 많이 발생한다. 폴리오바이러스(poliovirus)는 먼저 장관에서 증식하고 나서 전신으로 이동하기 때문에 장관에서의 증식을 억제하려는 것이 소아마비 백신의 경구투여 목적이다.

천연두

천연두(마마, smallpox)는 세계적으로 백신공급이 활발해진 1980년대에 퇴치 선언이 이루어졌다. 그러나 최근 생물무기로서 테러에 사용될 우려가 제기되고 있다.

터 태아로 항체가 전달되어 태아에게 면역성이 생기는 경우이다.

인위적 면역 artificial immunity

면역성 획득과정이 인위적인 경우에 해당하며, 백신접종이나 항체 함유 혈청주입 등이 해당한다.

능동적 획득면역 active acquired immunity

병원성이나 독성을 약화시킨 병원미생물을 인체에 주사하여 얻게 되는 면역으로 **백신**(vaccine)이 대표적인 경우에 해당한다.

백신은 병원체의 항원성을 유지하고 병원성(독성)을 약화시킨 것으로, 접종하여 인위적으로 면역을 생기게 하는 방법이다. 종류로는 죽은 세균(장티푸스), 약화시킨 생균(소아마비, 풍진, 결핵, 홍역), 화학적으로 변형시킨 변성독소(toxoid: 디프테리아, 파상풍) 등이 있다.

표 7.5 면역의 종류

종류	특성		
선천성 면역	태어날 때부터 선천적으로 갖는 저항성(개체특이성, 인종특이성, 민족특이성)		
후천(획득)성 면역		능동면역	수동면역
	자연적	현성감염(유행성 이하선염) 불현성감염	태반, 모유
	인위적	사균백신(장티푸스) 약독화세균(소아마비, 풍진, 결핵, 홍역) 변독소(디프테리아, 파상풍)	항체주사 면역혈청주사

평생면역

유행성 이하선염(볼거리, mumps), 수두(chicken pox), 홍역(measles), 풍진(rubella)과 같이 어린시절에 잘 걸리는 질병은 한 번 앓고 나면 다시 걸리는 일이 없다. 이렇게 한 번 걸리면 평생 걸리지 않는 면역을 평생면역(lifetime immunity)이라 한다. 홍역을 예로 들면 홍역바이러스에 대한 기억 림프구(memory T cell)가 평생 존재하는 것이다. 항체가 없어지는 일이 있으나, 그 경우에는 다시 만들어진다. 병원체에 따라서 평생면역을 획득할 수 있는 것과 획득할 수 없는 것이 있는데, 이러한 차이가 발생하는 명확한 기전은 아직 밝혀지지 않았다.

수동적 획득면역 passive acquired immunity

다른 사람이나 동물에 의해 이미 형성된 항체를 인체에 주입하여 형성되는 면역이다. 획득방법은 말의 혈청주사(파상풍, 디프테리아의 항체를 함유함)나 사람의 감마글로불린(γ-globulin) 추출물을 주사하는 방법이다. 이 방법은 면역결핍증 환자에게 효과적이며, 장점은 면역반응이 즉각적이므로 치유가 즉시 나타난다. 단점은 효과가 일시적이고 단기간(2~3주 내지 2~3개월 동안) 지속되는 점과 면역혈청주사를 접종한 환자에서 혈청병(serum sickness)이나 과민성 쇼크(anaphylactic shock)와 같은 면역반응이 나타날 수 있다는 점이다.

체액성 면역과 세포매개성 면역

B세포와 T세포가 둘 다 항원을 공격하지만 방법은 서로 다르다.

체액성 면역 humoral immunity

인체에 항원이 침입하면 B세포가 항체를 생산하여 혈액과 조직액 속으로 분비한다. 이 항체가 항원을 파괴함으로써 신체를 방어하는 면역반응으로 B림프구가 담당한다. 항체는 혈액이나 다른 조직액(체액)을 통해 운반되기 때문에 체액성 면역이라 하며, 항체가 관여한다 하여 **항체매개성 면역**(antiboby mediated immunity)이라고도 한다(그림 7.3).

체액성 면역은 침입한 항원의 종류와 항원에 대한 반응시기에 따라 구분한다. 세균과 바이러스 감염에 효과적이며, 인체에 항원이 처음 침입하면 1차 면역반응이 나타나고, IgM은 1차 면역반응의 주항체이다. 1차 면역반응 후 동일한 항원이 재침입할 때 더 강한 항체를 다량 생산 · 분비하여 2차 면역반응을 하며, IgG가 2차 면역반응의 주항체이다(그림 7.4).

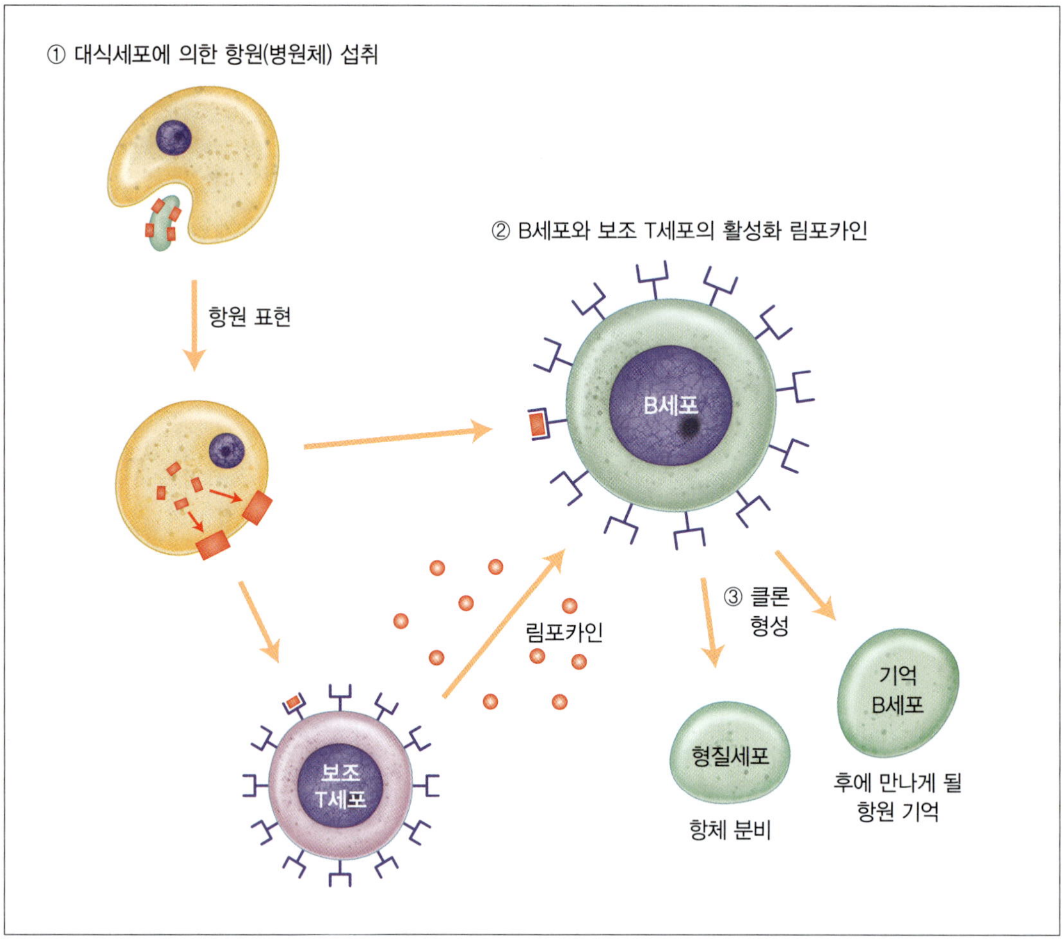

그림 7.3 체액성 면역

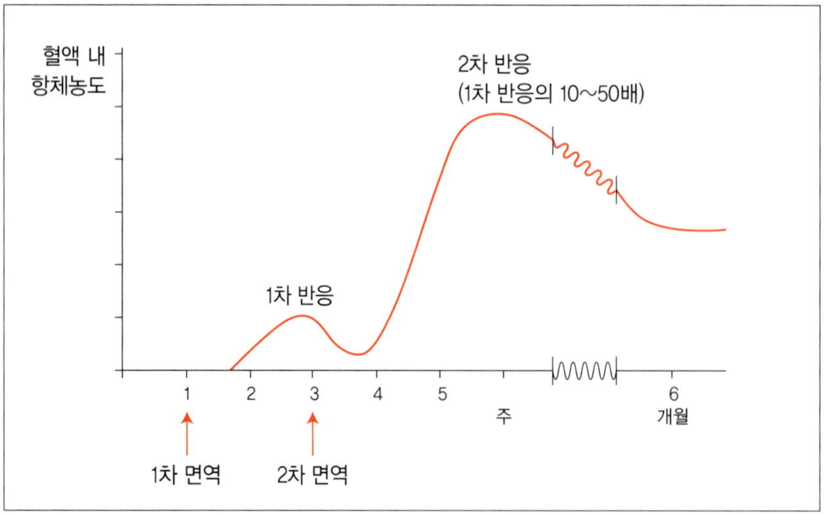

그림 7.4 면역에 따른 항체의 반응

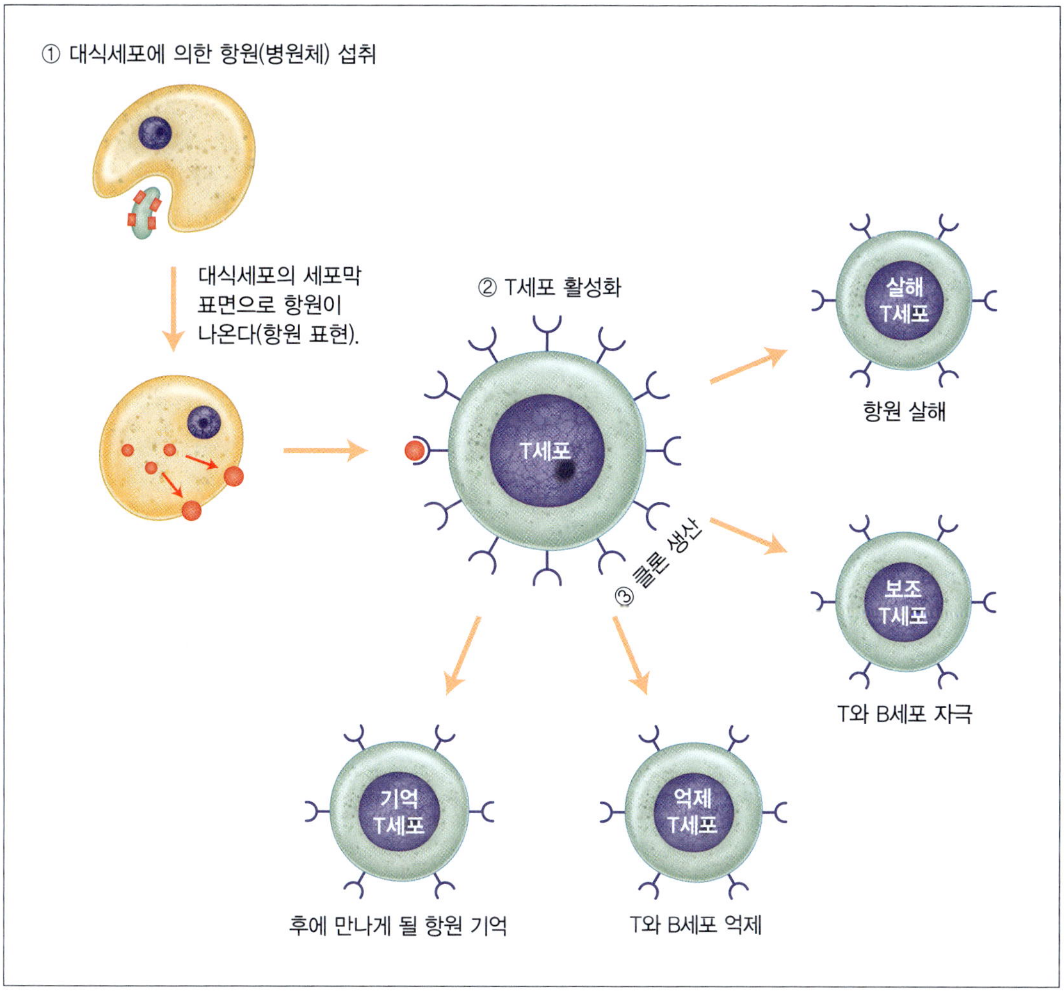

그림 7.5 세포매개성 면역

세포매개성 면역 cell mediated immunity

인체에 항원이 침입하면 T세포는 항원과 직접 접촉하여 싸움으로써 신체를 방어하는데, 이러한 면역반응을 세포매개성 면역이라 한다. 세포매개성 면역은 많은 병원성 미생물, 암세포, 장기이식 같은 이질적인 조직에 대해 효과적으로 반응한다(그림 7.5).

면역질환

면역질환이란 면역에 관여하는 구성성분과 기능의 변화로 인해 면역반응이 비정상적으로 발생하여 나타난 질환을 말한다. 여기에는 과민반응, 자가면역질환, 면역결핍성 질환이 포함된다.

주요 용어

알레르기 allergy

1906년 소아과 의사 von Pirquet가 제창한 개념으로, 그리스어의 allos(other, 다른)와 ergo(action, 작용 또는 능력)를 조합한 복합어이다.

Reagin

IgE를 말한다. 40년 전만 해도 IgE의 존재조차 몰랐기 때문에 혈청 속에 반응하는 어떤 물질, '반응체'가 있다고 하여 reagin이라 하였다. 1966년 일본의 '이시자타'에 의해 reagin이 IgE라고 밝혀졌다.

피부테스트 skin test, scratch test

제 I형 과민반응이며 15~30분이 소요된다.

과민반응 hypersensitivity reaction

과민반응은 항원에 대한 과도한 면역반응이 일어나 숙주의 세포나 조직에 장애를 일으키는 것으로, 일종의 **알레르기**(allergy)반응이다. 과민반응의 항원을 **알레르기 항원**(allergen)이라 하며, I~V까지 5종류의 형태로 구분할 수 있다.

제I형 과민반응 아나필락시스형

제1형 과민반응은 **IgE 항체**가 생산됨으로써 일어나는 반응으로, 항원으로는 꽃가루, 먼지, 우유, 페니실린 등이 있다. 항원에 노출되면 즉시 반응이 일어나는 **즉시형 과민반응** 또는 **아나필락시스**(anaphylaxis)**형 알레르기**라고 한다(그림 7.6). 기전은 1차 노출된 항원에 의해 IgE가 만들어지고 이것이 비만세포나 호염기구에 결합한다. 그 후 IgE가 조직

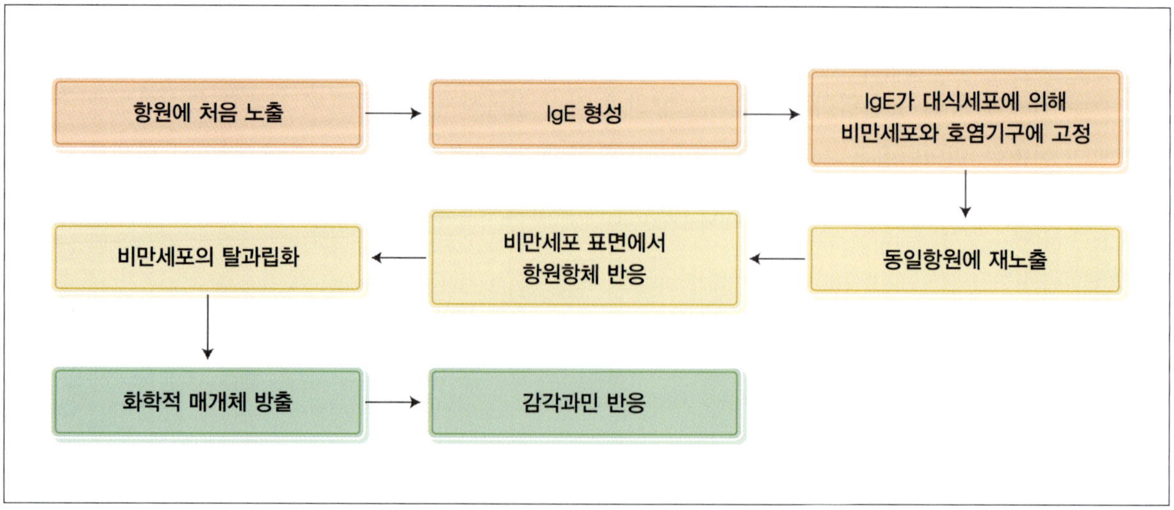

그림 7.6 제I형 과민반응(아나필락시스형)

내 비만세포와 결합하고 있는 부분에 알레르기항원(allergen)이 다시 침입하여 이 IgE와 결합하면 비만세포로부터 염증유발물질인 류코트리엔, 프로스타글란딘, 히스타민 등이 방출되어 급격한 염증반응을 일으킨다. 그 결과 평활근의 심한 수축과 혈관투과성 항진이 일어난다. 전신형으로는 페니실린, 국소마취제, 조영제, 어류, 달걀 등에 의한 **아나필락시스 쇼크**(anaphylatic shock)가 대표적이다. 국소형 아나필락시스는 일명 아토피성 알레르기(atopic allergy)라고도 하며, 꽃가루나 먼지 등에 의한 피부알레르기, 기관지천식 등이 이에 해당된다(그림 7.7).

제II형 과민반응 세포상해형 과민반응

세포나 조직에 항체가 결합함으로써 2차적으로 발생하는 조직장애이다. 세포막 위에 있는 항원에 항체(IgG, IgE)가 결합하고 이것에 보체가 작용하여 대식세포나 자연살해세포 등이 결합하면서 세포를 파괴한다. 대표적으로 자가면역용혈빈혈(autoimmune hemolytic anemia), ABO 부적합 수혈에 의한 용혈빈혈, 하시모토병(Hashimoto's disease) 등이 있다.

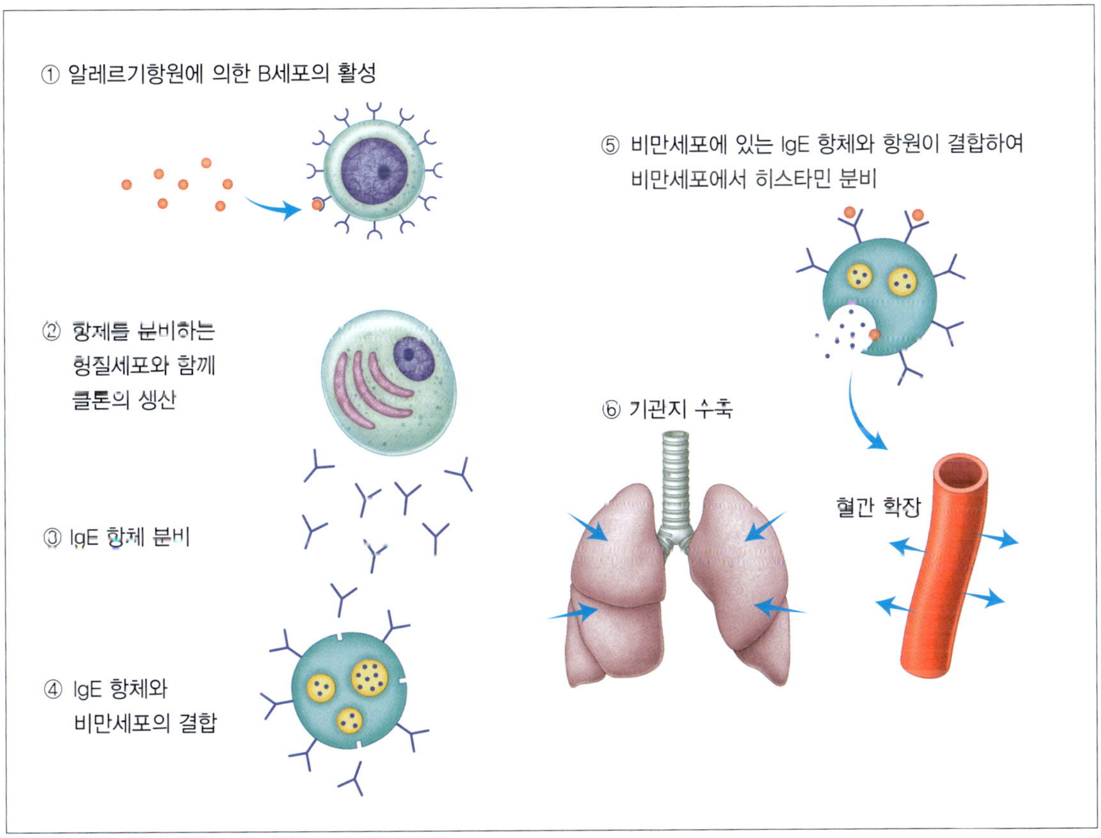

그림 7.7 제형 과민반응(알레르기반응)

벌독에 의한 아나필락시스 쇼크

더운 여름철 "등산객이 벌에 쏘여 사망했다"는 뉴스를 접할 때가 있는데, 이것은 벌독에 의해 아나필락시스 쇼크로 사망한 것이다. 벌독이 IgE 항체와 결합하고 인체는 다량의 히스타민을 분비하게 된다. 과다한 히스타민은 혈관투과성을 항진시켜 심박출량 저하, 심박수 증가, 혈압저하 증세를 나타내며 쇼크에 빠지게 되고 사망에 이른 것이다. 이럴 때는 에피네프린과 같은 약물로 심장자극, 기관지 확장을 유도하고 필요에 따라 부신피질스테로이드, 항히스타민제 등을 투여한다. 그 밖의 처치로는 수액보충, 기도확보, 쇼크에 대한 응급치료 실시 등이 있다.

제III형 과민반응 면역복합형 과민반응

항원과 항체가 결합하여 형성된 **면역복합체**(immune complex)가 혈액 속을 흘러다니다가 모세혈관 등에 침착해서 보체를 활성화하여 염증을 일으키는 반응이 제III형 과민반응이다. 사구체신염(토리콩팥염), 전신홍반루푸스(systemic lupus erythematosus, SLE), 만성 류마티스관절염(chronic rheumatoid arthritis), 혈청병(serum sickness), 괴사성 혈

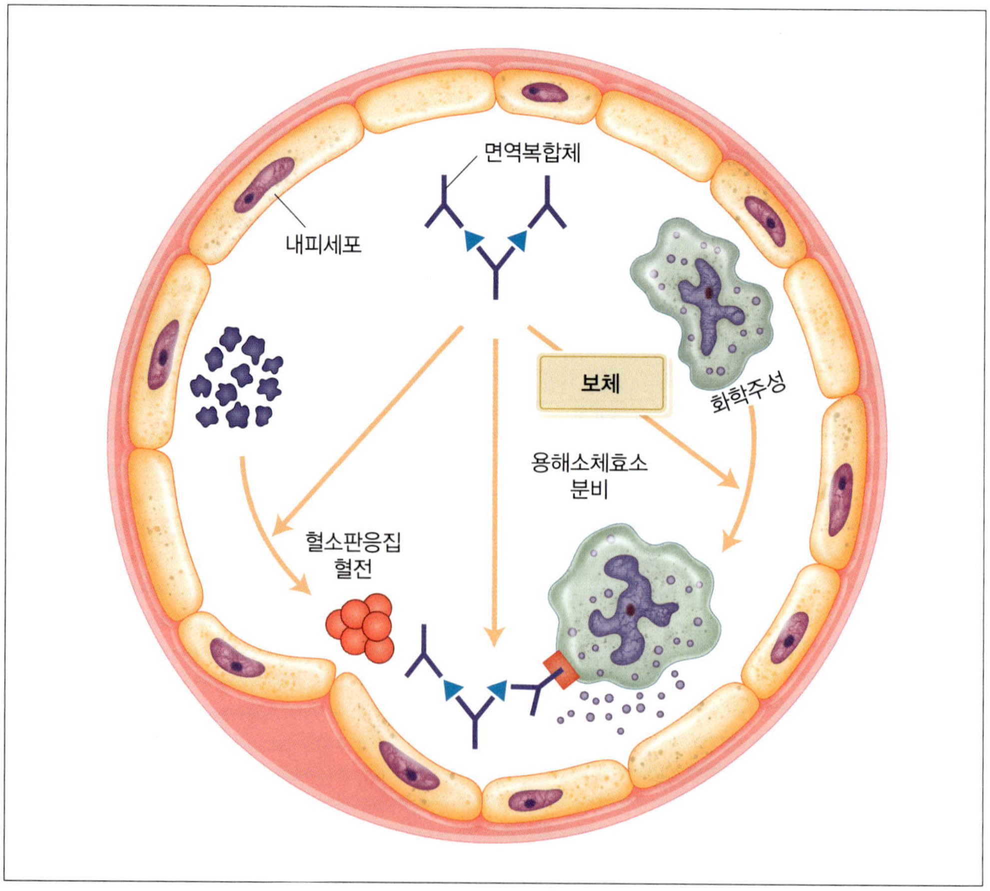

그림 7.8 제III형 과민반응: 면역복합체에 의한 혈관손상

관염(necrotizing vasculitis) 등이 해당된다(그림 7.8).

제IV형 과민반응 지연형 과민반응, 투베르쿨린형

항원이 체내에 들어온 지 48시간 경과 후 나타나는 과민반응으로 지연형 과민반응이라고도 한다. 제IV형 과민반응은 항체가 관여하지 않는 점이 I, II, III형 과민반응과 다른 점이다. 항원으로 활성화된 T세포로부터 나온 인터루킨(IL)에 의해서 대식세포나 림프구가 자극을 받아 그 국소에 모여 육아조직을 형성한다. 결핵균검사 시의 투베르쿨린반응(Mantoux test)이나 접촉피부염(contact dermatitis) 등이 그 예이다(그림 7.9, 그림 7.10).

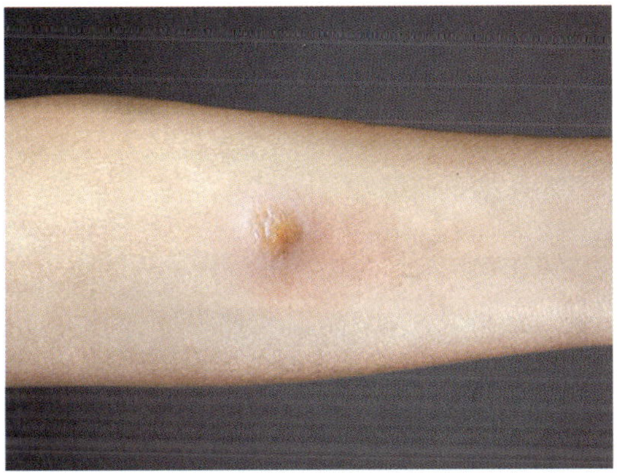

그림 7.9 양성 Montoux test

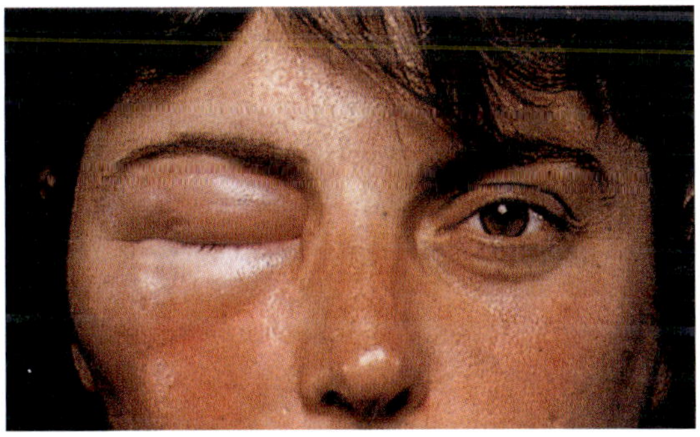

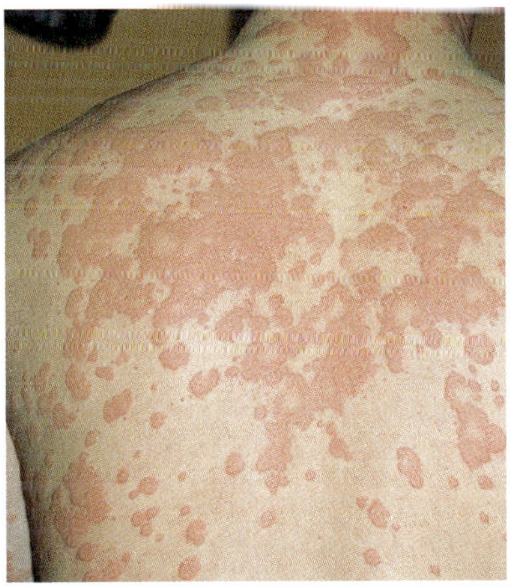

그림 7.10 접촉피부염

제V형 과민반응 자극형 과민반응

자극형 과민반응이라고도 부르며 기본적으로는 제III형 과민반응과 유사하다. 세포 표면의 호르몬수용체에 결합한 항체가 그 수용체를 자극하여 마치 호르몬이 결합한 것 같은 반응을 일으켜 수용체의 기능을 항진시키거나 억제시킨다. 바세도우병(Basedow's goiter)에서 IgG에 포함되는 LATS(long acting thyroid stimulator)라고 부르는 TSH 수용체에 대한 항체가 갑상선 기능을 항진시키는 경우가 여기에 해당된다.

자가면역질환 autoimmune disease

건강한 사람은 자신의 조직성분에 대해서는 면역반응을 일으키지 않는데, 이것을 **면역내성** 또는 **면역관용**(immune tolerance)이라 한다. 면역관용이 깨져 자기성분(자가항원)에 대하여 면역반응을 일으키는 것을 **자가면역질환**(autoimmune disease)이라고 한다.

병인

면역학적 · 유전적 · 환경적 요인에 의하여 면역내성이 소실되면, 자가항원에 대한 면역반응이 일어난다(그림 7.11).

일반적으로 면역반응계에 노출되지 않았던 항원이 면역반응계에 노출되면, 그 항원에

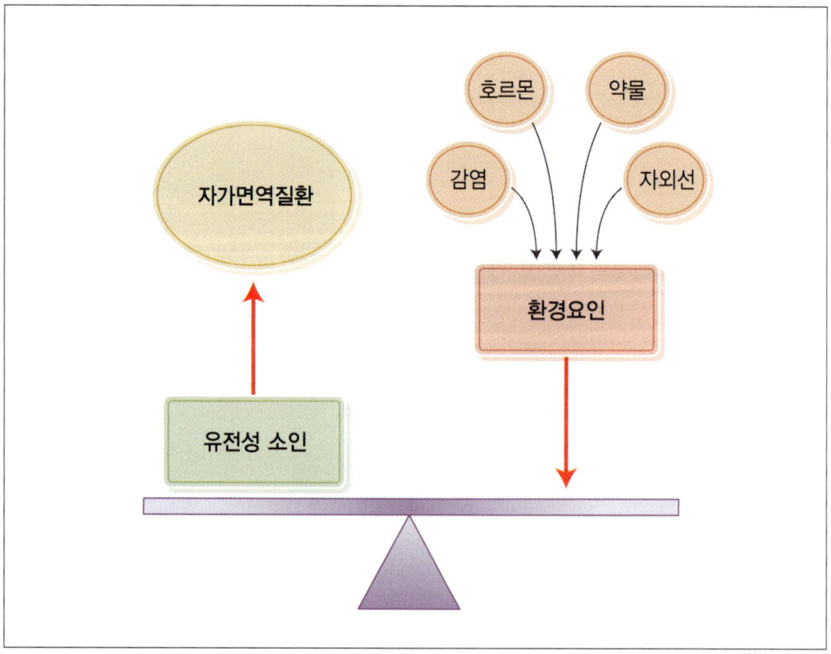

그림 7.11 자가면역질환의 병인

대해 반응하는 항체가 생긴다. 태생기 초기에 격리되었던 물질인 수정체(렌즈, crystalline lens), 포도막(uvea) 물질 등이 외상 또는 수술 등으로 인하여 순환혈액이나 조직액으로 나오면 림프구는 이를 외래 항원으로 잘못 인식하여 면역반응을 일으킨다.

자가항원(단백질)이 바이러스 감염 등에 의해 변화하고, 그에 대하여 반응하는 항체가 생긴다. 세균은 인체조직과 교차반응을 일으켜 면역관용을 소실시킨다. 예로 항연쇄상구균(사슬알균) 항체와 심내막 항원 등이 있다.

보조 T세포와 억제 T세포의 기능 불균형으로, 억제 T세포 기능을 소실하거나, 반대로 과다한 T세포의 도움으로 인해 B세포가 많은 항체를 만들어내어 자가면역반응을 일으킨다.

유전인자도 관여한다. 일부 자가면역질환은 가족력이 있으며, 특히 HLA class II 항원과 관계가 있다고 알려졌다. 또한 유전자를 이식한 실험동물에서 자가면역질환이 발생했다.

자가면역질환의 분류에서 항원이 특정 장기 또는 세포에 제한된 경우로는 하시모토병과 중증 근무력증이 있다. 반면 모두 세포에 공통적으로 존재하여 전신장기를 침범하는 전신 자가면역질환으로는 전신홍반루푸스(systemic erythematosus lupus), 진행전신피부경화증(progressive systemic sclerosis), 악성빈혈(malignant anemia) 등이 있다.

전신홍반루푸스 systemic lupus erythematosus, SLE

수많은 자가항체, 특히 핵에 대한 항핵성 항체(antinuclear antibody, ANA)를 형성하여 자기조직을 파괴하는 만성적인 자가면역질환이다. 20~40세 정도의 젊은 여성에서 많이 발생하며 남성보다 여성에게서 7~10배 정도 더 발생한다. 뺨에 나타나는 나비 모양의 홍반(butterfly rash)이 특징적이며, 젊은 여성에게 원인불명의 열이나 관절통, 피부발진 등의 증상이 나타나면 감별해 보아야 한다(그림 7.12).

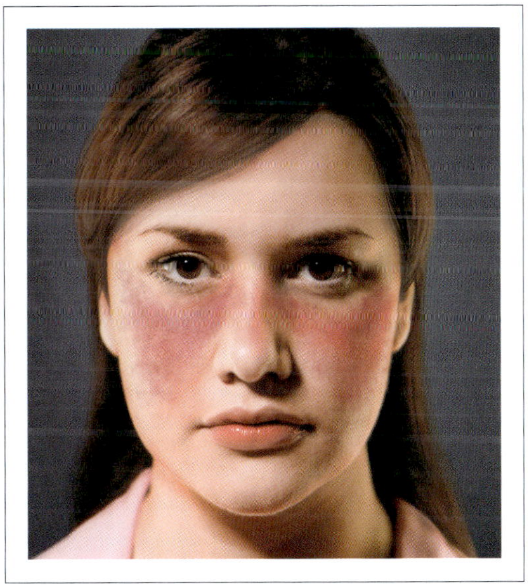

그림 7.12 전신홍반루푸스: 나비 모양 발진

원인은 불분명하지만, 핵성분에 대해 만들어진 항핵항체(antinuclear antibody, ANA)나 세포질 성분, 핵소체 성분, 감마글로불린, 혈액응고인자 등 다양하다. 조직의 손상기전으로는 핵과 항핵항체의 항원항체 복합체가 형성되어 혈관이나 조직에 침착되면서 보체의 활성화, 백혈구에 의한 염증관련 화학주성물질의 분비로 II형 또는

III형 과민반응이 진행되어 조직이 손상된다. 임상소견으로 발열, 관절통, 체중감소, 관절염, 사구체신염, 근육위축, 심장판막 기형, 비정상적 혈액구성 등이 있다.

류마티스관절염 rheumatoid arthritis, RA

류마티스관절염은 결합조직에 만성염증을 일으키는 것으로 주로 관절에 발생한다. 면역글로불린G(IgG)에 대한 항체가 혈액에 나타나는데, 이것을 **류마티스인자**(reumatoid factor, RF)라고 한다. 류마티스인자는 자가항체의 하나이며, 이것이 혈액에서 관찰되면 류마티스관절염으로 진단할 수 있다.

류마티스인자와 IgG가 만드는 면역복합체는 관절병변부에서 호중구를 활성화시켜 염증성 프로스타글란딘 E_2나 단백분해효소를 방출시킨다. 그렇게 되면 염증이 진행되어 국소발열을 동반하는 관절부종과 압통이 나타난다. 증상으로는 관절활액 속 염증, 관절통, 경직, 관절기형 등이 나타난다(그림 7.13). 질병이 진행됨에 따라 관절표면이 파괴되고 섬유조직이 증식하여 **판누스**(pannus)라고 부르는 육아조직이 생성되어 관절의 운동성이 저하된다. 무릎관절, 손가락관절 등에 자주 나타나며, 여기에 혈관염이 동반되면 **악성류마티스관절염**(malignant rheumatoid arthritis, MRA)으로 진행된다(그림 7.14).

류마티스성 열 rheumatic fever, RF

류마티스성 열은 용혈성 연쇄상구균(hemolytic streptococcus) 감염 후 2~3주간 잠복기를 거치면 급성열성질환으로 발병한다. 사춘기에 심장판막증을 일으키며, 항생물질의 발달과 함께 격감하고 있다. 심근염을 동반하면 류마티스심장염(rheumatic carditis)이 되

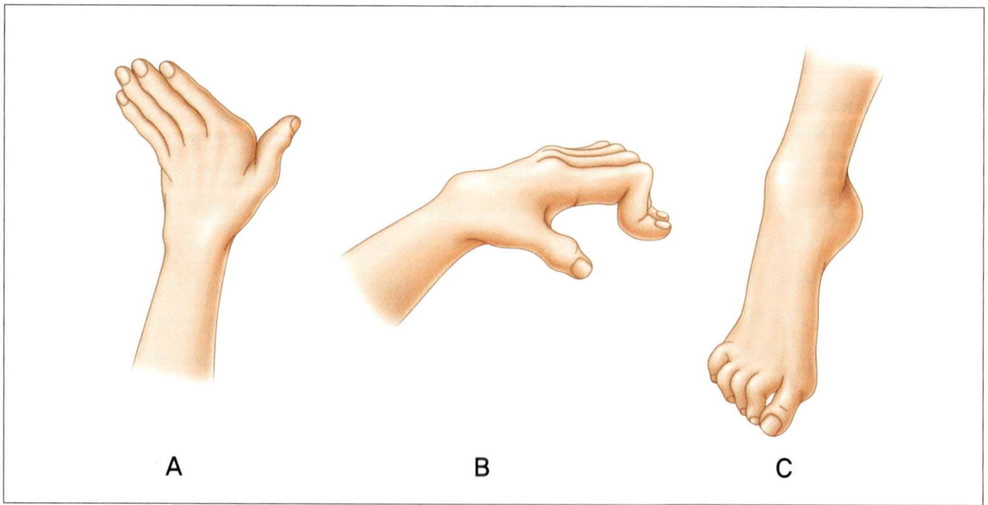

그림 7.13 **류마티스관절염에 의한 관절 변형. A:** 척골(자골) 편위, **B:** 관절변화, **C:** 결절형성

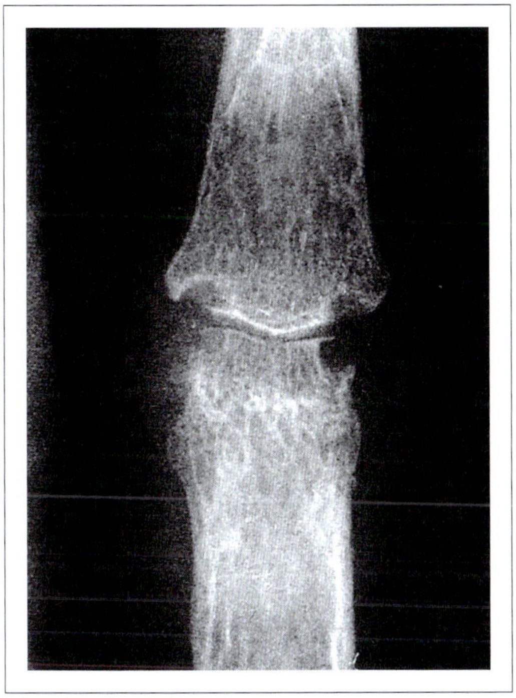

그림 7.14 류마티스관절염의 방사선영상

며, 조직 중에 아쇼프소체(Aschoff bodies) 결절이라고 하는 병변이 특징적으로 관찰된다.

쇼그렌증후군 Sjogren's syndrome

쇼그렌증후군은 타액선(침샘)과 누선(눈물샘)을 비롯한 외분비선에 만성염증을 초래하는 질환이다. 40~50세 이상의 중년여성에서 잘 발생하며, 누선과 타액선이 면역학적 기전에 의해 파괴되어 분비가 감소되어 각막건조나 구강건조 증상이 특징적으로 나타난다. 구강과 비강점막의 건조 외에도 후두염, 기관지염 및 폐렴이 동반될 수 있다. 병소에는 T림프구 및 B림프구의 침윤이 나타난다.

결절다발동맥염 polyarteritis nodosa, PN

결절다발동맥염은 동맥벽의 근육에 면역복합체가 침착되어 괴사성 전신 혈관염을 특징으로 나타내는 질병이며, 주로 중동맥과 세동맥에 호발한다.

진행성 전신피부경화증 경피증, progressive systemic sclerosis

원인은 정확히 알려져 있지 않지만 콜라겐 합성이 항진되어 발생하며, 면역반응의 이상 또는 미세혈관의 이상으로 콜라겐의 양이 증가하고 섬유화가 진행된다. 피지선(피지샘), 한선(땀샘) 등 피부부속기의 감소에 의해 피부건조가 나타나고 주로 피부에서 관찰되기 때문에 일명 **피부경화증**(scleroderma)이라 한다. 남녀 비율은 1 : 10으로 여성이 많고, 40대에 가장 많이 발생한다. 임상적으로 한랭에 노출되면 피부가 하얗게 변하고 손가락을 움직이지 못하며(레이노 현상, Raynaud's phenomenon) 그 밖에 식도협착, 폐섬유화, 혈관성 신장손상, 진피 및 피하경화 등이 발생한다(그림 7.15).

면역결핍증후군 immunodeficiency syndrome, IDS

면역결핍증후군은 면역체계에 손상이 생겨 정상적인 면역반응이 이루어지지 않는 질병을 지칭한다. 면역결핍증이 되면 감염증에 잘 걸리고, 한번 걸리면 잘 낫지 않으며, 중증 감

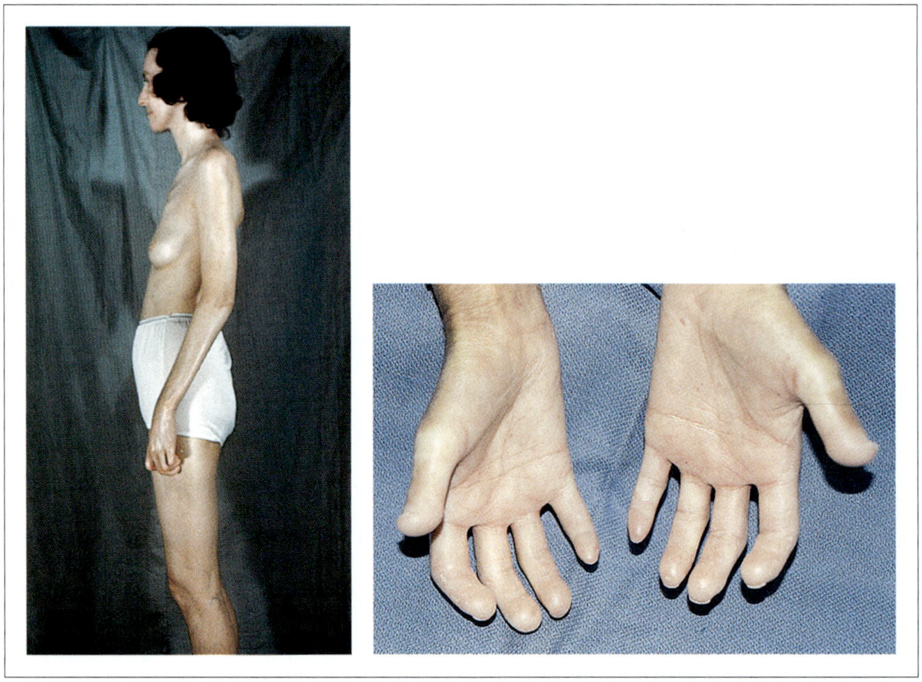

그림 7.15 전신성 피부경화증

염이 되기 쉽고, 정상인은 감염되지 않는 약한 미생물에도 쉽게 감염되는 특징을 보인다. 유전적 원인에 의한 선천면역결핍증후군(congenital IDS, CIDS)과 후천면역결핍증후군(acquired IDS, AIDS)이 있다.

선천면역결핍증후군 congenital immunodeficiency syndrome, CIDS

선천적으로 림프구나 큰포식세포 등 면역담당세포로 불리는 세포에 기능이상이 생기면 면역글로불린 생산에 이상이 일어나 감염증이 쉽게 발생한다. 아래는 CIDS의 대표적인

주요 용어

Bruton's disease X-liked agammaglobulinemia, XLA

1952년 Bruton에 의해 세균감염이 있는 영아에서 혈청 내 면역글로불린이 거의 존재하지 않는 것이 최초로 보고되었다. 우리나라는 1982년 남자아이에서 처음 보고되었고 성염색체 열성으로 유전하여 남아에게서만 발병한다. 항체반응을 이용하지 않는 세포성 면역은 정상이나 항체를 이용하는 체액성 면역에는 장애가 발생한다.

Di George syndrome catch 22 analogy

흉선이 정상적으로 발육하지 않아서 T세포가 제대로 성숙하지 못하여 세포성 면역결핍이 유발된다. 22번 염색체 장애로 인하여 발생하며, 심순환계장애, 저칼슘혈증, 흉선기능부전이 나타난다.

질환이다.

- 무감마글로불린혈증(agammaglobulinemia)

  B세포의 결함으로 항체의 주요 성분인 감마글로불린을 만들 수 없어 면역반응이 일어나지 못한다. T세포는 정상이어서 세포성 면역은 정상적으로 일어나고, 체액면역이 저하된다.

- IgA 결손증

  유전자이상에 의해 IgA를 만들 수 없어 점막의 면역기능이 약화된다.

- T세포 결핍

  태아기 흉선 발육이상으로, 흉선의 형성부전이나 흉선에서 T세포의 성숙과정 이상으로 T세포가 감소한다.

후천면역결핍증후군 acquired immunodeficiency syndrome, AIDS

AIDS는 **인간면역결핍바이러스**(human immunodeficiency virus, HIV) 감염에 의해 발생하며, HIV의 표적세포는 면역계와 신경계세포이다. HIV는 혈액 중의 단핵구와 조직에서의 대식세포 등에 감염을 일으킨다. 감염경로는 성적 접촉, 주사(수혈, 주삿바늘), 감염된 임산부로부터 신생아에게 전파되는 수직감염이 있다.

임상증상으로 T세포(CD4 양성 T세포)가 계속 죽어가기 때문에 세포성 면역이 저하된다. IL-2, TNF-γ 등 사이토카인의 형성 감소가 있으며 세포 내에는 신호전달의 장애가 일어난다. AIDS의 전형적인 증상은 전반기의 발열, 체중감소, 전신림프절종대를 보이다가 점차 바이러스, 세균, 진균 등의 기회감염이 발생한다. 말기에는 **카포시육종**(Kaposi's sarcoma)(그림 7.16), 주폐포자충폐렴(pneumocystis carinii pneumonia) 등의 AIDS 특유의 질병이 발생하고 신경계장애도 나타난다.

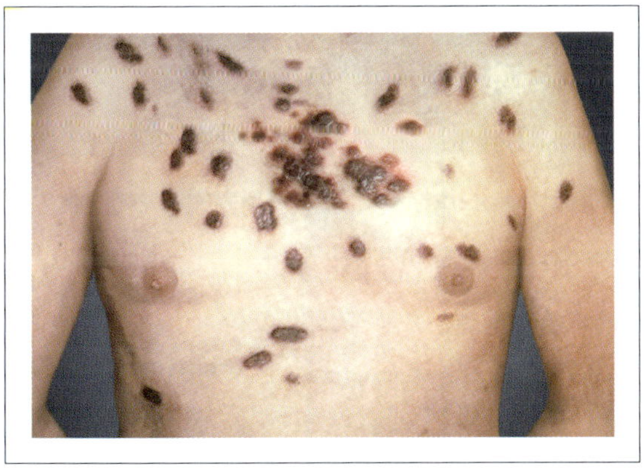

그림 7.16 카포시육종

질병관리본부에 따르면, 2015년 내국인 AIDS 감염인 1,018명이 새로 발견되어 총 누적 감염인 수는 10,502명으로 추정된다. 이 중 남자 974명, 여자 44명으로 22.1:1의 성비를 보였고, 연령 구성은 20대가 33.3%(383명)로 가장 많았으며, 30대 24.1%(278명), 40대 18.8%(217명) 순으로 20~40대가 전체의 76.2%를 차지하고 있는 것으로 나타났다(그림 7.17).

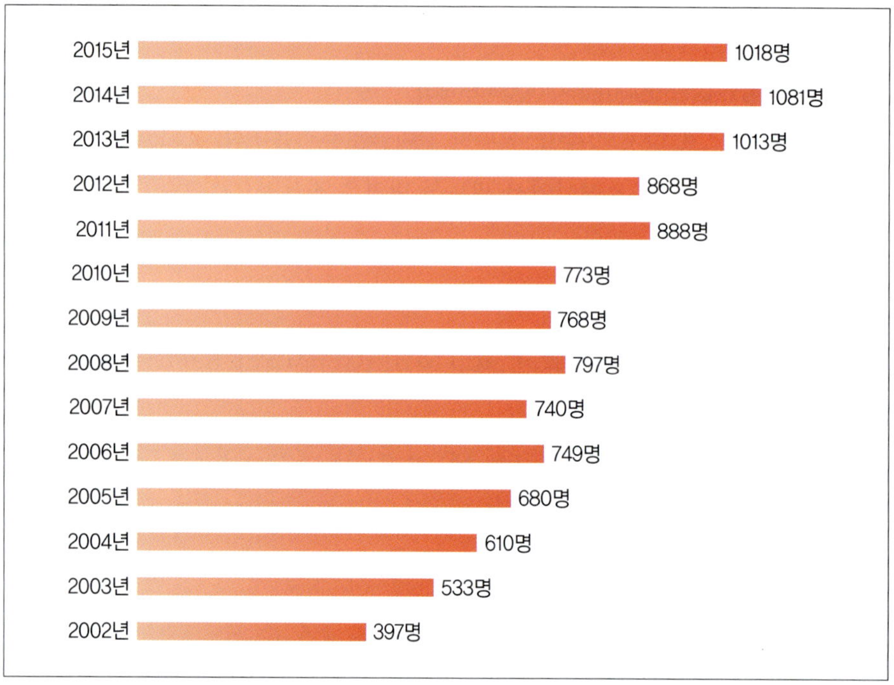

그림 7.17 국내 AIDS 감염인 발생 현황(질병관리본부, 2016)

아시아의 HIV 감염은 크게 약물 사용, 동성애, 성매매, 성매매 여성의 고객 및 그들의 직접적 성파트너에 집중되어 있다. 아시아 지역은 다른 지역에 비해 HIV 감염인이 많지 않은 편이지만 최근 몇 년간 급속히 증가하고 있다(그림 7.18).

장기이식 organ transplantation

사람의 **장기이식**에는 자신의 조직을 이식하는 경우와 타인의 조직을 이식하는 경우가 있다. 장기를 제공하는 사람을 공여자(donor), 이식을 받는 사람을 숙주(host) 혹은 수여자(recipient)라 하고, 이식된 장기를 이식편(graft)이라고 한다. 자신의 조직을 이식하는 경우는 단순히 장소만 바꾸는 것에 불과하지만, 타인의 장기를 이식하는 경우는 문제가 발생할 수 있다. 타인의 조직은 자신의 것이 아니기 때문에 생체는 이것을 이물질로 인식하고 면역반응을 시작하는데, 이것이 **거부반응**(transplant rejection)이다. 거부반응은 이식의 가장 큰 합병증으로 발열, 이식부위의 통증, 이식 후 4~15일 동안의 기능상실 등의 증세를 보인다. 거부반응을 방지하기 위해서는 가능한 한 조직적합성 항원이 일치하는 사람으로부터 장기를 이식받는 것이 좋다. 이식거부는 조직학적 부적합증을 가진 수여자에게서 면역반응이 일어나는 것이다.

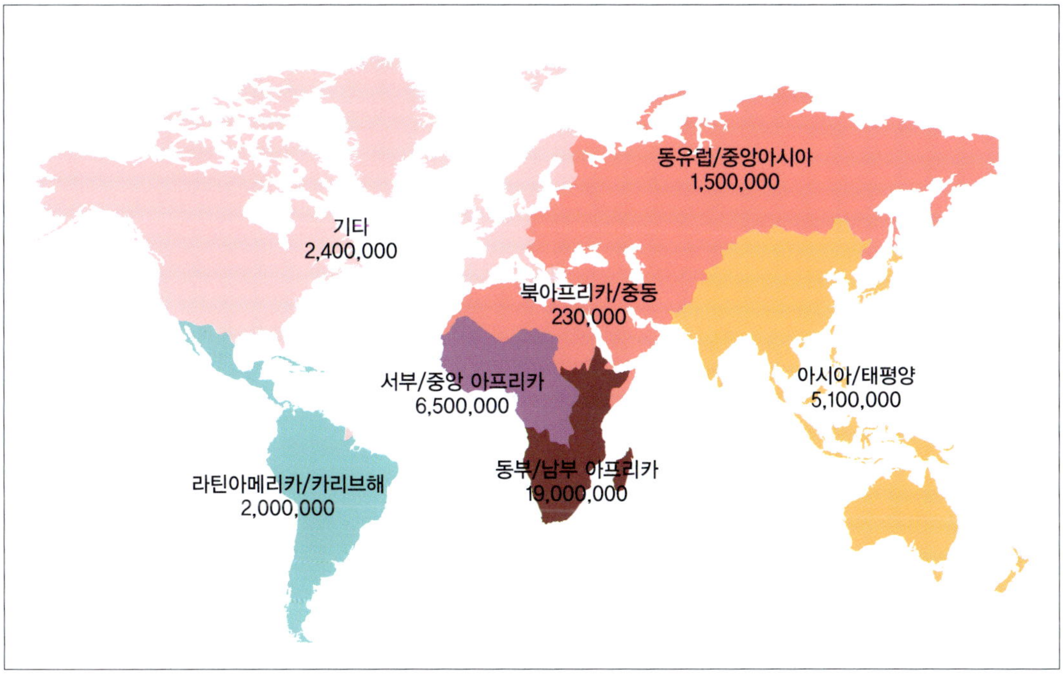

그림 7.18 **대륙별 AIDS 감염자 현황** (2015, http://www.aidsinfo.unaids.org)

이식편대숙주반응 graft versus host, GVH

이식받는 숙주의 면역력이 약하면 이식된 장기 내의 림프구가 숙주를 공격한다. 예를 들어 면역이 억제된 백혈병 환자가 골수이식을 받을 경우, 골수에서 나온 T세포가 숙주에게서 증식되고 숙주를 공격하여 면역반응을 일으키는 것을 **이식편대숙주반응**이라고 한다. 백혈병과 같은 혈액종양, 재생불량성빈혈, 면역결핍증에서 볼 수 있다.

주조직적합 복합체 major histocompatibility complex, MHC

피부나 장기를 이식할 때 이식의 성공 여부를 결정하는 항원이 몇 가지 있는데, 그 중에서 가장 큰 영향을 미치는 항원이 **주조직적합 복합체**이다. MHC란 각 개인이 갖는 항원으로 이식 장기가 갖는 MHC와 숙주가 갖는 MHC가 일치할수록 장기이식이 성공할 확률이 높다. 이것을 지배하는 유전자는 제6염색체에 있고, 생체는 각각 특유의 MHC를 가지고 있으며, 손가락 지문처럼 다양하여 유전자지문이라고 한다. 같은 형제자매라 해도 그 조합은 다르며 같은 경우는 일란성 쌍둥이뿐이다. MHC는 면역반응을 일으키기 때문에 이식편거부 시 항원이 된다(그림 7.19).

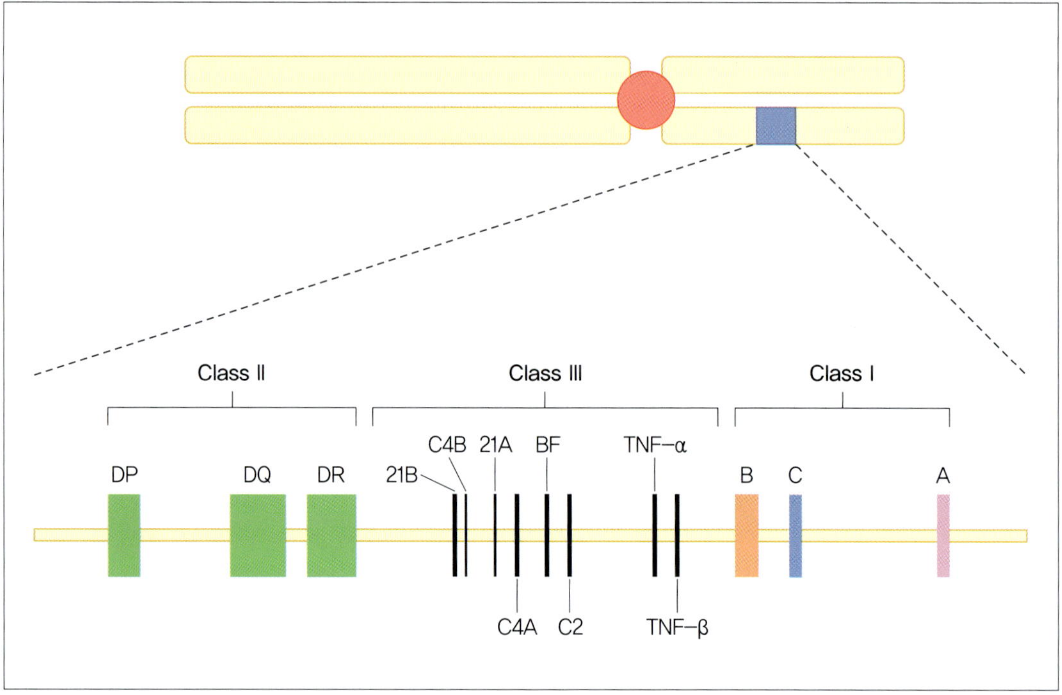

그림 7.19 주조직적합 항원

인체림프구 항원 human leukocyte antigen, HLA

사람의 주조직적합 항원(MHC)을 **인체백혈구 항원**이라고 한다. HLA 구성은 HLA-A, B, C 및 D의 주된 유전자자리(loci) 4개가 있다. HLA 유형으로는 Class I과 II항원이 있으며, Class I항원은 세포독성 T림프구 수용체와 반응하여 T세포를 활성화한다. 따라서 세포독성 T림프구는 Class I 항원을 갖고 있는 감염된 세포만 공격한다. 주로 이식편거부 시 항원이 되기도 한다. Class II항원은 외부에서 들어온 항원을 보조 T림프구에 제시하여 면역반응을 담당한다.

자기와 비자기

면역은 외부의 이물질로부터 생체를 지키는 반응이라고 생각되어 왔으나, 자가면역질환 또는 이식의 거부반응 등에서 이물질이라 정의하는 데 문제가 발생했다. 즉 자기(self)와 비자기(non-self)를 어떻게 구별하는가 하는 문제이다. 자기라고 표현한 것이 여기서 말하는 MHC이며, 이 안에 면역반응을 지배하는 유전자가 들어 있다고 설명하고 있다.

핵심용어

항원 antigen

몸 안의 면역반응을 자극하는 모든 물질로 항체 발생기(antibody generator)의 약어

항체 antibody

항원의 작용에 의해 B림프구에 의해 형성되는 단백질을 말함

면역글로불린 immunoglobulin

순환기를 돌아다니다가 외부세포에 달라붙어 백혈구인 포식세포가 박테리아를 잡아먹을 수 있도록 표시하는 역할을 하는 혈장 단백질을 말함

골수 이식 bone marrow transplantation

질병이 있는 골수를 가까운 관계가 있는 공여자로부터 받은 건강한 골수(leukemia-free bone marrow)로 대치하는 치료법을 말함

과민성, 과민증 hypersensitivity

약물이나 자극에 대하여 과잉반응을 나타내는 상태로 반응성이 과잉으로 변화한 것을 말함

백신 vaccine

감염증의 예방으로 사람이나 동물을 자동적으로 면역하기 위하여 쓰이는 항원으로 프랑스의 미생물학자 파스퇴르가 제창한 감염방식을 말함

소독 disinfection

감염병의 전염을 방지할 목적으로 병원균을 죽이는 것을 말함

자가면역질환 autoimmune disease

면역체계에 의해서 자기 몸 안의 세포를 파괴하는 면역반응을 말함

알레르기 allergy

처음으로 어떤 물질이 몸 속에 들어갔을 때 항체가 생긴 뒤에 다시 동일 물질이 생체에 들어가면 그 물질과 항체가 반응하는 것으로 대부분 증가된 과민 상태를 나타냄

아나필락시스 anaphylaxis

제1형 과민반응과 같은 말로 외계의 물질에 대한 면역반응이 지나치게 항진되어 있는 병적인 상태를 말함

자연살해세포 natural killer cell

종양 또는 감염 등에 즉각 대응하는 선천면역체계의 일종으로 목표 세포를 인지하는 순간, 바로 죽이거나 사이토카인(cytokine)을 분비하여 무력화시키는 세포 독성 임파구의 한 종류

사이토카인, 시토카인 cytokine

조직의 국소에서 생산되어 국소의 세포간 신호전달을 매개하는 단백질 인자의 총칭

인터루킨 interleukin

면역계가 질병과 감염에 맞서 싸우도록 자극하는 단백질의 한 형태

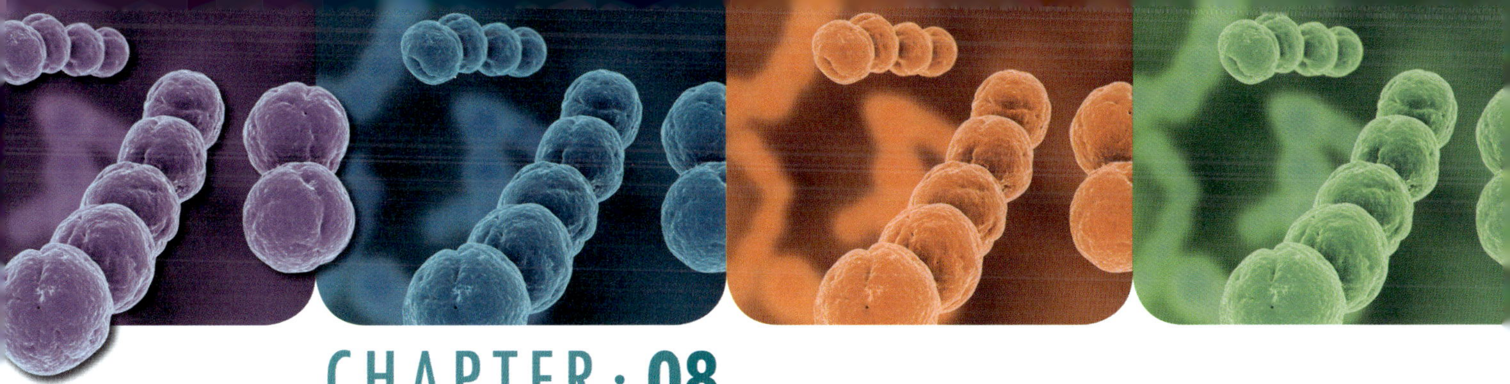

CHAPTER · 08

유전과 선천성 이상

HEREDITY AND CONGENITAL DISORDER

학습목표

1. 유전과 선천성 이상에 대한 용어와 장애를 정의할 수 있다.
2. 유전과 돌연변이를 설명할 수 있다.
3. 유전자질환과 유전질환을 비교할 수 있다.
4. 유전자질환과 유전질환의 종류와 증상을 설명할 수 있다.
5. 선천성 이상의 종류와 원인을 설명할 수 있다.
6. 유전과 선천성 이상의 진행과정과 치료에 대하여 설명할 수 있다.

선천성 이상(congenital disorder)이란 태어날 때부터 몸의 형태, 기능 및 대사의 이상이 나타나는 경우를 말한다. 신생아의 약 2%는 선천성 이상을 가지고 태어난다. 선천성 이상의 요인으로는 유전요인, 환경요인, 유전과 환경요인 양자의 상호작용을 고려할 수 있다. 유전에 의한 선천성 이상은 유전형을 밝혀내는 것이 중요하다(그림 8.1). 그러나 선천성 이상을 유발하는 대부분의 원인은 잘 알려져 있지 않다(그림 8.2). 선천성 질병의 일부 원인이 유전이상이므로 선천성 질병이 유전성 질병보다 더 넓은 의미이다.

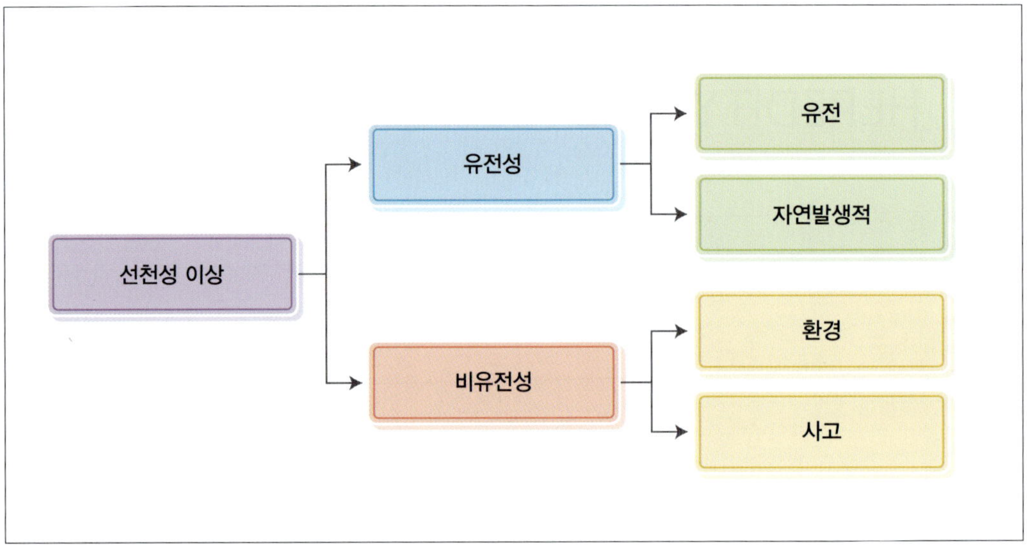

그림 8.1 선천성 이상의 병인

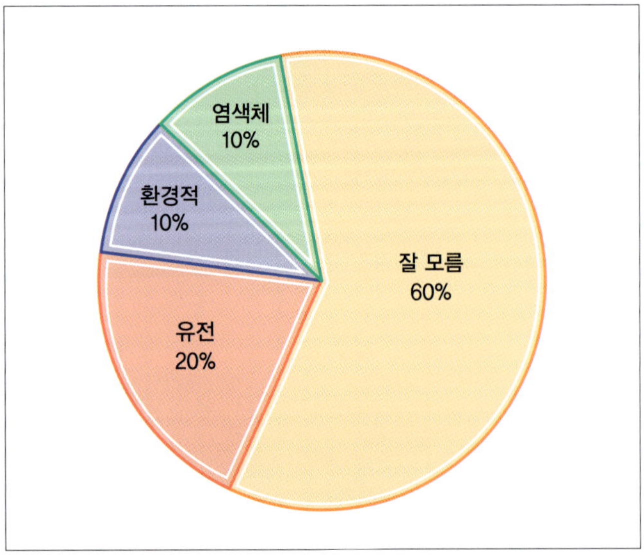

그림 8.2 선천성 이상의 원인

A 유전 Heredity

유전은 부모의 유전자가 다음 세대에 전달되어 특정한 성질이 나타나는 것을 말한다. 유전에 의해 부모로부터 다음 세대에 전달되는 특성을 **형질**(trait)이라 하며, 유전 현상을 연구하는 학문을 유전학(genetics)이라 한다.

형질에 대한 유전정보는 세포의 핵 속 DNA에 담겨 있는데, 이러한 DNA 단위를 **유전자**(gene)라 한다. 유전자는 피부색, 주근깨, 혈액형 등 특정한 형질에 대한 정보를 가지고 있으며, 유전자는 실같이 가늘고 긴 구조로 꼬여 있는 **염색체**(chromosome)에 함유되어 이동한다(그림 8.3).

정상적인 인체의 세포는 핵 속에 46개, 즉 23쌍의 염색체를 가지고 있다. 체세포 분열 시기에 46개의 염색체는 복제되었다가 2개의 똑같은 딸세포로 나누어지며, 각각 46개의 염색체를 가지게 된다. 각각의 염색체는 쌍을 이루는데 하나는 아버지로부터 유전된 것이고, 다른 하나는 어머니로부터 유전된 것이다. 생식세포의 세포분열은 체세포의 분열과 다

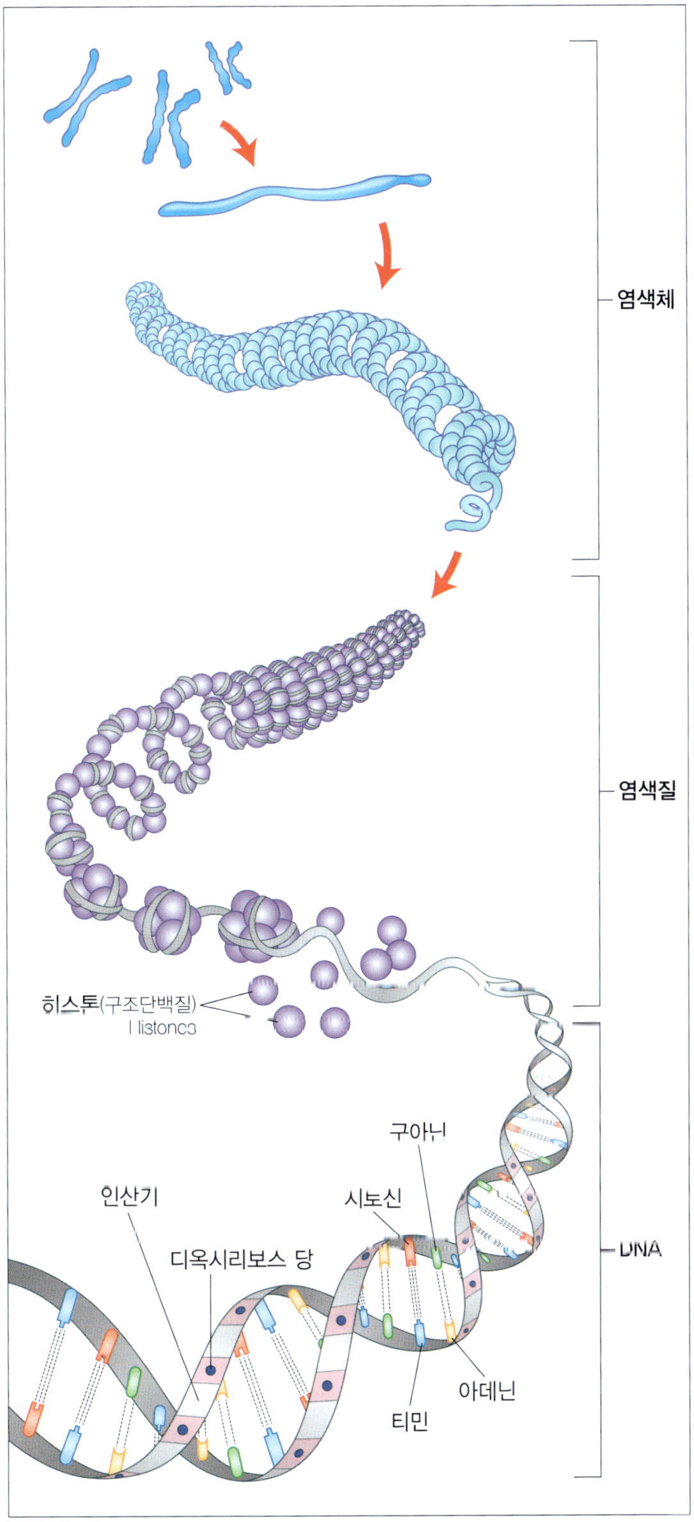

그림 8.3 DNA와 염색체

르다. 난자나 정자와 같은 생식세포는 분열 전에 복제되지 않아 이를 **감수분열**(meiosis)이라고 하며, 생식세포는 감수분열 과정을 통해 23개의 염색체를 가진다(그림 8.4).

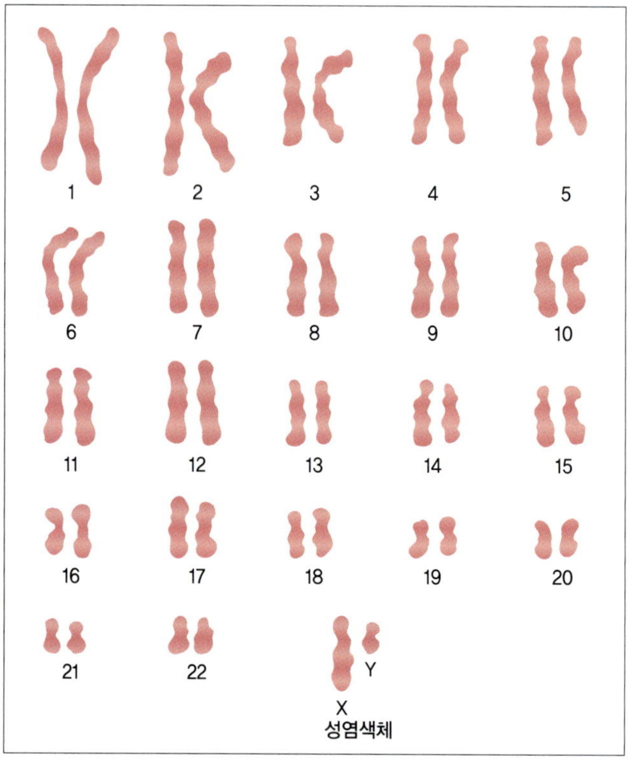

그림 8.4 정상 인체의 핵형

염색체는 가장 큰 쌍을 1번으로 하여 23번까지 번호를 부여한다. 1번에서 22번째 쌍 염색체는 **상염색체**(autosome)라 하며, 성을 결정하는 유전정보가 없다. 마지막 23번 염색체는 성을 결정하기 때문에 **성염색체**(sex chromosome)라 한다.

유전자의 발현에 있어서 대립유전자에 비해 우세한 경우 **우성**(dominant)이라 하며, 이에 반해 표현되지 않는 유전자는 **열성**(recessive)이라 한다(표 8.1). 예를 들어 검은 눈동자는 우성이고, 밝은 눈동자는 열성이다. 만약 검은색 우성유전자와 밝은 색(파란 눈) 열성유전자가 같이 있

표 8.1 우성유전형질과 열성유전형질

형질	우성	열성
이마의 머리털이 난 선	V자형 선	둥글다
머리털의 색	어두운 색	밝은 색
머리결	곱슬머리	직모
손등의 털	있음	없음
주근깨	있음	없음(혹은 약간)
보조개	있음	없음
눈의 색	어두운 색	밝은 색
색각	정상	색맹
갈라진 턱	–	없음
Rh인자	양성	음성

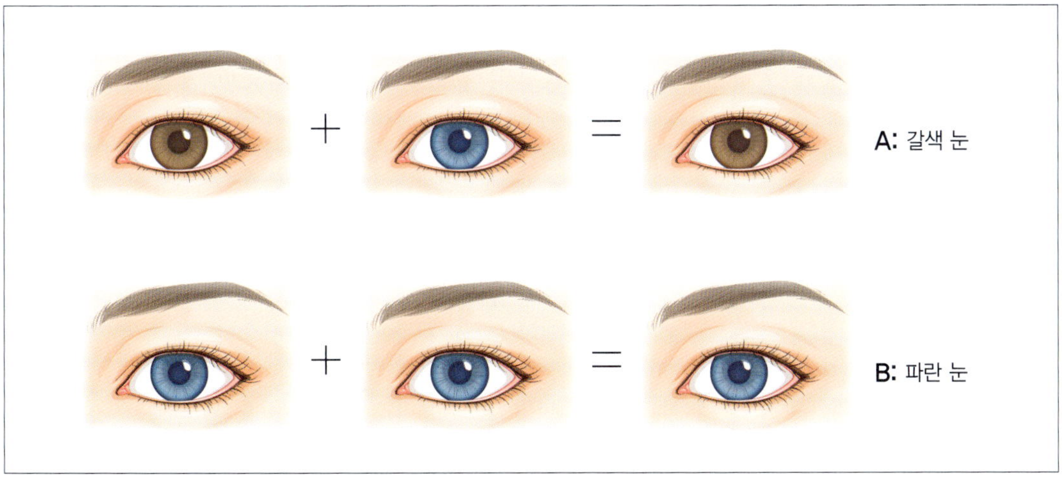

그림 8.5 눈동자 색깔

A: 갈색 눈의 우성유전자는 파란 눈의 열성유전자를 지배하여 갈색 눈이 발현된다.
B: 두 개의 파란 눈 열성유전자는 파란 눈의 자손을 낳는다.

다면 검은 눈동자로 표현될 것이다. 그러나 만약 부모 모두 파란색 눈동자의 밝은 색 열성유전자를 가지고 있다면 아이는 파란색 눈동자를 가지게 된다(그림 8.5).

돌연변이 Mutation

정상적인 DNA는 거의 실수 없이 복제되어, 부모의 정보가 정확하고 효율적으로 다음 세대에 전해진다. 그러나 가끔은 유전자나 염색체에 변화가 생길 수 있으며 예상치 못한 결과가 나타날 수도 있다. 이렇게 DNA 염기 배열에 변화가 생기는 것을 **돌연변이**라 한다. 어떤 돌연변이는 자연적으로 생기며, 그 밖의 경우에는 돌연변이 유발물질에 의해서 발생한다. 예를 들어 화학물질, 약물, 방사선 등은 돌연변이 유발물질로 알려져 있다.

염색체이상 Chromosome abnormalities

정상인에게는 22쌍의 상염색체와 1쌍의 성염색체가 있다. 때로 상염색체의 수에 변화가 생겨서 질병이 발생할 수 있고, 또한 성염색체의 수에 변화가 생겨서 성적 발달이 지장을 받을 수도 있다. 드물게는 염색체의 수는 정상인데 일부 염색체가 잘려 나가 발생하는 이상도 있다(표 8.2).

상염색체이상

염색체가 하나 더 많아져서 **삼염색체**(trisomy)가 되어 발생하는 이상으로는 21번 삼염색체인 다운증후군, 18번 삼염색체인 에드워드증후군, 13번 삼염색체인 파타우증후군이 있다.

핵형 표기법

(총 염색체 수), (성염색체 구성), (이상이 있는 경우)의 순서로 표기한다.

예:	
47, XX, +21	21번 삼염색체를 지닌 여성
46, XY, del(5p)	5번 염색체 단완이 소실된 남성
47, XXY	성염색체 삼염색체
45, X	성염색체 단염색체

표 8.2 유전질환의 종류

유형		대표 질환
염색체이상	상염색체	다운증후군(Down syndrome) 에드워드증후군(Edward syndrome) 파타우증후군(Patau syndrome) 고양이울음증후군(cri du chat syndrome)
유전자이상	성염색체	터너증후군(Turner syndrome) 클라인펠터증후군(Klinefelter syndrome)
	상염색체 우성	가족성 고콜레스테롤혈증(familial hypercholesterolemia) 마르팡증후군(Marfan syndrome) 가족성 대장용종증(familial adenomatous polyposis) 헌팅턴병(Huntington disease) 신경섬유종증(neurofibromatosis)
	상염색체 열성	낭성섬유증(cystic fibrosis) 페닐케톤뇨증(phenylketouria) 테이삭스병(Tay Sachs disease) 백반증(albinism) 판코니증후군(Fanconi syndrome) 낫형 적혈구빈혈(sickle cell anemia)
	반성열성유전	적록색맹(red-green color blindness) 혈우병(hermophilia) 듀센형 근육퇴행위축(Duchenne muscular dystrophy)

다운증후군 Down syndrome

다운증후군은 대표적인 상염색체이상으로 약 800명당 한 명꼴로 발생하며, 제21번 염색체가 삼염색체(trisomy 21; 21번째의 염색체가 3개 존재하는 것)이다. 이 질병은 고령임신(특히 35세 이상)으로 출생하는 아이에게 많이 관찰된다(그림 8.6). 특유의 편평한 얼굴, 내안각접힘, 낮은 코, 손발가락의 기형, 선천성 심장질환 등 여러 가지 기형과 정신발달장애가 동반된다(그림 8.7).

에드워드증후군 Edward syndrome

18번 삼염색체를 나타내는 염색체이상으로, 약 만 명당 한 명 정도 발생한다. 후두부 돌출, 손가락 발육부전, 심장기형, 지능발달 저해 등의 증세가 동반된다.

파타우증후군 Patau syndrome

13번 삼염색체로 뇌가 작고 눈이 작으며, 구개열, 합지증, 심장질환 등의 장애를 보인다.

고양이울음증후군 cri du chat syndrome

5번째 염색체가 일부 잘려나가 개체발생의 장애가 오는 염색체이상으로, 후두발육이 불완전해져서 고양이 울음소리와 비슷한 울음이 주증상으로 나타난다. 그 밖에 소두증, 정신장애, 둥근 얼굴, 근무력증, 평발, 선천성 심장질환 등이 나타난다.

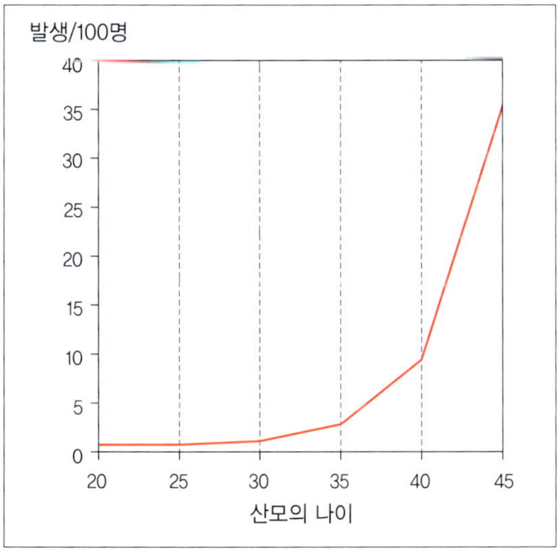

그림 8.6 산모의 나이와 다운증후군

산모의 나이가 많아짐에 따라 위험도가 증가한다.

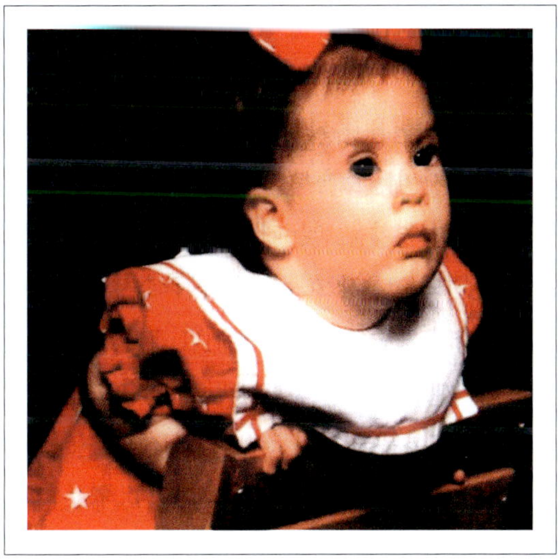

그림 8.7 다운증후군

성염색체이상

성염색체에 이상이 생기면 사춘기 이후에 나타나야 하는 제2차 성징이 제대로 나타나지 않으며, 지능저하 증세는 다양하다. 성염색체이상의 대표적인 예로는 여성의 성염색체 XX 중 1개가 결손되어 있는 **터너증후군**(Turner syndrome), 남성의 성염색체 XY에 X염색체가 추가된 **클라인펠터증후군**(Klinefelter syndrome)이 있다.

터너증후군 Turner syndrome

여성의 성염색체 XX 중 1개가 결손되어 **45X**로 표현하며 약 3,000명 중 한 명꼴로 발생한다. 한 개의 성염색체만 유전되어 외견상으로는 여성이지만, 여성의 2차 성징이 결여되어 무월경, 소아형 성기, 유방발육부진, 불임이 된다. 키가 작고 머리부터 어깨에 걸쳐 목 부분의 림프부종으로 '물갈퀴목(webbed neck)' 현상이 특징적으로 나타난다.

클라인펠터증후군 Klinefelter syndrome

대부분은 남성의 성염색체 XY에 X염색체가 추가되어 **47, XXY** 염색체를 가지며 남자 1,000~2,000명당 한 명 정도 발생한다. 사춘기 이전에는 진단이 되지 않을 수도 있으며 외관상으로는 거의 정상 남성에 가까운 발육을 나타내지만, 남성의 2차 성징이 발현되지 않아 고환발육이상, 무정자증, 불임 등이 초래된다. 확장된 가슴, 큰 키에 가느다란 몸집과 긴 다리의 여성형 체형을 보인다.

유전자질환

상염색체 우성장애 autosomal dominant disorder

염색체의 수나 형태는 정상이지만 상염색체에 병적 유전자가 있고 우성으로 유전되는 경우이다. 가족성 고콜레스테롤혈증(familial hypercholesterolemia), 마르팡증후군(Marfan syndrome), 헌팅턴병(Huntington disease), 가족성 대장용종증(familial adenomatous polyposis) 등이 있다.

상염색체 열성장애 autosomal recessive disorder

병적 유전자가 상염색체 양쪽에 있는 경우에 발생한다. 외관상 증상이 나타나지 않아서 정상으로 보이지만 부모가 보인자(병적 유전자를 갖는 경우)인 경우이다. 유전질환의 대부분은 상염색체 열성질환으로 약 3,000여 가지가 알려져 있고, 낭성섬유증(cystic fibrosis), 페닐케톤뇨증(phenylketouria), 테이삭스병(Tay Sachs disease), 겸상적혈구빈혈(낫적혈구빈혈, sickle cell anemia) 등이 대표적이다. 남녀 같은 비율로 이환되며, 근친 결혼 시 이 질환의 빈도는 증가한다.

반성열성 유전장애 X-linked recessive disorder

병적 유전자가 성염색체에 있는 것으로 거의 모두 X 염색체에 병적 유전자가 있고 대부분 열성유전이 이루어진다. 적록색맹(red-green color blindness), 혈우병(hemophilia), 듀센형 근육퇴행위축(Duchenne muscular dystrophy) 등이 해당된다.

유전질환

마르팡증후군 Marfan syndrome

전신 결합조직에 이상이 발생하는 상염색체 우성 유전질환이다. 주요 증상으로는 긴 팔다리와 거미 모양 손 · 발가락, 수정체이상 등 눈의 증상, 좌심판막 폐쇄부전이나 대동맥류 등의 심장혈관계통 이상이 있다. 여윈 몸매에 키가 크며 팔다리가 긴 신체적 특징이 있다.

헌팅턴병 Huntington disease

통제할 수 없는 근수축과 기억과 인성이 퇴보되는 신경학적 장애로, 주로 30대 후반이나 40대 초반에 시작되며 화를 내거나 성질이 급해지는 변화도 발생한다.

낭성섬유증 cystic fibrosis

부모의 열성유전자에 의해서 자식에게 전달된다. 진한 점액이 과다하게 분비되는 질병으로 점액이 기도와 췌장관을 폐쇄한다. 과다한 점액으로 기도가 막혀 호흡곤란이 생긴다. 또한 과다한 점액은 췌장관도 막아 소화효소 분비에 장애가 생기고 소화불량과 체중감소가 발생한다. 백인에게 흔하다.

페닐케톤뇨증 phenylketonuria

페닐알라닌 단백질 분해효소가 생성되지 않는 열성유전병으로, 페닐알라닌이 분해되지 않아 혈액에 축적되고 소변으로 배출된다. 치료가 되지 않으면 페닐알라닌이 뇌세포로 이행되어 독작용을 하게 된다.

테이삭스병 Tay Sachs disease

상염색체 열성질환으로 유대인에게 많으며, 지방대사의 장애로 인하여 점진적으로 신경계 변성이 진행되고 시력이 저하되며 어린 나이에 사망한다.

판코니증후군 Fanconi syndrome

여러 가지 기형을 나타내는 상염색체 열성유전질환이다. 엄지손가락을 포함한 요골측의 결손 또는 형성부전, 소두증, 신장기형이나 성기발육부전, 피부의 멜라닌침착에 의한 갈색색소반, 근골격계, 비뇨생식계의 각종 선천성 이상이 특징이다. 원인 유전자는 적어도 5가지가 존재하는 것으로 생각된다. 이 증상은 발암성이 높으며 백혈병, 골수형성이상증후군, 간암 등의 합병빈도가 높다.

겸상적혈구빈혈 sickle cell anemia

헤모글로빈 합성에 결함이 있는 유전질환으로, 변형된 혈색소로 인하여 적혈구가 낫 모양이 되어 용혈성 빈혈을 유발한다.

혈우병 hemophilia

잠재 어머니로부터 아들에게 전해지는 X염색체 유전으로, 혈액응고인자가 부족하여 출혈과 관절부동이 생긴다.

듀센형 근육퇴행위축 Duchenne muscular dystrophy

단백질 결핍으로 인한 질병으로 근육조직이 지방조직과 반흔조직으로 대치된다. 점진적으로 근육의 기능이 감소하고 심장과 호흡기 근육의 기능이 약화된다.

그 밖에도 아페르증후군(Apert syndrome), 크루존증후군(Cruzon's syndrome), 파이퍼증후군(Pfeiffer's syndrome), 잭슨-와이스증후군(Jackson-Weiss's syndrome), 연골발육부전증(achondroplasia) 등이 있다.

B 환경적 요인

발생 중인 태아의 장기에 작용하여 기형을 유발할 가능성이 있는 물질을 **기형유발물질**(teratogen)이라고 한다. 대부분의 선천성 기형은 각 기관이 형성되는 시기에 일어난다고 생각되는데, 기형유발물질이 작용하여 기형을 일으킬 가능성이 높은 시기를 **최적기**(위험시기, critical period)라고 한다.

물리적 요인

기계적 원인

임신 중에 모체가 어떤 손상을 받으면 양막의 발육장애로 인해 양막강이 좁아져서 태아가 압박당하므로 수두증이나 사지의 기형이 나타난다. 또한 임신 말기에 태아 위치가 정상이 아닐 경우 목, 팔, 다리가 굽을 수 있다.

방사선

물리적 요인으로 가장 문제가 되는 것은 방사선 피폭이다. 특히 태아의 신경조직이 분화되기 시작하는 임신 초기의 방사선 노출은 수두증(hydrocephaly), 소두증(microcephaly)으로 인한 지능장애 및 사지의 기형을 유발할 수 있다. 또한 원폭에 의한 유전적인 기형으로 악성종양이나 백혈병이 나타난다.

산소부족

임신 8주 이전에 가스중독으로 인한 심한 산소부족을 겪게 되면 뇌의 발육장애, 심장 및 사지기형이 나타난다.

화학적 요인

약물

과다한 약물복용, 흡연, 알코올중독 등에 의해 기형이 나타난다. 특히 임신 4~6주에 과

약물사용 관련 위험성 분류

미국 FDA(Food and Drug Administration)에서는 임신 중 약물사용과 관련된 위험성을 카테고리 A(가장 안전한 경우)부터 카테고리 X(태아에 대한 기형발생 가능성이 있으므로 사용금지)까지 5가지 카테고리로 분류하고 있다.

구분	위해 정도
Category A	인체를 대상으로 한 연구에서 임신 초기에 태아에 대해 위험을 증명할 수 없는 경우로서 태아에 해를 주는 것과 거리가 먼 경우
Category B	동물실험에서 태아에 대한 위험이 나타나지 않았거나 인체를 대상으로는 확실하게 증명되지 않은 경우
Category C	동물실험에서 태아에 유해한 영향(기형, 태아사망 등)을 나타냈으나 인체에 대한 실험 결과가 없는 약물 또는 인체나 동물에 있어서의 연구가 아직 없는 약물
Category D	태아에 대한 위험이 증명되었으나 산모에 사용함으로써 얻는 이익이 태아에 대한 위험보다 큰 경우
Category X	인체와 동물 모두에서 태아의 기형이 증명된 약물(임산부, 가임 여성에게 금기)

표 8.3 기형유발물질과 그 영향

기형유발물질		기형의 유형
방사선		소뇌증
약물	탈리도마이드	바다표범발증, 심장 · 신장 · 위장관이상
	엽산 길항제	무뇌증, 수두증, 구개열, 구개순, 심장질환
	항경련제	구개열, 구개순, 심장질환
	와파린	안면기형
	테스토스테론	여성화
술	알코올	소뇌증, 얼굴이상, 성장지연
감염	풍진	백내장, 얼굴이상, 성장지연
	매독	심장질환, 골격발육부전
	Herpes simplex	소뇌증
	Toxoplasmosis	소뇌증, 수두증
	Cytomegalovirus	소뇌증

탈리도마이드 사건

1957년 독일에서 부작용이 적은 우수한 진정수면제로 탈리도마이드(thalidomide)를 개발하였다. 그런데 1957~1961년 사이 유럽에서 약 10,000명의 어린아이가 물갈퀴 모양의 사지를 갖고 태어났으며, 기형아를 출산한 산모들이 임신 초기에 수면제인 탈리도마이드를 복용한 사실이 밝혀졌다. 이렇게 임산부가 탈리도마이드를 복용해 팔과 다리가 짧거나 아예 없는 상태로 태어난 장애인을 '탈리도마이드 베이비'라고 부르고 있다. 이 사건은 신약 개발에 있어서 효능과 효과뿐만 아니라 안전성이 최우선적으로 입증되야 한다는 중요한 교훈을 남겼고, 특히 임산부의 약물복용에 대한 주의가 세계적으로 확산되었다.

민성을 나타내므로 임신 중의 약물복용은 주의가 필요하다(표 8.3).

임신 34~50일 사이에 진정수면제인 **탈리도마이드**(thalidomide)를 복용한 임산부가 낳은 신생아의 25%가 팔과 다리의 형성이 미약한 **바다표범발증**(단지증, phocomelia)을 가지고 태어난 사건은 유명하다. 그 밖에 항경련제, 알코올, 비타민 A 유도체, 스테로이드, 안드로겐의 과다복용 등에 의한 기형도 보고되고 있다.

영양 불균형

특정한 영양소의 과잉 또는 부족으로 인해 기형이 나타난다. 예를 들어 비타민 A 결핍은 외눈증(cyclopia), 비타민 A 과잉은 무두개증(acrania), 무뇌증(anencephaly), 엽산(folic acid) 결핍은 신경관 결손을 초래한다.

생물학적 요인

바이러스

임신 4개월 이전에 임산부가 **풍진**(rubella)에 감염되면 백내장, 선천성 심장기형, 벙어리, 백치, 지아발육 불량과 같은 **선천성 풍진증후군**(congenital rubella syndrome)을 초래하며, 심하면 유산된다.

세균

임산부가 매독에 감염되면 균이 태반을 통과하여 태아의 심장과 뼈를 비롯한 전신의 기형이 동반되는 **선천성 매독**(congenital syphilis)을 초래할 수 있고, 대개 미숙아이며 신생아 사망률이 높다. 세균에 의한 직접적인 기형 발생은 비교적 드문 편이지만 세균감염을 치료하기 위한 각종 항생제가 기형을 유발한다.

기타

임신부가 톡소플라즈마(toxoplasma)에 감염되면 수두증(hydrocephalus)이 발생하며, 원충이 태반을 침범하면 사산, 신생아 황달, 폐렴, 심근염, 뇌염 등으로 사망하거나 생존하더라도 뇌수종, 귀머거리 등이 나타난다.

C 유전요인과 환경요인의 상호작용

선천이상의 60%는 유전과 환경요인의 상호작용에 의해서 발생한다고 생각된다. 그 중에는 심장 및 혈관기형, 구개열, 구순열, 유문협착(pyloric stenosis) 등이 비교적 빈도가 높다.

D 여러 가지 기형

발생시기

기관형성기 organogenesis

임신 3~8주 사이를 기관형성기라고 하며, 절대과민기이다. 이 시기에 중추신경계, 심장, 소화기, 사지 등 중요한 내부기관이 발생하며 신체 주요부분이 나타나는 시기이다. 이 시기가 기형유발물질이 영향을 미치는 최적기(critical period)이며, 기형 발생빈도가 가장 많다. 또한 하나의 인자가 둘 이상의 장기에 영향을 미치기 때문에 중복기형이 나타나는 것이 배아기의 특징이다. 원인은 유전인자와 환경인자의 복합요인이 많다.

태아기 fetus stage

임신 8주 이후부터 출생 시까지를 태아기라고 한다. 태아기는 배아기에서 형성된 각 장기의 원형이 서서히 발육, 성장하여 완성되는 시기이며 환경적 유발인자에 비교적 저항력을 가지고 있기 때문에 기형 발생빈도는 배아기보다 적다. 그러나 태아의 기능 발육에 영향을 미치게 된다.

유전적 이상이나 배아기 때 질병으로 인한 태아 자체의 이상, 모체의 임신중독증, 영양실조, 빈혈, 태반의 기능부전 등으로 인해 태아의 발육이 지연될 수 있다.

여러 가지 선천성 기형

구개열, 구순열 cleft palate, cleft lip

구개열(입천장갈림증, cleft palate)은 구개(입천장)가 포함되고, 코인두와 코 사이가 열려 있어서 음식물섭취가 어려우며, 호흡기나 귀의 감염이 증가된다. **구순열(입술갈림증,** cleft lip)은 윗입술이 비정상적으로 1개 또는 2개로 나뉘어진 기형이며 약 1,000명 중 한 명의 비율로 발생한다. 원인은 주로 자궁 내 환경과 유전적 요인이 관여한다(그림 8.8).

태아알코올증후군 fetal alcohol syndrome, FAS

만성적으로 알코올을 소비한 산모에게서 태어나는 아기가 다양한 정신지능 변화, 신체발달 저하, 유아의 과민반응, 소아의 과격한 행동, 소뇌증, 심장중격결손 등이 나타나는 증세를 말한다.

선천성 풍진증후군 congenital rubella syndrome

풍진바이러스의 태반감염으로 장애가 있는 유아를 출산하게 된다. 일반적인 증상은 소뇌증, 뇌성마비, 학습이상, 난청, 성장지연, 심장질환, 백내장 등이 있다.

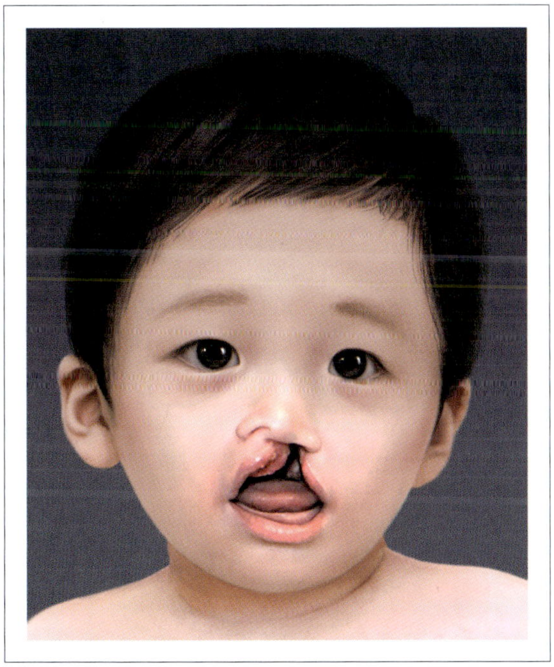

그림 8.8 구개열

이분척추증 spina bifida

이분척추증(spina bifida)은 추골이 하나 또는 둘 이상이 열려진 채로 척수를 밀폐하지 못하는 선천성 질병이다. 척수 및 수막의 탈출을 동반하거나 혹은 척수형성부전을 합병하는 비교적 빈도가 높은 질환이다(그림 8.9).

바다표범발증 단지증

팔의 중간부, 즉 위팔과 아래팔부의 형성부전에 의해서 팔 전체가 짧고, 손이 어깨부분에 직접 나와 있는 것 같은 선천이상이다. 임신 초기에 **탈리도마이드**가 함유된 약품을 복용한 모친에게서

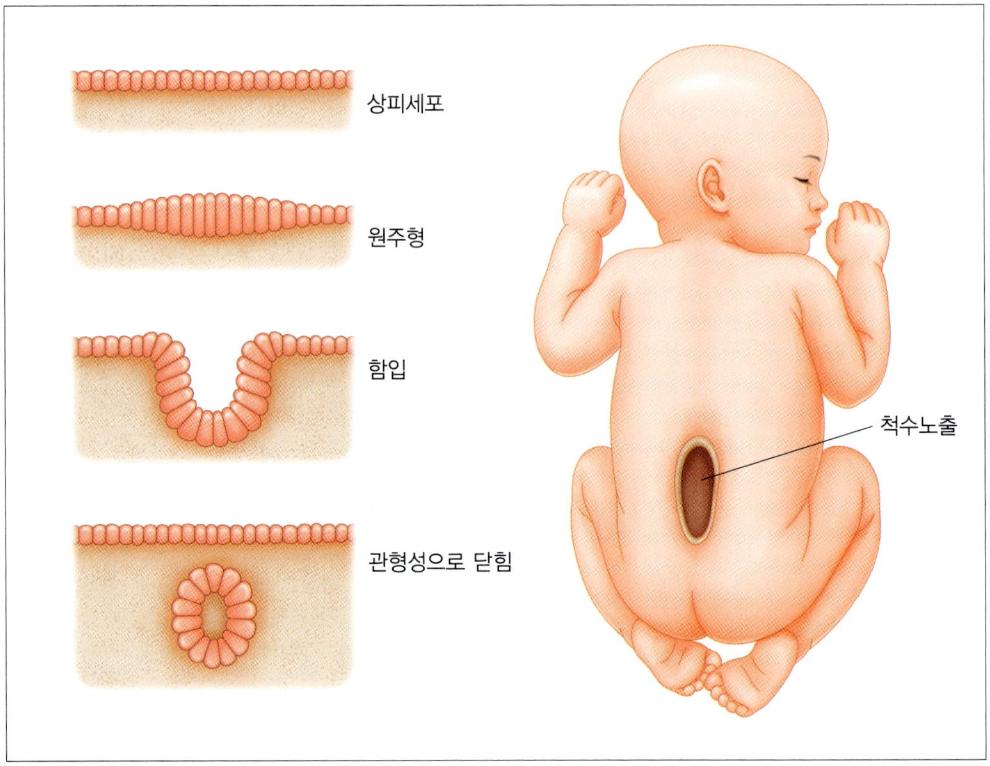

그림 8.9 이분척추

출생한 아이에게 많이 관찰된다.

선천성 고관절탈구 congenital hip dislocation, CHD

출생 시 고관절(엉덩관절) 기형으로 대퇴골(넙다리뼈)이 정상 위치에서 벗어나는 선천성 기형이며 1,000명당 한 명꼴로 발생하고, 남녀비율은 1 : 5~9로 여아에게 많다. 유아의 넓적다리가 비대칭적으로 접히고 외전이 제한된다.

표 8.4 단순기형

기형유발물질		기형의 유형
전신기형		거대증(macrosomia), 난쟁이(microsomia), 무정형 태아
부위별 기형	두부	무뇌증(anencephaly), 무두개증(acrania), 뇌수막류(encephalomeningocele), 소두증(microcephaly)
	안면	외눈증(cyclopia), 무상악증(agnathia), 토순(hare lip), 소이증(microtia), 무구증(astomia)
	흉부	심혈관계 기형, 식도폐쇄, 선천성 비대형 유문협착, 심장전이증(ectopia cordis)
	배	메켈(Meckel) 게실, 내장탈출, 상하요도열, 무비증, 담도폐쇄
	등	이분척추(spina bifida), 척수수막류(myelomeningocele), 척추열(rachischisis)
	하지	무지증(amelia), 합족증(sympodia), 다지증(polydactyly), 합지증(syndactyly)
	생식기	자궁과 질의 기형, 위반음양(pseudohermaphroditism)

기형 가능 약물

- 테트라사이클린(tetracycline) – 항생제 (D)
- 이소트레티노인(isotretinoin) – 비타민 A 유도체, 여드름 약 (X)
- 메틸 수은(methyl mercury) (X)
- 에탄올(ethanol) – 음주 (D)
- 탈리도마이드(thalidomide) – 항암제 (X)
- 카르바마제핀(carbamazepine) – 간질치료제 (D, 두개안면기형, 손톱기형)
- 리튬(lithium) – 정신신경용제 (D, 심장기형)
- 발프로산(valproic acid) – 간질치료제 (D, 중추신경계 기형)
- 와파린(warfarin) – 혈액응고저해제 (X, 안면기형, 중추신경계 기형)
- 페니토인(phenytoin) – 간질치료제 (D, 두개안면기형, 사지기형, 성장장애)
- 비타민 A(vitamin A) – 비타민제 (X, 두개안면기형, 심장기형, 중추신경계 기형)

*( )는 FDA 분류

핵심용어

핵형 karyotype

염색체 사진에서 염색체를 하나씩 분리해서 크기와 모양대로 배열해 놓은 것으로, 정상 핵형은 22쌍의 상염색체와 1쌍의 성염색체로 배열되어 있음

이배체, 두배수체 diploid

체세포의 경우, 두 쌍의 염색체를 가지므로 이배체라고 함

반수체 haploid

정자와 난자는 23개의 염색체를 가지므로 반수체라고 함

염색질 chromatin

세포분열시기가 아닐 때, DNA와 히스톤 단백질이 복합체를 이루어 존재하는 상태

표현형 phenotype

갈색 머리카락이나 파란 눈 같은 발현된 특징을 말함

유전체 genome

인간 세포 내의 모든 유전정보(DNA)를 지칭함

손발가락과다증 polydactylism

손가락이나 발가락의 수가 많은 것을 말함. 1개의 손가락이 첨단부에서 2개로 갈라지는 형태를 취하는 경우가 많고, 엄지손가락 갈라짐의 빈도가 가장 높음

거울손 mirror image hand

손의 일부 또는 전부가 거울영상 모양으로 중복되어 있는 것을 말함

대지증 큰손가락증, macrodactylism

손가락이 비정상적으로 큰 현상을 말함

단지증 짧은가락증, brachydactylia

손가락 또는 발가락의 일부 또는 모두의 길이가 선천적으로 짧은 현상을 말함

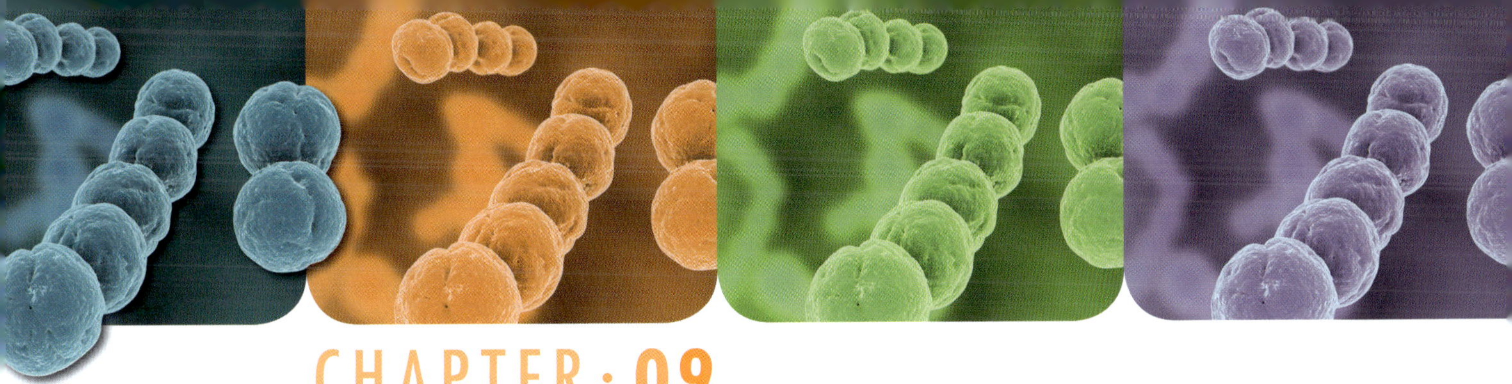

CHAPTER · 09

노화와 질병

AGING AND DISEASE

학습목표

1. 노화를 정의할 수 있다.
2. 노화기진을 설명할 수 있다.
3. 노화로 인한 신체의 변화를 설명할 수 있다.
4. 노화로 인한 질병을 설명할 수 있다.

사람은 누구나 건강하게 오래 살기를 바란다. 의학의 발달과 생활수준 향상으로 인해서 우리나라 사람들의 평균수명이 길어졌고, 40세 때 아무 질병이 없는 사람은 기대수명이 85세에 이를 정도가 되었다. 우리가 의식하지 못하는 사이에 한국인의 수명은 2년마다 거의 한 살씩 증가하고 있다. 지금 태어나는 아기들의 수명은 100살을 훌쩍 넘길지도 모를 일이다. 생명공학의 발달로 질병이 극복되고 있는 것도 예상수명이 지속적으로 증가하는 이유 중 하나이다. 과거에 사망원인 중 1위를 차지하던 폐렴이나 폐결핵과 같은 감염성 질환이 항생제의 발달로 퇴치되고 있고, 선진국에서는 감염성 질환 대신, 심장병과 같은 성인병과 암이 그 자리를 차지하고 있다. 이렇게 의학의 발달로 많은 질병을 극복하고 기대 평균수명이 증가하고 있는 것은 사실이나 모든 생명체는 수명이 있고 그 수명을 다하게 되면 죽게 된다. 이것은 모든 생명체가 개체를 유지하기 위해 생식을 하는 이유이기도 하다.

생명체가 늙으면 개체 내에서는 여러 변화가 축적되고, 그 변화에 의해서 항상성이 깨지고 생리적 기능이 감소하여 외부자극에 적응하지 못하고 사멸하게 된다. 세포 측면에서 보면 세포의 증식능력이 상실되고 일부 세포는 사멸하며, 조직이나 장기에 퇴화나 기능의 손실이 생기면서 개체 전체의 노화가 이루어지게 된다.

노화기전 Mechanism of Aging

여러 학자들의 노력으로 노화의 기전을 여러 가지로 설명하고 있지만, 그 과정은 복잡하여 아직까지도 잘 밝혀져 있지 않다. 그래서 아직은 가설 수준이라고 할 수 있다. 노화기전을 설명하는 주요 이론은 다음과 같다.

마모 이론 wear and tear theory

1882년에 아우구스트 바이스만(August Weismann)이라는 의사가 발표한 **마모 이론**은 가장 오래된 노화이론 중 하나이다. 인체의 세포는 남용이나 과용에 의해서 계속 사용하면 손상이 일어나 노화가 진행된다는 이론으로, 세포가 외부로부터 해로운 자극을 계속 받아 조직이 소모되어 결국 사망한다는 것이다. 우리가 먹는 음식이나 환경적 요인, 균으로부터 나오는 독소에 의해서 인체가 망가지고, 나이가 들어감에 따라 손상을 복구할 능력을 잃어 질병에 걸리고 결국에는 죽게 된다는 것이다. 그러므로 이러한 마모에 대처하기 위해서는 무리한 신체의 이용을 피하고, 영양이 풍부한 음식을 먹고, 해로운 환경적 요인을 피하고, 규칙적인 생활을 해야 한다는 것이다.

신경호르몬 이론 neuroendocrine theory

신경호르몬 이론은 러시아의 블라디미르 딜만(Vladimir Dilman) 박사가 주창한 이론이다. 몸 안의 신경내분비계에서 노화를 조절한다는 것으로 나이가 들면 호르몬 분비가 점차적으로 감소하여 신체기능이 떨어지면서 노화가 진행된다는 이론이다. 즉 에스트로겐, 프로게스테론, 갑상선호르몬, 멜라토닌 등의 호르몬이 나이가 들수록 줄어들기 때문에 노화가 진행된다는 것이다. 이 이론에 근거해 신체기능을 조절하거나 복구하려면 호르몬 분비가 원활하도록 신체를 자극하거나 호르몬 보충요법을 실시함으로써 노화를 예방하거나 지연시키게 된다.

유전적 프로그램 이론 genetic control theory

애초부터 인간의 유전자 내에서 늙어가도록 프로그래밍되어 있다는 이론이 **유전적 프로그램 이론**이다. 이 이론에 따르면 얼마나 빨리 늙을 것인지, 얼마나 오래 살 것인지는 모두 유전적으로 결정된다는 것이다. 따라서 인간이 오래 살기 위해서는 부모로부터 좋은 유전자를 받고 태어나야 한다고 주장한다. DNA의 손상을 예방하거나 수복을 증가시킴으로써 노화를 방지하거나 노화를 조장하는 유전자를 찾아내서 이를 적절히 조작함으로써 인간 수명의 연장이나 노화를 늦추는 것이 가능하다는 이론이다.

자유기 이론 free radical theory

자유기 이론은 데넘 하먼(Denham Harman)이라는 의사가 주창한 이론이다. 세포 내 미토콘드리아에서 에너지를 만드는 과정 중에 산소가 사용되는데, 그 중 일부(2~5%)가 **자유기**(free radical)로 전환된다. 자유기는 정상적인 대부분의 분자와는 달리 자유전자를 하나 이상 가지고 있어서 매우 불안정하고 파괴적인 방식으로 다른 분자들과 반응하는 특징이 있다. 자유기가 가진 여분의 전자는 안정한 분자의 전자를 빼앗아 전기적 평형을 이루려고 하는 방식으로 다시 새로운 자유기를 만들어 신체에 광범위한 손상을 입히게 된다. 이처럼 자유기는 생체조직 내의 세포를 손상시키고 아미노산을 산화하여 단백질 기능을 저하시켜 인체를 노화시키며 당뇨병, 동맥경화, 백내장, 아토피성 피부염 등 각종 질환을 유발하거나 DNA에도 손상을 가해 돌연변이를 일으켜 암을 발생시키기도 한다. 이렇게 자유기가 세포를 파괴해 노화를 촉진한다는 이론이다.

자유기의 수나 활성을 감소시켜 불활성화시키는 효소가 SOD(superoxide dismutase)이다. 자유기에 의한 손상은 태어나서 죽을 때까지 지속된다. 젊은 시절에는 원래부터 가지고 있는 강력한 항산화물질인 SOD 등의 작용으로 손상을 빨리 회복시키는 메커니즘이 잘 작동해 파괴효과가 상대적으로 작다. 하지만 나이가 들수록 자유기에 의한 손상은 누적되고 항산화능력은 떨어져 세포가 노화되는 것이다.

텔로머레이즈 이론 telomerase theory

텔로머레이즈 이론은 미국 캘리포니아의 제론사(Geron Corporation)의 과학자들이 주창한 이론이다. 텔로머레이즈(telomerase)는 염색체의 끝부분에 해당되는 **텔로미어**(telomere)를 재생하는 효소이다. 텔로미어는 염색체의 다른 부분이나 구성물질과 모양이 다르다. 이것은 세포분열을 하여 염색체가 복제될 때도 복제되지 않으며 세포분열이 거듭될수록 길이가 점점 짧아져 다 닳으면 더 이상 세포분열을 하지 못하고 죽게 된다. 그러므로 염색체 속 텔로미어의 길이가 세포의 수명을 예측하는 지표가 된다. 세포에 텔로머레이즈를 주입해서 세포분열을 하더라도 텔로미어의 길이를 유지하면 세포가 죽지 않으리라는 것이 이 이론의 핵심이다.

그러나 암은 세포가 무한히 분열을 계속하면서 증식하기 때문에 텔로머레이즈를 사용하면 암 발생 위험도 커진다. 이런 특성 때문에 암치료와 노화방지 분야에서 동시에 텔로머레이즈 연구가 진행되고 있다. 정상세포에서 텔로미어가 짧아지는 것을 막거나 늦추면 세포노화를 막거나 늦출 수 있고, 반대로 암세포에서는 텔로머레이즈를 억제하면 암세포의 성장을 막을 수 있기 때문이다.

조로증

조로증은 어린 나이에 노화가 빠르게 진행되어 몇 년밖에 살지 못하는 유전병으로, 보통 염색체 열성 유전병으로 판단된다. 조로증 환자의 세포는 노화현상이 심하게 나타나는데, 일반인의 세포가 50번 정도 분열하는 것에 비해서, 조로증 환자의 경우는 약 30번 정도의 세포분열을 하고 미성숙 상태로 죽게 된다.

- **허친슨-길포드 증후군** Huchinson-Gilford syndrome

  태어나 초기 유아기에는 정상적 모습을 보이지만 몇 년 후에 얼굴에 주름이 생기고 머리가 빠져 대머리가 되는 등 제 나이보다 훨씬 늙어 보이는 모습이 된다. 노화가 빨리 진행되어 어린 나이에 전신죽상경화증, 뇌졸중, 관절 경직과 같은 증세가 발생하고, 대부분 10대에 심부전이나 심장발작으로 사망한다. 유전자의 돌연변이에 의해 발생한다고 알려져 있다.

- **워너증후군** Werner syndrome

  1904년 독일 안과의사인 오토 워너(Otto Werner)가 발견하였다. 세계에서 1,200여 사례가 보고된 데 불과하지만, 그 70%가 근친결혼이 비교적 많은 일본에 집중되어 있다. 20세 전에 노안성 질병인 죽상동맥경화증, 백발, 탈모, 피부주름, 시력저하, 제2형 당뇨병, 골다공증 등이 나타나며, 대부분 50세 전에 사망한다. 이들은 고혈압이나 알츠하이머 병은 걸리지 않는 특징이 있다. 원인은 8번 염색체에 존재하는 DNA헬리케이즈(helicase) 유전자(WRN유전자)이상이라고 알려졌다.

노화로 인한 신체의 변화와 질병

노화과정은 여러 기관의 복잡한 상호작용으로 인하여 분석하기가 힘들다. 노화로 인해 하나의 구조가 파괴되면 연이어 다른 구조의 기능에 영향을 미친다. 나이에 따른 각 장기의 변화는 양상과 시기가 다르고 다양하다(그림 9.1).

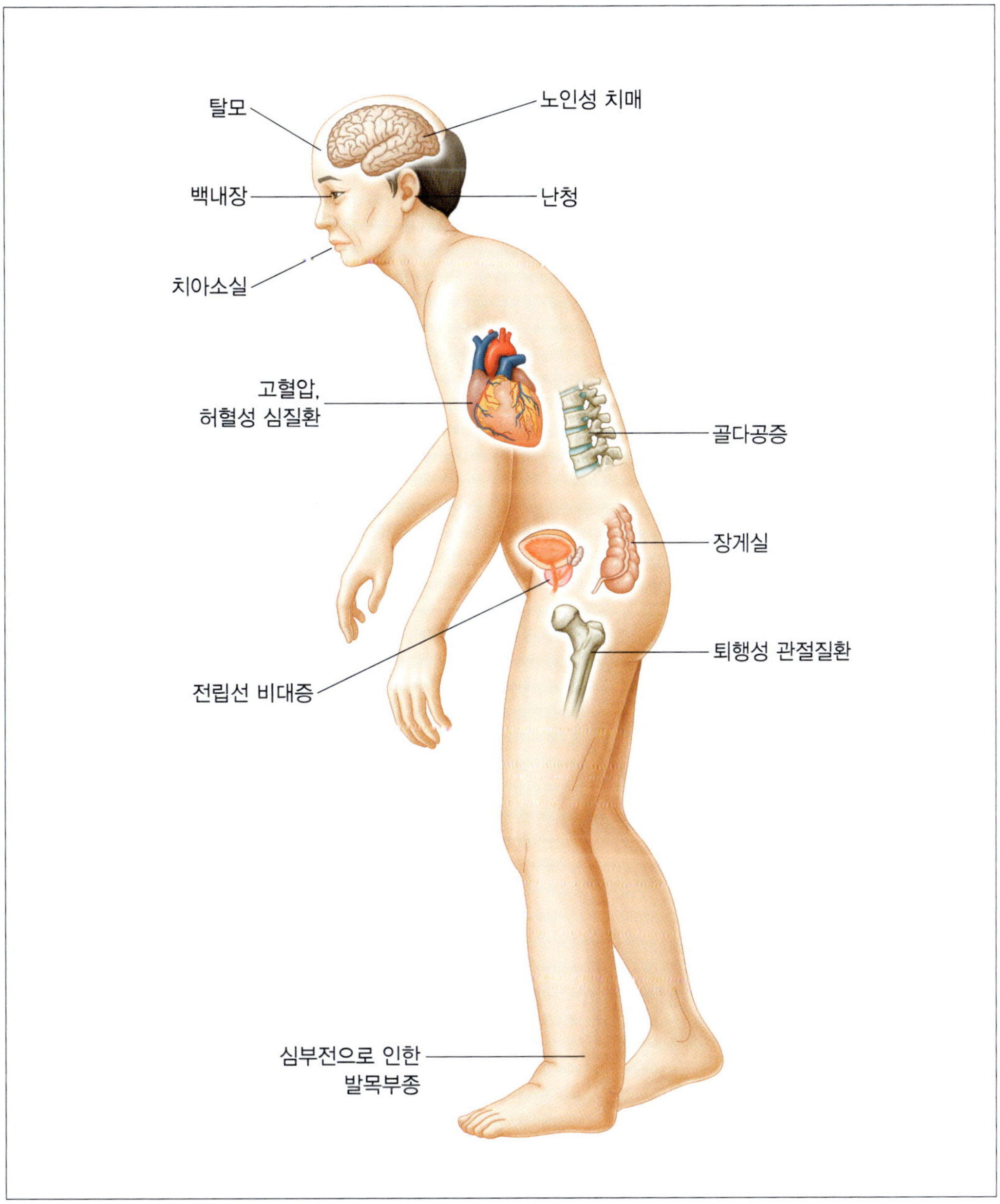

그림 9.1 **노화로 인한 변화**

근골격계

골격의 노화는 **골다공증**(osteoporosis)이 특징적이다. 건강한 인체는 뼈성분을 파괴하는 파골세포(뼈파괴세포, osteoclast)와 뼈성분을 만드는 조골세포(뼈모세포, osteoblast)가 있어서 균형을 유지하고 있다. 나이가 들면 이러한 균형이 깨지고 뼈의 칼슘이 빠져나가서 뼈의 구조는 정상이나 기질과 무기질량이 전체적으로 감소되는 질환이 골다공증이다.

보통 원인을 알 수 없는 원발성 골다공증(일차성 골다공증, primary osteoporosis)과 원인을 알고 있는 이차성 골다공증(secondary osteoporosis)으로 구분하는데, 가장 흔한 원발성 골다공증은 폐경 후 골다공증(postmenopausal, type I osteoporosis)과 노인성 골다공증(senile type II osteoporosis)이다. 폐경 후 여성에게 나타나는 골다공증은 뼈 생산을 촉진하는 여성호르몬인 에스트로겐의 분비가 저하되기 때문이다. 그 밖에 유전, 체질적 요인, 신체활동 감소, 성장관련 호르몬 감소 및 칼슘조절 호르몬이상 등이 골다공증의 원인이 되며, 소화관에서의 칼슘흡수 부족 또한 관계된다. 또한 관절염과 같은 소모성 질환이 흔하여 노인들을 힘들게 한다. 이러한 질환은 치유과정이 느릴 뿐만 아니라 노인의 만성질환에 의해 치료가 어려워지고 통증이 심하여 개인의 운동력을 감소시키고 타인에 대한 의존성을 증가시킨다.

그리고 노인에게서 관찰되는 특징적인 변화는 **근육량 감소**(sarcopenia)이다. 골격근(뼈대근육)의 감소로 근력의 저하뿐 아니라 속도와 힘도 함께 떨어진다. 50세가 지나면 10년마다 근육량이 평균 1.2kg씩 줄어든다. 80대가 되면 근육의 부피가 현저하게 줄어들어 운동을 별로 하지 않는 사람의 경우 젊은 때와 비교하여 거의 반으로 줄어든다. 또한 운동신경의 활성이 감소하여 근위축이 일어나고, 협동 및 균형 능력이 감소하며 반사반응이 느려지고 유연성이 줄어든다. 노인의 근골격계 장애는 낙상으로 이어질 수 있으므로 안전문제에 주의를 기울여야 한다.

순환기계

심장은 비교적 잘 유지되지만 심외막의 지방조직이 줄고, 심장근육세포는 약간 위축되며, 핵 주위에서는 지방갈색소(lipofuscin)가 관찰된다. 노화로 아밀로이드 침착이 나타나는 경우가 있다. 나이가 들수록 심장근육의 수축력이 떨어져 심장박출량은 20대의 70% 정도까지 저하되며, 수축기혈압은 동맥의 탄력성 감소로 점점 증가하고, 판막은 두꺼워지고 경화된다. 노화에 따라 동맥벽은 생리적으로 두꺼워지고 굳어지면서 **동맥경화**(arteriosclerosis)가 진행되고 혈압이 높아진다. 고령자는 적은 운동으로도 빈맥이 유발될 수 있다. 또한 심장에 영양을 공급하는 관상동맥이 좁아져 심장에 충분한 혈액이 공급되지 못해 **심근경색**을 유발하게 된다. 염분, 콜레스테롤의 과잉섭취로 동맥경화의 진행은 촉진되고 뇌경색이나 심근경색의 빈도가 높아진다. 고령자는 **기립성 저혈압**을 가지고 있어서 안전에 문제가 생길 수 있다.

나이가 들어감에 따라 총 혈청철, 총 철결합능력, 장에서의 철흡수가 감소한다. 노년층에서의 빈혈은 흔히 나타나는데, 이것은 영양섭취가 충분치 않은 철결핍성 빈혈이거나 악성빈혈과 같이 필요한 영양소를 흡수하지 못하여 발생한다.

호흡기계

생리적 노화로 폐(허파)의 탄력성이 감소하고 폐포는 얇아져 확장된다. 폐의 기능이 떨어지고 폐활량은 감소하며 잔기량은 증가한다. 폐포벽의 파괴는 드물지만 흡연이 지속되면 폐포벽이 파괴되어 **폐기종**(emphysema)을 유발할 수도 있다. 노화에 따라 가래의 배출능력과 면역능력이 저하하여 **폐렴** 발생이 증가한다. 폐렴과 **독감**은 노인에게 흔히 발생하는 심각한 질병이다. 폐렴은 감염에 의한 노인 사망의 주요 원인이 되고 있다. 또한 면역기능 저하로 노인에게 발생률이 높은 **결핵**도 위험한 호흡기질환이다. 만성호흡기질환은 특히 노인을 힘들게 하는 질환이다. 호흡기질환은 증상이나 치료과정 모두가 결국 호흡부전을 심화시키고 노인을 쇠약하게 만든다. 흡연은 노인의 폐암 사망률을 높이는 중요 원인이다.

소화기계

노인의 구강에서 가장 흔한 문제는 치아를 잃는 것이다. 또한 노인은 타액(침) 분비가 감소하여 **구강건조증**(xerostomia)이 생기기 쉽다. 위점막이 위축되어 위액분비가 감소하고 소화관 상피조직의 화생이 생기기도 쉽다. 또한 위암과 관련이 있다고 알려진 **헬리코박터필로리**(Helicobacter pylori)균의 감염률이 높아지며, 고령자의 위암은 분화형이 많은 것이 특징이다. 대장점막의 위축이 뚜렷하지 않지만, 근육층이 얇아지고 **게실**(diverticulum)이 잘 생기며, 소화관 림프조직의 기능저하에 의해 감염이 일어나기 쉽다. 또한 소화관의 운동성 저하로 **변비**가 생기기 쉽다. 간은 노화에 따라 새생증식능력의 저하로 인해 간세포의 수가 감소하고 중량도 가벼워진다. 간세포가 위축을 수반하면 간이 작아지고 갈색을 띠게 된다(갈색위축, brown atrophy). 또한 간에서 알부민의 생산이 저하되면 혈청 알부민이 적어져서 약물대사능력도 떨어진다. 그러나 간은 예비능력이 큰 장기여서 노화만으로 기능장애가 나타나는 것은 아니다. 췌장(이자)은 선방(acinus) 세포의 위축과 탈락이 일어나고, 간질(사이질)에서는 섬유화와 지방침윤이 진행된다.

신경계

신경세포는 일반적으로 재생되지 않고, 대뇌피질(대뇌겉질)과 소뇌피질(소뇌겉질)의 신경세포가 노화에 따라 감소하여 전체적으로 뇌의 크기와 부피가 감소한다. 특히 대뇌피질에서는 전두엽(이마엽)의 신경세포가, 소뇌에서는 푸르킨예세포가 현저히 감소한다. 뇌간(뇌줄기, brain stem)에서는 흑질(substantia nigra) 및 청색반점(locus ceruleus)의 신경세포 감소가 뚜렷하다. 노인에게 나타나는 **파킨슨병**은 흑질의 신경세포 감소에 의해 일어나고, 자율신경장애는 청색반점의 신경세포 감소와 관련이 있다. 자율신경의 장애가 생기면 혈압조절에 지장이 생겨서 기립성 저혈압으로 현기증을 느끼는 경우가 많다. 80세 이후에는 **치매**가 유발되는 경우가 많은데, 치매 환자의 절반이 뇌혈관장애에 의한 것이며, 일부는 **알츠하이머**(Alzheimer)질환으로 인한 치매이다. 원인으로는 유전으로 인한 것이 반 이상을 차지하며 그 밖에 면역, 환경 및 외상 등이 있다. 원인물질로는 β-아밀로이드(β-amyloid)단백의 축적이나 아포지단백 E(apolipoprotein E)의 이상이 관여하고 있다. 알츠하이머 환자의 뇌에서 현미경으로 관찰되는 **노인성 반**(senile plaque)은 β-아밀로이드단백이 축적되어서 생성된다. 또한 신경세포 내에 타우단백질(tau protein)이 과인산화되면서 서로 결합하여 실뭉치 모양의 신경섬유다발(neurofibrillary tangle)이 형성되어 신경세포에 손상을 일으킨다. 그 밖에 형태적 이상 소견으로 해마의 피라미드 세포질 내에서 관찰되는 과립공포성 변성, 세포질 내 액틴으로 구성된 호산성봉입체인 히라노(hirano)체, 신경세포 손실 등이 있다.

면역계

노화가 진행되어도 과립구나 대식세포의 기능은 비교적 잘 유지되는 편이다. 그러나 나이가 들면 면역담당 세포 중 특히 T세포의 감소와 기능저하가 관찰된다. T세포는 흉선(가슴샘)에 의해 공급되는데, 흉선은 신생아 때부터 발육하고, 12~14세까지는 상당히 커지며, 사춘기에 최고의 기능을 보이고 그 후부터는 점차 퇴화한다. 40세 이후가 되면 퇴축하여 대부분이 지방조직으로 대체된다. T세포의 기능저하는 세포성 면역의 저하로 이어지는데, 노인은 감염에 대한 저항력이 떨어져 감염증에 걸리기 쉽고 치료도 어렵다. T세포의 기능저하는 B세포에도 영향을 미친다. 따라서 체액성 면역이 저하하고 항체의 생산 및 기능이 저하된다. 노화에 의한 면역기능의 저하로 항상성 유지 능력이 저하되고 불완전한 자가항체생산의 증가에 의한 자가면역질환이 발생하는 경우가 많으며 암의 발생이 증가한다.

비뇨생식기계

노화에 따라 신장(콩팥)의 사구체(토리) 기능이 감소한다. 이로 인해 사구체여과량 저하, 신장혈류량 저하, 중량 감소가 발생한다. 세뇨관은 비교적 잘 유지되지만 동맥경화나 당뇨병이 합병되면 사구체 기능저하와 세뇨관 위축이 현저해진다.

남성은 노화에 따라 테스토스테론의 분비가 저하되고 정자 생산이 줄어든다. 음경과 고환의 크기가 줄어들고 사정량도 감소한다. 정세관(seminiferous tubule) 기저막에 유리질 모양의 비후가 관찰되고, 정조세포(spermatogonium)의 감소나 소실이 관찰된다. 전립선(전립샘)에서 외선(external gland)은 위축되지만 내선(internal gland)의 비대로 **전립선비대증**이 많이 발생한다. 고령의 남성에게서 흔한 양성전립선비대증은 빈뇨, 배뇨통증, 작열감 등의 증세를 보여 노인의 생활을 불편하게 한다. 고령자의 부검 예에서 임상적으로 문제가 되지 않았으나 암의 특성을 지닌 잠재암이 가끔 관찰되기도 한다. 여성은 나이가 들어감에 따라 외부 생식기는 탄력성을 잃고 처지며, 내부 생식기관도 위축되고 질 분비액이 감소되며 질의 탄력성이 저하된다. 에스트로겐 생산이 저하되어 질 근육의 강도가 저하되고 구조가 변하여 빈뇨와 요실금을 유발한다. 또한 자궁암과 난소암의 발생이 증가한다. 그 밖에 난소위축, 현저한 백체형성, 황체소실, 자궁위축, 자궁근육층 감소, 혈관벽의 석회화, 내막의 분비선(lining gland) 위축, 질분비저하 등이 나타난다. 나이가 들면 방광벽이 두꺼워져 방광이 잘 확장되지 않아 편안하게 저장할 수 있는 소변량이 250~300mL로 줄어드는데, 이는 젊은 사람이 350~400mL의 소변을 저장하는 것과 대비된다.

내분비계

나이가 들어감에 따라 내분비기관도 위축되어, 여러 가지 호르몬의 생산이 저하된다. 따라서 호르몬이 지배하는 장기의 기능저하와 위축이 초래된다. 노화에 따라 저혈당의 위험이 커지고 글루코코르티코이드와 알도스테론 분비량이 감소하여 수분부족의 위험이 발생한다. 포도당 내성이 감소하여 혈당수치는 나이가 들수록 높아지며 **당뇨병** 발생위험도 증가한다. 특히 당뇨병은 다른 계통에 합병증을 유발하여 심각한 상태를 초래할 수도 있다.

표 9.1 대표적인 사망원인

원인	관련 질병
심정지 및 심장박동 불규칙	허혈성 심질환, 폐색전증
쇼크	출혈, 감염으로 인한 독혈증
호흡부전	폐기종, 폐렴, 천식
발작	종양, 출혈, 뇌경색
신부전	만성신장질환
간부전	급성간염, 간경화

전립선 비대

전립선은 사춘기부터 자라기 시작해서 몇 년 후 성인 크기가 된다. 성인의 전립선은 호두 크기 정도이며 보통 50세까지는 더 이상 커지지 않지만 남성의 반 정도는 요도를 압박할 정도로 커진다. 이 상태가 양성전립선비대증(benign prostate hypertrophy, BPH)이다. 70세 이상 남성의 90%가 양성전립선비대증이 있어서 배뇨 시 완전히 배출되지 않아 방광에 압박을 느끼고 잔뇨감, 빈뇨의 증세로 불편함을 겪는다. 소변을 참으면 염증과 감염, 방광결석 또는 신장병이 발생할 수 있다. 원인은 잘 알려져 있지 않으나 위험인자로 고지방식이, 정관수술 또는 카드뮴 노출 등을 추정하고 있다.

핵심용어

노화, 늙음 aging, senescence

나이를 먹는다는 의미로 사용되기도 하지만 일반적으로는 성장이 완료, 정지되고 그 이후에 일어나는 모든 과정을 의미함

골다공증 osteoporosis

골조직의 감소로 뼈에 구멍이 난 상태. 주로 칼슘염의 감소로 기인하여 뼈가 얇아지고 약해져서 골절이 용이해짐

골모세포 뼈모세포, osteoblast

뼈의 첨가를 관장하는 세포를 말함

파골세포 뼈파괴세포,osteoclast

연골과 골조직을 녹이는 세포를 말함

리포푸신 lipofuscin

세포질내에 축적되는 불용성(insoluble)물질. 정상적인 세포대사과정에서 축적되는 부산물로 노화가 진전됨에 따라 점진적으로 중추신경계 전체로 퍼짐

폐기종 폐공기증, emphysema

허파꽈리벽이 파괴됨으로써 종말세기관지 먼쪽의 숨길이 비정상으로 확장되는 병을 말함

게실 diverticulum

내강의 장기가 바깥쪽으로 돌출되어 나온 것을 말함

히라노체 Hirano body

해마의 추체 신경원(pyramidal neuron)에 나타나는 봉입체를 말함

타우단백질 tau protein

나이가 더해감에 따른 세포골격 변화인 미세관-연관 단백질(microtubule associated protein)의 하나

노인황반변성 age-related macular degeneration

신체의 노화에 따라 황반 기능이 저하됨으로써 시력이 떨어지거나 상실되는 질병

노안 presbyopia

나이가 들수록 가까이에 있는 물체에 초점을 맞추는 능력이 떨어지는 상태

노인성척추후만증 lumbar degenerative kyphosis

노화됨에 따라 추간판에 변성이 일어나 두께가 얇아져서 등이 굽는 현상으로, 이와 함께 통증과 피로감도 발생

치매 dementia

지능 · 의지 · 기억 등 정신적인 능력이 현저하게 감퇴한 것

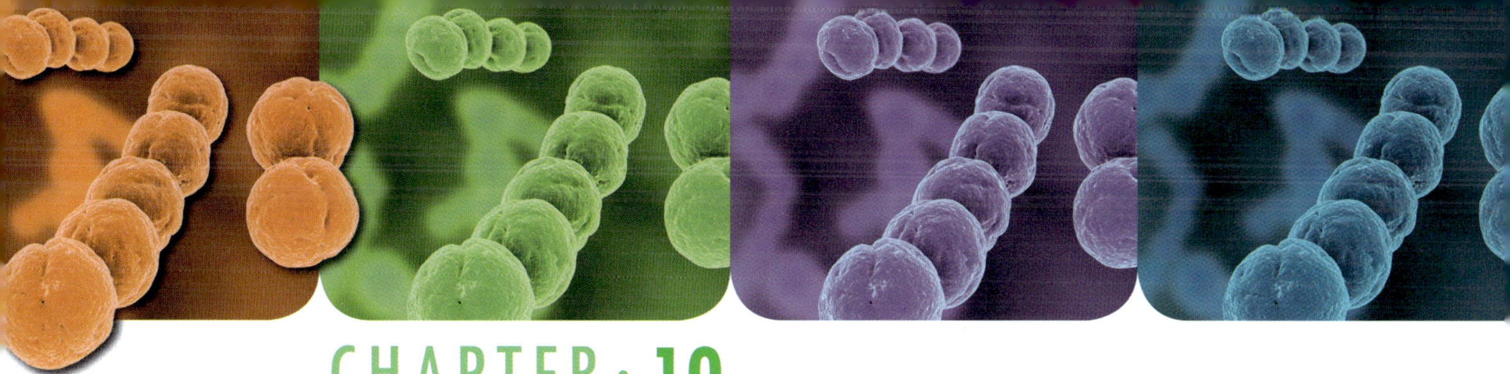

CHAPTER · 10

심혈관계 질병

CARDIOVASCULAR SYSTEM DISEASE

학습목표

1. 심혈관계에 대한 기본 용어를 이해한다.
2. 심혈관계의 기초적인 해부와 생리를 설명한다.
3. 심혈관계의 장애와 연관된 중요한 징후와 증상을 식별한다.
4. 심혈관계의 일반적인 장애를 규명한다.
5. 심혈관계의 전형적인 질병의 과정과 치료에 대하여 설명한다.

A 심장 질병

심장의 구조 및 기능

심장은 **심방중격**(심방사이막, interatrial septum)과 **심실중격**(심실사이막, interventricular septum)에 의해 좌심장(왼심장)과 우심장(오른심장)으로 나뉜다. 좌우심장은 각각 1개의 방(atrium)과 1개의 실(ventricle)로 이루어져 있으며, 심방과 심실은 방실판막(valve)에 의해 나누어진다.

우심방(오른심방, right atrium)은 체순환을 마친 혈액이 큰 정맥(상대정맥, 하대정맥)을 통해 들어와 고여 있는 공간이며, 우심실(오른심실, right ventricle)은 폐동맥(허파동맥, pulmonary artery)으로 혈액을 박출하여 폐순환(허파순환)을 일으킨다. 좌심방(left atrium)은 폐순환을 마친 혈액이 폐정맥(허파정맥, pulmonary vein)을 통해 들어와 고여 있는 공

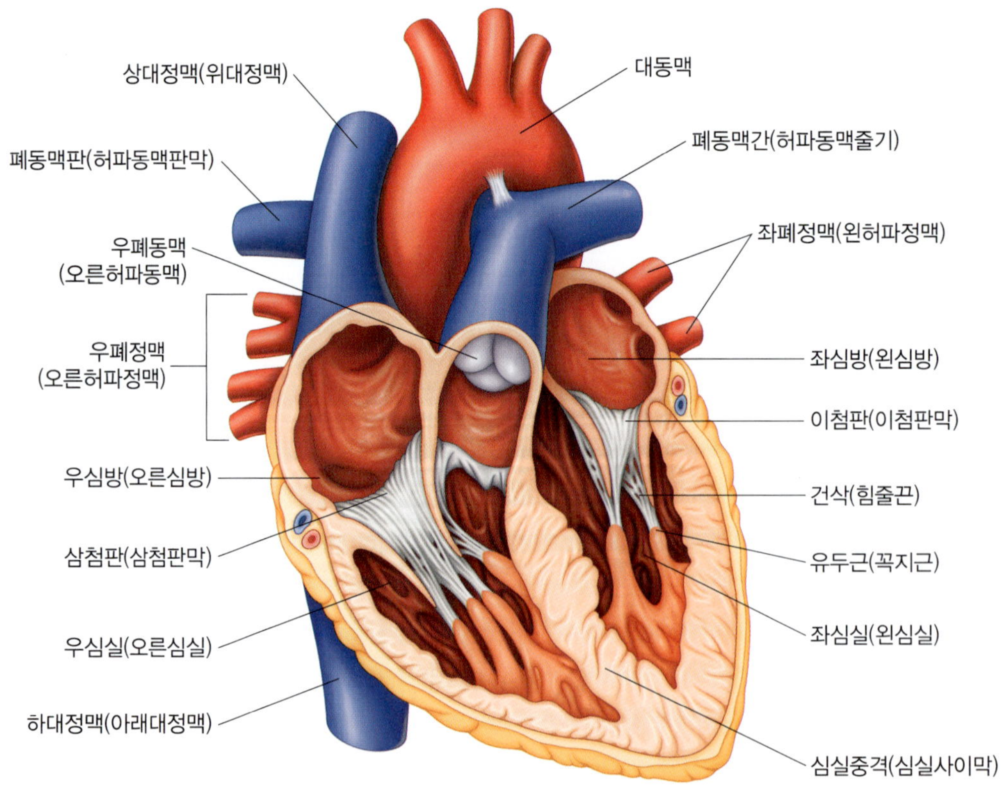

그림 10.1 심장의 구조(시상면)

간이며, 좌심실(왼심실, left ventricle)은 대동맥(aorta)으로 혈액을 박출하여 체순환을 일으킨다. 체순환을 시작하는 좌심실은 우심실에 비해 큰 압력으로 수축해야 한다. 이는 체순환이 폐순환에 비해 규모가 크고 혈류에 대한 저항이 높기 때문이다. 좌심실벽은 우심실벽에 비해 더 두꺼워 수축을 통해 큰 압력을 발생시킬 수 있다(그림 10.1).

태아의 심장

태아의 심장은 성인의 심장과 다른 특징이 있다. 우심방과 좌심방 사이(난원공, 타원구멍, foramen ovale), 우심실과 좌심실 사이가 구멍으로 연결되어 있다. 따라서 체순환을 마치고 엄마의 태반을 경유하여 우심방이나 우심실로 돌아온 혈액은 폐순환을 거치지 않고 직접 좌심방이나 좌심실로 이동하여 다시 체순환을 한다.

또한 우심실에서 폐동맥으로 박출된 일부의 혈액은 폐동맥과 대동맥을 연결하는 동맥관(ductus arteriosus)을 통해 대동맥으로 이동하여 체순환에 참여한다. 출생 후에는 난원공과 동맥관이 폐쇄되어 체순환과 폐순환을 구분하게 되며, 만일 폐쇄되지 않으면 정상적인 순환

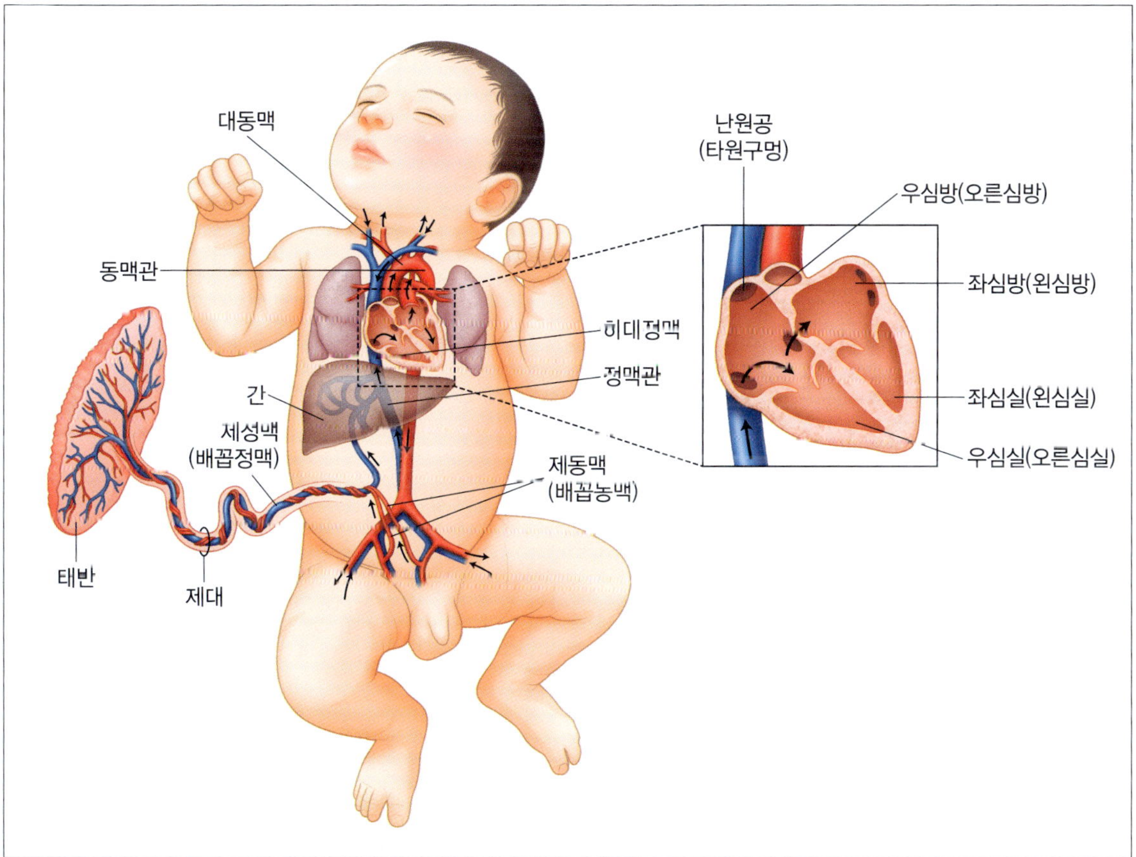

그림 10.2 태아순환

이 이루어지지 않는 **선천성 심장기형**(congenital heart disease)이 된다(그림 10.2).

심장판막

심방과 심실 사이의 **방실판막**(atrioventricular valve, AV valve)은 우심방과 우심실 사이의 **삼첨판**(tricuspid valve), 좌심방과 좌심실 사이의 **이첨판**(bicuspid valve)이 있는데, 심방에서 심실쪽으로만 열리며 반대쪽으로는 열리지 않는다. 이는 건삭(힘줄끈, chordae tendineae)이 판막의 끝부분을 심실벽의 유두근(꼭지근, papillary muscle)과 연결하여 판막이 심방쪽으로 뒤집히는 것을 막아주기 때문이다.

방실판막은 심방과 심실의 압력차에 의해서 열리고 닫힌다. 심방의 압력이 심실의 압력보다 높으면 판막이 열리고 심실의 압력이 심방보다 높으면 닫힌다. 우심실과 폐동맥 사이의 폐동맥판막(pulmonary valve), 좌심실과 대동맥 사이의 대동맥판막(aortic valve)이 존재하여 혈액을 한쪽 방향으로만 흐르게 함으로써 정맥 내의 혈액은 심장을 통해 동맥 쪽으로만 이동한다. 판막의 열림과 닫힘이 불완전하면 혈액이 역류할 뿐만 아니라 혈류의 흐름에 소용돌이가 생겨 청진기를 통해 심잡음(murmur)을 들을 수 있다. 방실판막과 반월판은 한 평면에서 단단한 결합조직인 섬유성 고리에 부착되어 있다. 섬유성 고리는 판막의 모양을 유지할 뿐만 아니라 섬유조직과 함께 절연체로 작용하여 심방과 심실이 전기적으로 독립된 기능을 하도록 한다. 이는 심방과 심실이 율동성(rhythmicity)을 갖고 교대로 수축하는 데 중요한 역할을 한다.

관상동맥 coronary artery

관상동맥(심장동맥)은 심근에 혈액을 공급하는 혈관이다. 관상동맥의 혈류량 조절은 심장이 수행하는 일의 양에 달려 있다. 즉 심장의 펌프기능이 증가하여 심근대사가 증가하면 관상동맥이 확장되고 혈류량이 증가한다. 심장의 수축기에는 관상동맥이 압박되어 혈류량이 감소하며 이완기에는 대동맥내의 압력은 감소하지만 관상동맥의 압박이 풀려 혈류량이 증가한다.

심부전 Heart failure

심부전은 매우 흔한 질환으로 인간의 수명이 증가함에 따라 발병률도 높아지고 있다. 유럽에서는 70세 이상 환자에서 입원 원인의 70% 이상을 차지하고, 미국에서는 약 5백만 명의 사람들이 심부전 증상을 가지고 있다고 추정된다. 65세 이상 100명 중 1명이 심부전으로 진단되며, 매년

55만 명이 새롭게 진단되고 있나. 오늘날 심부전은 65세 이상에서 가장 흔한 입원의 원인이 되고 있으며 전체 입원율의 10% 정도가 이에 해당한다. 의학의 발전으로 전체 생존율이 높아지고 있지만 심부전의 발병은 꾸준히 증가하고 있다.

정의

심부전은 하나의 질병이라기보다는 다양한 원인질환에 의해 발생하는 심장기능장애에 따른 증상을 동반하는 임상증후군을 말한다. 임상적으로는 심근의 수축기능이나 이완기능의 장애로 인해 운동 시 호흡곤란, 기좌호흡(좌위호흡) 및 부종, 경정맥(목정맥)압의 상승 등과 같은 울혈증상과 피로, 운동능력의 저하 등 심박출량 저하에 따른 증상을 동반하면서 심비대, 제3심음의 청진과 같은 심장기능 이상의 소견을 보인다.

원인

- 기계적 이상: 고혈압, 심장판막질환, 심낭염 등
- 심근이상: 노화, 심근염, 당뇨병, 술의 독성, 허혈성 관상동맥질환, COPD 등
- 심장전도장애: 무수축, 심방 혹은 심실세동, 심한 빈맥 혹은 서맥, 방실전도장애

병태생리

심부전은 고정된 임상양상을 나타내기보다는 심근의 기능이 점진적으로 변화하여 심장 외에 신장(콩팥), 폐, 간, 자율신경계, 면역체계 및 혈관의 내피세포까지 영향을 미치는

표 10.1 심부전의 병인

원인	
수축기능 이상(수축력 감소)	• 근육량 감소(예: 심근경색) • 심근병증 • 심실비대 • 압력과부하(전신 또는 폐 고혈압, 대동맥 또는 폐동맥판 협착증) • 부피과부하(판막의 역류, 고박출상태)
이완기능 이상(심실충만기능 제한)	• 심실경화 • 심실비대(비대성 심근병증) • 침윤성 심근질환(아밀로이드증, 심내막심근섬유증) • 심근허혈증과 경색 • 승모판막 및 삼첨판막 협착증

전신질환으로 점차 진행하고, 결국에는 심부전의 악화나 급사 등으로 이어지기도 한다. 심근기능 이상으로 인한 혈압과 심박출량의 저하를 보상하기 위해 여러 기전이 이용되며 교감신경계, renin-angiotensin계 등 호르몬의 활성화뿐만 아니라 심실의 확장, 재성형 과정 등이 관여한다. 그러나 이러한 보상기전은 일시적인 혈압이나 심박출량의 유지에는 영향을 미칠 수 있으나 장기적으로는 심부전이 진행된다.

기능성 분류

심부전은 뉴욕심장학회(New York Heart Association, NYHA)가 제시한 분류방법에 따라 4단계(class I, II, III, IV)로 나뉜다. 이 분류는 조금 힘든 활동을 하는 동안 경험하는 증상들을 바탕으로 한다. 단계 I(Class I)은 전혀 증상이 없는 상태, 단계 II는 심부전증상이 미약하거나 보통으로 있는 경우, 단계 III은 보통 정도에서 심한 정도, 단계 IV는 중증의 심부전을 말한다(표 10.3).

표 10.2 심부전의 일반적인 증상

기전	증상
폐울혈로 인한 증상	호흡곤란, 기좌호흡, 발작성 야간호흡
심박출량 감소로 인한 증상	피로감
전신울혈로 인한 증상	간종대 말초부종, 특히 하지의 함요부종(pretibial pitting edema)
경정맥압 상승	
맥박수 증가	
성인에서 제3심음 청취	

표 10.3 심부전의 기능성 분류

구분	증상의 정도
Class I	무증상으로 정상적인 신체활동으로는 호흡곤란, 피곤함, 심계항진을 일으키지 않는다.
Class II	정상적인 신체활동으로 호흡곤란, 피곤함, 심계항진을 일으킬 수 있다. (예: 계단으로 두 층을 걸어 올라가기, 9홀의 골프치기)
Class III	약간의 움직임에도 증상이 나타난다(예: 집안을 걸어 다니거나 층계를 반층 정도 올라갔을 때)
Class IV	불편감 없이 신체활동을 하는 것이 불가능한 심질환 보유 환자. 그냥 앉아 있거나 누워 있어도 호흡이 가쁘고 피곤하며 지친다.

급성심부전과 만성심부전의 비교

급성심부전과 만성심부전의 비교는 표 10-4를 참조한다.

좌심부전 left heart failure

정의

좌심부전은 좌심실의 혈액을 대동맥으로 박출시키지 못하는 상태로 가장 흔하다.

원인

관상동맥 폐색에 의한 허혈성 심질환, 전신고혈압, 대동맥판질환, 승모판 폐쇄부전, 선천성 심질환이 있다.

병리적 기전 및 증상

좌심실기능이 미약하면 초기에는 보상기전으로 빈맥과 좌심실 확장으로 심박출량이 증가하지만 일정한 기간이 지나면 보상기전은 효과가 없어지고 좌심실기능은 더욱 악화된다. 그 결과 심박출량이 감소하고 좌심실에 혈액이 과다하게 충만되며 이로 인한 여러 가지 상태가 발생한다(그림 10.3).

우심부전 right heart failure

정의

우심부전은 우심실의 혈액을 폐동맥으로 완전히 박출시키지 못하는 상태를 말한다.

표 10.4 급성심부전과 만성심부전의 비교

	급성심부전	만성심부전
발병	갑작스럽다, 수시간~수일	수주~수개월
원인	급성관상동맥 폐색, 폐색전증, 악성고혈압, 급성중독성 심근염	만성고혈압, 심근섬유화(관상동맥 내막의 죽종 및 고혈압), 만성판막질환, 만성폐질환, 만성적인 중증 빈혈
병리기전	갑작스러운 발병으로 대상기전이 발생되지 못하여 뇌, 신장의 급성 허혈성 변화가 발생 → 사망 혹은 부분적인 불완전한 회복 → 만성심부전	대상기전으로 심장확장, 심장비대, 빈맥이 발생하여 혈액박출기능이 강화되지만 장기화되면 대상부전으로 만성부종과 정맥울혈이 발생 → 급격히 악화 → 급성신부전

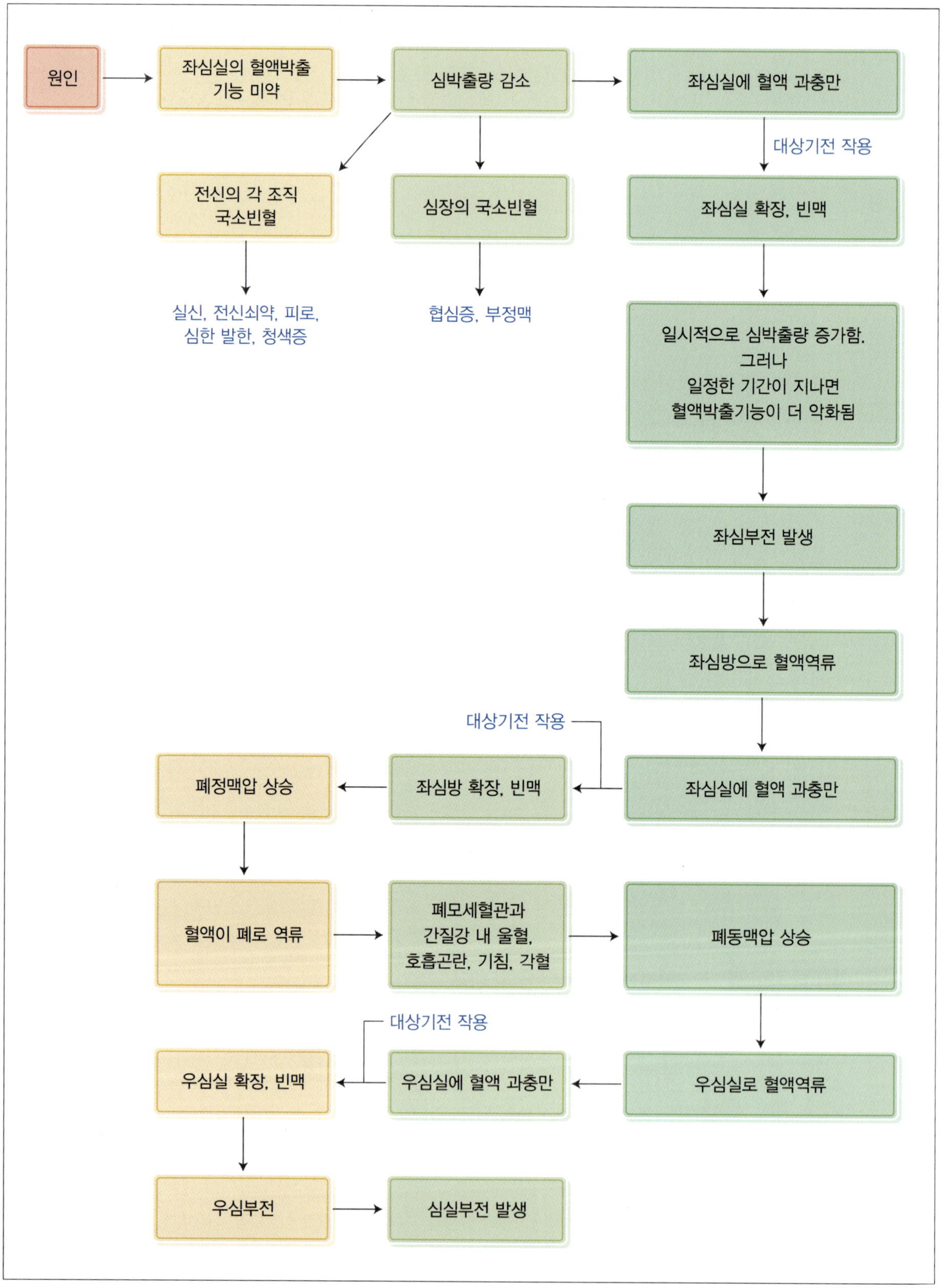

그림 10.3 좌심부전의 진행

원인

폐순환 폐색을 일으키는 우심 밖의 질환, 폐질환, 심장판막질환 특히 승모판 협착증, 선천성 심질환, 좌심부전의 합병증이 우심부전의 원인이다.

병리적 기전 및 증상

우심부전도 좌심부전과 마찬가지로 초기에는 보상기전으로 우심기능이 보완되지만 나중에는 더욱 악화되는 보상부전이 일어난다. 그 결과 폐로 유입되는 혈액량이 부족하여 좌

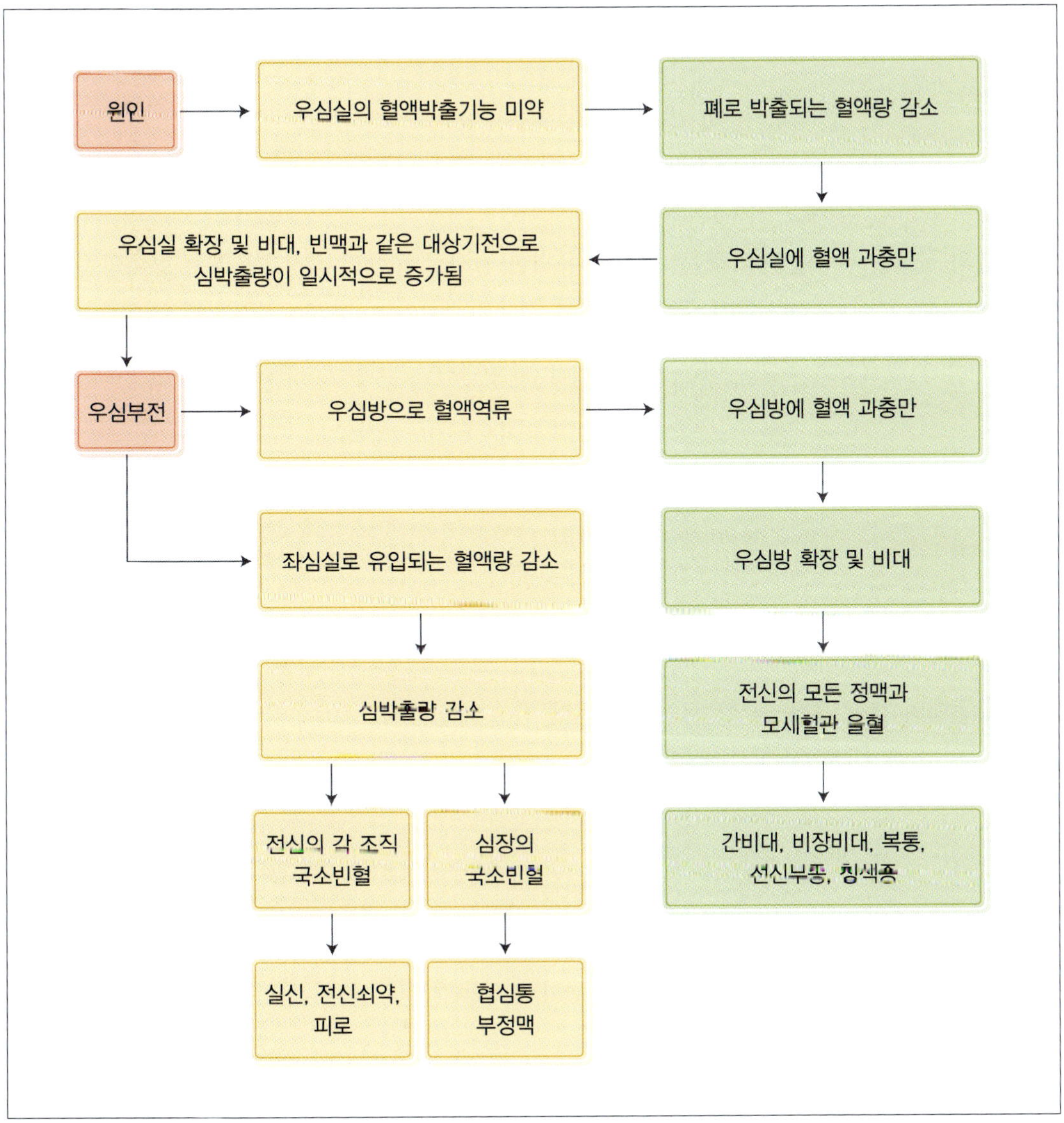

그림 10.4 우심부전의 진행

심실로 유입되는 혈액량이 적어지고 결국 심박출량이 줄어든다. 반면에 폐로 유입되지 못한 혈액은 전신의 각 조직에 정체되어 부종이 나타난다(그림 10.4).

진단 및 검사

흉부방사선검사 Chest X-ray

심장의 크기, 모양과 함께 폐의 비정상적인 모습을 보여준다. 만일 심부전이 존재한다면 전형적으로 심장이 비대해 있으며 폐에 물이 찬 모습이 나타날 수도 있다.

심전도 electrocardiogram, ECG

원인질환에 따라 좌심실 또는 우심실 비대가 관찰되거나 좌심방 또는 우심방 비대를 나타낸다. 그 밖에도 부정맥이 관찰될 수 있다.

심장초음파 echocardiogram

심장의 구조나 기능을 평가하는 데 가장 유익한 검사로 도플러 심장초음파는 혈류의 변화를 평가할 수 있다. 심실확장과 기능저하가 심부전에서 가장 흔하고, 예후와 밀접한 관련이 있는 심실기능을 추적·관찰하는 데 매우 유용하다.

허혈성 심질환 Ischemic heart disease, IHD

정의

관상동맥의 협착 혹은 폐색으로 심장근육에 산소의 공급과 수요에 불균형이 생기는 상태로, 협심증과 심근경색증이 대표적이다.

원인

관상동맥질환(동맥경화증, 동맥염, 경련 등), 심장동맥 이외의 질환(대동맥염, 판막질환, 심한 빈혈 등) 등 2가지가 있으나, 대부분이 관상동맥질환, 특히 관상동맥경화증에 의한 것이다.

협심증 angina pectoris, AP

정의

협심증은 심장근육의 혈류공급부족에 의한 것으로 주로 활동 중 가슴통증과 발작을 주증상으로 하는 증후군이다.

증상

협심증의 특징적인 증상은 흉통(가슴통증, chest pain)이다. 흉통은 가슴 중앙부위에 격심하게 쥐어짜는 듯한 양상을 보이며, 목이나 어깨, 왼쪽 팔 또는 복부로 뻗어 나가기도 한다. 흉통은 운동, 스트레스, 성관계, 과식 등 심장이 일을 많이 해야 하는 경우에 더 많이 나타나며 대개 3~5분 정도 지속된다.

종류

협심증에는 안정형 협심증, 불안정형 협심증, 변이형 협심증 등이 있다. **안정형 협심증**은 운동, 식사, 감정적 스트레스 등으로 심장이 일을 많이 할 때 흉통이 생기고, 휴식을 취하거나 니트로글리세린을 투여하면 사라진다. **불안정형 협심증**은 최근 생긴 협심증으로 흉통이 심하거나 빈번할 때, 안정형 협심증 환자의 흉통이 더 심해지거나 또는 빈번해지거나 통증기간이 길어질 때, 그리고 전보다 더 적은 운동을 할 때나 안정 시에도 흉통이 생기는 협심증을 말한다. **변이형 협심증**은 운동이나 스트레스에 연관되지 않고 안정 시 주로 새벽에 증상이 생기는 협심증으로, 관상동맥의 국소적 경련에 의해 발생하는 것으로 알려져 있으며, 경련이 풀리지 않으면 급성심근경색이나 급사를 일으킬 수도 있다.

심근경색 myocardial infarction, MI

정의

죽종이나 혈전증에 의한 관상동맥의 폐색으로 심장근육에 혈액공급이 차단되어 심근이 괴사된 상태를 말한다.

원인

급성은 죽종, 혈전증에 의한 관상동맥의 급성폐색, 만성은 관상동맥의 협착으로 발생한다. 위험인자로는 고혈압, 고지혈증, 당뇨병, 흡연, 스트레스, 비만 등이 있다(그림 10.5).

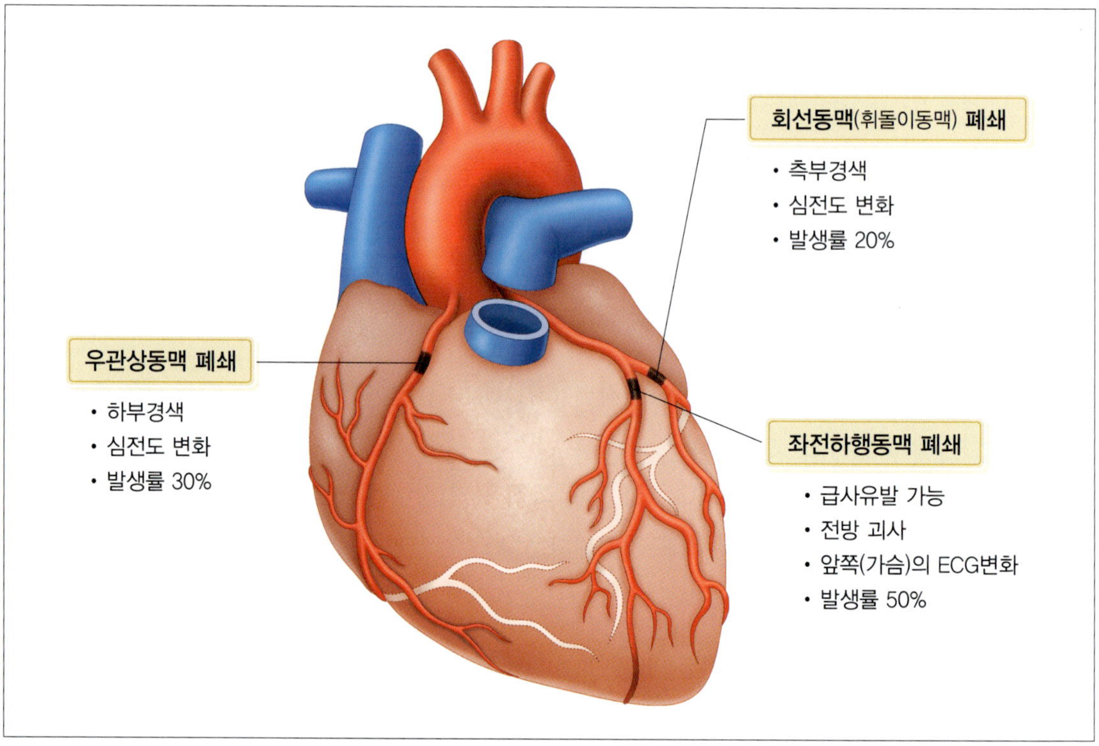

그림 10.5 **심근경색.** 관상동맥 폐쇄 부위에 따라 심근경색 발생 부위가 달라진다.

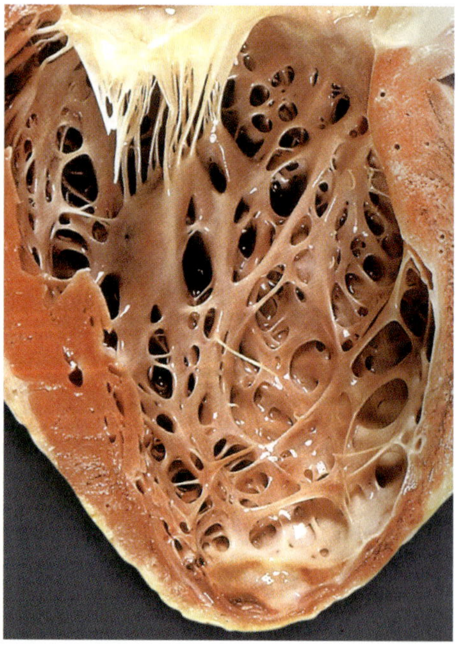

그림 10.6 **치유된 심근경색**

심첨(심장꼭대기) 부위의 심실벽이 얇아져 있고 백색 섬유성 반흔이 관찰된다.

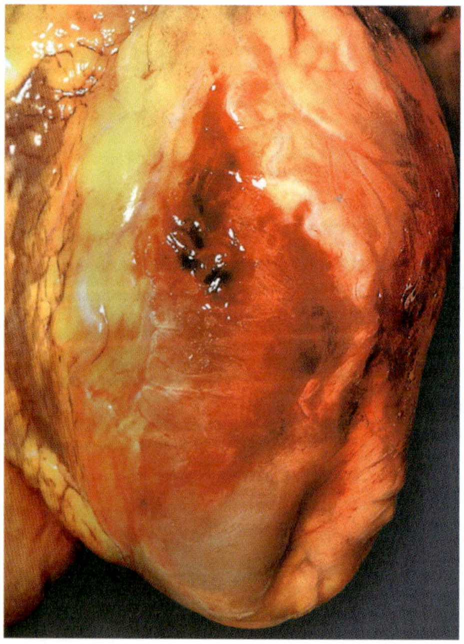

그림 10.7 **급성심근경색 후 괴사 진행**

병리적 기전 및 증상

관상동맥이 갑자기 폐색되면 산소공급이 차단되어 심근괴사가 갑자기 진행되고 심장기능의 장애 또는 정지로 인해 갑자기 사망할 수 있다. 만약 관상동맥이 점진적으로 좁아지면 점진적인 심부전이 발생한다(그림 10.6, 그림 10.7).

심근경색에서는 경색 후 시간경과에 따라 심근조직의 변화가 다양하게 나타난다(표 10.5).

표 10.5 심근경색 진행의 특징

경색 발생 후 경과시간	심근조직의 변화
0~8시간	정상과 같다.
8~24시간	약간의 변화, 즉 울혈, 근섬유 사이에 백혈구 침윤, 세포질의 가벼운 손상, 근섬유의 가벼운 분리현상, 연한 색의 반무늬 형성
24시간~3일	죽은 근섬유는 횡문과 핵이 없어지고 창백하고 노란색을 띤다. 세포질은 유리양의 분홍색, 주위 모세혈관 울혈, 다형핵 백혈구와 대식세포의 침윤 증가
3~10일	치유 시작, 죽은 근섬유 가장자리 주위가 울혈되고 육아조직이 보이며 근섬유가 파괴되어 흡수되기 시작함. 다형핵 백혈구는 아직 남아 있다.
10일 이상	치유가 계속 진행, 육아조직이 더 넓어지고 분홍색을 띠며 죽은 근섬유의 흡수가 계속 진행된다.
수주~수개월	반흔조직으로 흰색의 섬유조직 형성, 완전 치유된다.

표 10.6 심근경색 합병증

시간	합병증	증상
수분~수시간	부정맥	심실세동, 히스다발과 그 분지의 전도차단으로 심실리듬이 느려지고 심실수축의 균형이 파괴되어 심박출량이 감소하며 사망의 원인이 된다.
	심인성 쇼크	부정맥과 심인성 쇼크는 급성심부전의 원인으로 치명적일 수 있다.
	혈전증	심내막, 심방에 혈전이 생기면, 전신색전증(뇌, 장, 신장, 하지)이 된다. 환자가 장기간 침상안정하면 정맥성제로 인해 폐색전증이 진행되어 치명적일 수 있다.
3~14일	심장파열, 급성심낭염	심장파열은 심장벽 전체의 경색과 경색된 심근섬유에 치유가 시작되기 전 다형핵 백혈구 활동이 비정상적으로 증가하여 죽은 근섬유가 연화되는 심근연화증이 원인이다.
수주	만성심부전	섬유화가 시작될 때에 발생되며 협심증은 있을 수도 없을 수도 있다.
수개월	심장동맥류	얇은 섬유성 반흔조직이 점진적으로 잡아 당겨져서 형성된다.

합병증

심근경색 후 시간이 경과함에 따라 다양하게 합병증이 발생한다(표 10.6).

진단검사

효소검사와 심전도가 유용하다. 심근이 괴사하면 많은 효소가 방출되므로 CPK, LDH, SGOT가 상승하고, 심전도에서는 ST분절의 상승, T파 역전, Q파의 진폭이 증가한다.

류마티스성 심장질환 Rheumatic heart disease

정의

류마티스성 심장질환은 류마티스성 열(rheumatic fever)로 인해 심장판막에 손상을 받은 상태를 말한다.

류마티스성 열 rheumatic fever

정의

용혈성 연쇄상구균에 의해 목 주변에 염증이 일어나는 **인후염**(sore throat)으로부터 시작하여 점차적으로 체내의 결체조직, 특히 심장, 관절, 피하조직, 중추신경계를 침범하는 염증성 질환이다. 나이에 관계없이 발생하지만, 주로 5~15세에 일어나서 손상된 심장이 평생 지속된다.

원인

A군 β-용혈성 연쇄상구균의 직접 침입, 자가면역질환, 유전이 원인이다.

병리적 기전

병리적 기전의 자세한 내용은 그림 10.8을 참조한다.

증상

관절염(62~85%), 심염, 피하결절, 유연성 홍반, 무도증과 같은 대증상과 발열, 관절통(관절의 종창, 발적, 압통은 없다), 비출혈, 복통과 같은 소증상이 있다.

류마티스성 열은 인체에 많은 영향을 미치지만 페니실린(penicillin) 투여로 치유된다.

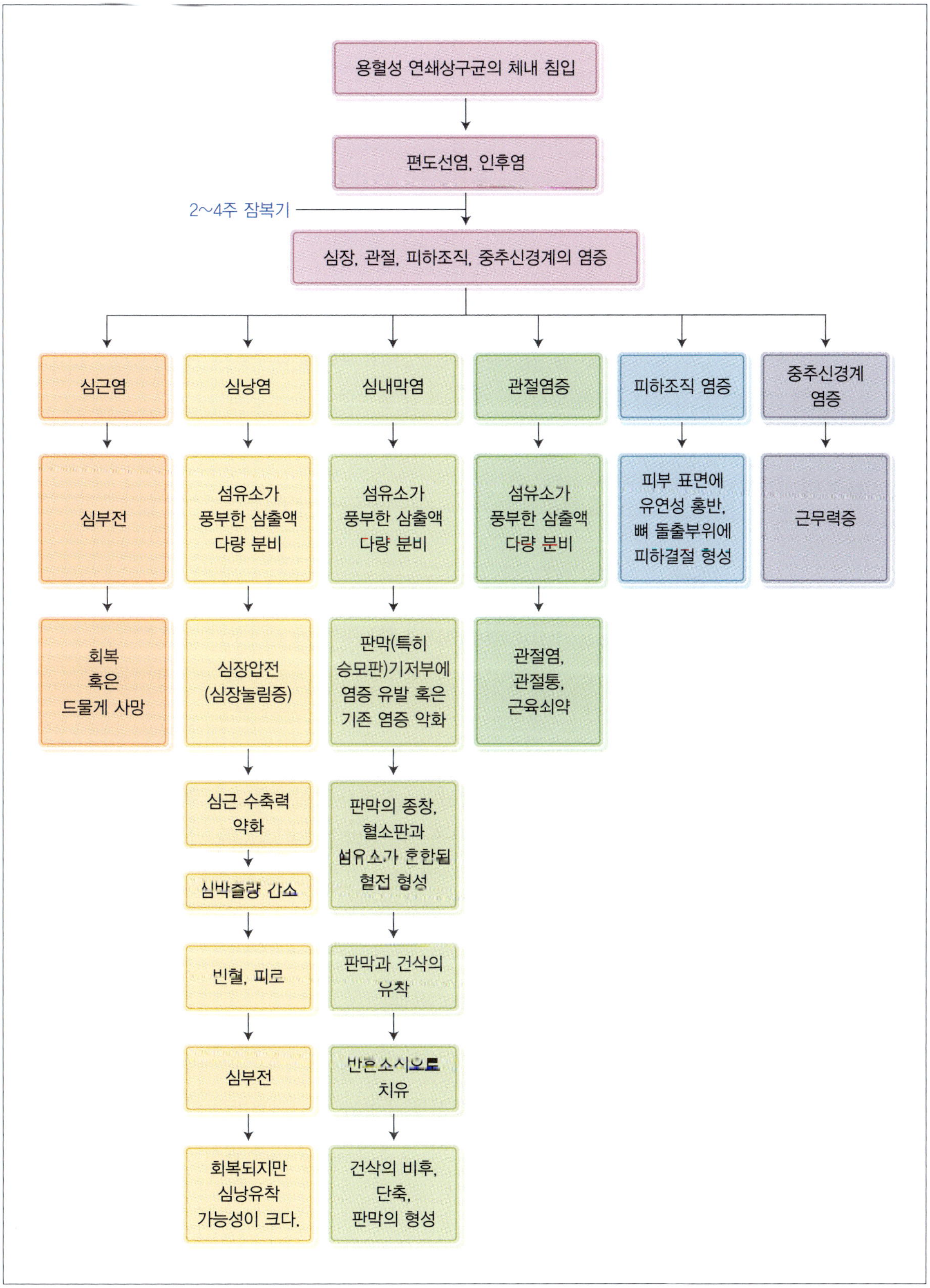

그림 10.8 류마티스성 열의 병태생리

그러나 재발이 잦으므로 검사에서 세균이 발견되지 않아도 얼마 동안은 페니실린을 투여하는 것이 좋다.

판막성 심장질환 Valvular heart disease

정의

판막성 심장질환은 심장의 판막변형으로 인해 심장증상과 그 밖의 여러 증상을 일으키는 질환을 말한다. 승모판 협착증 및 폐쇄부전증, 대동맥판막 협착증 및 폐쇄부전증, 삼첨판막 협착증 및 폐쇄부전증이 있다. 이 중 승모판 협착증이 가장 흔하다.

승모판 협착증 mitral stenosis

정의

승모판막의 협착으로 인해 좌심방 혈액이 좌심실로 완전히 유입되지 못하는 상태이며, 류마티스성 열을 앓은 후나 이영양성 석회침착이 원인이다.

병리적 기전 및 증상

용혈성 연쇄상구균이 승모판막에 침입하여 염증을 일으키면 승모판막이 유착되고 건삭이 단축되거나 비후되어 승모판막구가 협착된다. 그 결과 좌심방에 있는 혈액이 좌심실로 잘 유입되지 못하므로 좌심실에는 혈액이 부족하여 심박출량이 감소하고, 이와 반대로 좌심방에는 좌심실로 유입되지 못한 혈액이 남게 되어 이를 감당하기 위해 좌심방 확장과 비대가 발생한다.

승모판 폐쇄부전증 mitral insufficiency or regurgitation

정의

승모판막의 변형으로 좌심방 혈액이 좌심실로 유입된 후 승모판막이 완전히 닫히지 않아 좌심실 혈액이 좌심방으로 역류되는 상태이다. 류마티스성 열을 앓거나 이영양성 석회침착으로 인해 발생한다(그림 10.9).

병리적 기전 및 증상

용혈성 연쇄상구균 침입으로 인한 승모판막 염증으로 승모판막엽 유착, 건삭단축 및 비

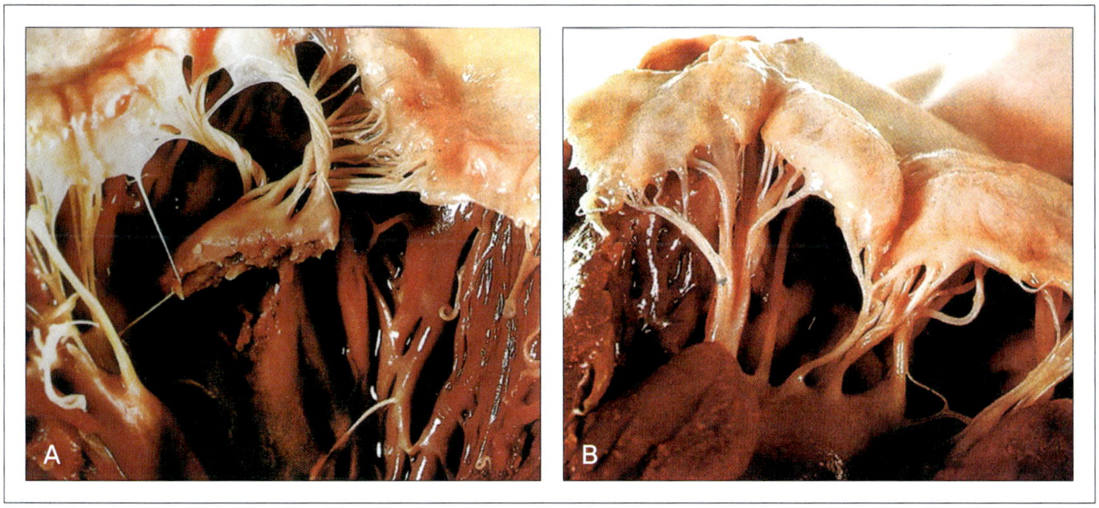

그림 10.9 **승모판 부전증.** A: 급성 승모판 부전증, B: 승모판 탈출증

후가 발생하면 좌심방 혈액이 좌심실로 유입된 후 승모판막이 완전히 닫히지 않기 때문에 유입된 혈액이 다시 좌심방으로 역류한다. 그 결과 좌심방은 혈액이 과다하게 충만되고 좌심실에는 혈액이 부족해진다.

승모판막질환이 장기간 동안 지속되면 심방세동, 감염성 심내막염이 합병증으로 발생하는데, 특히 심방세동은 심방부속기에 혈전을 형성하여 전신성 색전증을 일으킨다.

감염성 심내막염 Infective carditis

정의

감염성 심내막염은 심내막에 염증이 생긴 상태를 말한다.

원인

포도상구균과 같은 세균이나 진균 등의 감염으로 인하여 발생한다.

병리적 기전 및 증상

오늘날 감염성 심내막염은 항생제의 발달, 특히 페니실린의 투여로 치유가 용이하다.

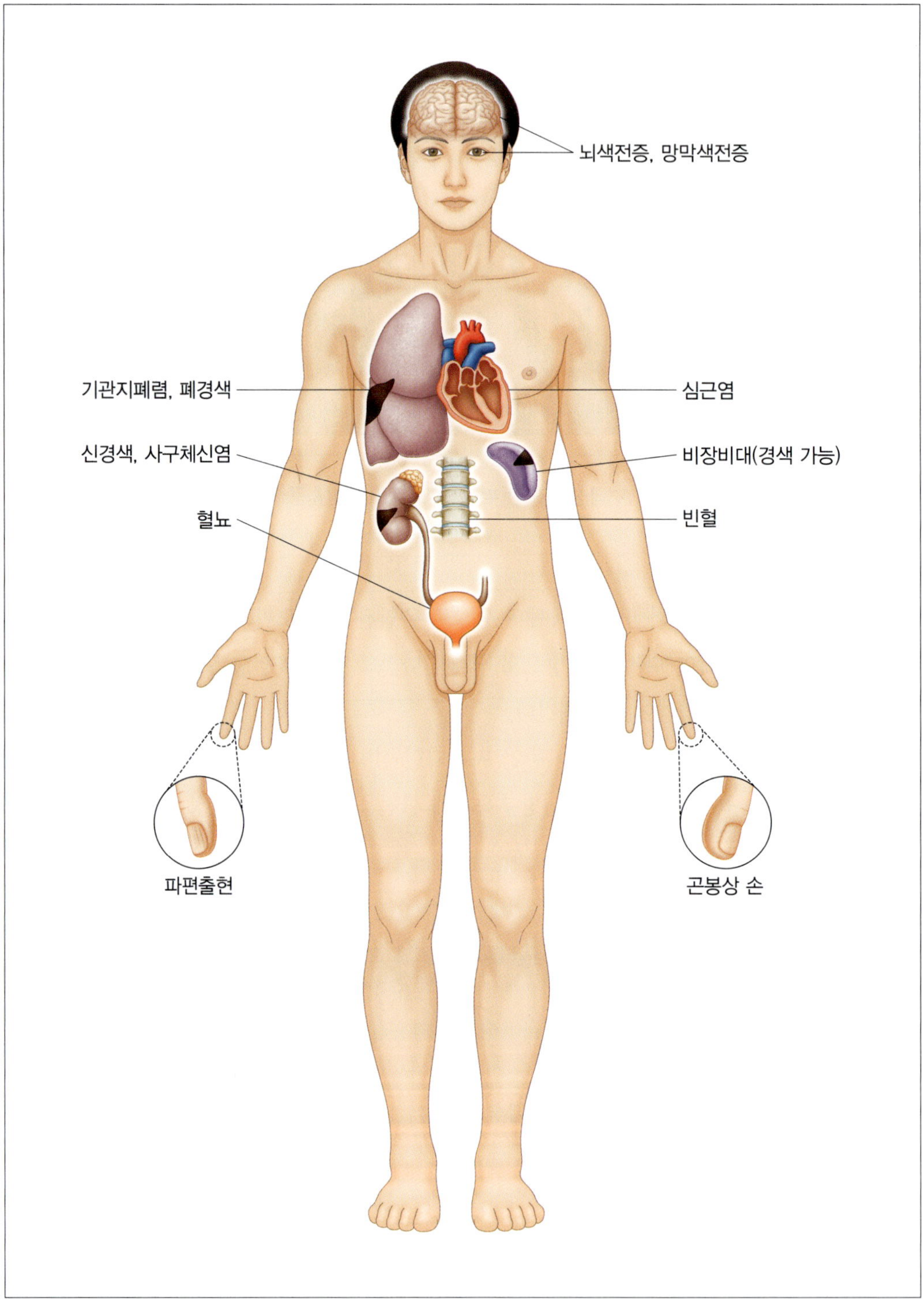

그림 10.10 감염성 심내막염의 합병증

B 혈관계 질환 Vascular diseases

혈관의 구조 및 기능

혈관은 심장에서 출발한 혈액을 혈관을 통하여 다시 심장으로 연결한다. 동맥은 심장으로부터 산소와 영양소가 많은 혈액을 체내의 모든 기관과 조직으로 운반하고, 동맥은 점차 가늘어진 후 모세혈관에 이어진다. 모세혈관에서는 혈액과 조직액 사이에서 기체, 영양소, 노폐물 등의 물질교환이 이루어지고, 모세혈관 끝에서 정맥으로 이어져 점차 굵어지며 말초로부터 혈액을 심장으로 운반한다. 동맥과 정맥은 내막, 중막, 외막의 3층으로 구성되어 있다. 동맥은 탄력섬유가 가장 많고 가장 두꺼워 높은 압력을 견딜 수 있다. 정맥은 압력이 낮으므로 정맥판이 있어 혈액의 역류를 방지한다. 모세혈관은 한 층의 내피세포로 구성되어 얇기 때문에 물질교환이 이루어지기 쉽다(그림 10.11).

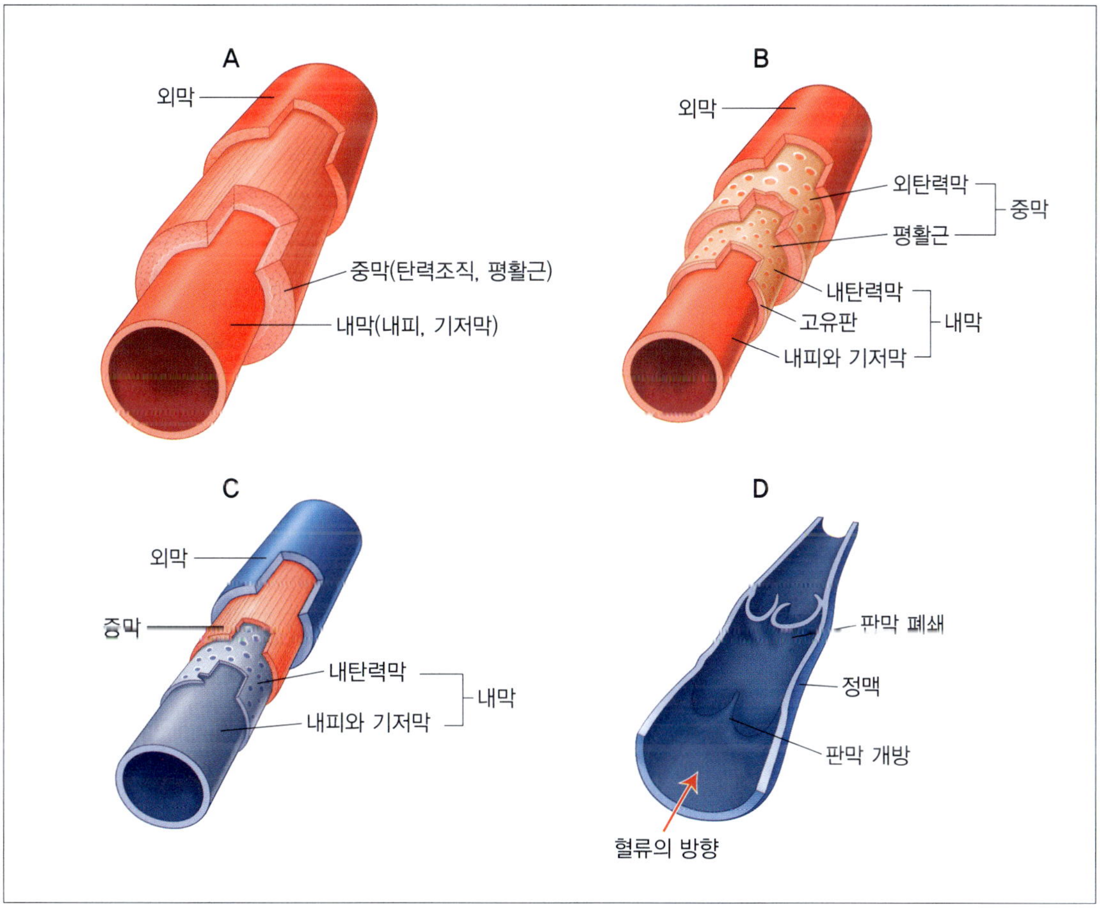

그림 10.11 혈관의 구조. A: 탄력성 동맥 B: 근육성 동맥 C: 정맥 D: 정맥판

관상동맥 폐쇄 Coronary arterial occulusion

정의

관상동맥이 죽종 또는 혈전에 의해 부분적 혹은 완전 폐쇄된 상태를 말하며, 관상동맥의 죽상경화증 및 동맥경화증, 비만, 고혈압, 흡연, 대사장애 등이 **관상동맥 폐쇄**의 원인이다.

죽상경화증 Atherosclerosis

정의

죽상경화증이란 내막의 증식과 지질침착을 특징으로 하는 죽종이 동맥내막에 침착하고 비탄력성 섬유조직으로 덮여 동맥의 탄력성이 감소된 상태이다. 주로 대동맥과 중간 크기의 근육동맥(심장동맥)에 주로 침범한다.

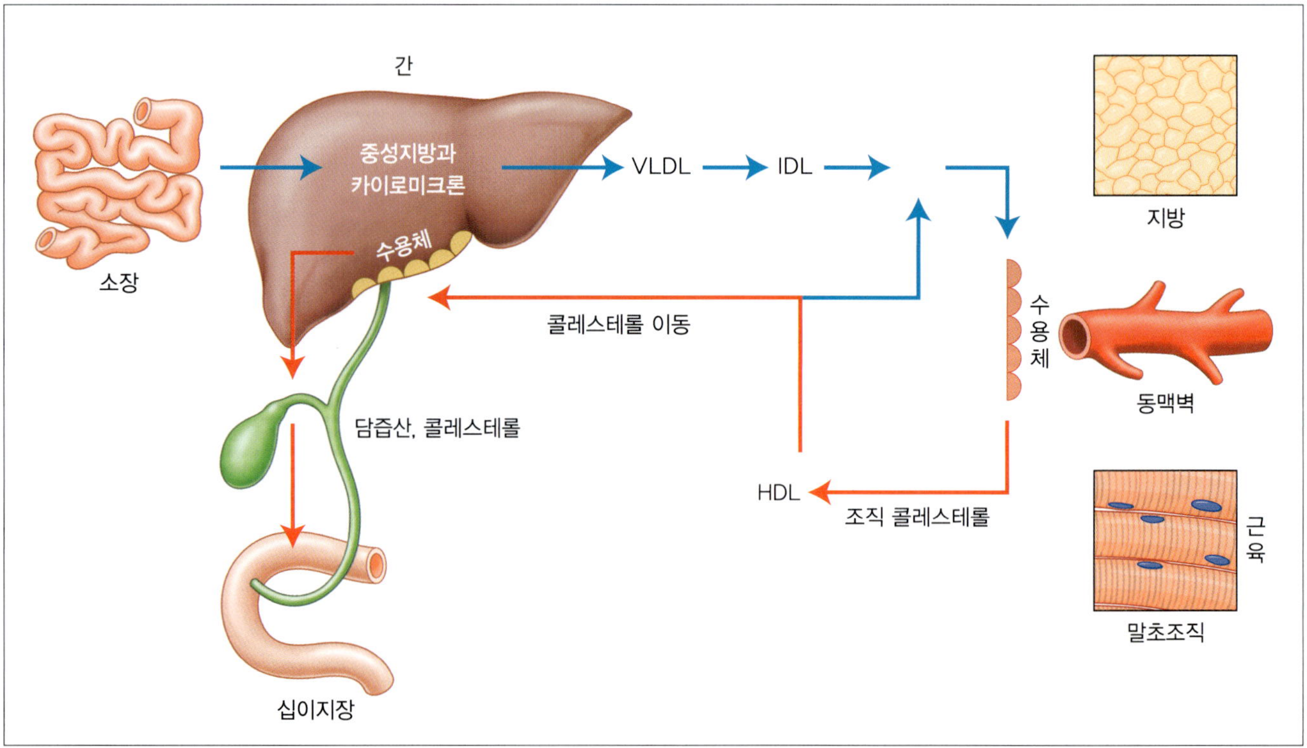

그림 10.12 지단백질의 대사

지방이 침착되면 내막이 섬유로 비후하고 섬유화된 판을 형성하는 것을 죽상판(plaque)이라 한다. 죽상판의 표면은 백색의 섬유성 캡(cap)을 형성하며, 그 밑부분은 연하고 황색, 응혈성의 액체가 저류되어 있는데 이것을 죽종(atheroma)이라고 한다.

동맥경화증 Arteriosclerosis

정의

동맥경화증이란 동맥에 지질이 침착하고 비탄력성 섬유조직이 붙어서 탄력성이 감소된 상태이다. 동맥벽을 통과하는 물질 중에서도 분자량이 큰 물질, 특히 LDL, 콜레스테롤과 같은 지질은 내막에 침착하기 쉬우며, 이것이 오랜 시간 축적된 것을 말한다.

원인

지질, 특히 콜레스테롤의 침착이 주요 원인이다. 동맥경화증의 위험요인으로는 고지혈증, 고혈압, 흡연, 당뇨병 및 비만 등 5대 위험요인 이외에 연령, 내막 손상, 가족력, 스트레스 등을 들 수 있다.

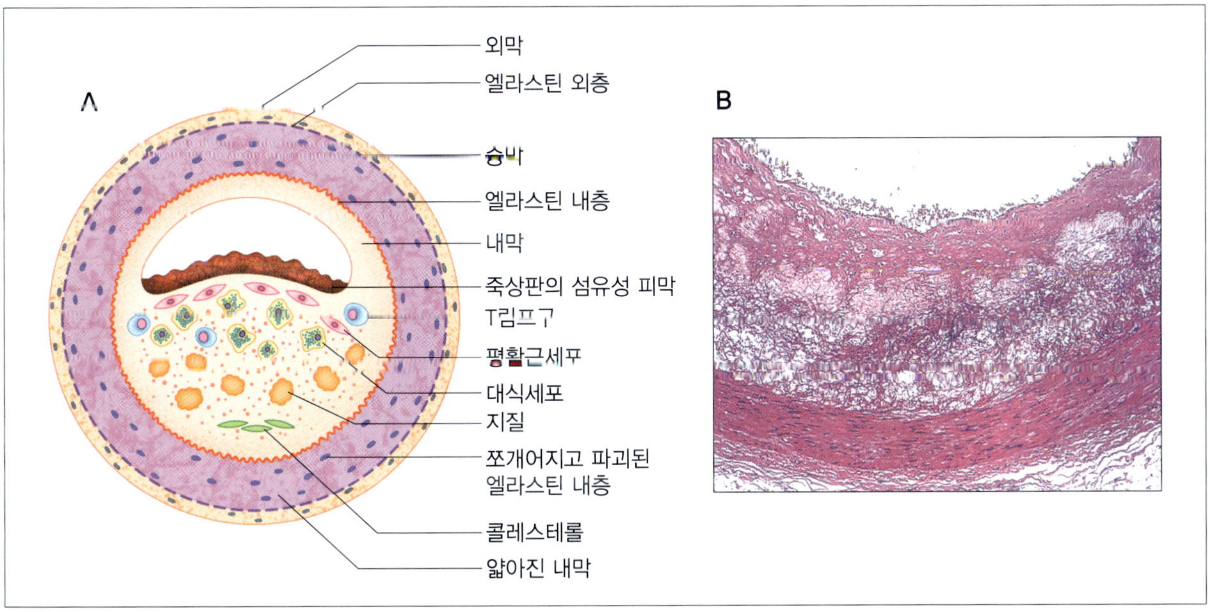

그림 10.13 **죽상판.** A: 죽상판 단면 B: 72세 노인의 관상동맥

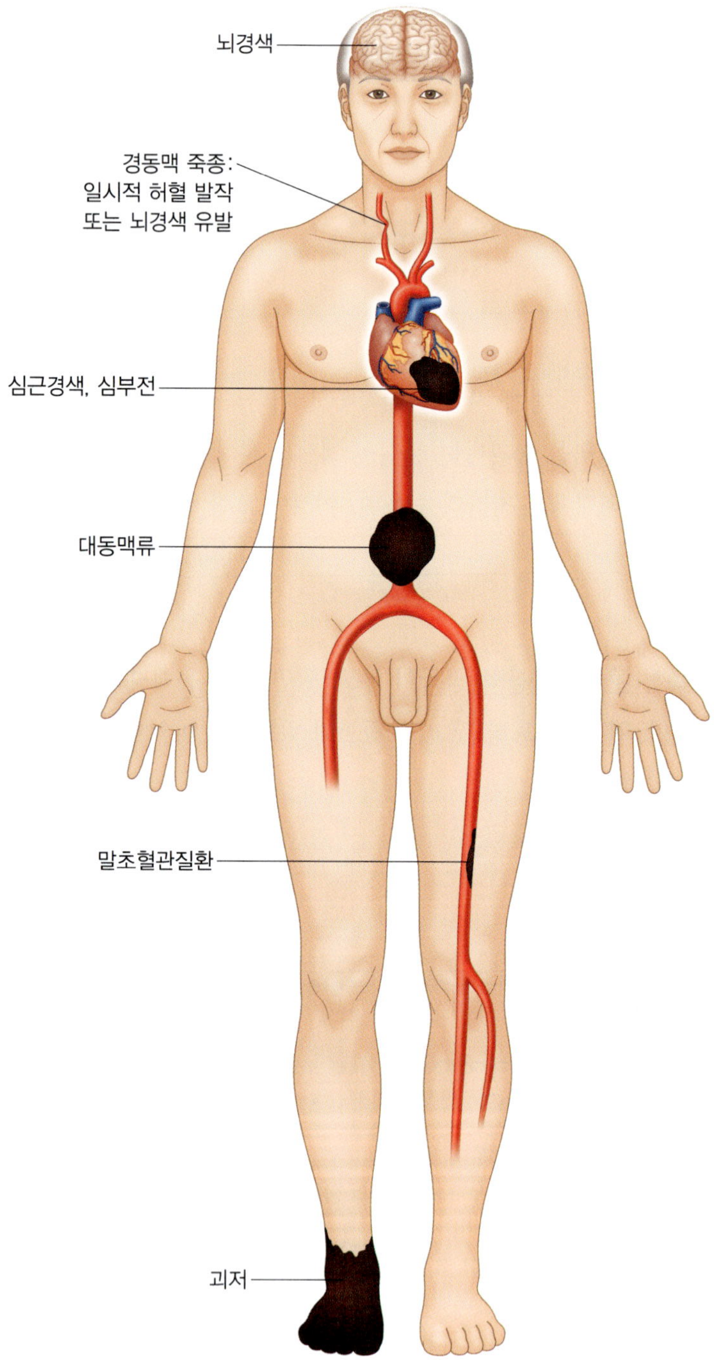

그림 10.14 죽상경화증의 합병증

혈전증 및 색전증 Thrombosis and embolism

정의

혈전증은 혈관 내에 혈전이 생긴 상태로, **혈전**(thrombus)은 혈관이나 심장 내에 형성된 혈액응고 덩어리이다. 색전증은 혈관 내에 **색전**(embolus)이 생긴 상태로, 색전이 될 수 있는 물질은 대부분은 혈전이 부서져서 떨어져 나온 경우가 대부분이며, 그 밖에 종양세포, 세균덩어리, 기생충, 이물, 공기, 양수, 지방 등이다. 특히 공기색전은 정맥주입, 혈관과 심장수술 시에 가능하고, 지방색전은 긴뼈 골절 시에 지방물질이 뼈의 정맥으로 들어가서 생긴다. 양수색전은 분만 중에 양수가 자궁정맥으로 들어가서 생긴다. 그러나 대부분의 색전은 혈관벽에서 떨어져 나온 혈전이 혈류를 따라 순환하고 있는 상태를 말한다.

정상인은 혈액응고기전과 섬유소용해기전이 길항작용으로 평형을 유지하므로 혈관이나 심장내에서는 지속적인 혈액응고가 일어나지 않는다. 뿐만 아니라 만약 혈관에 작은 손상이 생기면 이 두 기전은 활성화되어 손상부위를 정상으로 재건한다.

혈전의 형성원인

혈류의 변화

혈관이 확장되고 혈류 흐름 속도가 느려질 때 혈전이 생길 수 있다.

혈관내피 손상

혈관내피의 손상은 직접적인 외상이나 조직의 염증에서 생긴 독소에 의해서 발생할 수 있다. 동맥 손상, 정맥 손상, 모세혈관 손상의 경우가 있다.

혈액 구성성분의 변화

섬유소원(fibrinogen)과 프로트롬빈(prothrombin)이 증가하거나 혈소판 증가로 인한 혈소판 유착기능이 증가할 때 발생한다(예: 수술과 출산 후 10일 전후로 가장 흔함).

호발부위

동맥은 대동맥, 관상동맥, 사지, 손, 발의 세동맥에 흔하고 정맥은 복부수술, 출산, 심질환, 정맥류, 염증에서 흔하다. 모세혈관이 손상되면 적혈구가 서로 결합하여 혈전이 형성된다.

고혈압 Hypertension

정의

고혈압은 같은 조건하에서 2회 이상 측정한 결과 혈압이 140/90mmHg 이상인 상태를 말한다. 정상 혈압은 18세 이상에서 수축기 혈압이 100~120mmHg, 확장기 혈압이 60~90mmHg이다. **수축기 혈압**은 심장운동, 동맥의 탄력성 및 팽창성에 의해 결정되고, **확장기 혈압**은 세동맥을 흐르는 혈류저항에 의해 결정된다.

분류

일차성 고혈압 primary hypertension(본태성 고혈압, essential hypertension)

정의

고혈압의 발생기전이 명확하게 밝혀지지 않은 고혈압으로 90% 이상의 환자가 일차성 고혈압이다.

유발요인

유전, 고염분 식이, 교감신경 자극, 비만, 운동 부족, 심박출량 증가, 말초저항 증가, 흡연, 당뇨병, 고지혈증, 고연령(30세 이상), 스트레스, 정신적 흥분 등이 있다.

발생기전

고혈압의 발생기전은 그림 10.15와 그림 10.16을 참조한다.

합병증

고혈압이 장기간 지속되면 합병증이 발생한다. 합병증으로는 혈관과 장기에 대한 영향이 중요하다.

표 10.7 고혈압의 구분

구분	수축기 혈압	확장기 혈압
정상	<120	<80
전고혈압(prehypertension)	120~139	80~89
1기 고혈압(stage 1 hypertension)	140~159	90~99
2기 고혈압(stage 2 hypertension)	≥160	≥100

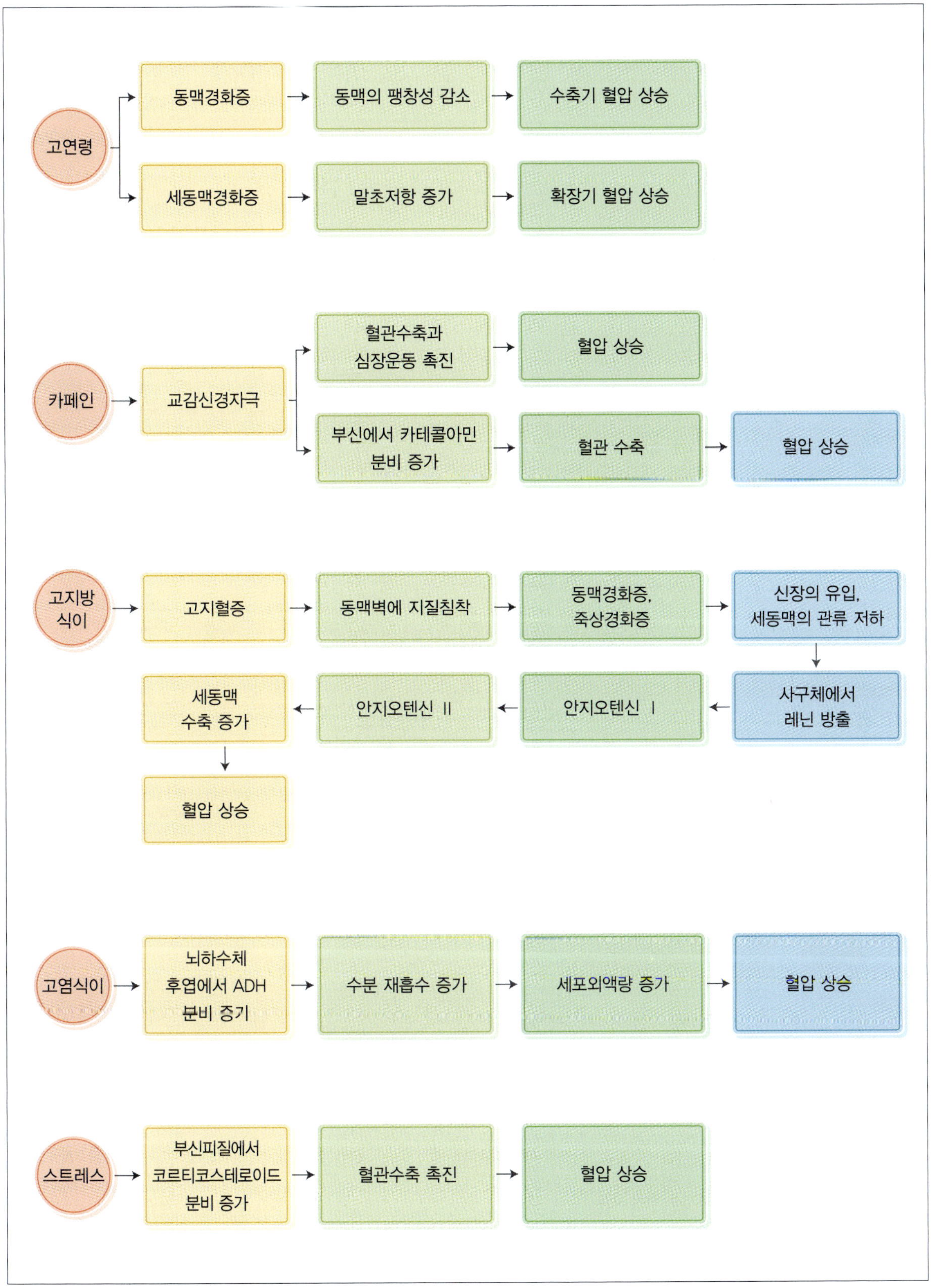

그림 10.15 고혈압 발생기전

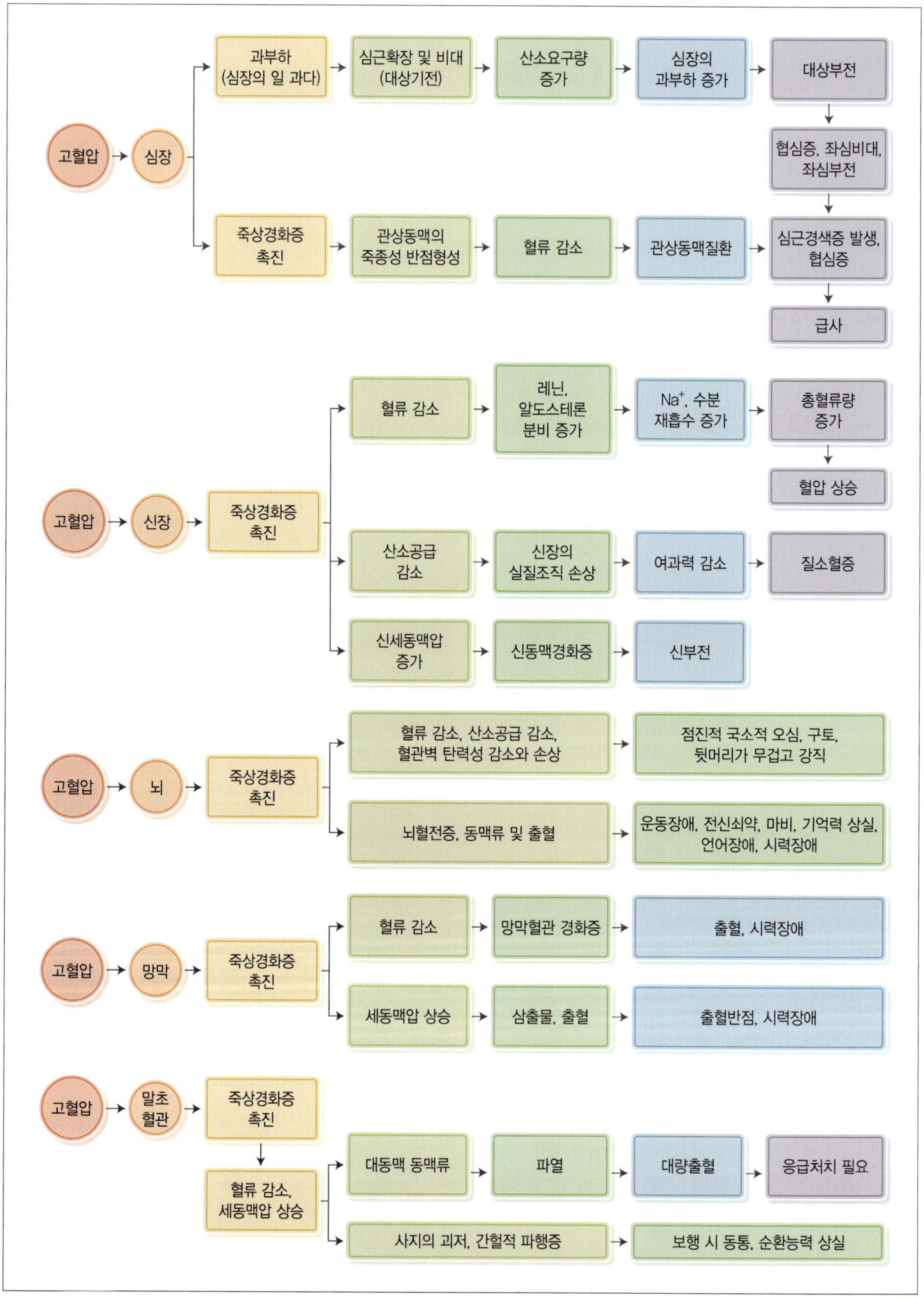

그림 10.16 고혈압의 진행 및 합병증

혈관에 대한 합병증으로는 관상동맥질환 동맥류, 혈관 파열, 뇌혈관 파열로 인한 뇌경색 등이 있다. 장기에 대한 합병증으로는 심장, 뇌, 신장에 대한 영향이 크다. 심부전, 고혈압성 뇌증, 신부전, 그 밖에 고혈압성 망막증 등이 있다.

이상과 같이 고혈압이 장기간 동안 지속되면 많은 합병증이 발생하므로 정기적인 검사를 통해 조기발견하고 꾸준한 치료가 필요하다. 함부로 약물을 과용 혹은 남용하지 말고 검사 후, 정확한 진단을 받은 후 의사와 상의하여 치료해야 한다.

이차성 고혈압 속발성 고혈압, secondary hypertension

정의

체내의 다른 기관의 질환에 의해 고혈압이 발생하는 경우로, 전체 고혈압 환자의 약 10% 정도를 차지한다.

원인

신장질환, 부신피질의 기능항진, 부신수질종양, 과다한 약물복용(예: 경구피임약, 스테로이드제제, 교감신경흥분제 등), 임신중독증, 혈관질환(예: 대동맥 협착증), 혈액의 점도 증가(예: 다혈구증가증) 등이 있다.

속발성 고혈압은 다른 기관의 질환에 의해 발생하므로 원인이 발견되면 원인을 치료하는 것이 고혈압치료의 지름길이다.

동맥류 Aneurysm

정의

동맥류(동맥자루)란 여러 가지 원인으로 약해진 동맥벽에 혈액의 압력이 지속적으로 가해져 동맥 내부의 공간이 전반적으로 또는 일부가 병적으로 확장(원래 동맥지름의 1.5배 정도)된 것을 의미한다.

원인

- 선천적 혈관분지 부위의 중막과 탄력층의 결손에 의한 약화, 동 · 정맥의 발육 이상
- 동맥의 외상
- 동맥벽의 후천성 질환: 죽상경화증, 동맥경화증, 매독, 중막의 변성, 진균감염, 다발성 동맥염 등

병리적 기전 및 증상

동맥에 죽상경화증이 생기면 동맥의 탄력성이 감소되기 때문에 혈액의 압력에 의해 동맥벽이 확장된다. 확장된 동맥벽이 계속 혈액의 압력을 받으면 파열되어 대량 출혈이 발생한다.

분류

동맥류는 형태와 성상에 따라 분류된다. 형태에 따라서는 딸기형, 주머니형, 방추형 동맥류로 나눈다(표 10.8).

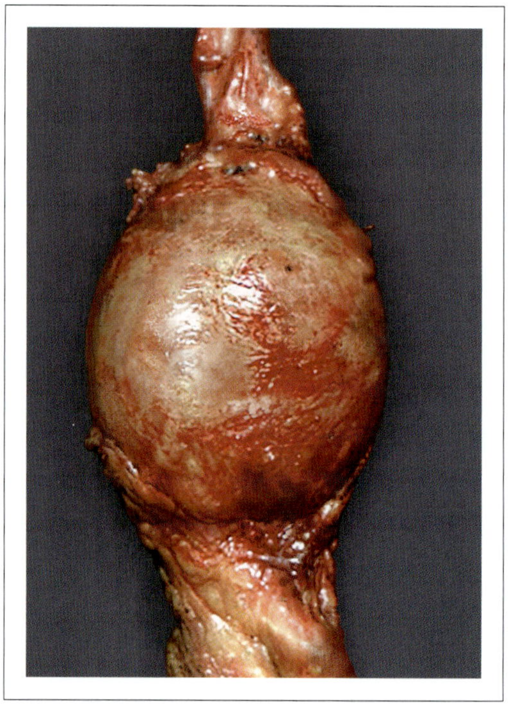

그림 10.17 **복부 대동맥류**

사후에 발견된 커다란 동맥류이다. 이런 동맥류는 초음파 검진으로 발견할 수 있다.

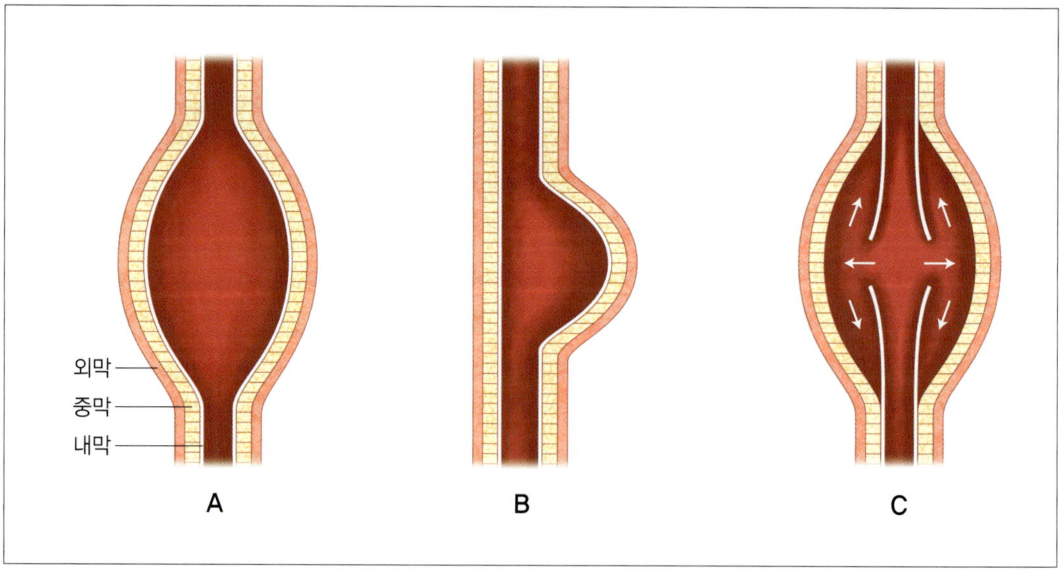

그림 10.18 **동맥류의 종류.** A: 주머니 동맥류 B: 방추 동맥류 C: 박리 동맥류

표 10.8 동맥류의 종류

종류	호발부위	특징
주머니 동맥류 (saccular aneurysm)	대동맥(aorta)	큰 주머니 형태처럼 튀어나온 동맥류(직경 20mm에 이를 정도까지 커질 수 있음)로, 대개 혈전을 가지고 있고 동맥경화증에 의한 것이 대부분이다.
딸기 동맥류 (berry aneurysm)	뇌의 윌리스고리 (Wilis circle)	작은 혹 같은 구형의 확장동맥류로, 대개는 직경 1.5cm 이하이고 태어날 때는 없으나 성장하면서 선천적으로 중간막이 약한 부위, 특히 뇌동맥의 교통지에 발생한다.
방추 동맥류 (fusiform aneurysm)	복대동맥 (abdominal aorta)	혈관 내부 공간이 방추 모양이며 동맥경화증이 원인이다.

정맥류 Varicose vein

정의

정맥류란, 정맥이 비정상적으로 확장되고 꼬불꼬불해진 상태로, 주로 하지의 표재성 정맥에 흔하다.

원인

장기간 동안 서 있는 직업, 임신, 비만, 유전, 만성정맥염의 합병증이 원인이다.

병리적 기전 및 증상

- 장기간 서 있을 때 → 지속적인 근육긴장 및 근육운동 → 정맥순환 감소 → 정맥내압 상승 → 정맥내강 확장 → 정맥벽의 긴장 증가, 탄력성 조직의 비후 → 지속적인 정맥내압 상승 → 근육 및 탄력조직의 불규칙한 위축, 섬유조직으로 대치 → 정맥벽의 국소적 꾸불꾸불한 확장(정맥류) → 말초혈관의 정맥울혈 → 말초조직의 국소빈혈 → 동통, 보행장애, 보행 시 동통 및 피로가 쉽게 온다. 근육경련, 다리의 중압감, 다리부종 → 다리 괴저
- 비만 → 하지에 체중 부담 → 지방조직이 정맥벽을 지지 못함 → 정맥판막과 근육긴장 및 정맥내압 상승 → 정맥내강 확장 → 정맥벽의 긴장 증가, 탄력성 조직 비후 → 지속적인 정맥내압 상승 → 근육 및 탄력성 조직의 불규칙한 위축, 섬유조직으로 대치 → 정맥벽의 국소적 꾸불꾸불한 확장(정맥류) → 하지의 국소빈혈 → 동통, 보행장애, 보행

시 피로가 쉽게 온다. 근육경련, 다리의 중압감, 다리부종 → 다리괴저

- 정맥류는 수면 시에 다리를 상승시키거나 비만인 경우는 체중을 조절하고 꼭 끼는 양말이나 의복을 피하며 오랫동안 서 있거나 앉아 있지 않는 것이 좋다.

혈액계 질환 Disease of blood system

구조와 기능

혈액은 **혈구세포**(적혈구, 백혈구, 혈소판)와 혈장으로 구성되고 끊임없이 전신을 순환하면서 각 조직에 산소, 영양소, 호르몬 등을 공급하고, 조직의 대사작용으로 생긴 이산화탄소와 그 밖의 노폐물을 배설장소로 운반해 준다. 병원미생물이 침입하면 백혈구와 항체를 운반해 그들과 대항하여 신체를 방어하고, 혈관 손상으로 출혈이 발생하면 혈소판과 응고인자를 통해 응고작용을 한다. 체온조절, 체액의 전해질 균형도 유지한다.

성인의 혈구세포는 편평골, 척추, 사지의 긴뼈 속 적골수에서 형성되고 림프구는 림프세망계에서 형성된다. 혈구 생산은 영양소(비타민 B_{12}, 엽산, 철분), 에리트로포이에틴(erythropoietin), 건강한 골수, 그 밖의 호르몬에 의해 영향을 받는다. 노화되거나 결함이 있는 적혈구는 비장에서 파괴한다.

빈혈 anemia

정의

적혈구 수가 적거나 헤모글로빈의 농도가 낮은 경우를 빈혈이라 하며, 적혈구 수가 400만/mm^3 이하이거나 혈액 100mL당 Hb의 함량이 12~16g이 정상인데 10~12g 이하인 경우를 **빈혈**이라 한다.

종류

- **철분결핍성 빈혈:** 철분의 부족으로 혈액 속 적혈구 수가 감소하고 적혈구는 대부분 작다. 편식이나 영양결핍 등에 의한 철분섭취의 부족으로 일어난다. 또 위궤양, 악성종양 등의 만성적인 출혈로도 발생한다.
- **거대적혈구 빈혈:** 엽산이나 비타민 B_{12} 결핍의 부족으로 인한 빈혈로 적혈구 수는 감소하지만 형태는 커진다. 내인 인자의 부족으로 비타민 B_{12}가 결핍되어 생기는 빈혈을 악성빈혈(pernicious anemia)이라고 한다.

- **재생불량성 빈혈:** 골수의 조혈능력이 약해져 발생하는 빈혈로 말초혈액 속 적혈구의 크기는 정상과 비슷하다. 대부분 적혈구뿐만 아니라 과립구나 혈소판 등 혈구 전반의 합성이 장애를 받아 범혈구감소증을 나타내는 경우가 많다.
- **용혈성 빈혈:** 적혈구의 수명이 짧아 조기에 파괴되기 때문에 일어나는 빈혈이다. 헤모글로빈의 분해산물인 빌리루빈이 증가하여 황달이 나타난다. 겸상적혈구빈혈, 자가면역성 용혈성 빈혈 등이 있다(그림 10.19).

병리적 기전 및 증상

조직이 활동하기 위해서는 산소가 필요하고 산소는 혈색소와 결합하여 각 조직에 운반되며 조직에서는 이산화탄소와 결합하여 폐로 운반된다. 그러므로 만약 산소가 부족하면 호흡곤란, 피로 등이 발생하기 때문에 산소부족을 보완하기 위해 심혈관계와 골수의 기능이 강화되고 생화학적 변화가 일어난다.

백혈병 leukemia

정의

백혈병은 미성숙한 백혈구가 셀 수 없을 정도로 과다 형성되는 상태로 골수조혈세포의 악성종양이다.

원인 및 유발요인

정확한 원인은 잘 모른다. 유발요인으로 방사선, 화학물질(예: 벤젠)의 과다노출, 화학약물의 과다복용 등을 추정할 수 있다.

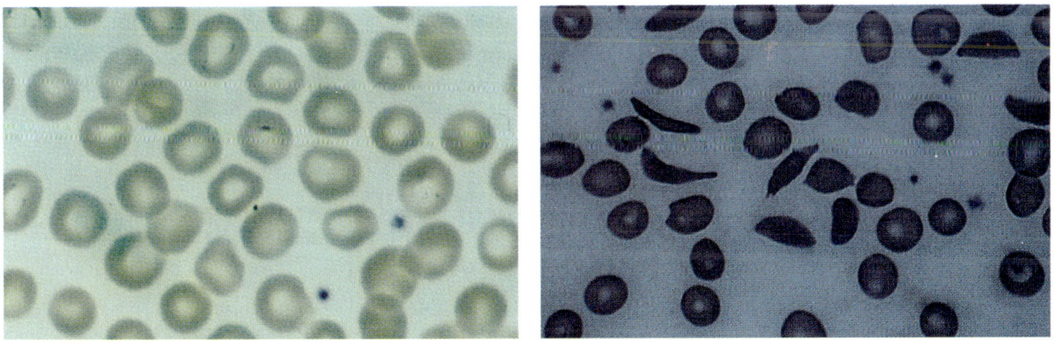

그림 10.19 **정상 적혈구와 겸상적혈구 빈혈.** A: 정상 적혈구, B: 겸상적혈구

병리적 기전 및 증상

혈구세포의 생성은 건강한 골수, 철분, 비타민 B_{12}와 같은 영양소, 적혈구 생성을 위한 정상적인 유전인자가 있을 때 가능하다. 만약 어떤 원인에 과다 노출되면 미성숙 백혈구가 과다 형성되지만 이 백혈구는 성숙한 것이 아니므로 쉽게 파괴되고 세균과 같은 항원이 침입해도 이와 대항하여 신체를 방어하는 기능이 미약하다. 또한 과다 형성된 백혈구는 신체 각 장기에 축적되어 축적된 장기의 기능부전 및 종대가 나타난다.

심혈관계 질병의 예방을 위한 지침

- 지방의 섭취를 줄인다.
- 소금의 섭취를 줄인다.
- 일주일에 적어도 세 번은 적당한 운동을 한다.
- 나이와 신체조건에 적당한 체중을 유지한다.
- 정기적으로 혈압을 체크한다.
- 금연한다.
- 스트레스를 줄인다.

핵심용어

혈관조영술 angiography

혈류에 방사선 불투과성 물질을 주사한 후 동맥 또는 동맥계를 X-ray로 촬영

선천성 심장질환 congenital heart disease

중격결손, 팔로4징후 그리고 동맥관 개존증과 같은 선천성 심장기형

울혈성 심부전 congestive heart failure

부적당한 심장조직(부종 또는 종창) 또는 폐에 조직액이 부적절하게 축적되어 박동능력이 충분치 못한 상태

허혈 ischemia

혈관의 수축 또는 폐쇄에 의하여 신체에 혈류량이 부족해진 상태

승모판 탈출증 mitral valve prolapse

승모판이 닫히고 나서 역방향으로 탈출되어서 혈액이 누출되는 증상

심잡음 murmur

심장의 비정상적인 청진음

역류 regurgitation

결함이 있는 심장판막을 통하여 혈액이 역류하는 것

관상동맥질환 coronary artery disease

심근에 혈액공급을 하는 관상동맥의 질환

레이노드 증후군 Raynaud's phenomenon

피부 소동맥의 수축으로 손가락과 발가락이 잠깐 창백하고 저림

정맥류 varicose veins

비정상적으로 부푼 정맥, 일반적으로 다리에 발생

심장율동 전환제세동, cardioversion(defibrillation)

심부정맥의 정지를 위하여 흉벽에 간단한 전극을 설치

심장박동 제세동기 pacemaker cardiac defibrillator, PCD

정상적인 심박동을 수행하기 위해 흉부와 심장에 각각 배터리와 전극으로 구성된 작은 전기장치를 부착하여 전기적 신호와 심각한 부정맥을 가진 심장에 제세동을 제공하는 것

스텐트 stent

혈관성형술 후에 혈관이 다시 좁아지지 않게 유지하기 위하여 설치하는 장치

겸상적혈구 빈혈 sickle cell

비정상적 혈색소로 인해 흑인에게서 빈혈이 나타나는 유전병

악성적혈구 과잉증 polycythemia vera

골수에서 적혈구생산을 지나치게 많이 하는 증세

백혈병 leukemia

백혈구 형성이 무절제하게 증가하는 골수의 악성 질환

림프부종 lymphedema

사지에 림프액이 비정상적으로 축적되는 증세

수혈 blood transfusion

적혈구나 혈소판 타입이 맞는지를 검사한 후 전혈 또는 혈구를 수용자에게 투여함

골수 이식 bone marrow transplantation

조직이나 혈액이 적합한 제공자의 골수를 수용자에게 투여하는 것

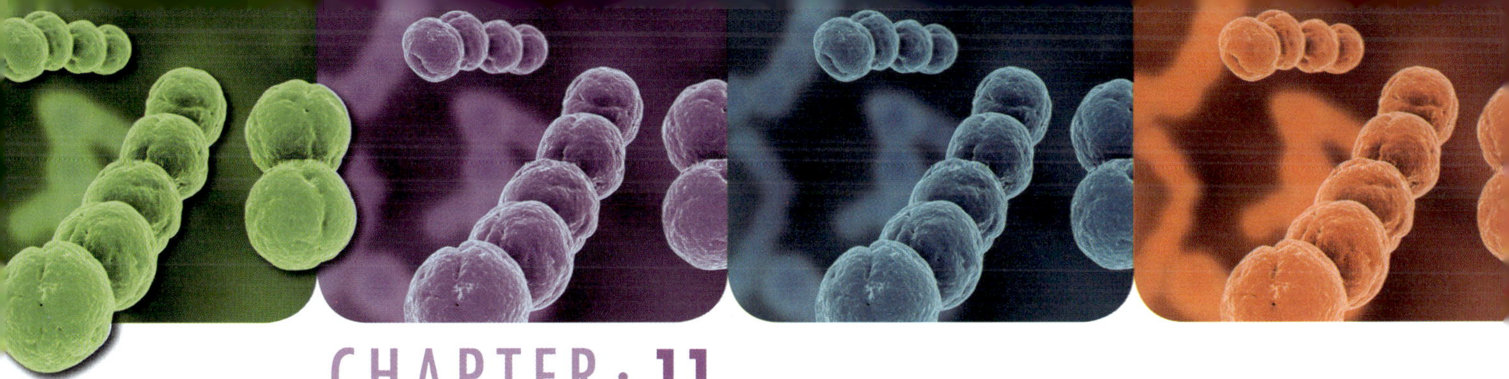

CHAPTER · 11

호흡기계 질병

DISEASE OF RESPIRATORY SYSTEM

학습목표

1. 호흡기계에 대한 용어와 장애를 정의한다.
2. 호흡기계의 기초적인 해부와 생리를 설명한다.
3. 호흡기계의 장애와 연관된 중요한 징후와 증상을 구별한다.
4. 호흡기계의 전형적인 질병의 병태생리와 진행과정을 이해한다.
5. 호흡기계 질병의 치료와 예방에 대하여 설명한다.

호흡기계는 코에서부터 시작하여 폐포에 이르는 공기의 전달통로로, 상부기도(코, 인두, 후두)와 하부기도(기관, 기관지, 세기관지, 폐포)로 나뉜다. 상부기도는 흡입공기에 포함된 세균, 먼지 등을 여과하고 열을 가해 따뜻하게 가습시킨다. 기도의 점막에는 섬모가 있는 상피세포와 점액을 분비하는 배세포가 있다. 호흡기는 자율신경의 지배를 받아서 교감신경의 흥분으로 기도평활근이 이완되고 내강이 넓어져 많은 공기가 유입될 수 있다.

폐포(허파꽈리, alveoli)는 특수한 주머니 모양을 하고 있으며 폐의 대부분을 차지한다. 폐포

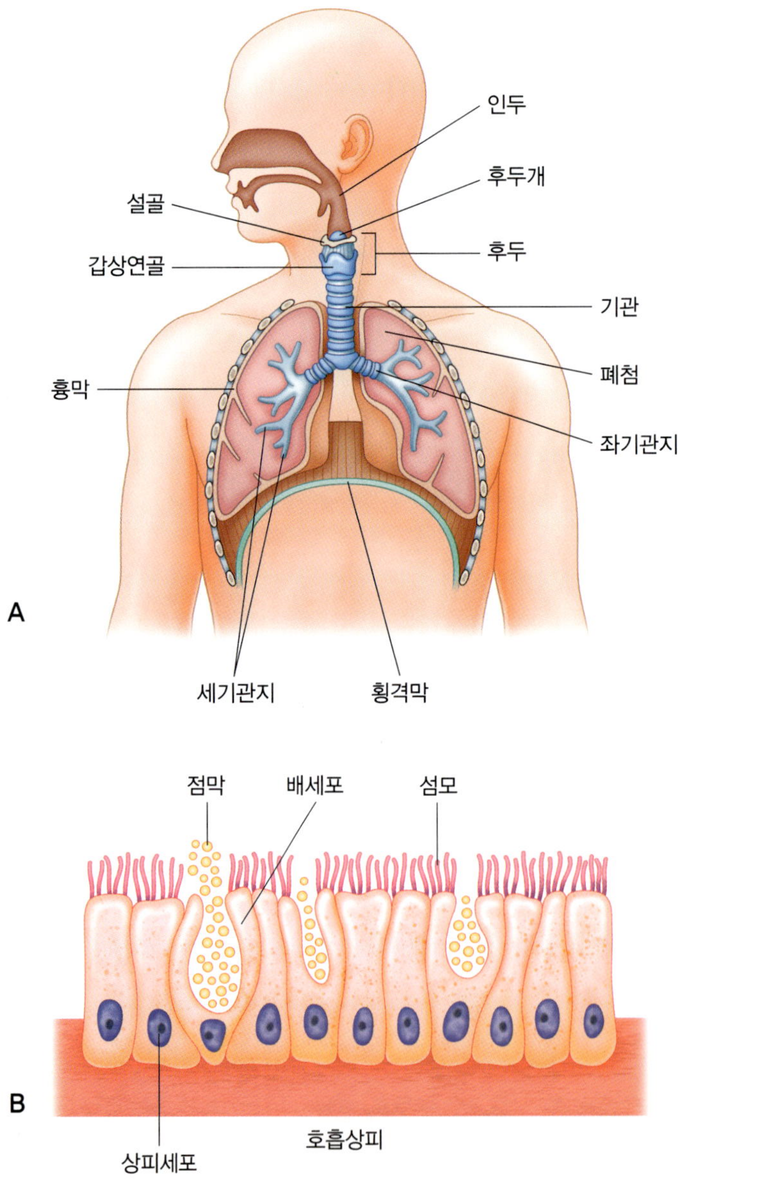

그림 11.1 호흡기계의 구조

에서는 폐포벽에 분포하는 모세혈관의 혈액과 폐포 내의 공기 사이에 가스교환이 일어난다.

정상인의 흡기량은 7L/분이다. 이 중 기능이 없는 사강(기관, 기관지)을 제외하면 약 5L 정도가 폐포 호흡에 이용된다. 공기의 전달은 기관으로부터 말단 세기관지까지만 이루어지고 호흡세기관지에서부터 폐포까지는 기체압이 0이므로 확산에 의한 기체의 이동이 이루어진다.

호흡이 효율적으로 유지되기 위해서는 충분한 양의 공기 흡입과 폐포관(허파꽈리관)과 폐포벽(허파꽈리벽)을 통하여 일어나는 공기의 빠른 확산 그리고 적절한 폐순환이 필요하다. 만약 이 세 가지 중 한 가지라도 장애가 생기면 호흡곤란이 발생한다.

호흡기계의 질병은 간단한 것에서부터 생명을 위협하는 위험한 것까지 다양하다. 대부분의 호흡기 질병은 초기 증상으로 기침, 천명, 숨가쁨과 같은 호흡곤란 증상을 나타낸다. 그러나 일부 질병은 별다른 증상을 나타내지 않은 채 말기로 진행되기도 한다. 흡연은 호흡기 질병을 일으키는 가장 중요한 인자이다.

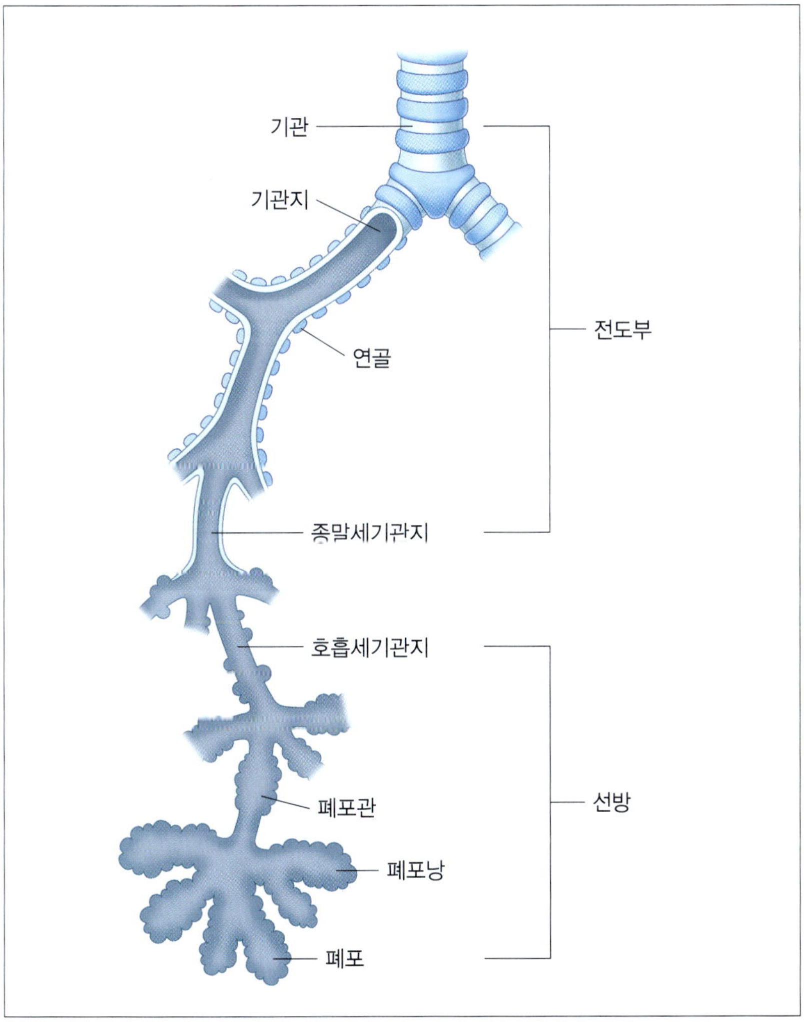

그림 11.2 하부호흡기의 구조

상기도 감염 Upper respiratory infection, URI

상기도 감염증은 상기도에 발생한 감염증으로 대부분 바이러스의 감염으로 발생한다. 그 중에서도 리노바이러스(rhinovirus)가 가장 흔하게 감염증을 유발하는 병원균이다. 발열, 기침, 두통 등의 흔한 증세를 나타내며, 근본적인 원인을 제거하는 치료제가 없어 주로 대증요법으로 증세를 완화시킨다. 주로 해열제나 진통제 등의 증상 경감을 위한 치료제를 투여한다.

비염 Rhinitis

정의

코 및 주위 조직에까지 염증이 생긴 상태로 일명 코감기라고 한다.

원인

바이러스, 폐렴구균(폐렴알균), 화농성 연쇄상구균(사슬알균), 인플루엔자(influenzae) 등의 세균, 알레르기항원(allergen) 등이 원인이다. 계절성 알레르기항원에는 나무나 풀의 꽃가루, 비계절성 알레르기항원은 집 진드기, 동물, 사람의 털과 비듬, 솜, 섬유질의 먼지 등이 속한다.

병리적 기전 및 증상

알레르기성 비염의 병리적 기전은 그림 11.3을 참조한다.

비염의 생리적 기전 및 증상

1) 바이러스감염 → 비강, 부비동(코곁굴), 비인두의 점막 염증 → 혈관 충혈, 조직 부종, 점막 부종 → 부비동 특히 상악동(위턱굴)의 액체 흐름 폐쇄 → 코막힘, 선관폐쇄 → 과도한 점액분비, 삼출액 → 심한 콧물 → 만성 비염 → 용종 형성, 아데노이드 비대 → 비폐쇄
2) 세균감염 → 코, 인두의 점막 염증 → 표면상피 소실, 다형핵 백혈구의 삼출물, 액성 삼출물, 점액 분비, 혈관울혈 → 점액 화농성 분비물 → 만성 비염
3) 알레르기항원 접촉 → 비점막하 조직의 심한 부종, 찐득거리는 점액분비, 점액선 종대, 기저막(바닥막)의 초자질 종창, 호산구 침윤 → 만성 알레르기 비염, 만약 세균이 침입한다면 점액 화농성 삼출물 분비

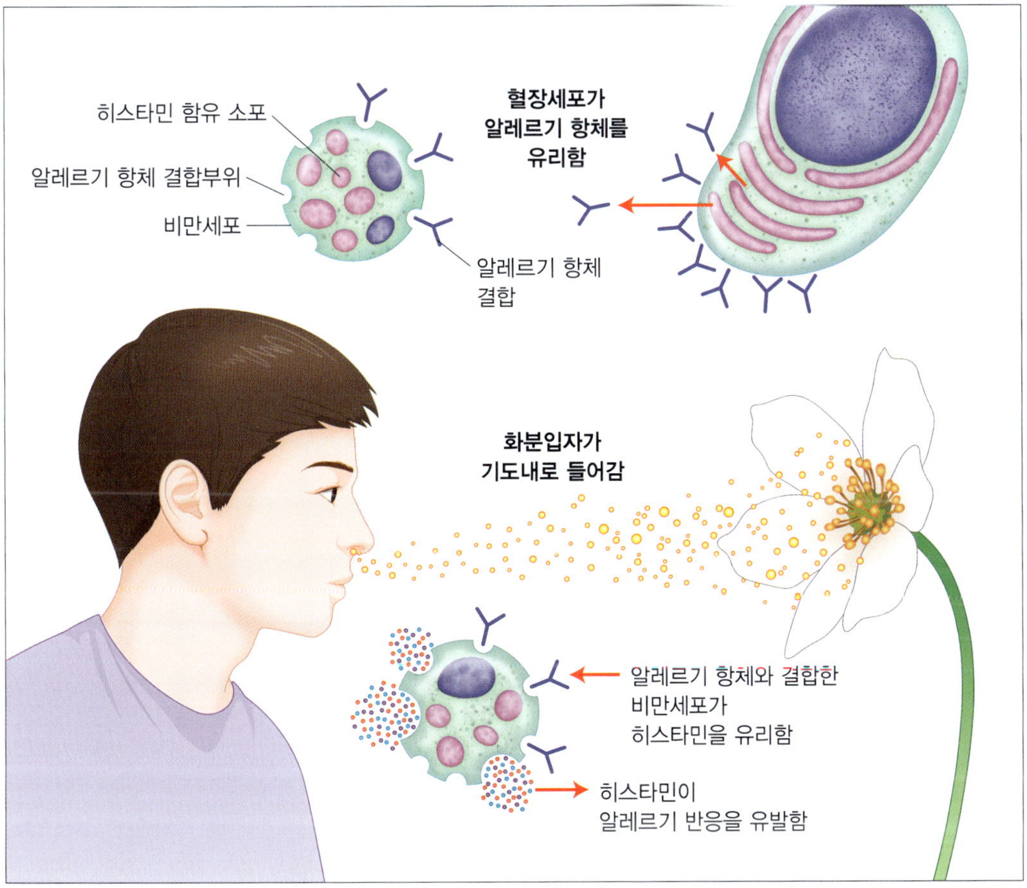

그림 11.3 알레르기성 비염의 병리적 기전

만성후두염 Chronic laryngitis

정의

후두점막에 염증이 생겨 후두와 성대에 오랫동안 염증이 지속되는 상태이다.

원인

흡연, 대기오염, 상기도 염증 그리고 드물지만 결핵과 매독이 만성후두염으로 이어질 수도 있다.

병리적 기전 및 증상

두 가지 특징적인 변화, 즉 표면상피의 변화와 점액분비의 증가를 보인다(그림 11.4).

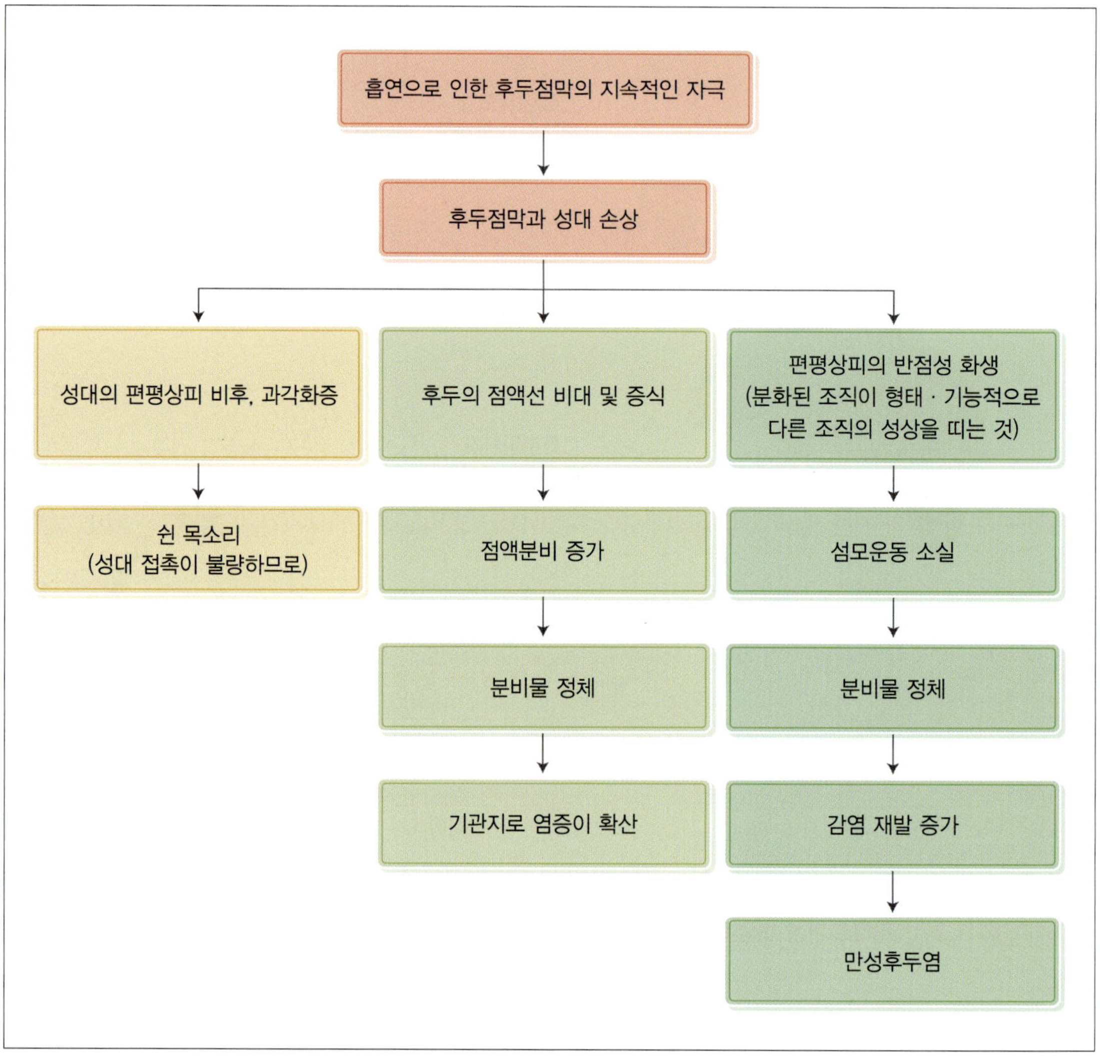

그림 11.4 만성후두염의 병리기전

급 · 만성 기관지염 Acute & chronic bronchitis

정의

기관지 점막에 염증이 생긴 상태를 말한다.

원인

바이러스, 미코플라즈마, 헤모필루스 인플루엔자, 포도상구균(포도알균), 화농성 연쇄상구균, 폐렴구균, 홍역의 합병증, 먼지, 가스, 연기 등의 물리적 · 화학적 자극에 의해 발생한다.

병리적 기전 및 증상

건강한 성인이 세균에 감염되면 기관지 상피의 효과적인 섬모운동에 의해 제거되어 세기관지로 확산되지 않는다. 그러나 소아나 노약자에서는 염증이 세기관지로 파급되어 세기관지염과 기관지성 폐렴과 같은 합병증이 생겨 치명적일 수 있다.

급·만성 기관지염의 병리적 기전 및 증상

- 흡연 → 상피화생 → 섬모상피 소실 → 섬모운동 결여 → 삼출물 정체 → 만성기관지염
- 대기오염(예: 배기가스, 이산화유황) → 기관지 자극 → 기관지 염증 → 점액성 삼출물 다량분비 → 섬모운동 결여로 인한 삼출물 정체 → 만성기관지염

폐렴 Pneumonia

폐렴은 호흡세기관지, 폐포관, 폐포낭 및 폐포의 미생물 감염에 의한 염증반응을 총칭한다. 원인 미생물은 세균, 바이러스, 곰팡이 등 다양하다. 폐렴은 여러 가지 방식으로 분류할 수 있는데, 병리해부학적으로 세기관지와 그 말초의 폐포에서 염증이 생긴 **기관지폐렴**(bronchopneumonia), 한 개의 엽 전체로 확산되는 **엽성 폐렴**(lobar pneumonia) 및 폐포사이막 등 간질에 주로 발생하는 **간질성 폐렴**(사이질폐렴, interstitial pneumonia)으로 나뉜다. 폐

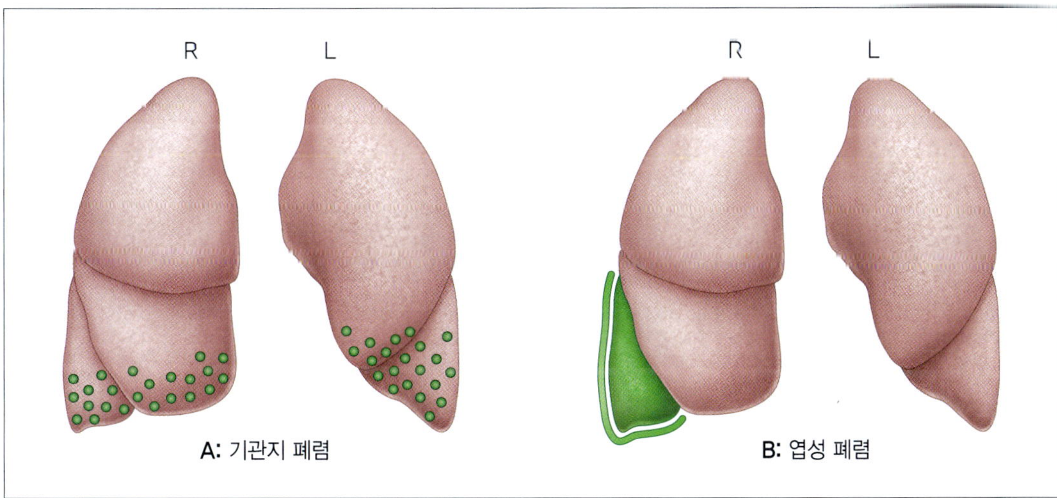

그림 11.5 기관지폐렴과 엽성 폐렴의 발생부위

A: 주로 양측성이며, 기도 중심의 부분적 염증이 특징적이다. B: 엽전체에 퍼진 염증이 특징적이며 흉막 삼출액이 흔하다.

렴은 매우 미약한 증상에서 심각한 증세에 이르기까지 경과가 다양하다. 호흡기의 방어기전을 약화시키는 흡연, 전신마취, 기관삽관 등은 폐렴의 유발요인이 된다.

기관지폐렴 bronchopneumonia

기관지폐렴은 폐의 급성 염증성 질환으로 **소엽폐렴**이라고도 불린다. 기관지폐렴은 대부분 상부호흡기도에 다양한 원인균(세균, 바이러스 등)이 감염을 일으킨 후 세기관지로 감염이 전파된다. 폐 하엽에 세균감염으로 세기관지염이 발생하면 다량의 삼출물이 분비되어 세기관지 내강을 협착하여 삼출물이 정체된다. 그 결과 가스교환 장애가 발생하고 세균증식으로 인한 세균 확산으로 폐렴이 확산된다. 병원미생물의 종류나 환자의 면역상태에 따라 여러 가지 경과를 나타낸다. 특히 고령자, 영유아, 만성쇠약질환의 마지막 단계, 면역기능상실 상태에서는 치사에 이르는 경우가 많다(그림 11-6).

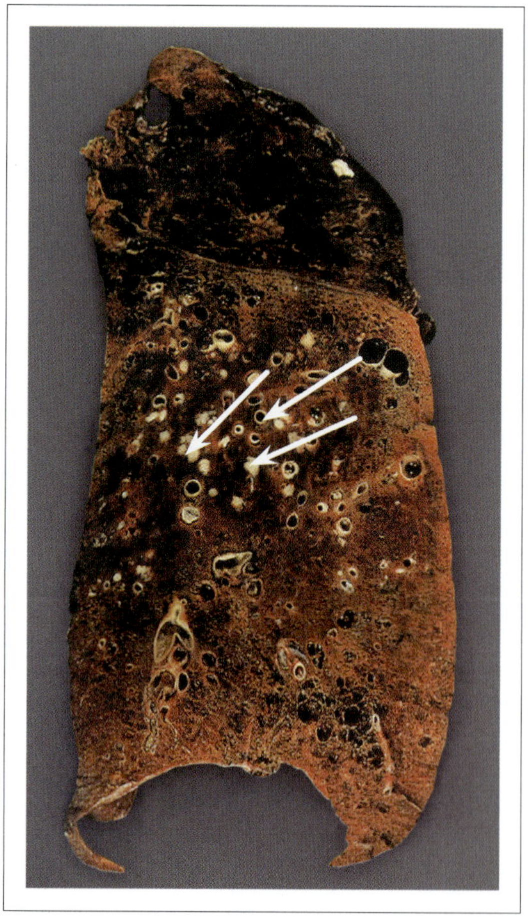

그림 11.6 기관지폐렴

상엽은 폐기종을 보이며 폐의 군데군데 단단해진 부분이 보인다.

엽성 폐렴 lobar pneumonia

엽성 폐렴은 1개 이상의 엽에 염증이 퍼진 상태를 말한다. 대부분 **폐렴구균**(Streptococcus

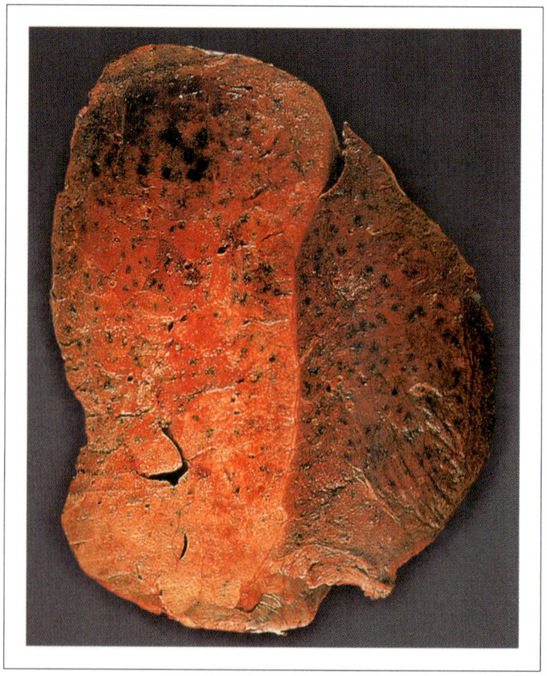

그림 11.7 엽성 폐렴

pneumonia)이 주요 감염 원인균으로, 40℃ 선후의 고열과 오한(추위)을 나타내는 급성 감염증이다. 고령의 노약자, 당뇨병 환자, 알코올 중독자에게 흔히 발생한다. 병리소견으로 엽의 모든 폐포가 영향을 받으며 폐포간질막 모세혈관의 울혈, 폐포 내 중성구의 침윤, 섬유소침착이 한 개의 엽 전체로 확산된다.

간질성 폐렴 interstitial pneumonia

간질성 폐렴은 폐포간질에 국한되어 염증세포가 침윤하고 섬유화로 진행되므로 흔히 폐섬유증(pulmonary fibrosis)이라고도 한다. 폐기능검사에서 폐환기 감소와 확산능력의 저하를 특징으로 하는 제한폐질환(restrictive lung disease)의 대표적인 예라고 할 수 있다. 폐렴의 원인으로는 유독가스 흡입, 약물, 방사선, 아교질병 등이 있지만, 원인불명인 경우가 더 많다. 주로 60세 이상의 노인에게 나타나고 마른기침이 특징이며, 폐포-모세혈관차단(alveolar capillary block)이 초래되면 심한 호흡곤란을 일으킬 수 있다.

폐결핵 Pulmonary tuberculosis

결핵(tuberculosis)은 **결핵균**(Mycobacterium tuberculosis)의 감염에 의하여 발현하는 만성 육아종소모성 질환으로 전신의 모든 장기에서 나타날 수 있으나 대부분이 폐결핵이다. 1960년대까지는 국민병으로 사망률이 가장 높은 질환이었으나 환경개선과 치료약의 개발 등으로

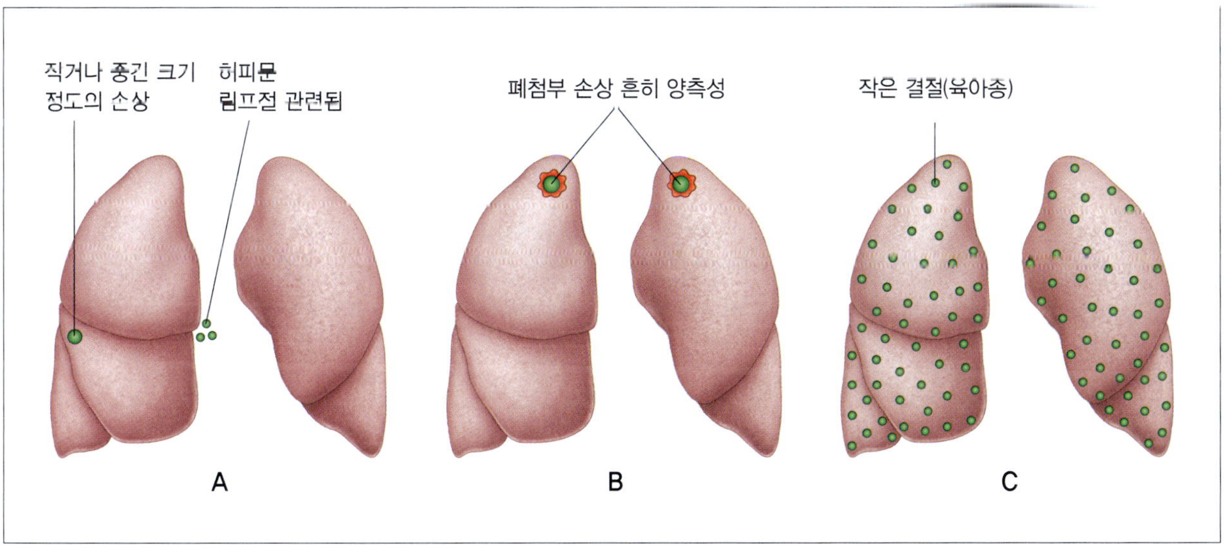

그림 11.8 **폐결핵의 종류.** A: 일차 폐결핵, B: 이차 폐결핵, C: 속립성 결핵

격감했다. 그러나 1977년에는 환자 수 및 이환율 모두 전년을 상회하는 상황에 이르렀고, 현재 우리나라의 결핵 유병률은 약 1.5%로 선진국에 비하여 높은 편이다.

감염경로는 환자의 가래가 공기 중에 노출되어 코나 입으로 들어가 폐로 침입하는 비말감염이 대부분이다. 폐결핵은 발병양식에 따라 원발성 폐결핵(일차감염)과 속발성 폐결핵(이차감염)으로 분류한다(그림 11.8).

병리적 기전 및 증상

폐결핵의 병리적 기전 및 증상은 그림 11.9를 참조한다.

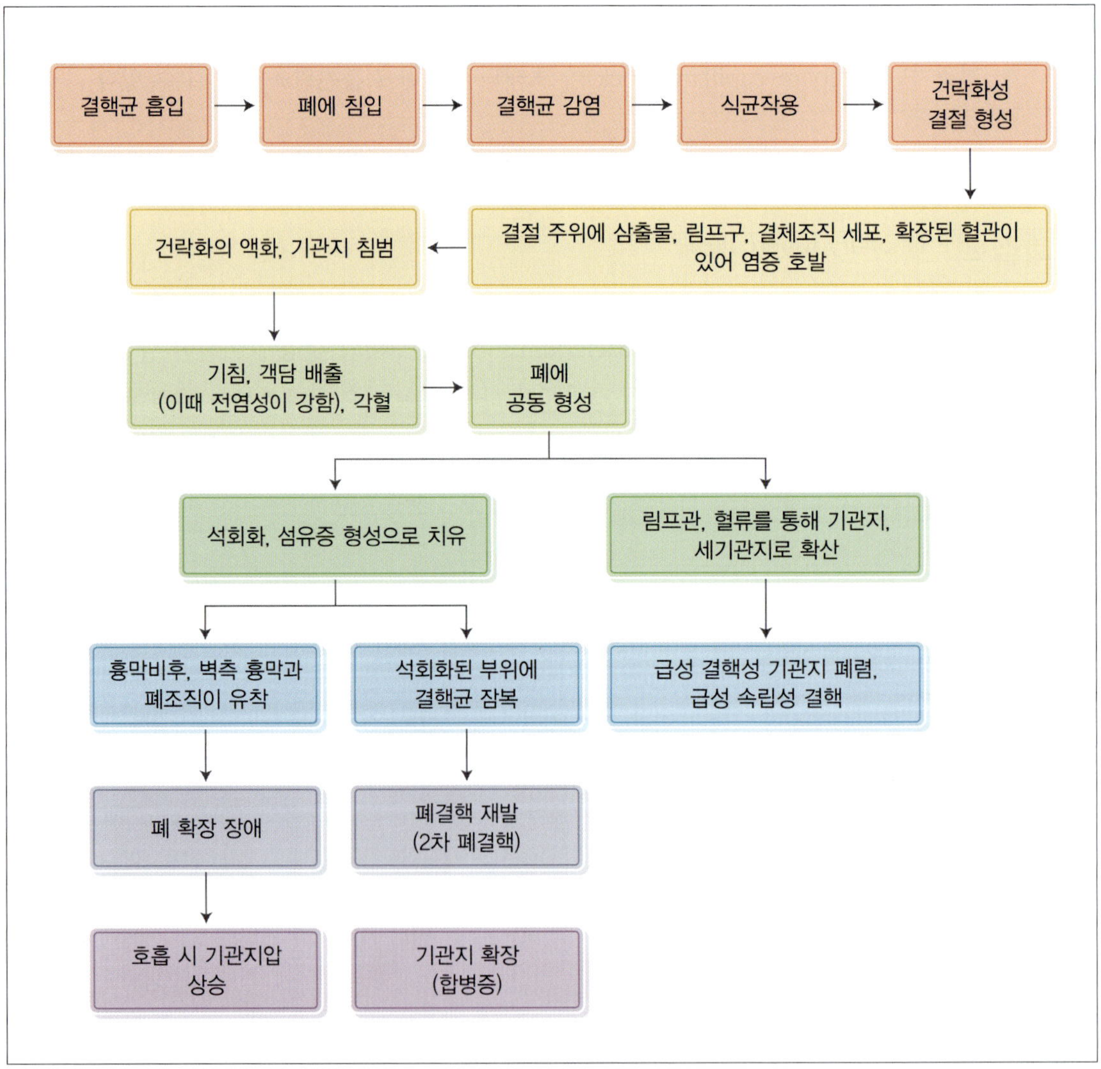

그림 11.9 폐결핵의 병리적 기전 및 증상

원발성 폐결핵 일차폐결핵, primary tuberculosis

이전에 결핵균에 노출된 적이 없거나 하엽(아래엽)의 흉막 바로 아래 부위를 침범하여 치즈괴사 병소를 형성한다. 이것을 '곤결절(Ghon tubercle)'이라 하며 자각증상은 거의 없다. 여기서 결핵균은 폐의 림프절까지 침범하는데, 흉막(가슴막) 밑 폐실질의 병터와 국소 림프절의 치즈림프절염(caseous lymphadenitis)을 곤복합(Ghon's complex)이라 한다. 대부분 이 시기에 결핵균이 혈류를 타고 전신에 퍼져 산소분압이 높은 폐첨(허파꼭대기)이나 신장실질 등에 잠복하게 된다. 대부분의 경우 무증상이거나 경한 증상을 나타내고, 섬유화나 석회화로 치유된다.

속발성 폐결핵 이차폐결핵, secondary tuberculosis

일차감염 때 있던 균이 다시 활성화 또는 재감염으로 인해 발생한다. 세포면역과 과민반응을 획득한 후에 생기므로 임상경과가 원발성 폐결핵과 차이가 있다. 재발의 경우에는 초기 감염 부위에서 직접 폐첨으로 병소가 확대되고 그곳에서 치즈괴사를 일으킨다. 괴사의 중심부가 기침으로 인해 기관지를 통해 배출되면 그 부위에 개방성 공동을 형성한다(그림 11.10).

결핵은 초기에는 특별한 증상이 없는 경우가 대부분이지만 병이 진행됨에 따라 식은땀, 미열, 기침, 혈액이 섞인 가래 등이 나온다.

병리학적 소견으로는 맨눈으로 볼 때 중심에 공동과 치즈 모양의 황색괴사물(치즈괴사)이 있는 결절이 관찰된다. 이 결절은 조직학적으로는 치즈괴사 부위를 둘러싸는 상피모양세포와 큰포식세포가 서로 융합하여 형성된 랑게르한스거대세포, 림프구침윤 및 섬유화가 수반된다. 원발성 결핵과는 달리 림프절침범은 거의 없다(그림 11.10).

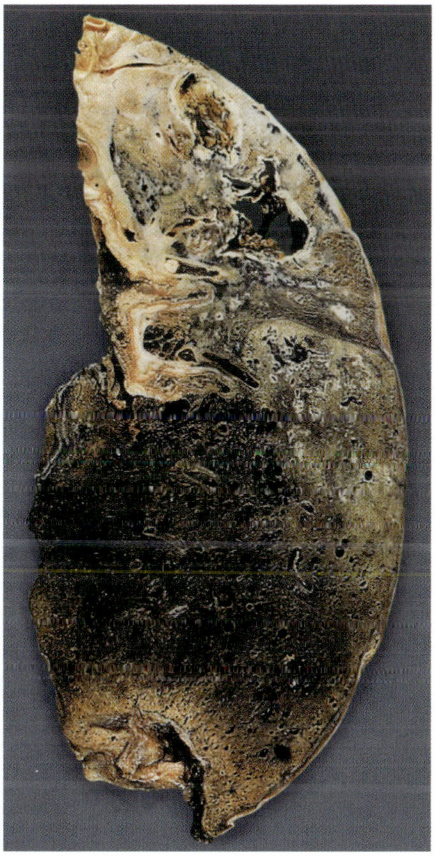

그림 11.10 속발성 폐결핵

부검을 실시한 폐의 모습. 우폐의 폐첨 부위에 공동화가 보인다.

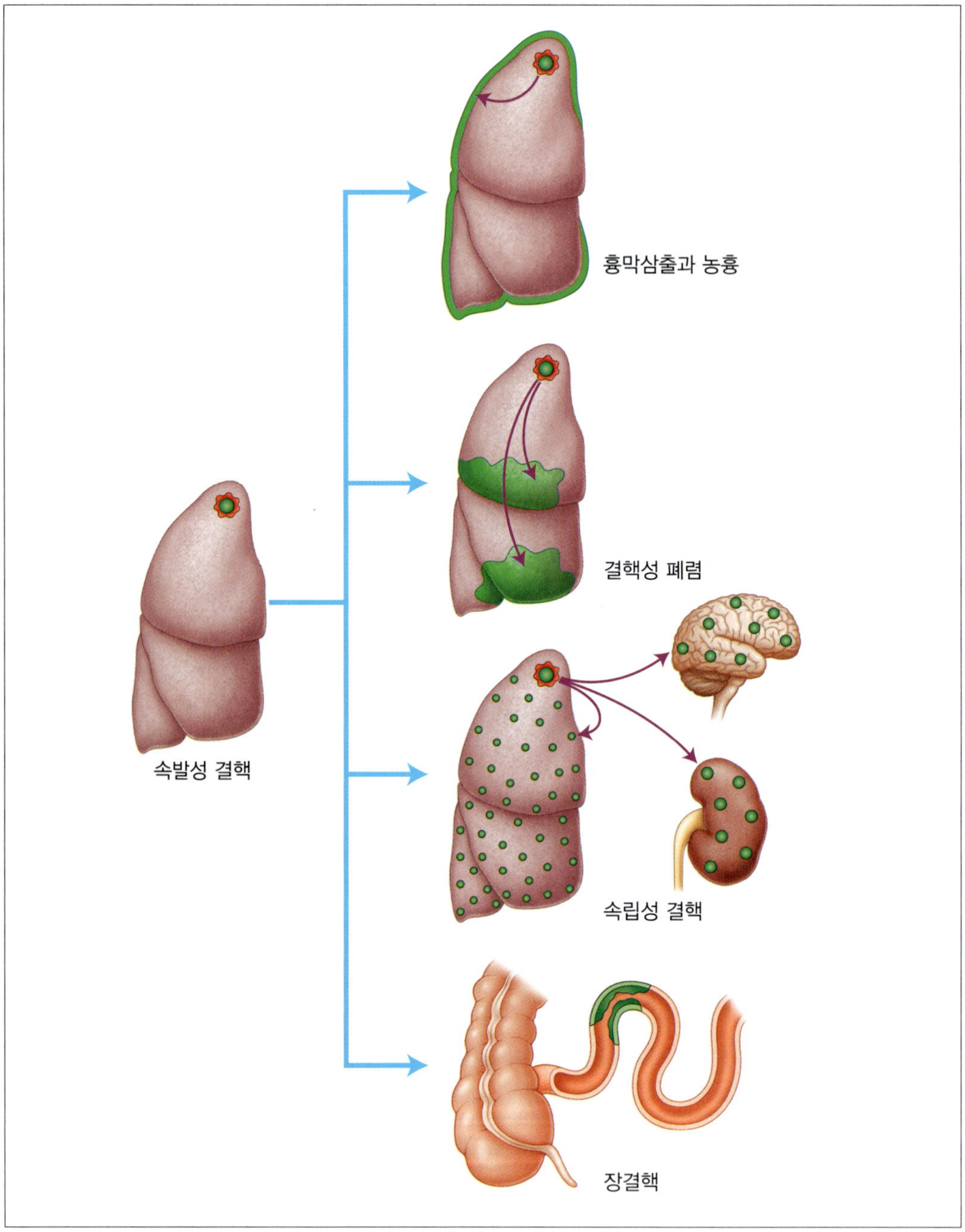

그림 11.11 폐결핵의 합병증

TIP

폐결핵이 부활하는 원인은 결핵에 대한 관심의 저하로 진료 및 진단이 늦어지거나 기회감염이 증가된 것이의 증가에 있다고 볼 수 있다. 고령화로 인한 노인 환자의 증가와 다이어트로 영양 불균형이 생긴 젊은 여성, 학교나 집단의 단체감염 증가, 노숙자 및 불법체류자의 감염 등이 결핵 박멸을 어렵게 하고 있다. 세계적으로는 ADIS 증가와 관련이 깊다. 새로운 결핵 환자의 13.8%가 HIV감염에 의한 것으로 추산되고 있다.

속립성 결핵 miliary tuberculosis

결핵균이 폐 림프절에서 정맥으로 도달해 혈류 속으로 침입해 분산하면 전신 장기에 좁쌀 크기 정도의 결핵 병소가 다수 형성되는데 이것을 속립성 결핵이라 한다. 속립성 결핵은 원발성 및 속발성 폐결핵에서 모두 발생할 수 있다.

폐기종 Emphysema

정의

호흡세기관지, 폐포관과 폐포가 비가역적으로 확장된 상태를 말한다(그림 11.12).

원인

유전적으로 안티트립신이 결핍되었거나 대기오염, 흡연과 같은 개인습관, 폐 염증 등에

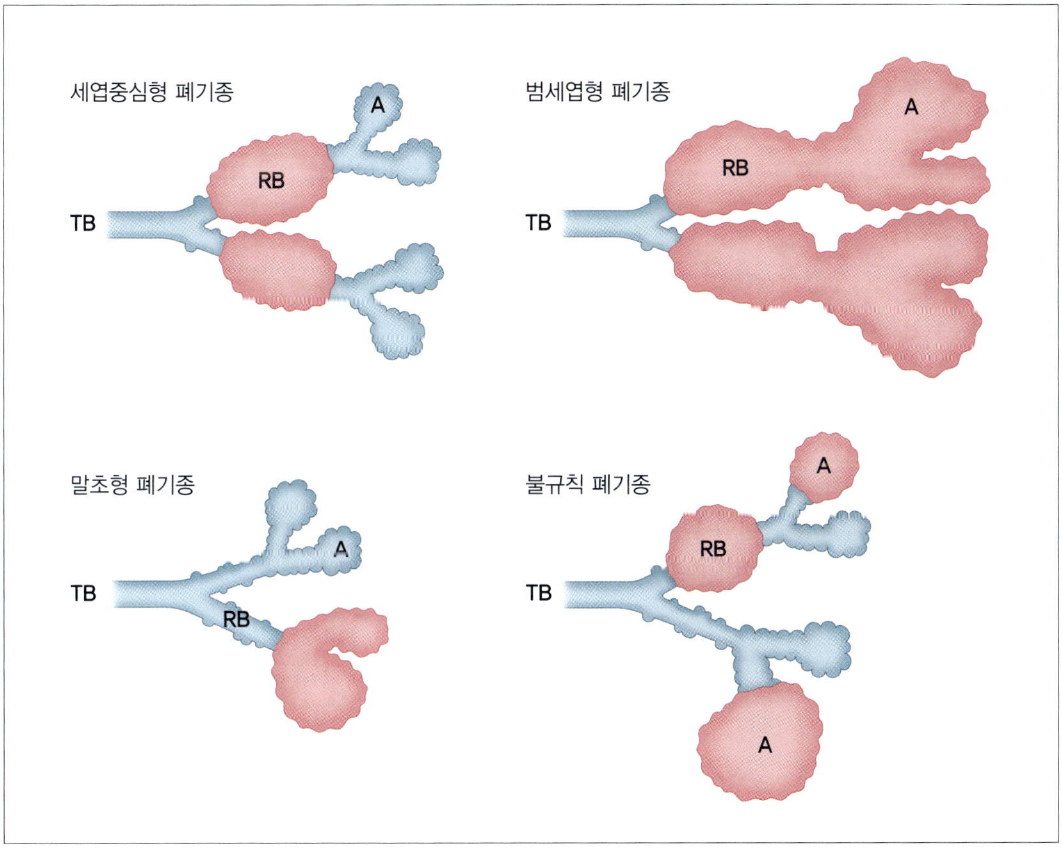

그림 11.12 폐기종의 분류

의하여 발생한다. 특수한 경우이지만 알파1 안티트립신(α_1-antitrypsin)이 결핍되면 호중구로부터 방출된 탄력소분해효소(elastinase) 등의 단백분해효소를 불활성화하지 못하고 폐조직의 파괴가 진행되어 폐기종이 나타난다. 흡연의 경우 담배의 유해성분으로 인해 폐포의 대식세포나 중성구가 활성화되어 분비하는 단백분해효소에 의해 폐포의 파괴가 진행되는 것으로 추정된다.

병리적 기전 및 증상

폐기종은 병변이 나타나는 양상에 따라 세엽중심형, 범세엽형, 말초형, 불규칙 폐기종으로 분류한다.

말초형 폐기종

말초형 폐기종의 진행경로는 그림 11.13을 참조한다.

세엽중심형 폐기종

세엽중심형 폐기종의 진행경로는 그림 11.14를 참조한다.

천식 asthma

기관지천식(bronchial asthma)은 진드기, 꽃가루 등의 알레르기항원의 흡입이 원인이 되어 기관지가 발작적으로 경련과 협착을 일으키는 질환이다. 환자는 발작적으로 심한 만성 호흡곤란과 쌕쌕거림을 주증상으로 나타내며, 기침, 가래가 나타나기도 한다. 기본적인 병태는 기도과민 및 기도염증이며, 알레르기항원이나 기도자극물의 흡입에 의해 기도평활근 수축, 점액분비증가, 염증세포침윤이 일어난다. 발작 시에 심한 호흡장애를 나타내며 발작이 심하면 죽음에 이를 수도 있다.

기관지천식에는 I형 알레르기 반응에 의한 아토피성 천식과 기관지의 만성염증과 과민에 의한 내인성 천식이 있다. **아토피성 천식**은 소아에게 많이 발생하며 가래 속에 호산구나 샤르코라이덴 결정이 보인다. 말초혈액 중에는 호산구와 IgE가 증가한다. **내인성 천식**은 소아뿐만 아니라 어느 연령에서나 발생한다(그림 11.17).

병리소견으로 폐는 팽창하고, 발작 시 기관지는 평활근 수축에 의해 협착된다. 점막에는 호산구를 주로 하는 염증세포 침윤, 기저막의 비후, 배상세포(술잔세포)의 증가로 인해 점액분비가 증가한다(그림 11.18).

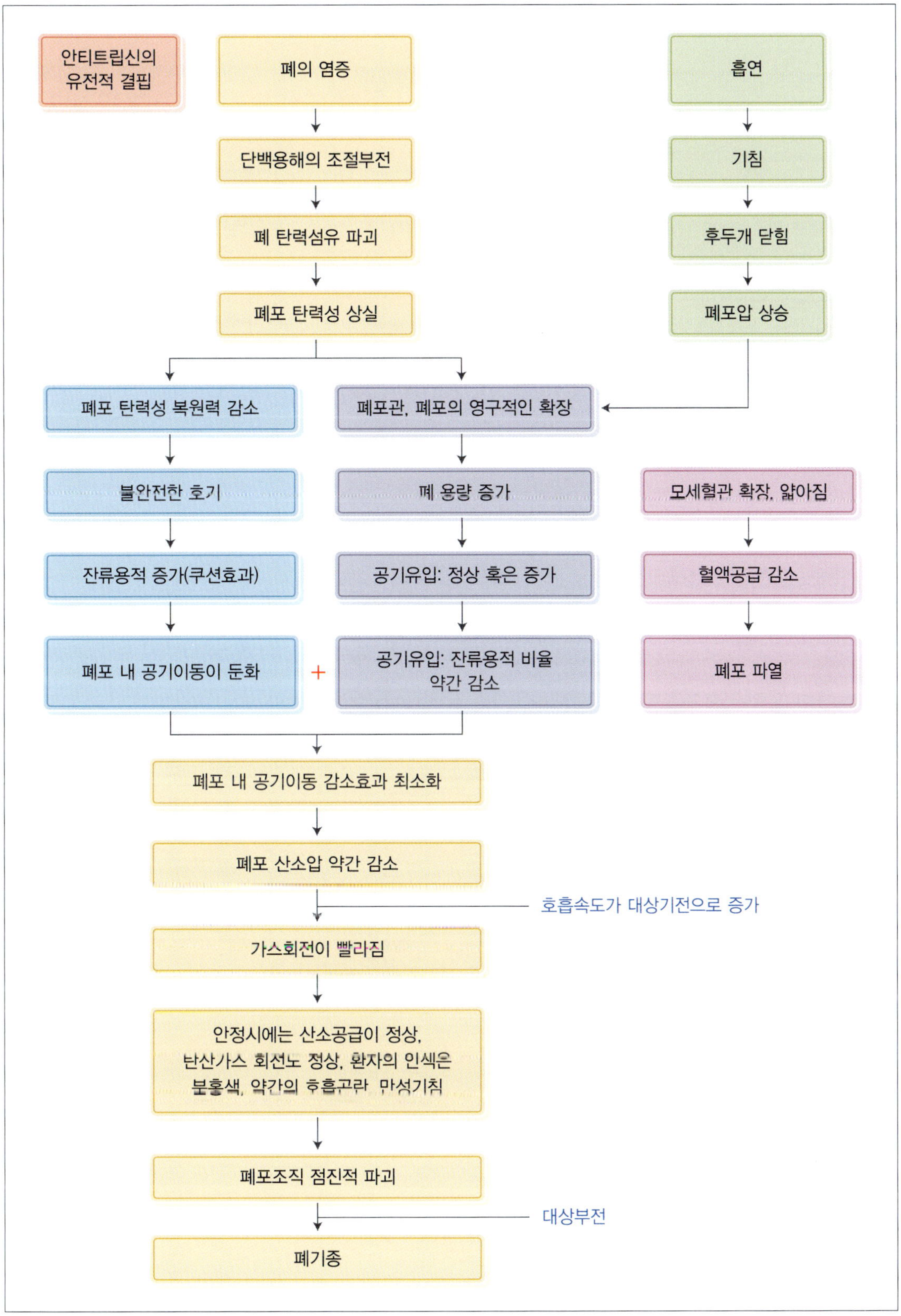

그림 11.13 말초형 폐기종의 진행경로

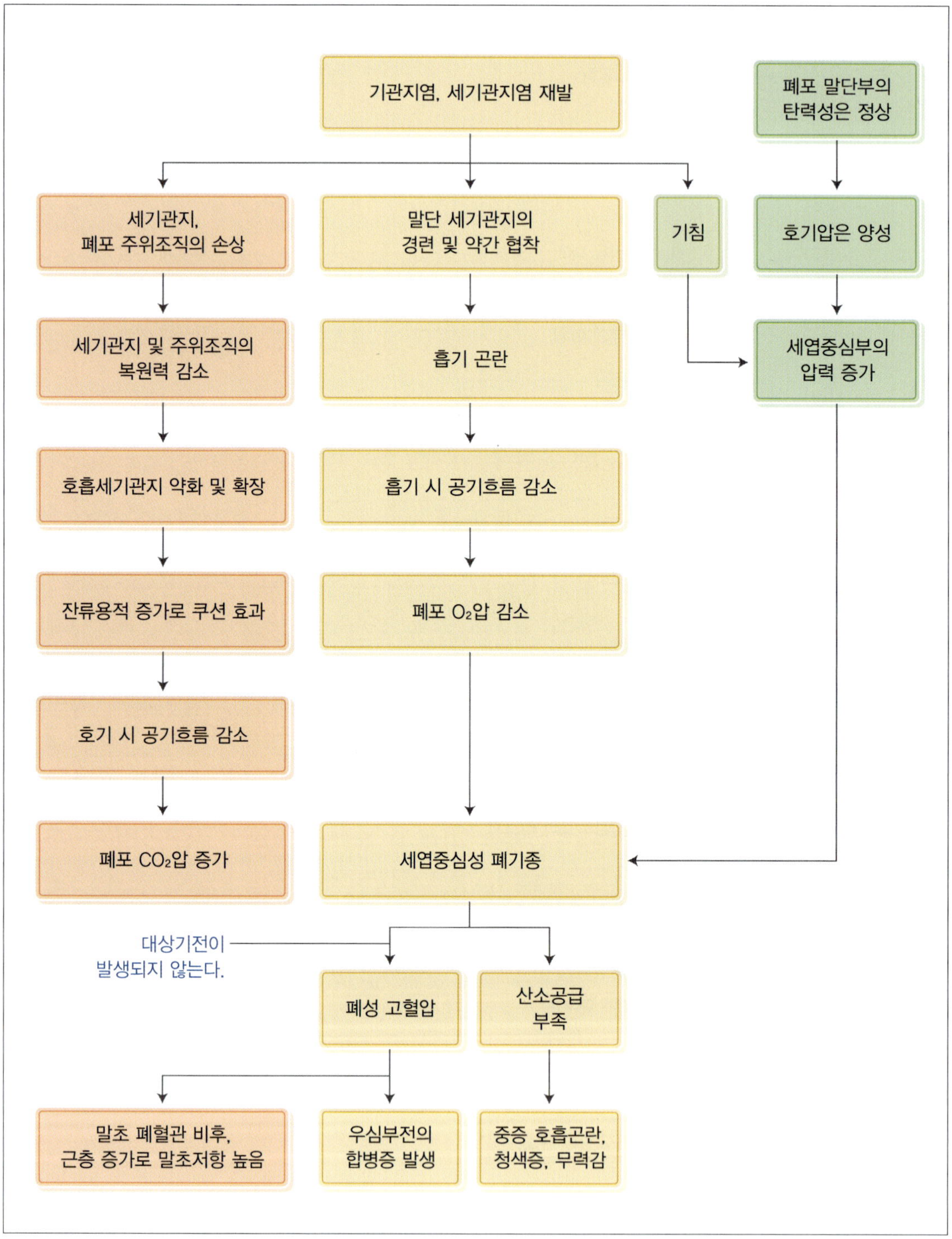

그림 11.14 세엽중심형 폐기종의 진행경로

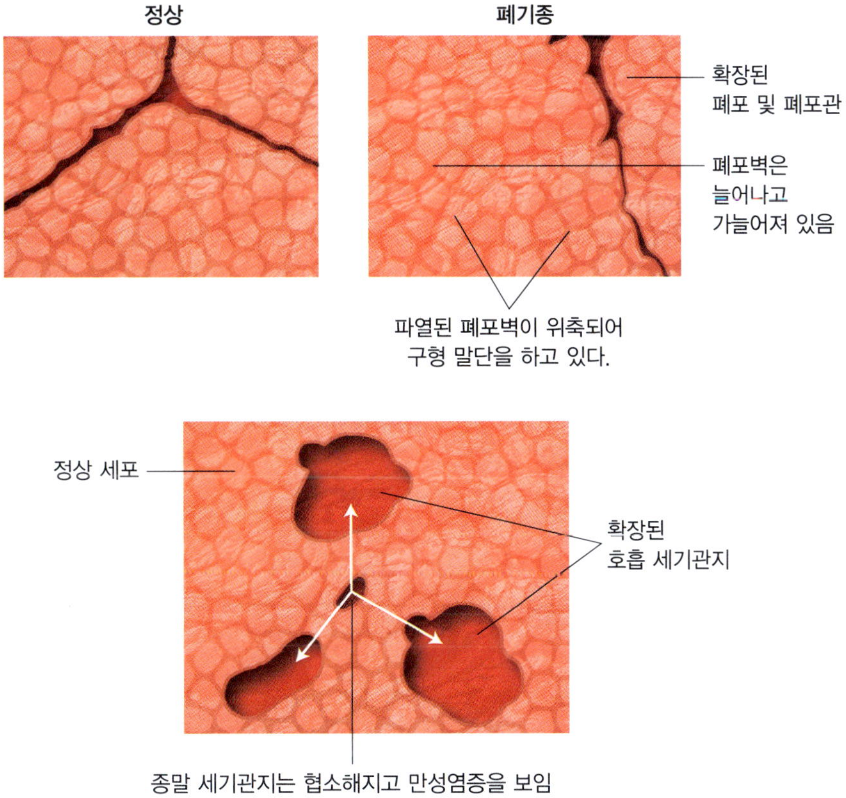

그림 11.15 폐기종의 조직학적 소견

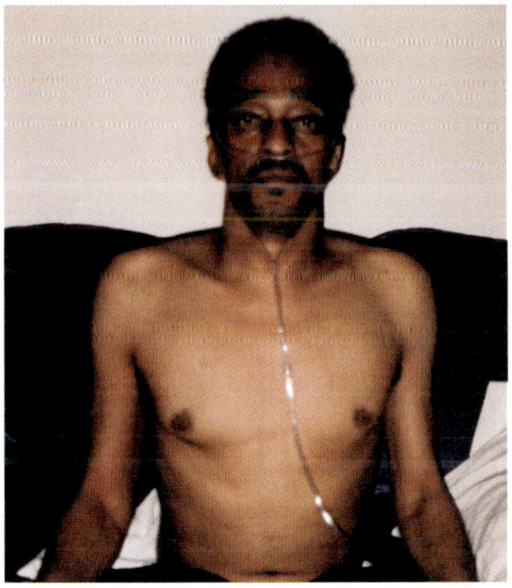

그림 11.16 폐기종 환자

환기저하 hypoventilation

정의

환기저하는 폐포에 공기가 불충분하게 공급되는 것을 말한다.

원인

신행성 만성기관지염에서 분비액 저류, 점액선 과형성, 천식환자의 기관지 경련, 종양의 증식, 이물 등으로 인해 기관지가 폐쇄되는 경우에 발생한다. 또한 호흡기전을 방해하는 질환으로 인한 경우인데, 호흡중추를 침범하는 중추신경계 질환, 소아마비의 근육마비 및 흉곽구조의 변형과 손상, 폐 확장을 방해하는

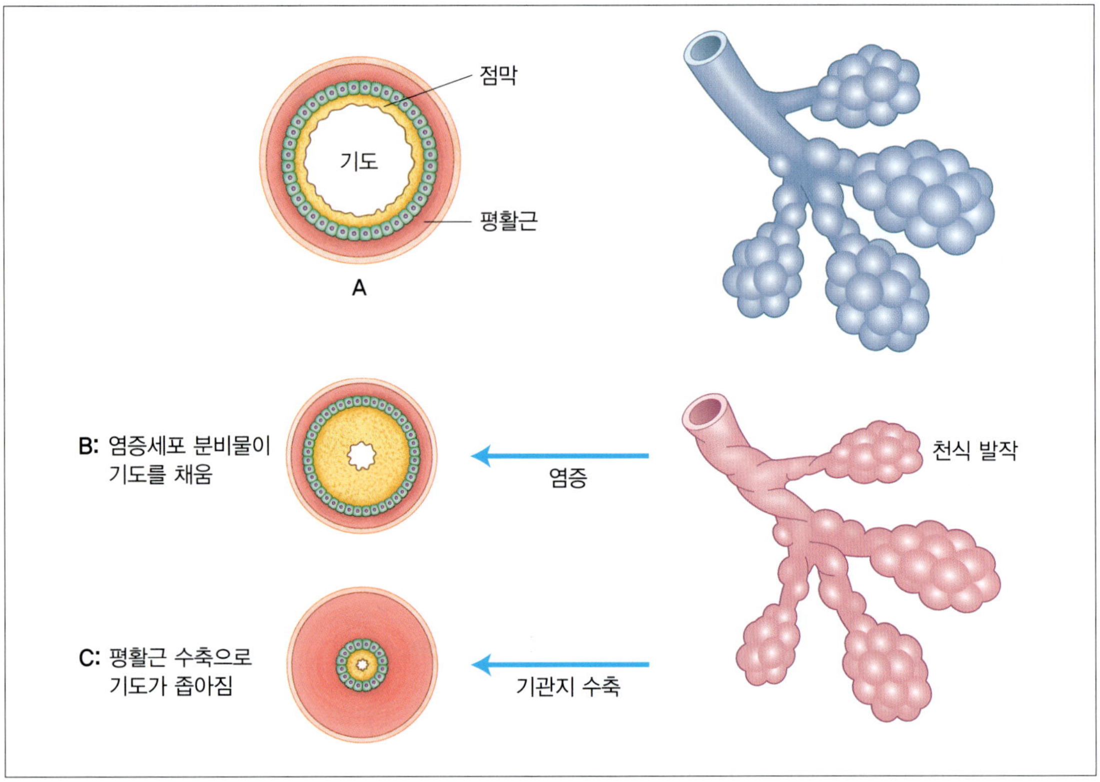

그림 11.17 천식 진행 시 세기관지의 변화. A: 정상세기관지 B: 염증성분이 기도를 막음 C: 기관지 수축으로 기도가 좁아짐

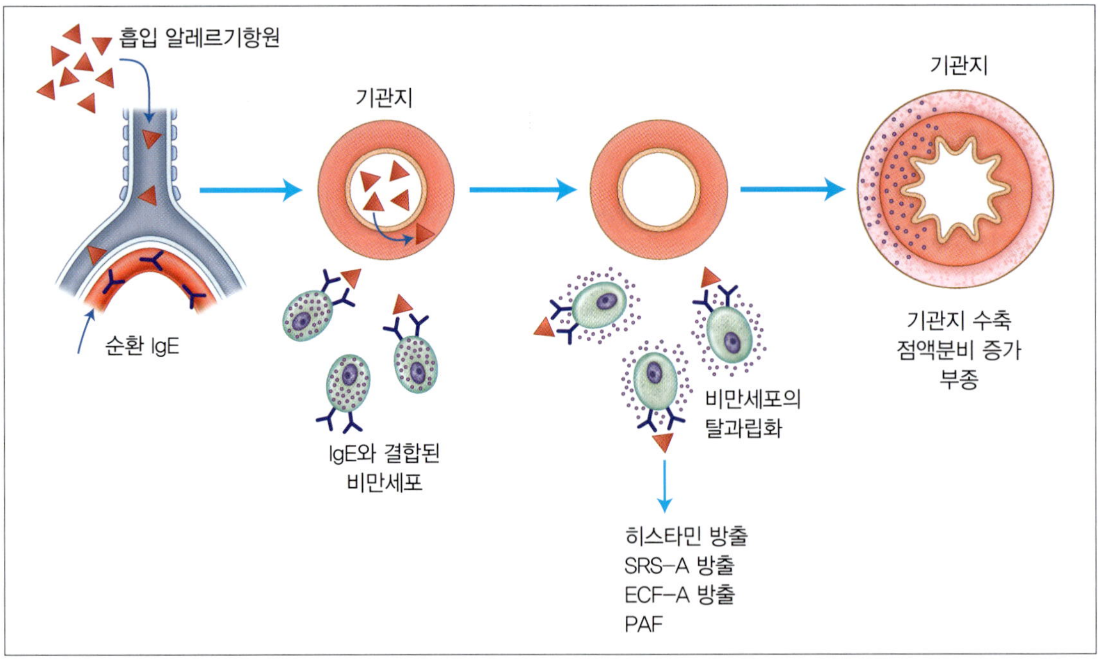

그림 11.18 알레르기 천식의 진행

알레르기항원을 흡입하면 IgE와 결합하고 있는 비만세포의 탈과립화가 진행되어 여러 가지 혈관활성 아민을 유리하여 기관지 수축, 부종, 점액의 과다분비 유발

만성폐쇄성폐질환

만성폐쇄성폐질환(chronic obstructive pulmonary disease, COPD)은 chronic obstructive lung disease(COLD) 또는 chronic obstructive airway disease(COAD)라고도 하며, 기도의 폐색이나 협착 등에 의해 폐기능검사에서 공기배출에 장애를 나타내는 질환을 말한다. 우리나라에서 만성폐쇄성폐질환은 70세 이상 고령자에게 네 번째 흔한 사망원인으로, 만성 기관지염과 폐기종이 속한다. 가장 흔한 원인으로는 흡연이며, 대기오염 등 환경적 인자도 원인에 속한다.

호흡곤란을 일으키는 주요 질병

- 기도 내 이물질, 인후두염, 수면무호흡증
- 기흉, 폐색전증, 기조가지천식, 급성폐렴, 기관지염, 흉막염
- 울혈성 심부전에 의한 폐수종
- 심근경색
- 과민성 쇼크, 과호흡증후군

기흉(공기가슴증), 늑골(갈비뼈)골절, 척추후만, 흉막삼출 등이 있다.

병리적 기전 및 증상

폐포에 불충분한 공기유입 → 폐포와 혈액의 O_2 저하 및 CO_2 증가 → 과탄산혈증 → 빈맥, 발한, 동공 축소, 혈압 상승

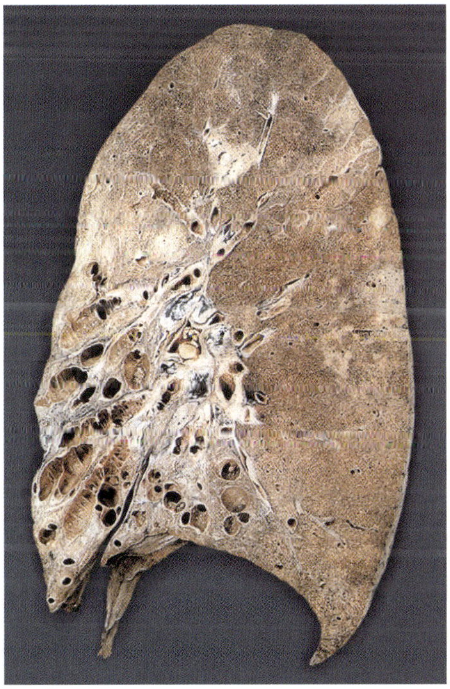

그림 11.19 기관지확장증

기관지확장증 bronchiectasis

정의

기관지확장증은 1개 혹은 그 이상의 기관지가 심하게 확장된 상태를 말한다(그림 11.19).

원인

감염, 기관지 폐쇄(종양, 림프선 종대, 이물), 진폐증, 폐의 선천성 질환, 췌장의 섬유낭성 질환의 합병증

등이 원인으로 여겨진다.

병리적 기전 및 증상

자주 재발되는 염증으로 폐렴이나 기관지염이 생기면 폐렴으로 인한 흉막 유착과 섬유화로 폐 확장이 감소되고 기관지염으로 점액성 삼출물이 정체되며, 기관지 내강이 협착되면 기침, 객담, 호흡곤란, 청색증이 나타난다(그림 11.20).

무기폐 atelectasis

정의

출생 당시 폐가 확장되지 않아 적절한 흡기가 이루어지지 않는 상태로, 주로 미숙아에서

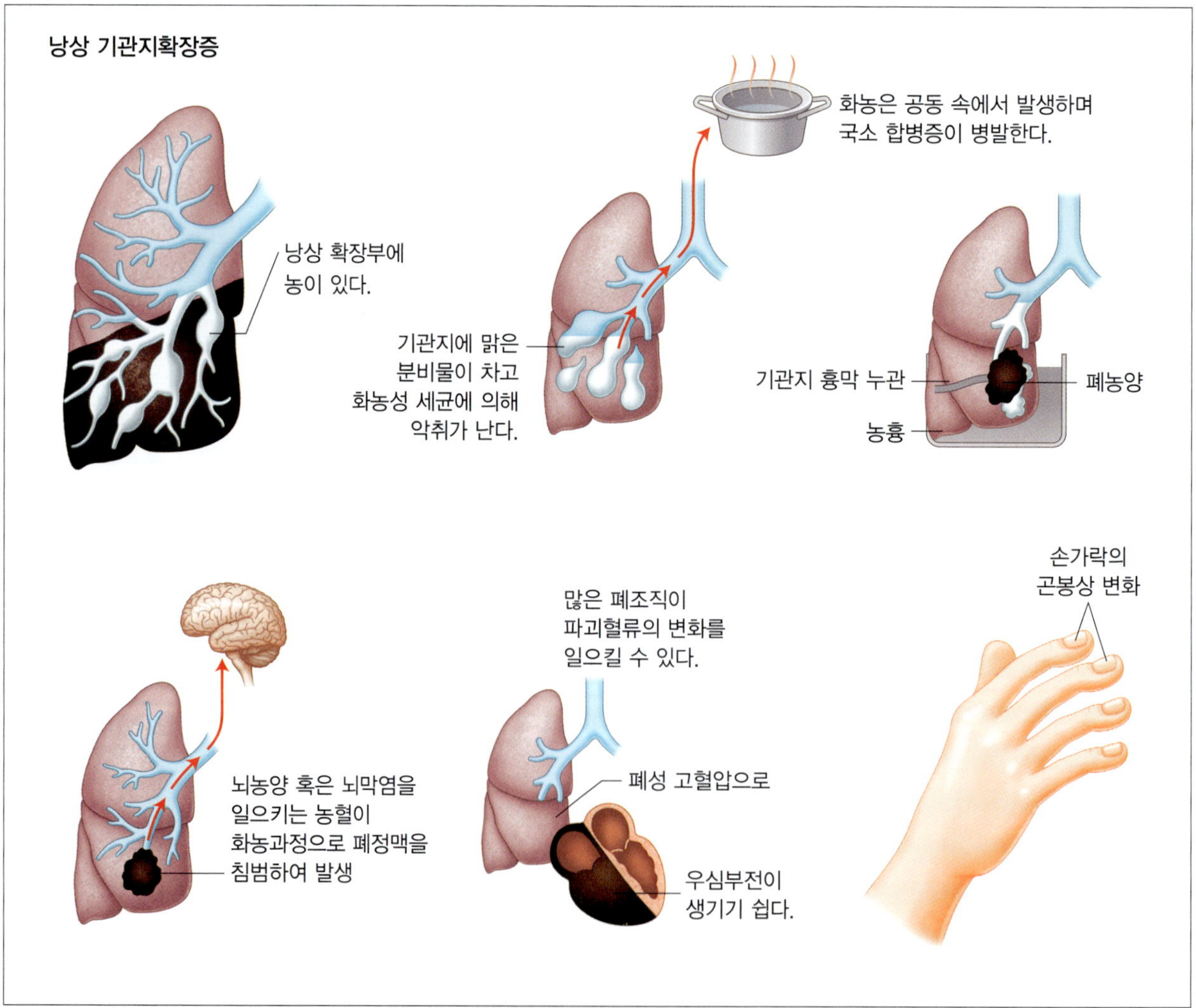

그림 11.20 기관지확장증의 현미경적 소견 및 합병증

발생한다(그림 11.21).

원인

호흡중추부전, 표면활성물질 결핍이 원인이다.

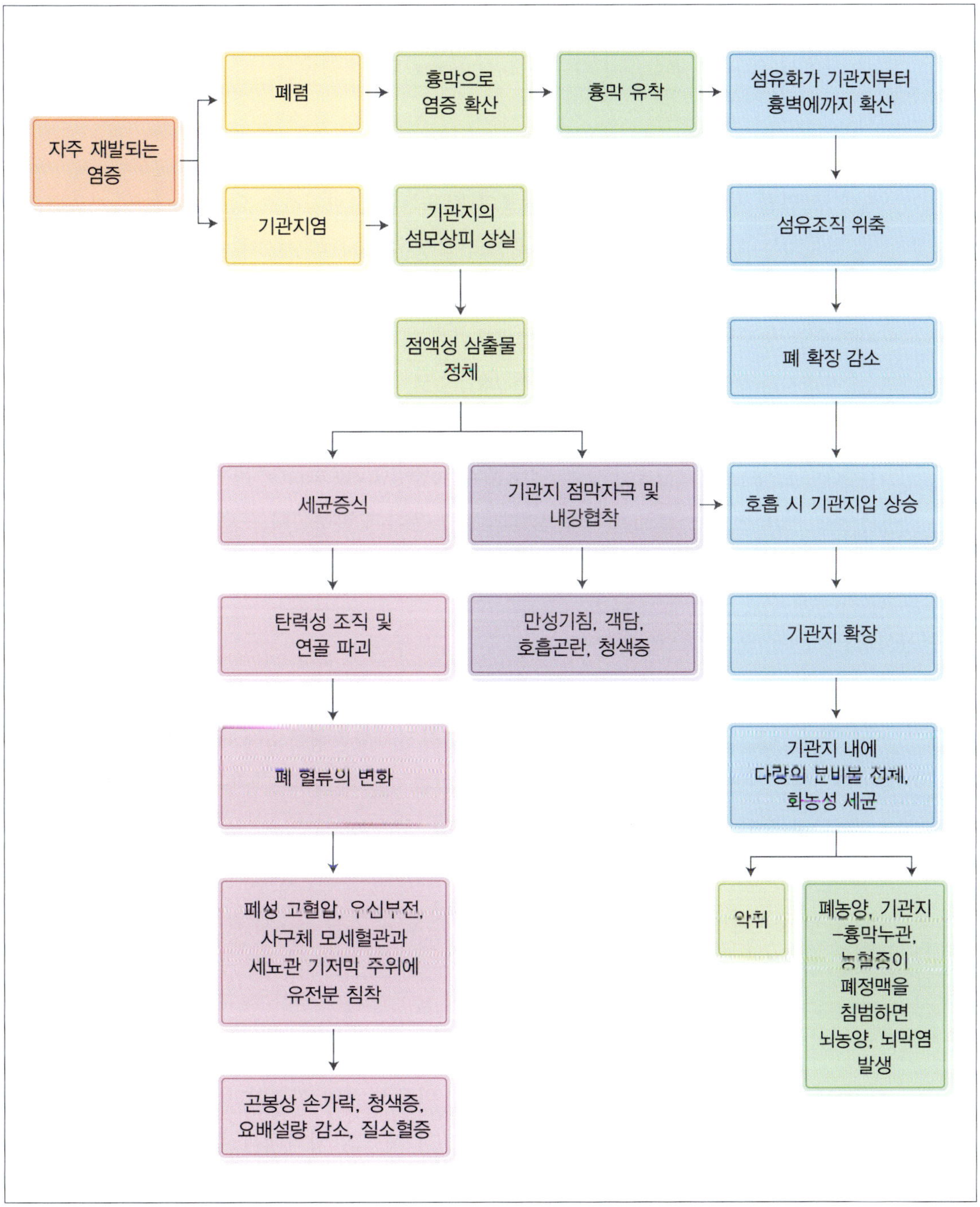

그림 11.21 무기폐의 발생 및 진행

병리적 기전 및 증상

1) 호흡중추부전 → 호흡운동 정지 → 혈류는 동맥을 통해 계속 흐르나 폐에 혈액이 공급되지 않음 → 폐포벽의 탄력성을 복구할수 있는 능력이 상실됨 → 폐는 작고 허탈에 빠지며 척추에 붙어 있음 → 폐 확장 장애 → 음압효과 감소 → 불완전한 가스교환 → 호흡곤란, 청색증
2) 표면활성물질 결핍 → 표면장력 증가 → 폐포벽의 분리가 곤란 → 폐 확장 장애 → 음압효과 감소 → 불완전한 가스교환 → 호흡곤란, 청색증

폐암 lumg cancer

암으로 인한 사망원인 중 폐암은 남성의 경우 3위를 차지하고 있고, 여성의 경우는 5위를 차지하는 암이다(2013년 기준). 폐암의 발생은 65세 이상에서 가장 많고, 여성보다 남성에서 더 많이 발병한다. 발생인자로서 가장 중요한 것은 흡연이며, 자동차 배기가스나 대기오염 등도 원인이 되고 있다. 발생부위에 따라 기관지에 발생하는 폐문형 폐암과 가는 기관지나 폐포에 발생하는 말초형 폐암으로 구분하기도 한다. 폐에서 발생하는 종양은 매우 많으나 기관지상피세포에서 발생하는 암종이 가장 흔하다. 기관지유래폐암(lung cancer)은 상피의 악성종양이다. 대부분의 폐종양(lung tumor)은 악성종양이며, 다른 장기에서 폐로 전이된 암이 폐의 원발암보다 더 흔하게 발생한다.

폐암은 다음 4가지 조직형으로 분류한다(그림 11.22).

편평상피암종 squamous cell carcinoma

폐암의 약 40%를 차지하며 가장 빈도가 높은 폐암으로, 흡연과 관련이 많아 남성에게 많이 발생한다. 대부분이 주기관지에 형성된 형성이상편평상피에서 발생하며, 이 종양은 기관지속공간에서 종양덩어리를 형성하여 기관지를 폐쇄하므로 말초에 무기폐(atelectasis)나 폐쇄폐렴을 일으킬 수 있다. 즉 기관지 섬모상피의 편평상피화생 → 편평상피이형성(dysplasia) → 편평상피암의 과정으로 진행된다고 보고 있다. 암세포는 각질화나 분화가 잘된 세포사이다리를 형성하는 것에서부터 분화가 낮은 동심원 모양으로 각질화된 병터인 암진주(cancer pearl)도 관찰된다.

선암종 adenocarcinoma

폐암의 약 40%를 차지하며 흡연과의 관련은 비교적 적어 여성이나 비흡연자에게 많이 발생한다. 폐변연부실질, 즉 세기관지상피로부터 폐포의 상피에서 주로 발생하며 종종 흉막 함입을 일으킨다. 조직학적으로 암세포는 관상, 유두 모양으로 증식하고 종종 점액을 생산, 분비하는 고형암종(solid carcinoma)이다. 조기에 전이되는 경향이 있어서 편평상

피암에 비하면 예후가 좋지 않다. 결핵 등으로 인한 흉터부위에 발생하는 경우가 있으며 이런 경우를 반흔암(scar cancer)이라 한다.

소세포암종 small cell carcinoma

폐암의 약 10%를 차지하며 편평상피암과 같이 흡연과 관련이 많아 남자에게 주로 발생한다. 주기관지에 주로 발생하고 폐암 가운데 가장 공격적이며 조기에 광범위한 전이를 나타내는 경우가 많고, 거의 폐문(허파문)부에서 발생한다. 기관지점막에 있는 신경내분비

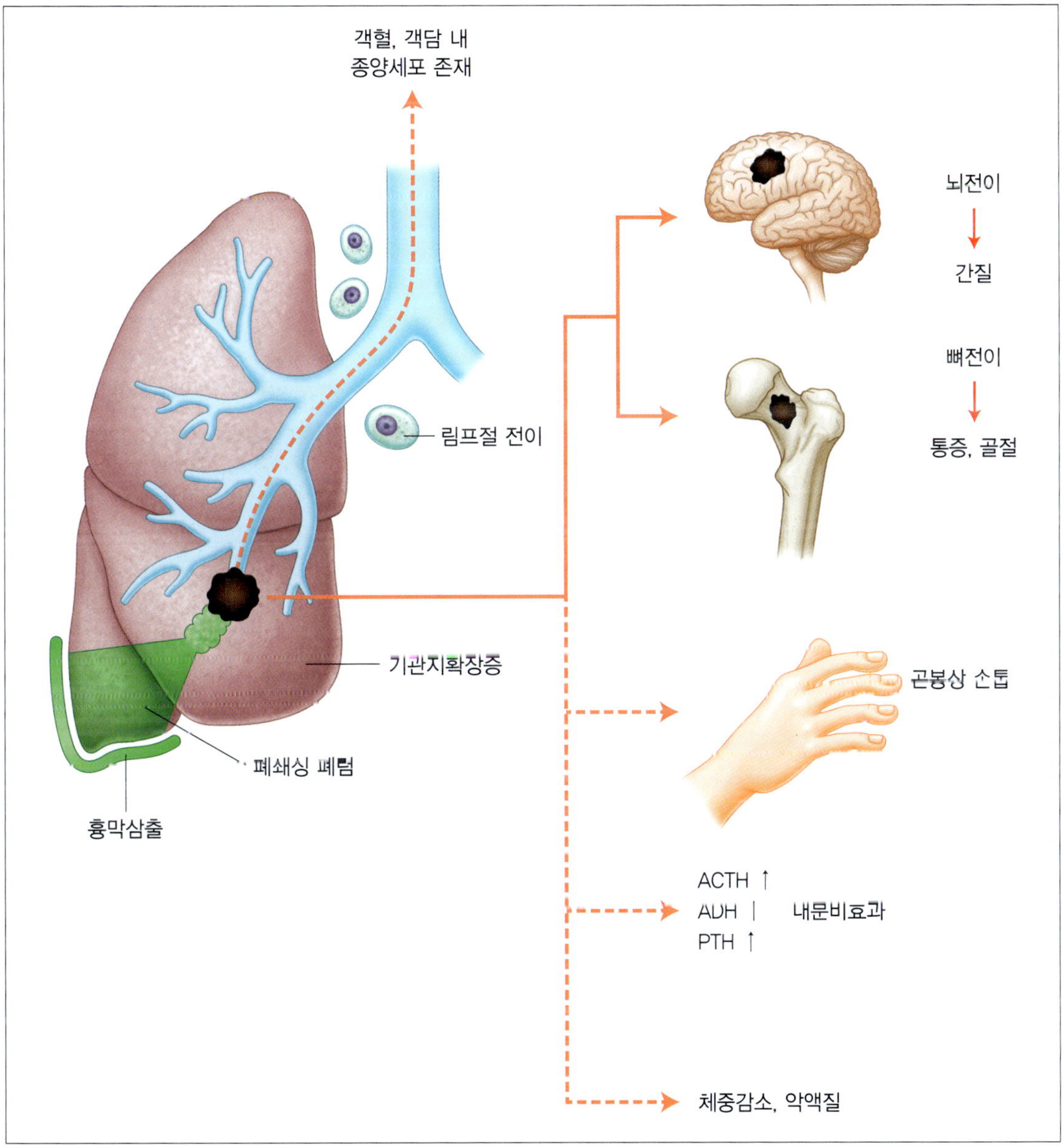

그림 11.22 일차성 폐암의 임상적 특징과 합병증

세포(쿨치스키세포, Kulchitsky cell)로부터 발생한다. 이 암종은 작은 핵과 소량의 세포질을 가지는 소형의 미분화 암세포가 로제트(rosette) 모양의 집합체로 배열되어 있는 것이 특징이다. 세포질 내에 신경내분비과립을 함유하고 있고 그로 인해 내분비효과와 체액성 효과를 나타낸다. 조직학적으로 암세포의 형태에 따라 크기가 작은 귀리세포(oat cell) 유형과 이보다 크기가 조금 크며 세포질의 양이 더 많은 중간형 세포로 나눌 수 있다. 소세포암종은 다른 유형의 기관지암종에 비해 초기부터 광범위한 침윤과 전이를 동반하는 경우가 많아 수술이 적용되는 경우가 적다. 화학요법이나 방사선치료에 잘 반응하지만 재발이 많아 결과적으로 다른 형태의 암보다 예후가 나쁘다.

대세포암종 large cell carcinoma

폐암의 약 10%를 차지한다. 변연부 영역에 비교적 많으며 조직학적으로 선암이나 편평상피암의 특징을 나타내지 않는다. 진행이 빠르며 화학요법이나 방사선치료에도 반응하지 않아 예후가 나쁘다.

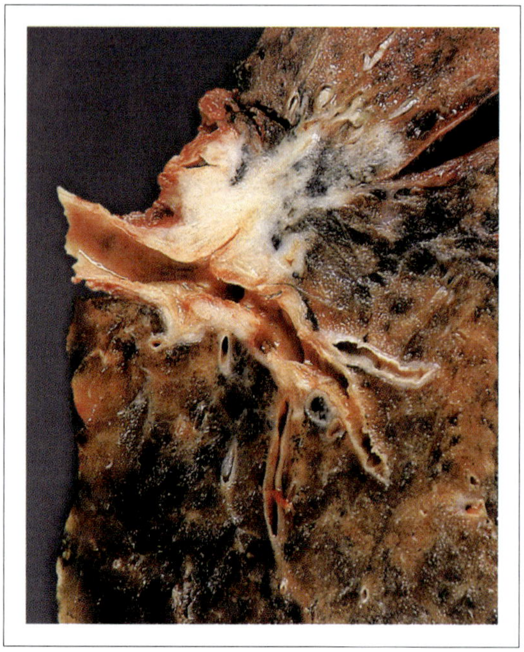

그림 11.23 폐암

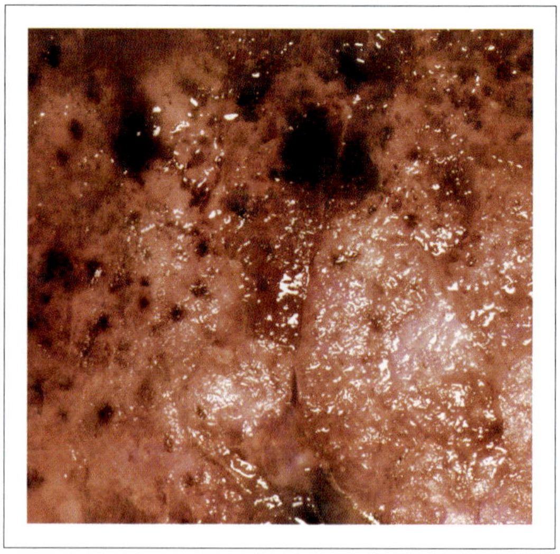

그림 11.24 기관지-폐포 선암

흉강 내 액체 또는 공기 저류로 인한 장애

장애	축적물질	원인
혈흉(hemothorax)	혈액	흉부 외상
수흉(hydrothorax)	저장성 삼출물	간부전, 심부전, 신부전, 종양, 감염, 염증
유미흉(chylothorax)	림프	종양에 의한 흉관폐쇄
기흉(pneumothorax)	공기	자연적 또는 알 수 없는 원인 외상
농흉[pyothorax(empyema)]	고름	감염

핵심용어

폐기능검사 pulmonary function test, PFT

환자가 어떻게 숨을 쉬는지를 평가하고 폐용량, 폐용적, 폐 가스교환, 호흡률을 알아보는 검사

투베르쿨린 피부검사 tuberculin skin test

피부 표면에 항원을 적용하는 것. 즉 폐결핵 감염 여부를 알아보기 위하여 피내주사(Mantoux test)하는 것

객담배양과 민감성 검사 sputum culture and sensitivity

환자에게 폐에서 나온 가래를 기침하는 중에 뱉어내도록 하여 분석하는 검사

코감기 coryza

코에서 다량의 분비물이 나오는 흔한 감기

백일해 pertussis

백일해균(Bordetella pertussis)에 의한 호흡기 감염으로 발작성 기침(whooping cough)이 주 증세인 감염증

비염 rhinitis

비강 점막의 염증

부비동염 sinusitis

부비동의 염증

성인 호흡곤란증후군 adult respiratory distress syndrome(ARDS)

폐색전 또는 패혈증이 포함된 다양하고 심각한 질병에 동반되거나 그 이후 있을 수 있는 급성호흡곤란증후군

무기폐 atelectasis

분비물, 삼출액, 혹은 기타 요인으로 인한 폐쇄에 의하여 폐실질이 붕괴된 것

폐성심 cor pulmonale

보통 만성적인 기류폐쇄로 인하여 우심방 비대가 나타나는 것

폐렴 pneumonia

박테리아, 바이러스, 곰팡이, 혹은 기계적 · 신체적 혹은 화학적 자극제에 의해서 일어날 수 있는 폐의 염증

폐농양 pulmonary abscess

폐에 고름이 고인 것

폐색전 pulmonary embolism

폐동맥이나 폐동맥분지에 응괴(clot)나 이물질에 의해서 막힌 것

결핵 tuberculosis

결핵균에 감염된 사람에 의해 공기 중으로 분사된 비말핵을 흡입함으로써 초래되는 만성적 세균감염

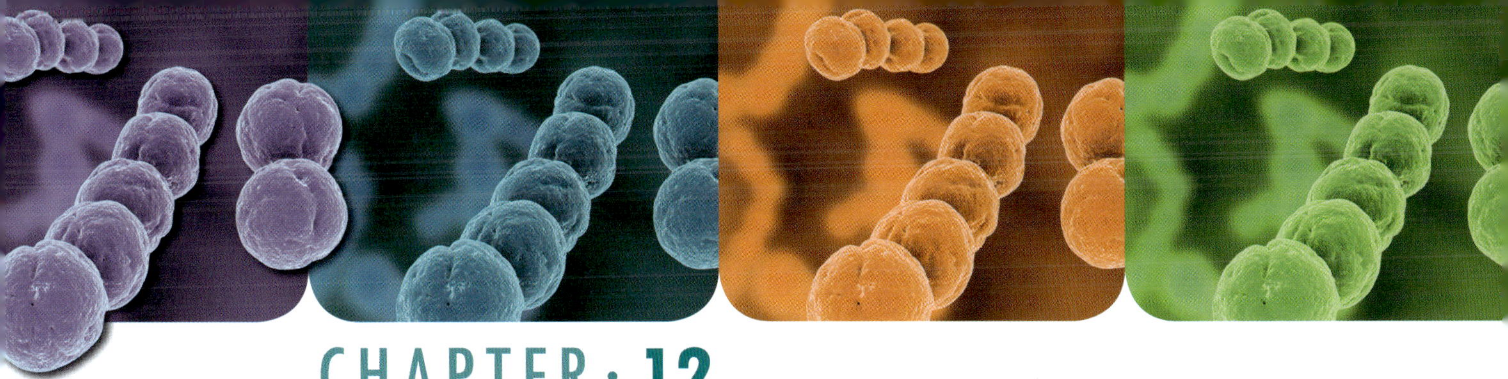

CHAPTER · 12

소화기계 질병

DISEASE OF DIGESTIVE SYSTEM

학습목표

1. 소화기계의 기초적인 해부와 생리를 이해한다.
2. 소화기계 구성 장기의 주요 질환을 파악한다.
3. 소화기계 질병의 중요 징후와 증상을 식별한다.
4. 소화기계 질병의 진단과 진행과정을 이해한다.
5. 소화기계 질병의 치료법을 학습한다.

소화기계는 구강에서부터 항문까지의 소화관과 간, 담낭, 췌장의 소화기 부속기관 모두를 말한다. 생리적 기능은 섭취한 음식물을 다음 기관으로 이동시키고, 음식물을 소화시키며, 소화액 · 점액 · 호르몬 · 효소 등을 분비하며, 소화된 영양물을 혈관 내로 흡수하고 남은 최종산물을 배설하는 것이다.

목 Throat

편도염 tonsillitis

편도(tonsil)란 목(인두) 주변에 있는 림프조직으로 구개편도(목구멍편도), 인두편도, 설편도(혀편도) 등이 있다. 입 안으로 유입되는 균에 대한 최초의 생체방어기구이며, 감염증으로부터 최초로 몸을 지키는 곳이다. **편도염**은 이 부위에 염증이 발생한 것으로 아데노이드(adenoid)와 함께 소아기에 많이 나타나는 대표적인 질환이다. 선천적으로 편도가 큰 사람도 있으나 감기나 과로 등에 의해 생기며 쉽게 발적하고 비대해진다. 편도염은 심한 경우에는 양쪽 편도가 닿을 정도로 비대하여 음식물을 넘기기가 힘들고 삼킬 때 통증이 심하게 나타난다. 이외에 39~40℃의 고열이 나타나며 오한, 목 부위 건조감, 언어장애, 구취 등의 증상이 나타날 수 있다. 염증이 심해지면 편도 표면의 음와(crypt)에 고름이 생기는데, 이를 음와성 편도염이라고 한다.

원인균은 연쇄상구균(사슬알균), 포도상구균(포도알균), 폐렴구균(폐렴알균) 등으로 세균에 의한 직접감염이나 상기도감염의 경과 중 세균에 의한 이차감염으로 발생한다. 기후변동, 과로, 과음, 과식 등의 세균 외적 요인이 유발요인이 되며, 코 및 부비동 수술 후에 후유증으로 나타나는 경우도 있다. 특히 용혈성 포도상구균(hemolytic staphylococcus) 등이 원인인 경우에는 충분한 치료를 해야 나중에 심각한 전신질환(성홍열, 심장질환, 신장염 등)을 막을 수 있다.

한 달에 1~2회 또는 한 해에 5~6회 반복하여 발병하는 것은 습관성 편도염이라고 하며, 만성으로 이행한다. 염증이 주위 조직으로 확대되면 급성후두기관염, 급성중이염, 급성비염, 급성부비동염을 일으킬 수 있으며, 원격 전이를 유발해 세균성 심내막염, 급성화농성 관절염, 급성신염 등이 발생할 수 있다.

아데노이드 adenoid

편도염과 동시에 위인두의 림프조직이 커지는 것을 **아데노이드**라고 한다. 소아기에 많이 발생하는 질환이다.

식도 Esophagus

식도염 esophageal inflammation

식도점막에 염증이 생긴 상태로 원인은 위산의 잦은 역류, 스트레스, 과도한 자극을 주는 음식과 음료, 화학물질 섭취(예: 농약), 식도열공, 장기간의 삽관, 세균감염 등으로 인하여 발생한다.

위산의 잦은 역류에 의해 식도점막이 위산에 자주 노출되어 식도점막이 붓고 울혈이 생기며, 연하통, 가슴앓이(상복부통)가 나타난다. 식도궤양으로 출혈이 생기고, 치유되거나 치유되지 않아 만성화되면 섬유화에 의한 식도협착으로 음식 통과에 장애가 생긴다.

위식도 역류질환 gastroesophageal reflux disease, GERD

식도 아래쪽의 **하부식도괄약근**(아래식도조임근, lower esophageal sphincter, LES)이 이완되어 위산을 포함한 위 내용물이 역류하여 여러 가지 증상을 초래하는 질병이다. 정상에서도 흔히 일어나며 역류하는 양이 많을 때는 염증증상이 생길 수 있다. 주된 증상은 가슴쓰림(heart burn)으로 마치 가슴을 얻어맞은 것 같다고 표현하기도 한다. 하부식도에 점막의 발적, 짓무름 등이 나타나며, 가슴통증, 인후두부위의 이물감, 쉰 목소리, 귀아픔, 기침 등 비전형적인 증상이 나타나기도 한다. 원인은 여러 가지가 있지만 하부식도괄약근의 기능저하가 가장 주된 원인이다. 그 밖에 노령, 식도열공, 위절제술 후, 분문(들문) 부위 절제술, 흡연, 아질산제 복용 등이 있다. 심한 경우 식도궤양이나 식도협착을 일으키는 경우도 있다.

바렛식도 Barrett's esophagus

위 내용물의 역류가 빈번하여 식도하부의 점막이 중층편평상피에서 원주상피로 화생(metaplasia)을 일으켜 바렛점막으로 변한 식도를 **바렛식도**라 한다. 바렛식도는 역류와 함께 소화성 궤양을 일으키며 암 발생과의 관련도 밀접하다고 보고되고 있다. 바렛식도의 약 10%에서 전 단계 안인 형성이상(dysplasia)이나 신암종을 일으킨다.

식도정맥류 esophageal varix

식도정맥류는 간경변증이나 문맥혈전 등에 의해 간문맥압이 올라가 문맥고혈압을 나타내고 하부식도(lower esophagus)의 점막하층에 있는 혈관의 압력이 높아져 혈관이 확장되고 구부러지게 울혈되는 것을 말한다. 식도 정맥모세혈관이 확장으로 인해 약화되어 음식물을 삼킬 때 파열되면 대량출혈을 일으키게 된다. 식도정맥류 파열에 의한 출혈은 일단위에 고였다가 토혈(hematemesis)되는 경우가 많아 입에서 나온 혈액은 위산에 소화되어 흑색을 띠는 경우가 많다. 식도정맥류 파열은 간경변 환자의 중요한 합병증으로 지혈이 되지 않아 사망의 원인이 되기도 한다.

식도암 esophageal cancer

식도에서 발생하는 악성종양(carcinoma of the esophagus)은 90%가 편평세포암종(squamous cell carcinoma)이고 10%는 선암종(adenocarcinoma)이다.

식도암은 우리나라에서 악성종양의 약 3.5%를 차지하며 주로 50세 이상의 고령의 남성에서 많이 발생한다. 위험인자로 만성알코올중독, 흡연, 뜨거운 음식을 섭취하는 습관 등이 있고, 정확한 원인은 아직 불분명하다. 주로 식도협착부에 호발하고, 협착부 중에서도 하부식도의 횡격막(가로막)이 지나는 근처에서 흔히 발생한다. 진행은 잠행성 무증상이며 대부분의 경우 나중에 큰 융기와 궤양이 형성되고 협착이 되면 삼킴곤란을 겪는다. 침윤성으로 성장하여 절제술이 불가능한 경우가 많고 다른 소화기 종양에 비해 예후가 불량한 편이며 림프절로 전이가 잘되고 간, 폐(허파), 부신 등에 전이되는 경향이 있다.

위 Stomach

급성위염 acute gastritis

급성위염은 감염 후 짧은 잠복기를 거쳐 위점막 표재층 염증이 나타난 상태를 말한다. 원인으로는 주로 아스피린 남용, 비스테로이드 소염제(NSAIDs)의 장기간 복용, 알코올, 과도한 흡연, 커피, 식중독과 스트레스 등이 있다. 특히 NSAIDs는 위점막을 직접 손상시킬 뿐만 아니라 혈액 속에 흡수되어 위점막을 보호하는 프로스타글란딘(prostaglandin)의 생합성을 억제한다.

염증 정도에 따라 조직학적 변화도 다양하다. 내시경에서 위점막에 이상 소견이 발견되며 경미한 경우 대부분 일과성으로 며칠 안에 치료된다.

임상적 증상은 급격한 명치부위 통증 또는 출혈이 있고, 불쾌감, 구토, 오심, 식욕부진 등 병의 정도에 따라 다양하게 나타나며 원인을 제거하면 비교적 치료가 빠르다.

만성위염 chronic gastritis

위점막의 만성 염증성 질환을 **만성위염**이라 한다. 다양한 원인과 자극으로 위점막의 염증성 파괴, 재생 및 복원과정이 반복되면서 위선의 위축과 장상피화생 등의 조직학적 변화를 동반한다.

원인은 여러 가지가 있으나 담즙 역류에 의한 손상이나 헬리코박터필로리(Helicobacter pylori)균의 감염이 흔히 연관된다. 임상 소견으로 위점막, 특히 위선의 위축으로 인한 위산이나 내인인자(intrinsic factor)의 분비 감소, 비타민 B_{12}의 흡수장애에 의해 적혈구형성이상이 초래됨으로서 각종 빈혈이 발생한다. 만성위염의 대부분은 무증상이거나 약한 상복부불쾌감, 복통(배통), 구토, 식욕감퇴 등을 볼 수 있다

만성위염의 분류는 여러 가지가 있지만 일반적인 분류는 아래와 같다(표 12.1).

표재성 위염 superficial gastritis

위점막이 염증, 결손, 재생을 반복하는 것으로, 대부분 염증이 점막 상층부에 국한되어 있다. 점막 고유층 상층부에 작은 원형세포의 침윤이나 부종의 충혈이 있으며 미란을 동반하기도 하지만 고유 위저부의 위축은 나타나지 않는다.

위축성 위염 atrophic gastritis

재생속도보다 결손속도가 빠른 경우로 일반적으로 표재성 위염을 거쳐 위축성 위염으로 진행된다. 점막 고유층에 염증세포가 많아지고 상피가 위축된다. 원주상피, 술잔세포, 파네트세포(Paneth cell) 등이 나타나는 화생이 진행되기도 한다. 가끔 상피세포의 크기 및 모양의 변화, 배열이상이 나타난다.

비후성 위염 hypertrophic gastritis

위선이나 점막의 비후가 확실하게 나타나는 위염으로, 위축성 위염과 공존하는 경우가 많다. 충혈, 부종과 상피의 과형성으로 점막이 두꺼워진다.

Helicobacter pylori 감염증

한국인의 약 80%가 H. pylori균에 감염되어 있다고 보고되고 있다. 그러나 감염되었다고

표 12.1 만성위염의 분류

분류	종류
내시경 소견과 조직상에 따른 분류	표재성 위염(superficial gastritis) 위축성 위염(atrophic gastritis) 비후성 위염(hypertrophic gastritis)
기전에 따른 분류	A형 자가면역기전 B형 H. pylori 감염

모두 질병으로 발전하는 것은 아니다. H.pylori가 관련되어 있는 질병의 종류는 다음과 같다.

- 위축성 위염(atrophic gastritis)
- 십이지장궤양(duodenal ulcer)
- 위궤양(gastric ulcer)
- 위암(gastric cancer)
- 거대위점막주름증(Menetrier's disease)
- 반응림프조직증식증(reactive lymphoid hyperplasia, RLH)

H. pylori균은 요소(urea)를 분해하는 효소인 우레아제(요소분해효소, urease)를 생산하는 세균이다(그림 12.1). 요소는 우레아제에 의하여 암모니아와 이산화탄소로 분해된다. 생성된 암모니아로 인하여 위산이 중화되어 pH가 높아지고 강한 산성의 환경을 변화

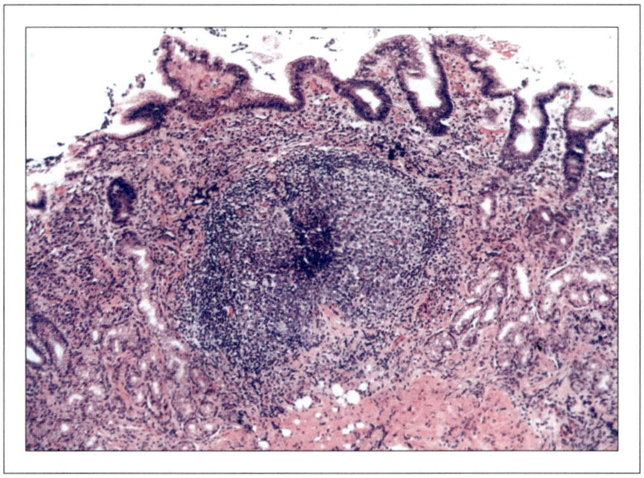

그림 12.1 Helicobacter pylori로 인한 위염
점막 표면에 다수의 H. pylori균이 붙어있는 위생검 모습

H. pylori의 제거

현재 다음의 3제 요법이 주로 이용되는 치료법이다.

- 양성자펌프억제제(proton pump inhibitor)인 omeprazole
- 항균제인 amoxicillin
- 항생제인 clarithromycin

이들에 의한 제균율은 70~80% 이상이라고 추정되지만 최근 clarithromycin에 대한 내성균이 문제가 되고 있다.

시켜 H. pylori균이 살기에 적합한 환경이 형성된다. H. pylori균은 세포 내에 침입하지 않고 위벽세포 표면에 정착해서 생활한다. H. pylori균은 세포 손상성 물질을 분비하여 위의 점막세포를 공격하고 위점막을 파괴한다.

소화성 궤양 peptic ulcer

궤양(ulcer)은 조직이 결손되는 상태로 소화성 궤양(peptic ulcer)은 위와 십이지장에 궤양이 생긴 것을 말한다.

위와 십이지장은 염산과 펩신과 같은 소화액에 항상 노출되어 있다. 소화액은 소화관 자신도 소화해버릴 수 있는 위험한 액체이다. 그래서 자가소화를 받지 않도록 소화액에 직접 접해 있는 점막은 소화액에 대해 강력한 저항력을 가져야 한다. 이러한 저항력이 점막방어 기전이다. 점막방어인자와 공격인자 간에 균형을 이루어 건강상태가 지속되는데, 이러한 균형이 깨어지면 자가소화가 진행되므로 이를 **소화성 궤양**이라고 한다(그림 12.2).

점막방어인자로는 점액(mucus), 알칼리 분비, 세포재생, 점막 혈류 등이 있다.

점막세포는 끈적한 점액으로 뒤덮여 있어서 산이나 소화효소, 외부의 자극물질과의 접촉을 막는다. 알칼리는 중탄산이온으로 점막세포에서 중탄산이온을 분비하여 점막을 보호한

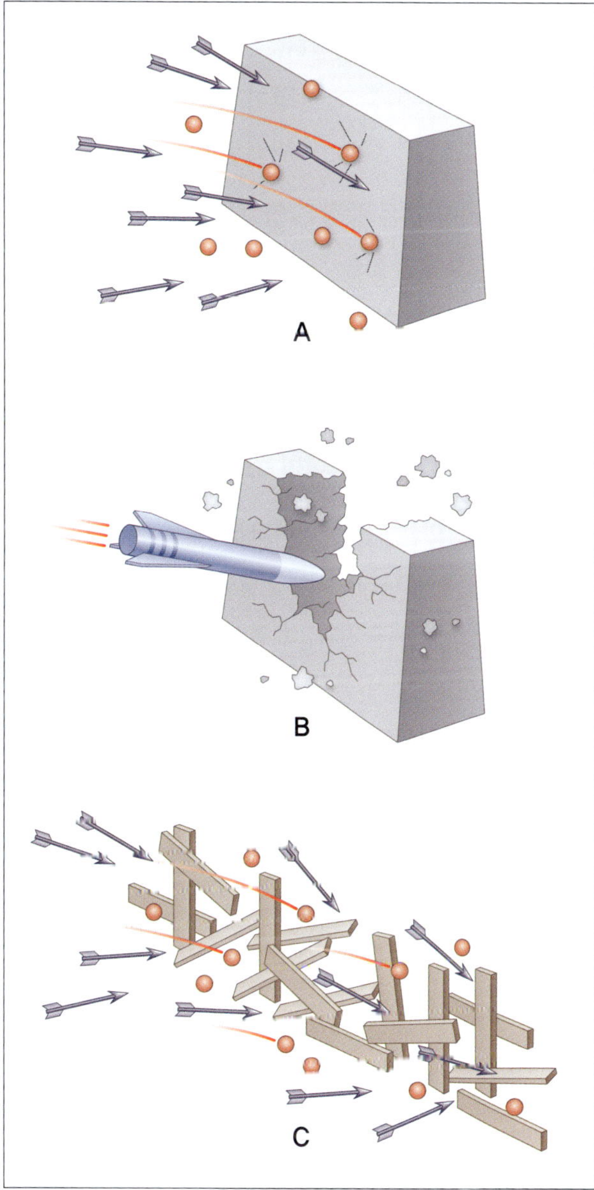

그림 12.2 소화성 궤양

A: 정상. B: 공격인자 증가. 졸링거-엘리슨증후군(Zollinger-Ellison syndrome)과 같이 위산이 과다하거나 NSAIDs로 인한 소화성 궤양. C: 방어인자 약화. H. pylori 감염의 지속으로 만성위염과 십이지장염이 진행되어 소화성 궤양이 발생함.

다. 또한 위점막은 세포재생이 빨라서 궤양이 발생하지 않게 하며, 점막의 재생은 점액에 의한 피막유지에도 도움을 준다. 점막의 혈류가 풍부하면 점막 결손이 빨리 회복될 수 있다. 세포재생에 관여하는 증식인자는 혈류를 타고 이동한다. 정상적인 점막혈류가 유지되는 것이 점막방어에 중요하다. 공격인자로는 H. pylori균, 염산, 펩신, NSAIDs와 같은 점막손상물질, 알코올, 카페인 등이 있다(그림 12.3).

공격인자가 증가하거나 방어인자가 감소하면 궤양이 발생하는데 일반적으로 다음과 같은 특징이 나타난다(그림 12.4).

- 공격인자 증가 → 십이지장궤양으로 진행
- 방어인자 감소 → 위궤양으로 진행

가장 많은 증상은 명치부위의 통증(epigastric pain)이다. 일반적으로 위궤양과 십이지장궤양이 통증을 느끼는 시간이 다르다.

- 위궤양: 식후 30~40분 후에 통증을 느낀다. 음식 덩어리가 궤양면을 자극하기 때문이다.
- 십이지장 궤양: 공복 시에 통증을 느낀다. 공복 시에는 위산의 농도가 높으며 식사를 하면 위산이 묽어지므로 통증이 경감된다.

또 오심, 구토도 비교적 자주 나타나는 증상이다. 궤양면의 출혈에 의해 토혈이나 하혈도 종종 나타난다. 출혈한 혈액은 위산과 반응하여 흑색 타르상태가 되어 소위 흑색타르변으로 배출된다. 치유에 의해 점막은 완전히 재생되지만, 점막하층부터 심부는 육아조직에 의해서 복구된다. 오래 되면 흉터화하고, 가끔 궤양이 장막에 도달하여 천공을 일으키기도 한다(그림 12.5).

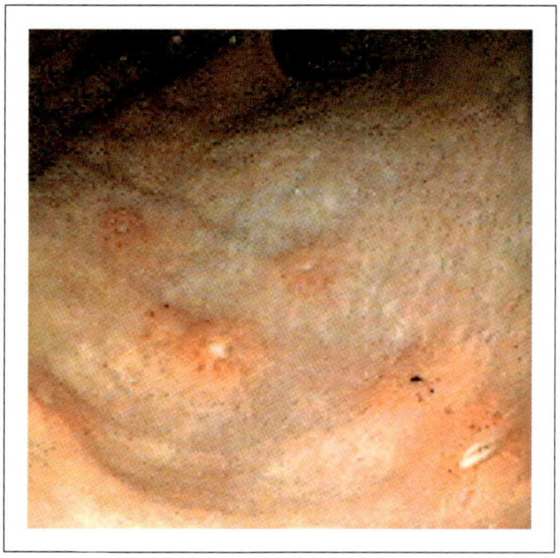

그림 12.3 NSAIDs에 의해 발생한 위궤양

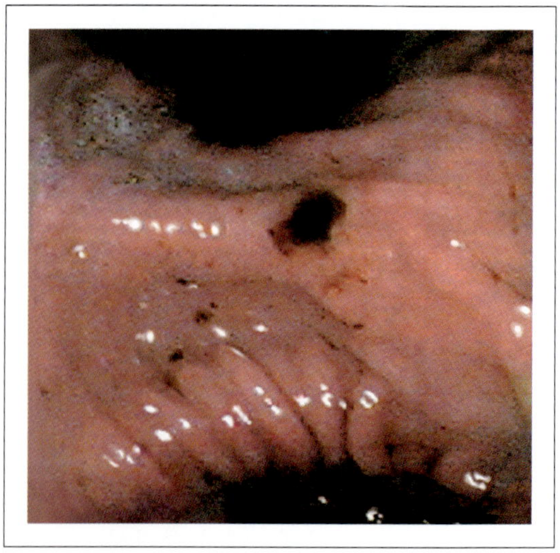

그림 12.4 위점막궤양으로 인한 출혈

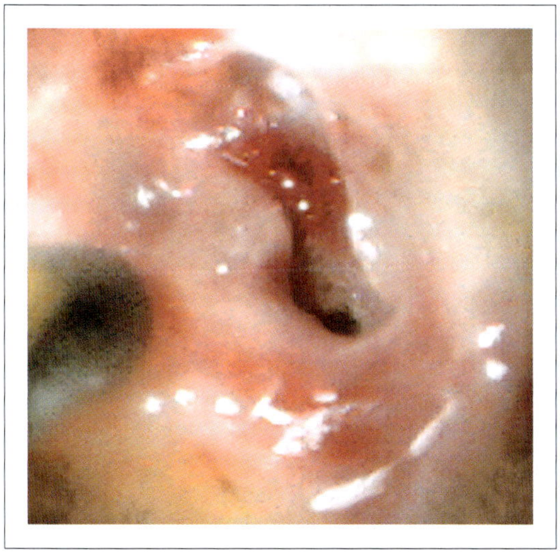

그림 12.5 십이지장궤양에 의한 천공

토혈을 일으키는 대표적인 3가지 질환

- 위궤양gastric ulcer
- 급성위점막병변acute gastric mucosal lesion
- 식도정맥류esophageal varix 파열

위암 gastric cancer

위암은 우리나라에서 암 발생빈도가 가장 많은 암이다. 대부분은 점막상피로부터 발생하는 선암종(adenocarcinoma)이다. 암의 증식진행방향은 점막면의 수평방향과 근육층으로의 수직방향 모두 진행된다. 특히 점막에서 근육층 방향으로 파고들며 진행되고, 그 침윤의 깊이와 정도에 따라 조기위암(early gastric cancer)과 진행성 위암(advanced gastric cancer)으로 분류되며 이것은 위암치료 후 경과와 밀접한 관계가 있다.

조기위암 early gastric cancer

암종이 점막 및 점막하층에 국한된 것을 말한다. 치료 후 경과가 양호하고 5년 생존율이 90% 이상이며 완전치유도 가능하다. 조기위암은 맨눈으로 보이는 형태에 따라 다음과 같이 분류한다.

정상 점막 두께의 2배를 넘는 종양 모양 융기를 나타내는 I형(융기형), 다소의 융기나 함몰이 있어도 정상 점막의 2배를 넘지 않는 II형(표면형), 깊은 함몰이 있는 III형(궤양형)으로 분류한다. 또 표재형에서도 낮은 융기를 나타내는 IIa형(표면융기형), 거의 융기나 함몰이 없는 IIb형(표면평탄형), 얕은 함몰을 나타내는 IIc형(표면함요형)으로 나눈다. 실제 우리나라에서는 IIc형이 가장 흔하고 전체 조기위암의 50%를 차지한다(그림 12.6).

최근 내시경의 보급으로 조기위암의 발견율이 향상됨에 따라 그 치유율도 매우 좋아져 위암에 의한 사망률은 현저하게 감소하고 있다.

진행성 위암 advanced gastric cancer

진행성 위암은 암이 고유근육층 이하로 침범된 경우를 총칭하며, 여러 가지 분류법이 있으나 **보르만**(Borrmann)의 육안적 분류가 널리 이용되고 있다(그림 12.7).

- Borrmann 1형(국한융기형): 경계가 명료한 융기를 나타내는 형으로 속공간으로 돌출한 큰 종양덩어리를 이루는 형태를 취한다.
- Borrmann 2형(국한궤양형): 궤양이 형성되어 있으며 주위에 경계가 명료한 둑으로 둘러싸여 있는 것으로, 가장자리는 융기되나 중심부에 큰 궤양을 가지며, 주위와의 경계가 비교적 명확하다.

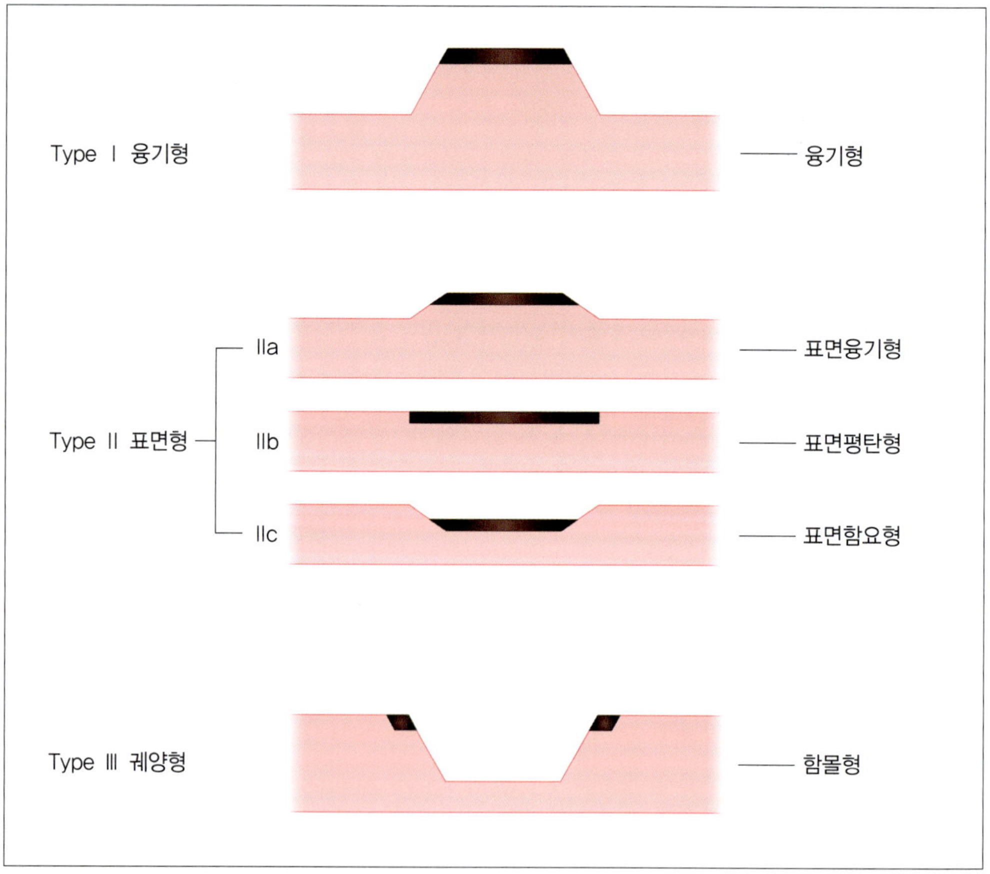

그림 12.6 조기위암의 분류

- Borrmann 3형(궤양 침윤형): 궤양을 둘러싼 둑의 경계가 명료하지 않은 것으로 주변조직으로의 침윤이 강하기 때문에 주위와의 경계가 뚜렷하지 않으며, 가장 흔한 형태이다.
- Borrmann 4형(미만 침윤형): 경화를 특징으로 하며 종양덩어리가 융기나 함몰을 보이기보다는 미만성으로 넓은 부위, 때로는 위 전체를 침윤하고 위벽이 비후되어 두터워진다.

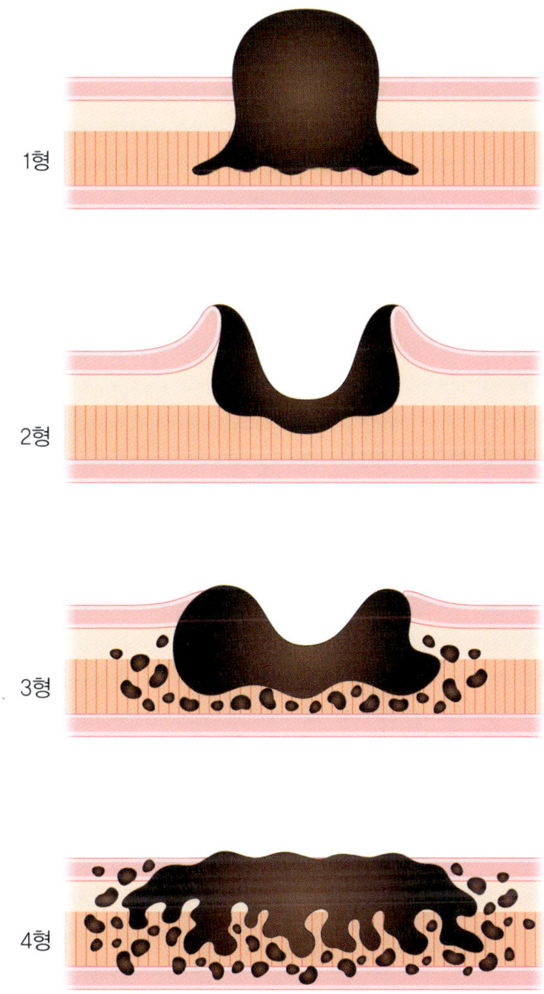

그림 12.7 진행성 위임의 보르만 분류

위암의 정확한 원인은 잘 알려지지 않았으나 유전적 소인과 특히 식습관과 같은 환경인자가 주요인자로 밝혀지고 있다. 환경인자로서 중요한 것은 염분이 많은 식사와 단백질을 태워 조리했을 때 발생하는 발암물질인 니트로소 화합물이 연관이 깊다고 알려져 있다.

전이형태는 림프행, 혈행 및 파종 전이를 한다. 혈행전이는 정맥혈을 통해 간으로 들어가 간전이를 유발하며, 때로는 폐와 전신으로 전이된다.

임상증상은 위암이 상당히 진행될 때까지 무증상인 경우가 많다. 특정 임상증상이 없이 서서히 자라기 때문에 진단될 당시에 이미 다른 부위로 퍼져 있는 경우가 많다. 주요 증상으로 위궤양, 출혈, 빈혈, 식욕부진, 체중감소 등을 보인다. 위암은 조기에 발견하면 외과적 절제를 통해 완전치유가 가능하다.

소장과 대장 Small intestine and large intestine

소장은 위와 맹장(막창자) 사이의 긴 관으로, **십이지장**(샘창자, duodenum), **공장**(빈창자, jejunum), **회장**(돌창자, ileum)으로 이루어진다.

십이지장은 췌장의 머리 부분과 연결되고, 간과 담낭(쓸개)에서 연결된 총담관(온쓸개관)과 췌장의 췌관(이자관)이 유두를 통해 개구한다. 공장은 하복부에서 맹장과 연결된다. 회장의 점막하층에는 림프조직이 잘 발달되어 있고, 이들이 집단적으로 모여 있는 집합림프소절(무리림프소절)이 특징적으로 발달해 있는데 이것을 **파이어반**(Peyer's patches)이라 한다.

대장은 맹장(cecum), 상행결장(오름결장, ascending colon), 횡행결장(가로결장, transverse colon), 하행결장(내림결장, descending colon), S결장(sigmoid colon), 직장(곧창자, rectum)으로 구성되고 항문(anus)으로 이어진다.

회장과 맹장의 이행부에는 회맹판(돌막창자판막, ileocecal valve)이 있고, 맹장에는 충수돌기(막창자꼬리)라고 하는 돌기가 있다. 대장의 점막은 모두 원주상피(columnar epithelium)이지만, 직장 아래쪽의 항문으로 이행하는 점막은 편평상피이다. 이 점막하층에 존재하는 정맥은 치질정맥을 거쳐 하대정맥(아래대정맥)으로 이어진다.

크론병 Crohn's disease

크론병은 장에 궤양을 형성하는 원인불명의 만성 염증성 질환이다. 호발부위는 회장 말단부와 대장이나 위장관계 모든 부위에서 발생할 수 있다. 장간막(창자간막) 부착 쪽이나 결장뉴(잘록창자띠, taenia coli)를 따라 점막에 선상궤양(linear ulceration)이 다발성으로 생기는 경우가 많다(그림 12.8). 궤양 외에 틈새, 누공이 형성되기도 하고 침범된 병터

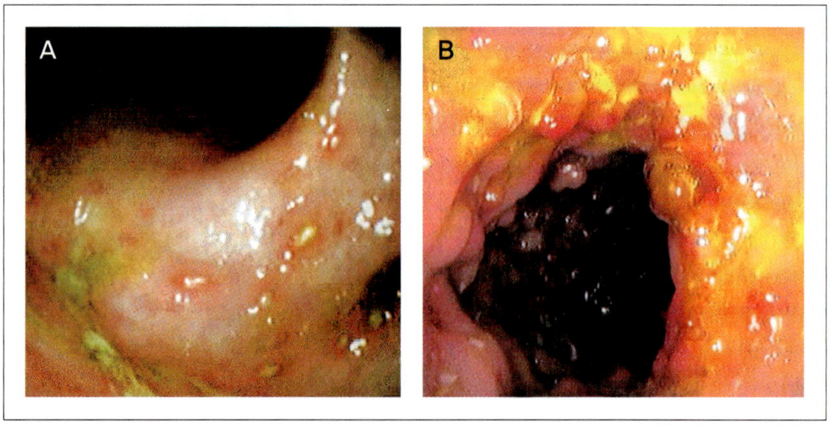

그림 12.8 **크론병의 내시경 소견**

A: 전형적인 아프타성 궤양은 주위가 약간은 상승되어 함몰된 백색의 중심부와 직경이 몇mm 밖에 안되는 발적성 가장자리로 구성됨 B: 더 진행된 질환에 대한 소견으로 발적, 부종이 자갈처럼 보임

의 사이사이에 정상조직이 존재하는 건너뛰기병터(skip lesion)가 나타나며 유상피세포육아종이 나타난다. 임상증상으로 복통 및 간헐적인 설사, 발열, 점혈변, 장협착, 흡수장애 등이 있다. 치료에는 스테로이드제가 이용되지만 난치성 질환이다.

궤양성 대장염 ulcerative colitis, UC

궤양성 대장염은 크론병과 함께 원인불명의 난치성 질환이다. 실제 완화와 재발을 반복하는 까다로운 질환이다. 그러나 생명 예후의 관점에서 보면 그다지 나쁘지는 않은 편이다(그림 12.9, 그림 12.10).

WHO에 의한 정의는 '주로 점막과 점막하층을 침범하는 대장, 특히 직장의 특발성, 비특이 염증성 질환'으로 30세 이상의 성인에게 많이 발생하나 소아나 50세 이상에서도

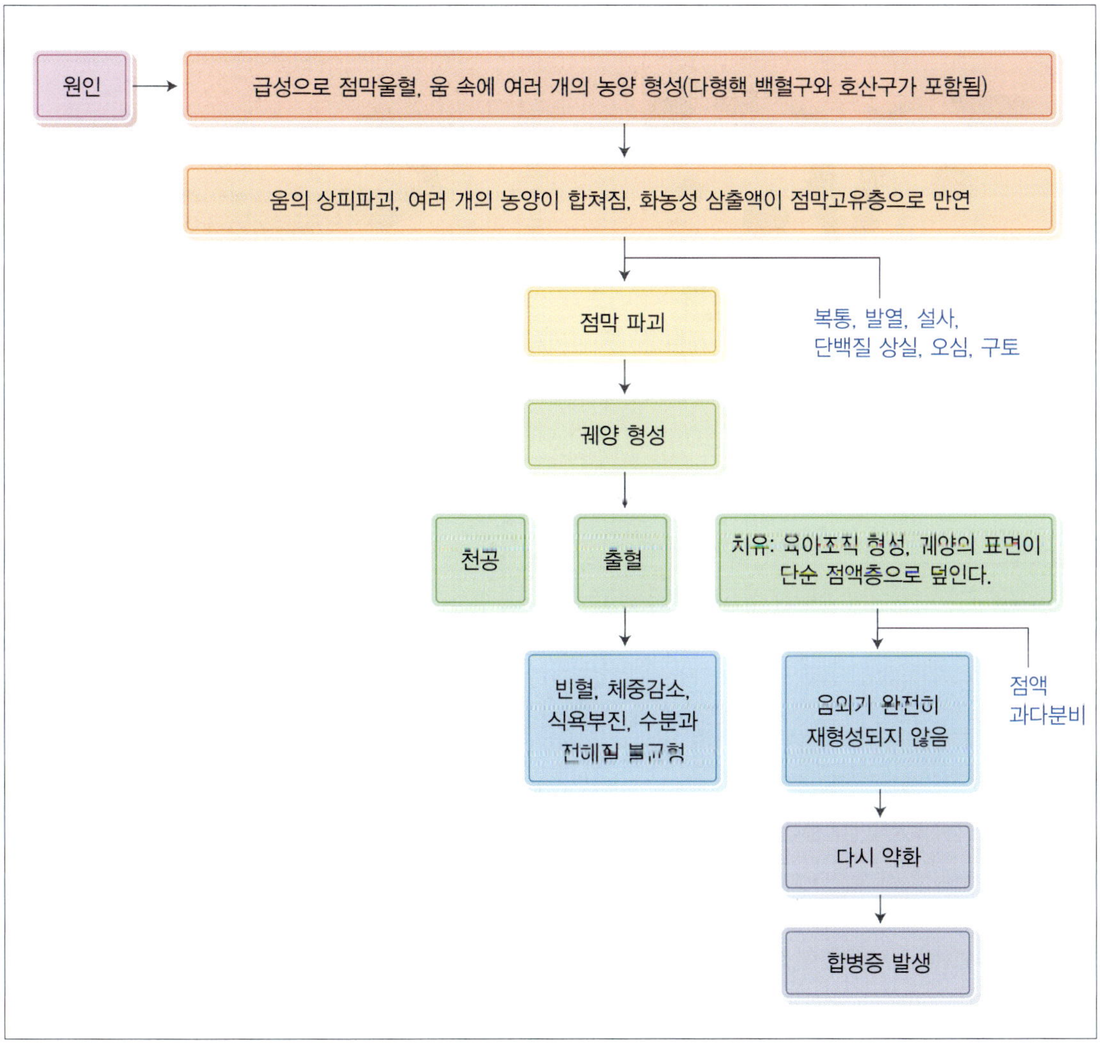

그림 12.9 궤양성 대장염의 발생

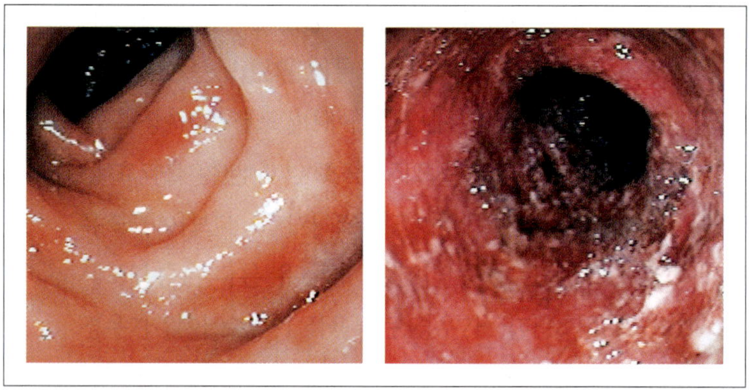

그림 12.10 궤양성 대장염

A: 부종, 혈관의 소실, 상피 아래 출혈성 반점이 보이는 경미한 궤양성 대장염에서의 결장경검사. B: 혈관의 소실, 출혈, 점액 농을 보이는 심각한 궤양성 대장염에서의 결장경검사

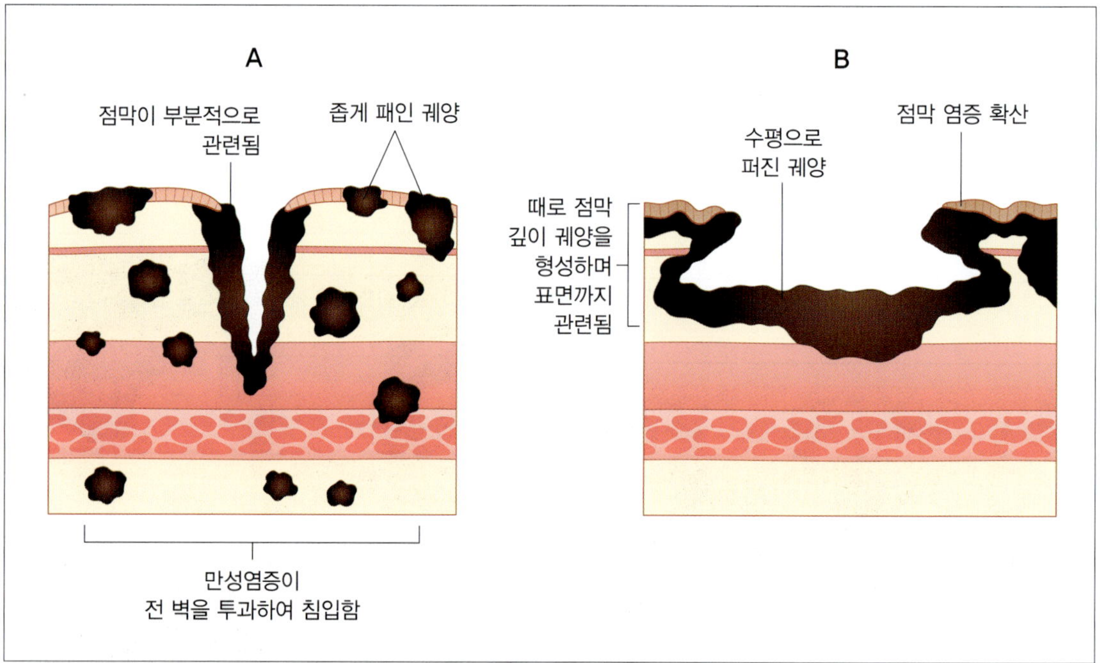

그림 12.11 크론병과 궤양성 대장염의 비교. A: 크론병. B: 궤양성 대장염

궤양성 대장염과 크론병의 비교

- 점막과 점막하층을 침범한다. → 크론병은 모든 층을 침범한다.
- 대장, 특히 직장의 질환이다. → 크론병은 소화관 전체의 질환이다.
- 젊은층(30세 이하의 성인)에서 많이 발생한다. → 크론병도 젊은 사람에게 많이 발생한다.
- 원인불명이다. → 크론병도 원인불명이다.
- 혈변이 나오기 쉽다. → 크론병에서는 혈변이 잘 나오지 않는다.
- 암 발생의 위험성이 높다. → 크론병은 암과는 관련이 없다.

볼 수 있다. 임상적 증상으로는 주로 젊은이에게 자주 발생하는 점혈변이 특징적 증상이며, 점막의 광범위한 궤양을 수반한다. 점막에서 가장 움푹 들어간 곳을 움(crypt)이라 하는데, 움 주위에 호중구가 가득 차 있는 움고름집이 생검에 의하여 관찰된다. 염증은 광범위하며 염증이 도달하는 깊이는 주로 점막밑층 부근까지만 침범하고 표층에 한정되지만 완전한 치유가 힘들고 재발이 되풀이된다. 합병증으로는 가장 심각한 것이 **독성 거대결장**(독성거대잘록창자, toxic megacolon)으로 근육층의 파괴와 신경총의 마비 등이 원인이라고 추정된다. 때로 독성 거대결장은 천공될 수도 있고, 천공에 의해 사망에 이르기도 한다. 장관 이외의 합병증으로 괴사 농피증, 포도막염, 아프타구내염, 관절염 등이 있다. 장기적인 합병증으로는 발암 가능성이다. 젊어서 발병하고, 병이 지속될수록, 병변부위가 클수록 발암의 위험은 높아진다. 크론병과 유사하기 때문에 감별진단이 어렵다(그림 12.11).

충수염 appendicitis

충수염(막창자꼬리염)은 충수돌기에 염증이 생긴 상태를 말한다. 정확한 원인은 밝혀지지 않았으나 세균감염과 충수폐색이 대표적인 원인이다.

정상인의 장내 세균인 E. coli, 연쇄상구균, 혐기균 등의 세균감염이나 대변덩어리, 기생충, 머리카락과 같은 이물과 충수돌기의 꼬임(임신, 노인) 등에 의해 충수강이 폐색되면 대변정체와 세균증식이 염증을 유발한다. 또한 저섬유질 식이는 대변을 정체시켜 발작 가능성을 증가시킨다. 충수돌기에 염증이 생기면 충수돌기벽이 화농되어 파열되고 복막염이 될 수 있고, 염증으로 인해 많은 삼출물이 나와 충수돌기가 주위 장기에 유착될 수 있다. 임상적 특징으로 심한 복통(McBurney's point)과 호중구 증가가 관찰된다. 주로 젊은 연령에서 호발하며, 소아나 노인인 경우 증상이 약한 경우도 있다. 합병증으로는 전신적 복막염(배막염)이 있는데 급성 및 괴저 충수염에서 흔하며, 심한 독혈증으로 지명적일 수 있다. 또 충수염이 천공되고 염증이 더 만연되면 골반장골와(엉덩뼈오목) 및 횡격막(가로막)하 농양이 발생한다. 섬유소성 삼출액으로 인한 충수돌기 주위 조직과의 유착으로 장폐색이 생긴다. 장간막 정맥까지 감염이 만연되면 문정맥염(portal pylephlebitis)이 생기고, 간농양은 감염성 및 화농성 혈전증이 간에도 발생할 수 있다.

메켈게실 Meckel diverticulum

게실증(diverticulosis)은 장이 벽 바깥쪽으로 돌출하여 주머니 모양의 구조물이 생성된 것을 말한다. **메켈게실**은 소장의 선천기형 중 가장 흔한 질병으로 회장에 생긴 낭성돌출부를 말하며 발생과정 중 난황관(배꼽창자간막관, vitelline duct)이 완전히 막히지 않아서 생긴 기형이다. 주로 회장에 생기므로 **회장게실**이라고도 한다. 대부분의 경우 특별한 임상증상을 보이지 않는다. 그러나 게실에서 출혈이 있거나 감염될 때, 장폐색의 원인이 될 때는 심한 복통과 복부 불편감이 나타난다. 이러한 증상은 일반적으로 소아기에 일어나지만 성인이 될 때까지 나타나지 않을 수도 있다. 매우 심한 출혈이라도 일반적으로는 통증이 없다.

장티푸스 typhoid fever

오염된 음식 및 음료수에 의한 **장티푸스균**(Salmonella typhi) 감염으로 장 문제를 일으키는 전염성 질환이다. 장내에 살모넬라균이 침입하면 장에 염증을 일으키고 심해지면 장이 파열되어 복막염이 발생한다. 이 과정은 그림 12.12와 같다.

장티푸스는 전염성 질환이므로 환자가 남긴 음식물과 음료수는 버리고 환자가 접촉한 모든 물건은 소각하거나 삶거나 햇빛에 말리며, 대소변은 화학약물로 소독한 후 버린다.

복막염 peritonitis

장은 복막강 내에 꼬불꼬불하게 마치 코일처럼 놓여 있다. **복막강**(peritoneal cavity)은 3가지 특성을 갖고 있다. 즉 장간막을 가진 장이 코일형태로 놓여 있어 표면적이 크다는 점, 장막 바로 밑에 놓여 있는 혈관에 의해 복부기관에 혈액공급이 풍부하다는 점, 림프액이 풍부하다는 점이다. 따라서 액체변화와 액체흡수에 매우 중요한 부위가 되며, 이 특성은 복막강에 생긴 질환의 병리적 변화와 임상증상에 영향을 미친다.

복막염은 복막강에 생긴 염증을 말하며, 종류로는 급성복막염과 만성복막염, 국소적 복막염과 전신적 복막염이 있다.

급성복막염 acute peritonitis

원인은 복부기관의 병변, 즉 궤양으로 인한 천공(예: 소화성 궤양), 장의 염증(예: 충수염, 담낭염)과 장간막 순환장애(예: 장폐색)로 인한 괴사로 인해 발생한다.

전신성 복막염 general peritonitis

복막강 전체에 염증이 퍼져 있는 상태로 매우 위험하다(그림 12.13).

국소적 복막염 localized peritonitis

복막강의 일부분에 염증이 생긴 경우이다(그림 12.14).

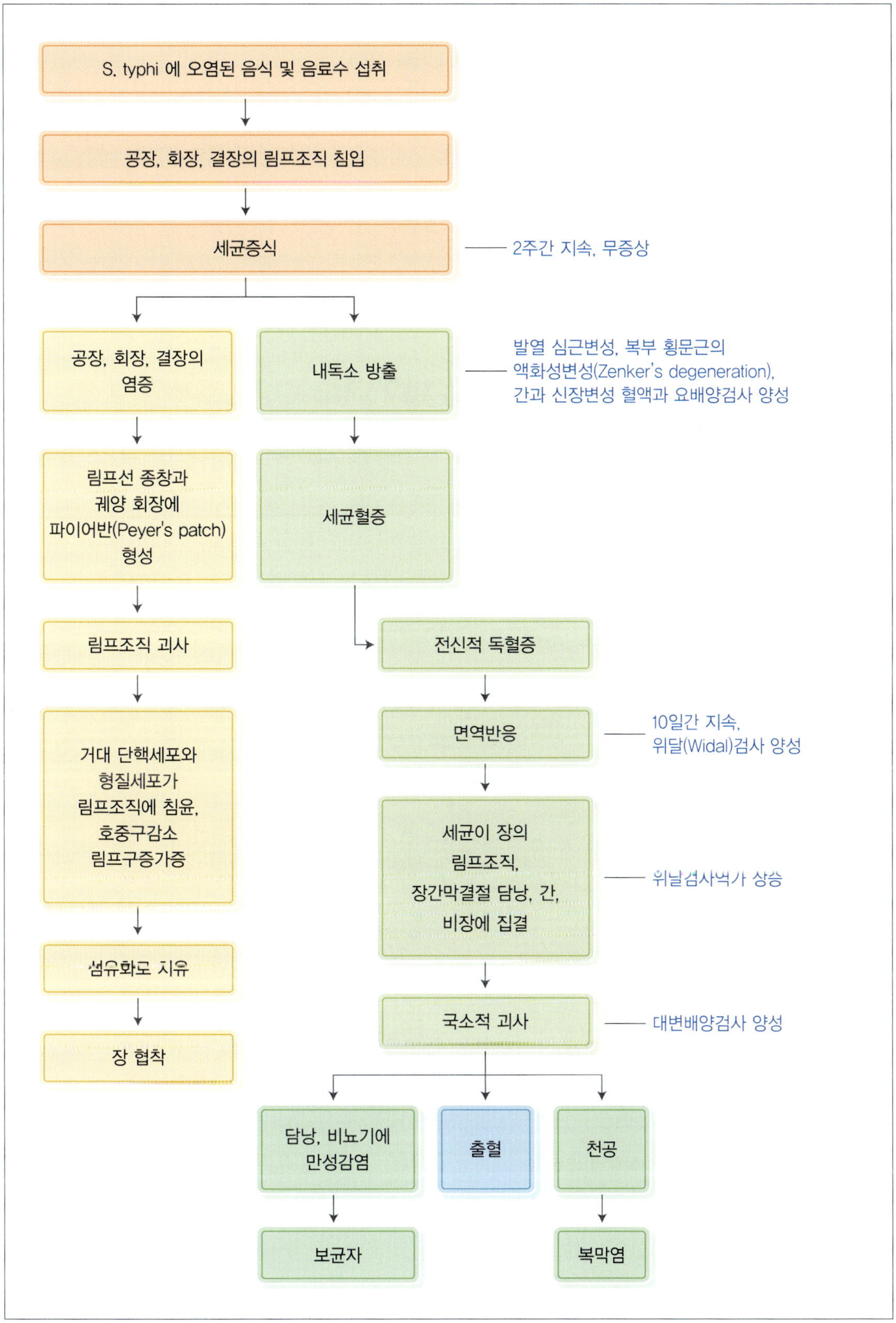

그림 12.12 장티푸스 발병기전

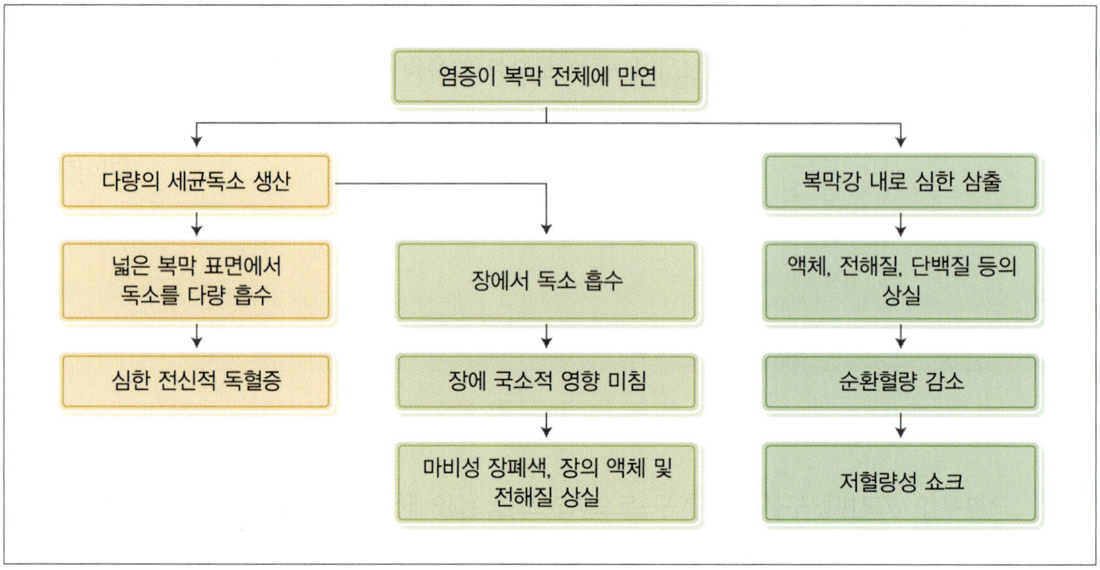

그림 12.13 전신성 복막염

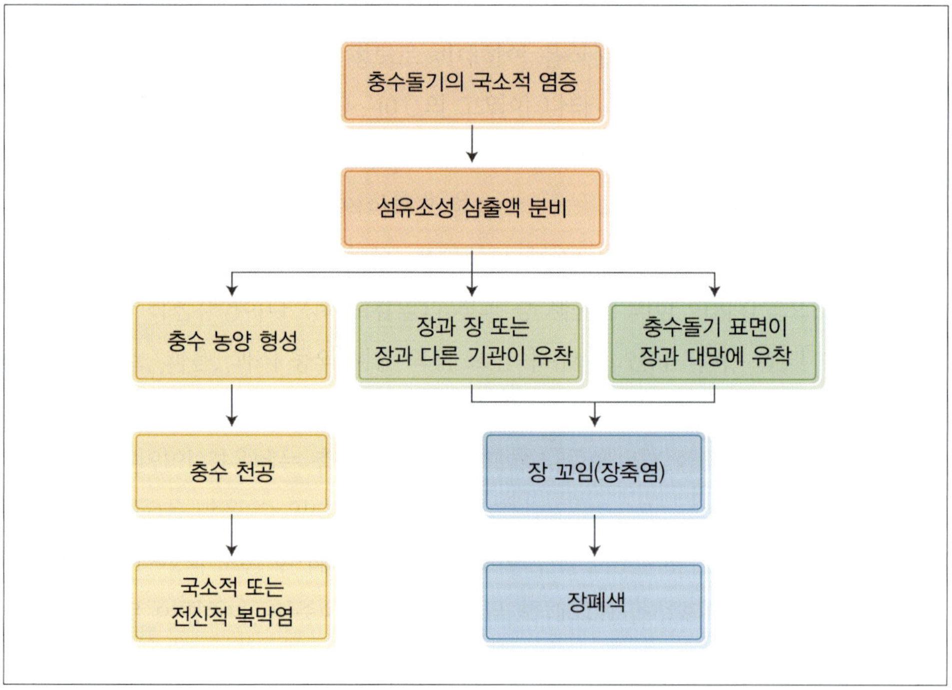

그림 12.14 국소적 복막염의 진행

장폐색 intestinal obstruction

장의 내강이 좁아지거나 완전히 막혀 장의 흐름이(음식물, 대변) 원활하지 못하거나 또는 완전히 차단된 상태이다. 원인으로는 수술이나 염증으로 섬유소성 유착 발생, 탈장, 장축염, 장중첩, 장암, 마비성 장폐색, 기생충감염으로 장이 막혔을 때 등이다.

급성장폐색 acute intestinal obstruction

장의 연동운동은 장 내용물을 위에서 아래를 향해 내려보내고 소화·흡수기능을 도와준다. 그러나 장이 폐색되면 아래와 같은 변화가 발생한다.

장폐색 → 연동운동 정지 → 장 내용물 정체 → 장 확장, 분비물 증가, 흡수감소, 세균증식 촉진 → 역 연동운동 → 구토(액체나 음식물이 위로 역류) → 수분과 전해질 결핍

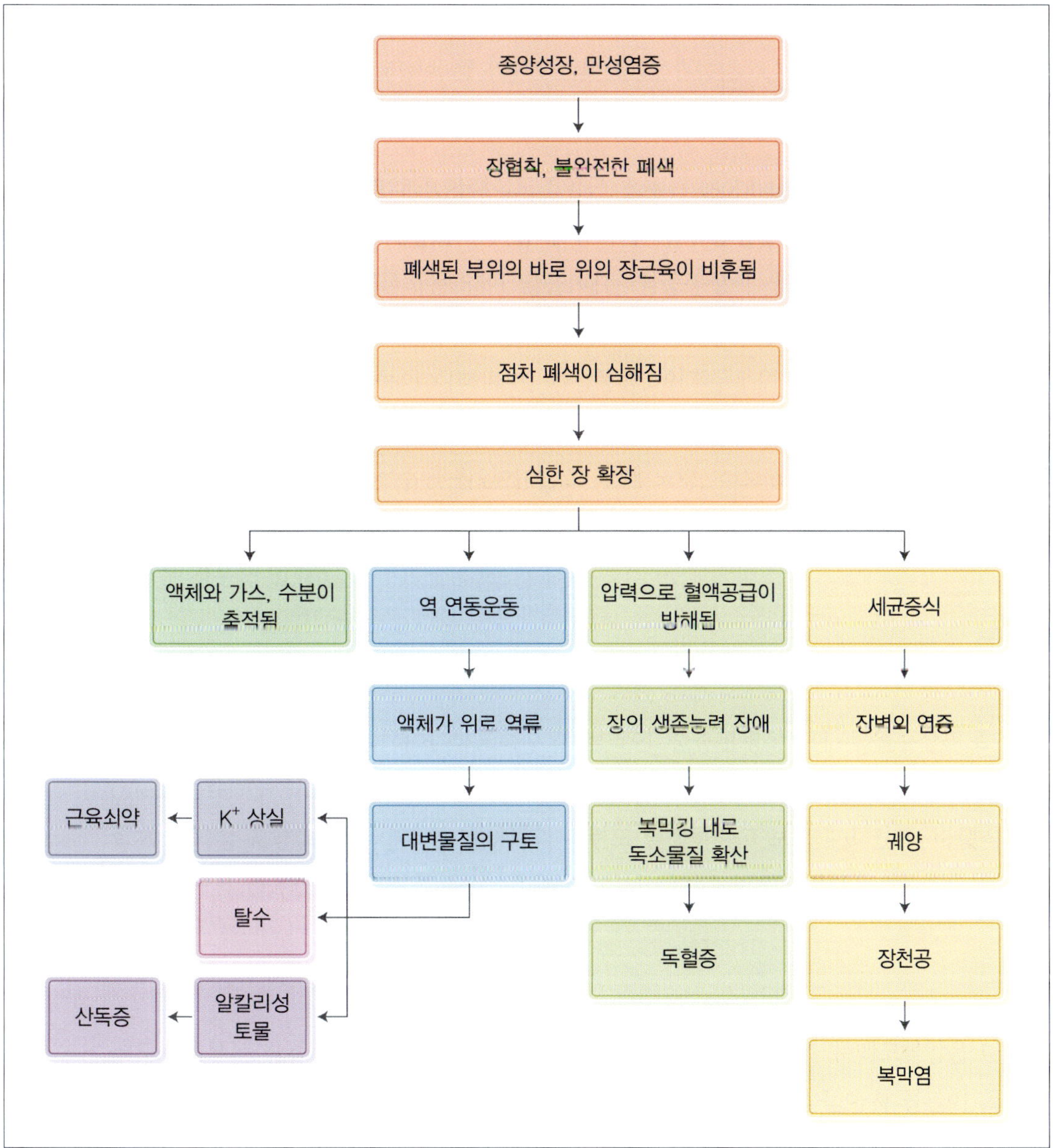

그림 12.15 장폐색의 발병기전

만성장폐색 chronic intestinal obstruction

장이 불완전하게 폐색된 상태로 원인은 염증으로 인한 장협착(예: 크론병, 종양 성장), 장의 내강폐색(예: 폴립 성장, 외부의 압박) 등이 있다.

병리적 기전 및 증상은 그림 12.15와 같다.

마비성 장폐색 paralytic ileus

장의 연동운동이 중지되어 장의 기능장애가 나타나는 상태로, 교감신경계의 과자극(가장 흔함), 복막염으로 인한 장마비, 장감염에 의하여 발생한다.

교감신경계의 과다한 자극으로 장이 마비되면 장의 연동운동이 중지되어 장 내용물의 흐름이 차단되고, 그 결과 장내 세균증식이 빨라지며 여러 가지 변화를 일으킨다. 이 과정을 자세히 설명하면 아래와 같다(그림 12.16). 치료는 장내에 구강을 통한 삽관 혹은 직장관 삽입으로 가능하다.

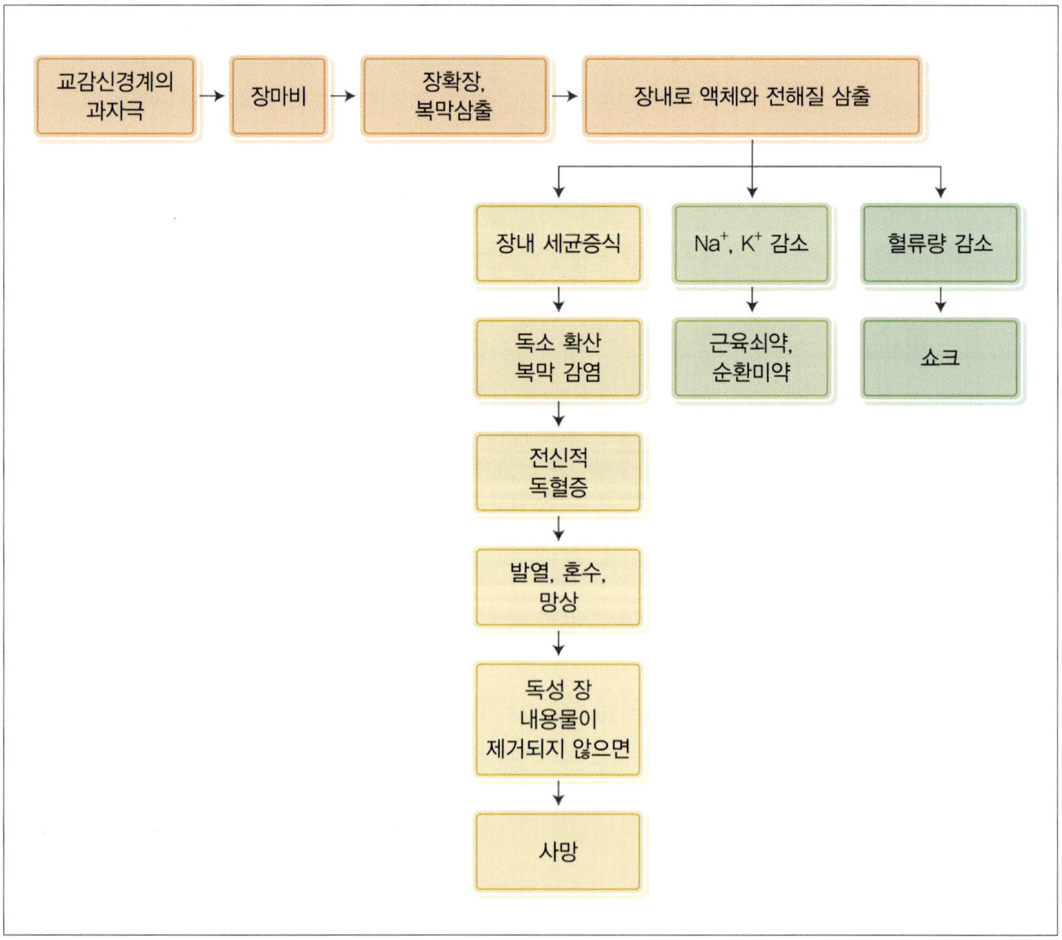

그림 12.16 마비성 장폐색 발병기전

치질, 치핵 hemorrhoid

인간은 기립자세로 생활하기 때문에 중력에 의해 몸통의 가장 아래에 해당하는 항문 주위에 울혈이 초래되기 쉽다. 울혈된 정맥은 폴립 모양으로 하부 직장에서 돌출하게 되는데 이것을 치질(치핵, hemorrhoid)이라 한다. 이것은 정맥류이므로 배변 시 통증과 출혈을 초래하며, 심한 경우 빈혈을 초래할 수도 있다(그림 12.17).

치질은 내치질과 외치질로 분류된다. 항문 안에는 항문을 두 부분으로 나누어 주는 선(치상선, dentate line)이 있는데, 이 선의 위쪽 부위는 통증을 느끼는 신경이 없어서 통증에 민감하지 않으나, 아래쪽에 있는 항문피부는 통증에 아주 민감하다. **내치질**은 이 선의 위에서 발생하기 때문에 대개 무통성이며, 반대로 **외치질**은 이 선 아래에서 발생하므로 통증이 흔히 나타난다. 대부분 환자들은 내치질과 외치질이 함께 발생한 경우가 많다.

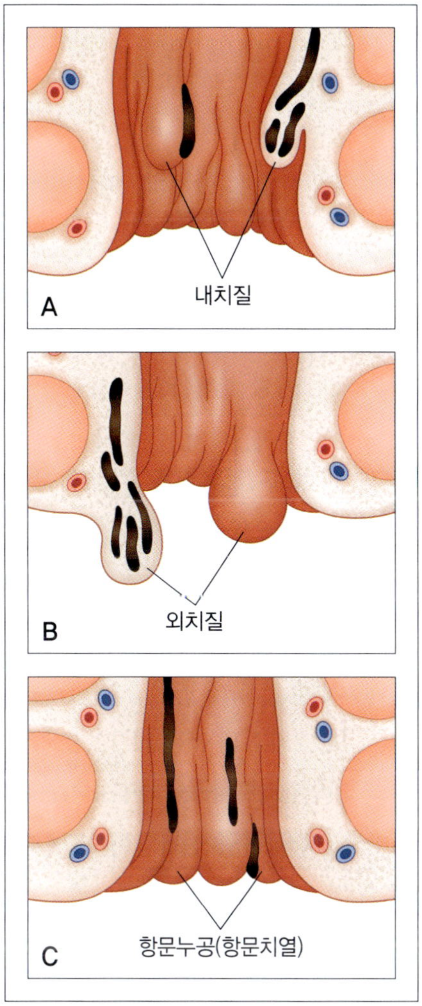

그림 12.17 치질

용종 polyp

용종(폴립)은 점막이 돌출하여 폴립 모양을 이룬 것의 총칭으로 주로 선종에 의한 것이 많다. 대부분 2cm 이상 커지면 악성화될 확률이 높아진다. 맹장에서 직장까지 모든 부위에서 관찰되지만, 결장과 직장에서 높은 비율로 발생한다. 내시경검사의 보급으로 최근 발견빈도가 높아졌으며, 검사과정 중에 암이 발견되는 사례가 많아졌다.

가족성 용종증 familial polyposis

가족성 용종증은 유전성이며 발생률이 높고 많은 용종을 형성한다. 암으로 진행될 확률이 높아서 예방적 결장절제술(잘록창자절제술, colectomy)이 필요하다.

대장암 colon cancer

대장암은 현재 우리나라에서 가장 빠른 증가 추세를 보이고 있는 암 중 하나이며, 이러한 증가 추세는 당분간 지속될 것으로 전망된다. 대장암은 결장과 직장에 생기는 악성 종양(암)을 말하며, 암이 발생하는 위치에 따라 결장에 생기는 암을 결장암(colon cancer), 직장에 생기는 암을 직장암(rectal cancer)이라고 한다. 대장암의 50% 이상이 주로 직장암이다.

대장암의 위험요인에는 유전적 소인, 식이요인 및 대장암 관련 질환 등이 알려져 있다. 전체 대장암의 약 15~20%는 유전적 소인과 관계가 있는 것으로 알려져 있으며, 부모, 형제, 자녀 중에 대장암 환자가 있는 경우에는 대장암의 발생률이 2~3배 증가하는 것으로 알려져 있다. 이처럼 유전적 소인과 관계가 있을 것으로 생각되는 대장암을 가족성 대장암(familial colon cancer)이라고 하고, 이 중 원인이 되는 유전자가 정확하게 밝혀진 경우를 유전성 대장암(hereditary colon cancer)이라고 한다. 유전성 대장암은 전체 대장암의 약 5% 정도라고 알려져 있으며, 다른 질환을 동반하는 경우도 있어서 유전성 대장암 증후군(hereditary colon cancer syndrome)이라고도 한다. 유전성 대장암에는 유전성 비용종증 대장암(HNPCC), 가족성 용종증(FAP), 포이츠-예거 증후군(Peutz-Jeghers syndrome) 및 소아폴립증(juvenile polyposis) 등이 있고, 이 중 유전성 비용종증 대장암이 가장 흔하다.

식이와 관련된 대장암의 위험요인으로는 저섬유소 식이, 고지방 식이, 고칼로리 식이, 정제된 음식(예: 설탕, 디카페인 커피 등) 등이 알려져 있다. 그 밖에 나이(50세 이상), 음주 및 흡연 등이 대장암의 위험요인으로 알려져 있다.

궤양성 대장염 등의 염증성 장질환(inflammatory bowel disease)도 대장암의 발생과 관련이 있는 것으로 알려져 있는데, 병의 진행 정도와 유병기간에 비례해서 대장암의 발생위험이 증가하는 것으로 알려져 있다.

1988년 보겔스타인(Vogelstein) 등에 의해 선종-암 연속체(adenoma-carcinoma sequence) 이론이 발표된 이래, 현재까지는 대장암의 95% 이상이 선종에서 발생한다고 인정되고 있다. 따라서 선종을 대장암의 전암단계라고 볼 수 있다.

대장암은 초기에 대부분 특별한 증상이 없다. 증상이 나타난 경우에는 이미 상당히 진행된 경우가 대부분이다. 대장암의 주된 증상으로는 배변습관의 변화, 후중감(변이 남은 느낌), 혈변 또는 점액변, 가늘어진 변, 복통 및 복부팽만, 체중이나 근력의 감소, 피로감, 식욕부진, 소화불량, 오심과 구토, 복부 종물(덩어리가 만져짐) 등 매우 다양하다.

대장암의 증상은 종양이 생긴 위치와 종양의 종류에 따라서 다르게 나타날 수 있다. 우측결장(맹장, 상행결장)에 생기는 종양은 장이 굵고, 대변이 묽은 상태이기 때문에 장

표 12.2 위치에 따른 대장암의 증상

우측결장	좌측결장
종괴 mass	출혈 bleeding
빈혈 anemia	폐쇄 obstruction
소화불량 dyspepsia	배변습관 변화 bowel habit change

폐색을 일으키는 일이 별로 없다. 대신 이곳에서 생기는 병변은 대개 만성적인 출혈을 유발하고 그 결과 빈혈을 일으킨다. 반면 좌측결장(하행결장, S결장)에 생기는 병변은 흔히 장폐색 증상이 나타나고 대부분의 환자는 배변습관에 변화가 생겼다고 호소한다(표 12.2).

현재는 위암보다 대장암의 조기발견과 조기치료가 중요한 문제로 대두되고 있다. 변의 잠혈반응검사에서 양성인 경우는 내시경검사를 받을 필요가 있다. 조직학적으로 대부분이 선암종이며 조기인 경우는 폴립형으로 자주 발견된다(그림 12.18).

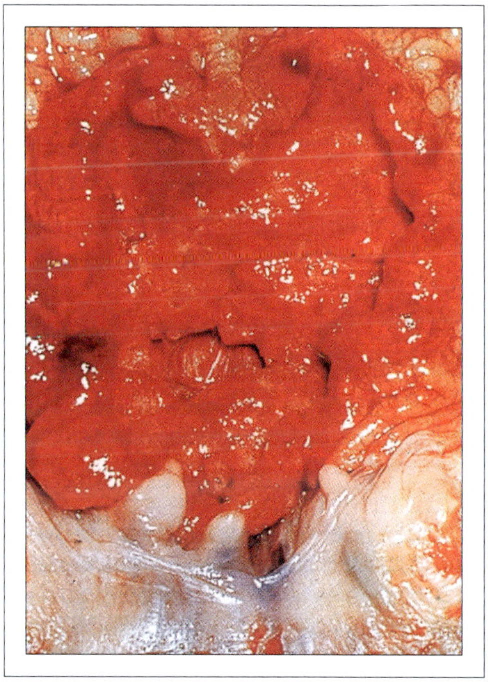

그림 12.18 **직장암** 직장하부에 궤양이 있는 암종

소기암

조기위암의 분류에 준하며 암 침윤 정도가 점막밑층까지 진행된다. 내시경의 보급으로 잘 발견된다.

진행암

대장의 암은 진행암으로 발견되는 경우가 많다. 보르만 2형, 3형이 대부분이다. 결장과 직장 사이에서 많이 발생한다. X-ray 촬영으로는 사과 속의 심(core)과 같은 영상이 나타나기 때문에 이것을 애플코어(apple core)라 한다.

임상증상으로는 통과장애에 의한 설사, 변비, 혈변 등을 볼 수 있다. 대장암은 조기부터 출혈이 동반되는 경우가 많아 빈혈이 많고 변의 잠혈반응검사로 조기발견이 기대된다.

간 Liver

간은 위상복부(right upper quadrant)에 위치하고, 무게는 약 1,000~1,300g이며, 위에서부터 직장에 이르는 정맥혈이 문맥(portal vein)이라는 특별한 혈관으로 들어가는 기관이다. 간은 소엽이라는 기본구조로 구성되어 있으며 글리슨막(Glisson sheath)이라고 하는 결합조직으로 둘러싸여 있다. 문맥을 통해 들어간 정맥혈은 간에 들어가 다시 모세혈관(sinusoid)으로 갈라져 필요한 대사를 받게 된다. 음식물 중의 탄수화물은 소화관에서 포도당 형태로 흡수되고, 문맥을 통해 간으로 들어간 포도당은 간에서 글리코겐을 합성하고 저장한다. 그리고 필요에 따라 글리코겐을 포도당으로 분해하여 혈액에 내보냄으로써 혈당을 조절한다. 마찬가지로 단백질과 지질도 간에서 다양한 대사를 받는다.

또한 간은 여러 가지 독물과 알코올, 약물을 대사하여 무독화시키는 기능을 하며, 담즙(쓸개즙)을 생산하여 지질의 소화에 중요한 역할을 한다. 그리고 음식물로 섭취된 단백질로부터 알부민, 피브리노겐과 같은 혈장단백질과 프로트롬빈, 헤파린 등을 형성하여 혈액의 구성성분을 이루기도 하며, 출혈 시 혈액응고인자로서 지혈작용을 한다. 한편, 응급시를 대비하여 많은 혈액을 저장하며, 쿠퍼세포(Kupffer's cell)와 같은 식세포가 있어서 외부에서 침입한 세균을 탐식하여 신체를 방어한다. 만약 간이 손상되면 간기능에 장애가 발생하며, 손상된 간세포에서 SGOT, SGPT와 같은 효소가 분비되어 혈장 내로 분비되므로, SGOT, SGPT 등의 효소치의 상승은 간질환의 진단에 중요하게 활용된다.

지방간 fatty liver

간세포에 다량의 지방이 축적된 상태로 주로 과다한 알코올 섭취로 인해 발생한다. 알코올 섭취 후 알코올 대사에서 생긴 알데히드(aldehyde)가 비타민 B 복합체를 다량 소모시킴으로써 당질과 지방대사가 불완전해지며 많은 대사산물이 체내에 생성되고 축적되어 **지방간**이 생긴다(그림 12.19).

황달 jaundice

담즙은 황갈색을 띠고 있는데, 담즙색소의 주성분은 빌리루빈(bilirubin)으로 적혈구가 파괴되면서 혈색소(hemoglobin)로부터 유래한다. 담즙에 섞여 십이지장으로 분비된 빌리루빈의 일부는 장-간순환에 의해 흡수되고, 나머지는 배설된다. 그런데 담관이 폐쇄되어 빌리루빈의 배출이 막히거나 빌리루빈의 생성이 과다하게 많아지면 혈중 빌리루빈농도가 증가하고, 증가된 빌리루빈이 눈 및 얇은 피부에 침착하여 **황달**(jaundice)을 유발한다. 즉 황달은 고빌리루빈혈증(hyperbilirubinemia; 1.0mg/dL 이상)에 의해 황색의 빌리

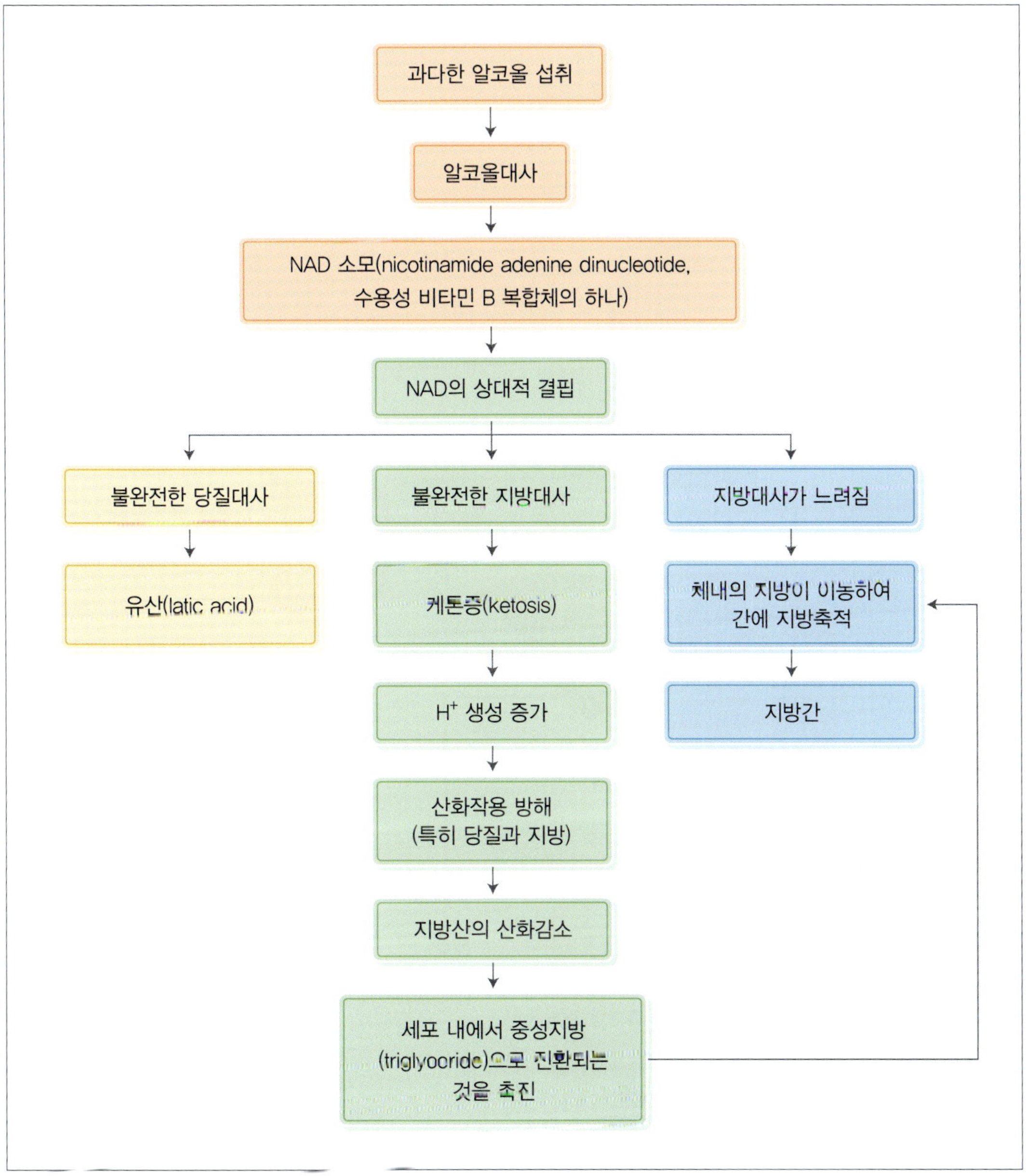

그림 12.19 지방간의 발생기전

루빈 색소가 조직 내로 침투하여 각종 조직이 황색으로 변한 상태이다.

원인에 따라서 **용혈성 황달**(hemolytic jaundice), **간성 황달**(hepatic jaundice) 그리고 **폐쇄성 황달**(obstructive jaundice)의 3가지로 분류한다(그림 12.20).

용혈성 황달 hemolytic jaundice

과다하게 적혈구가 파괴되면 일부는 간세포에서 정상 처리하지만 일부는 혈중으로 역류

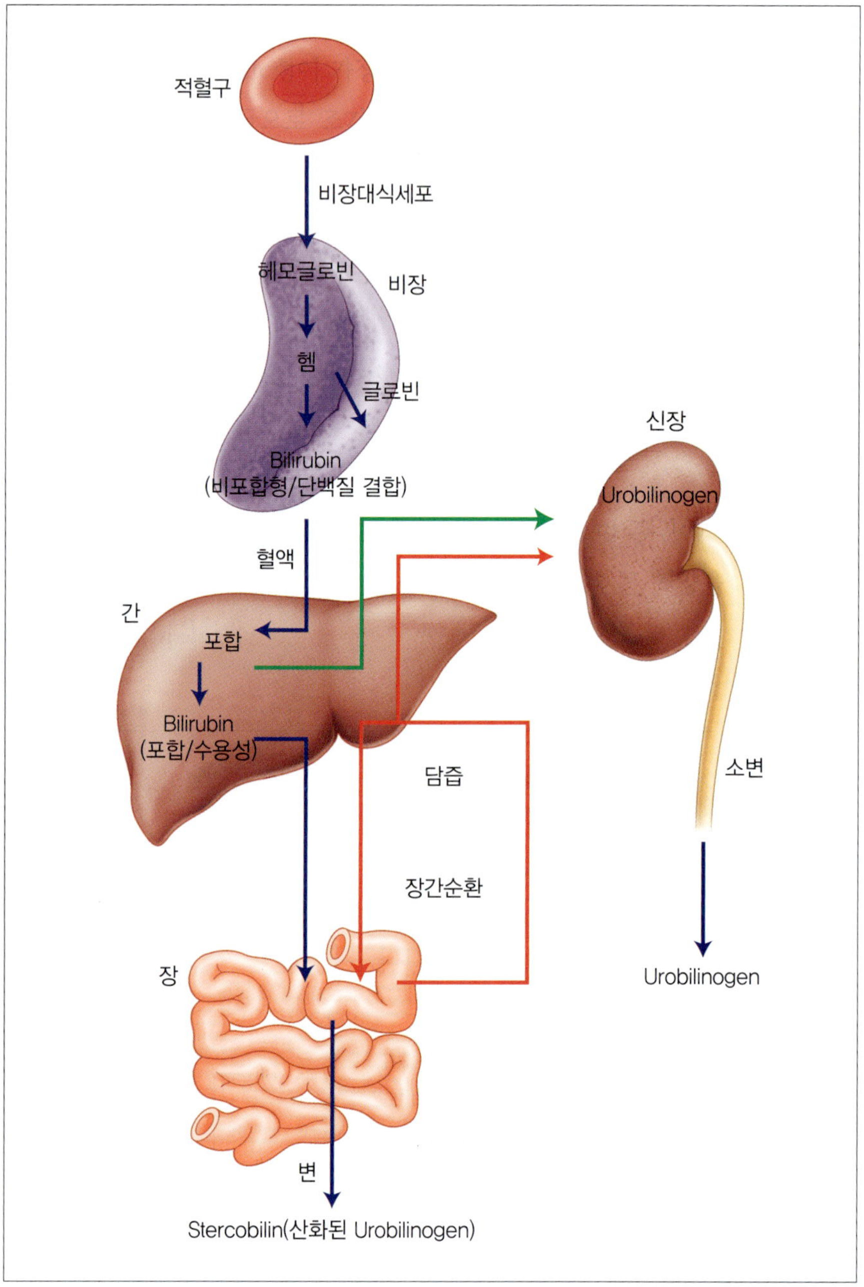

그림 12.20 빌리루빈 대사과정

되어 농도가 높아진다. 원인질환으로는 각종 용혈성 빈혈을 들 수 있다.

간성 황달 hepatic jaundice

간성 황달은 바이러스, 약물, 독소, 세균 등에 의해 실질적인 간세포가 파괴되어 간기능이 저하되고 그로 인해 담즙 형성 및 배설기능이 저하되는 것이다. 적혈구 파괴로 인하여 생긴 빌리루빈이 일부는 담즙으로 정상 처리되지만, 일부는 담즙으로 처리되지 못하여 누적되면서 혈중으로 역류하게 되어 혈중 빌리루빈농도가 증가한다.

폐쇄성 황달 obstructive jaundice

폐쇄성 황달은 담석, 종양, 기생충 등에 의한 담도폐쇄가 원인이 된다. 담도폐쇄로 인해 담즙의 배설에 장애가 생겨 빠져나가지 못한 담즙이 혈중으로 역류하여 혈중 빌리루빈농도가 증가하는 경우이다. 원인질환으로는 담석증, 조직이상발육, 경련, 협착증 등을 들 수 있다.

알코올간질환 alcoholic liver disease

과도한 알코올섭취와 관련된 여러 간질환을 총칭하는 용어로 알코올지방간, 알코올간염 그리고 알코올간경변증으로 나눈다.

알코올지방간 alcoholic fatty liver

알코올지방간은 알코올에 의한 초기손상의 변화이며, 간세포 내 지방질이 과립상으로 축적된 상태이다. 축적된 지방질과립이 커지고 융합하면 세포질의 대부분을 차지하여 지방공포로 관찰된다. 맨눈으로 노랗거나 희게 보이고 기름기가 보인다. 알코올지방간이 더욱 진행되면 간에 아교섬유가 간세포 주위를 둘러싸는 특징적인 소견이 나타난다. 지방간이나 섬유화 정도만으로는 간에 심각한 장애가 초래되지 않는다(그림 12.21, 그림 12.22).

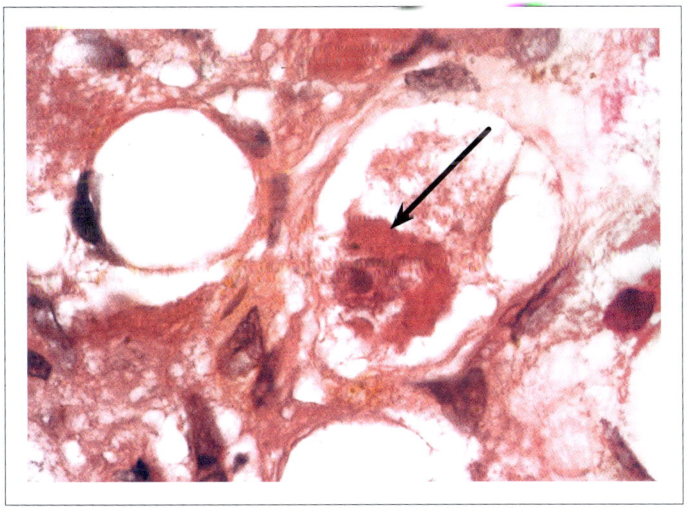

그림 12.21 알코올간질환

지방간 소견이 보이며, 손상된 간세포 내에 맬로리유리질이 존재(화살표)

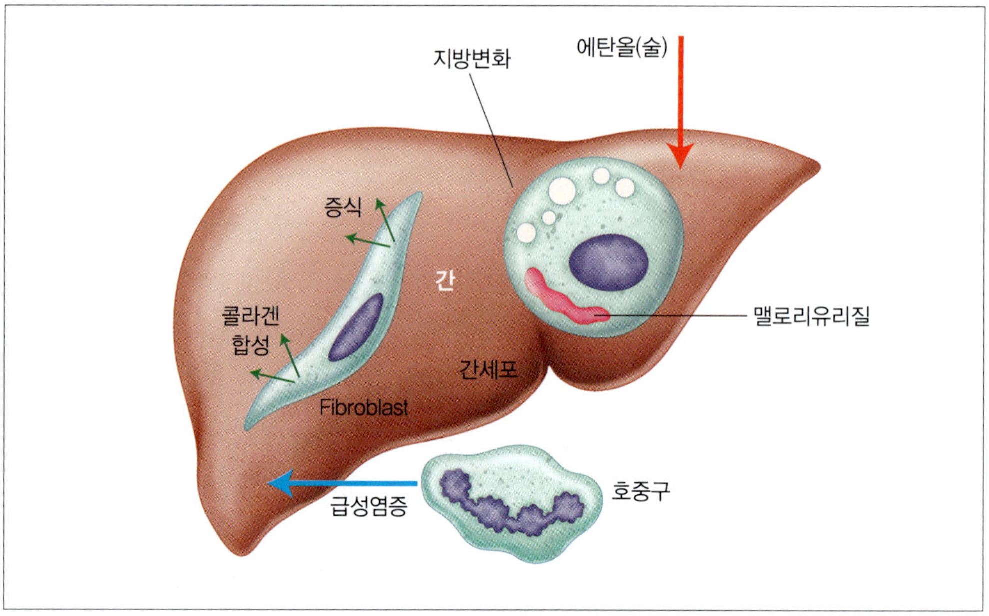

그림 12.22 **알코올 간질환의 진행**

말초조직에서 지방산 유리가 증가하고, 간세포에서 지방산과 중성지방의 합성이 증가한다. 알코올 대사물인 아세트알데히드는 간세포를 손상시켜 맬로리유리질을 형성하며, 섬유모세포에 의해 콜라겐 합성이 증가한다.

알코올간염 alcoholic hepatitis

알코올간염은 대부분 단기간에 다량의 음주 후에 급성바이러스간염과 유사한 증상을 나타내는 질환이다. 급성인 경우 혈중 아미노전달효소(transaminase)치가 상승하고 황달이 동반되며 지방간과 함께 간세포의 손상이 심각하게 진행된다. 또한 간세포의 국소적인 괴사, 담즙 정체, 중성구 침윤, 중심정맥 및 동맥 주변에서의 섬유화가 진행된다. 간세포 내에는 특징적으로 호산성 봉합체(맬로리유리질, Mallory's hyaline) 등이 특징적으로 관찰된다. 임상적으로는 황달, 발열, 간종대, 복수 등이 나타난다.

TIP

우리나라는 급·만성 간질환의 만연 지역으로서 가장 흔한 원인은 무엇보다도 간염 바이러스의 감염이다. 그중에서도 가장 많은 원인은 B형간염으로 전 국민의 5~10%가 B형간염 바이러스 보유자로 알려져 있으며, 최근 그 빈도가 줄고 있으나 아직도 매우 많은 만성 B형간질환 환자가 있는것이 현실이다. C형간염 보유자는 전 국민의 약 1%로 알려져 있으며, 연령에 따라 증가하여 70대가 되면 약 5~6%의 양성률을 보이고 있다. 여섯 번째 간염 바이러스인 F형간염 바이러스(hepatitis F virus)의 경우 유전자는 발견되었지만 자세한 것은 아직 알려져 있지 않다. G형간염 바이러스는 1995년에 바이러스 유전자가 발견되었다.

만성알코올간염에서는 섬유화가 더욱 진행되어 일부 간소엽구조의 변형이 동반된다.

알코올간경변증 alcoholic liver cirrhosis

오랫동안 다량의 음주를 장기간 지속한 사람에서는 결국 알코올간경변증(alcoholic liver cirrhosis)이 초래되는데, 간의 지방변성, 급·만성 알코올간염이 지속되면서 조직학적 변화가 일어난다. 간의 섬유화와 재생결절이 만들어지며 섬유화가 더욱 진행되면서 소결절을 나타내는 간경변증으로 발전한다. 이런 간경변증은 비가역적인 상태가 되므로 환자의 생명이 위험해진다.

바이러스성 간염 viral hepatitis

사람에게 있어서 간염의 원인이 되는 간염 바이러스는 7가지로 A, B, C, D, E, F, G형 바이러스가 있는데, 주로 문제가 되는 것은 A~E형으로 알려져 있다. 급성간염과 만성간염은 1994년 이누야마의 분류가 주로 사용되는데, '만성간염이란 6개월 이상 간기능이상과 바이러스 감염이 지속되는 병태'를 말한다. 즉 바이러스 간염에서 6개월 이상 SGOT, SGPT 이상이 지속되면 만성간염, 그 미만이면 급성간염이다. 특히 급성간염에서 급격히 간기능이 상실되어 예후가 나빠지는 경우를 '전격간염'이라 한다(표 12.3, 그림 12.23).

간염 바이러스에 의해서 감염되어 간염이 발생한 경우에는 원인 바이러스에 따라서 임상증상이 약간 차이가 있으나 대체로 비슷하다. 급성간염의 임상증상은 간염 바이러스의 감염 후 일정한 잠복기간을 거쳐 식욕부진, 오심, 구토, 소화불량, 설사 등이 증상과 피로감, 무력감, 발열, 두통 등의 전구증상이 나타나고 뒤이어 황달이 나타난 후에 서서히 임상증상이 호전되며 황달이 소실되면서 회복된다.

표 12.3 간염 바이러스의 특징

	A형	B형	C형	D형	E형
DNA 또는 RNA	RNA	DNA	RNA	RNA	RNA
감염경로	경구	혈액	혈액	혈액	경구
급성 또는 만성	급성	급성 또는 양성	만성화되기 쉬움	급성 또는 만성	급성
백신	있음	있음	없음	없음	없음
발암과의 관계	드묾	조금 많음	많음	드묾	드묾

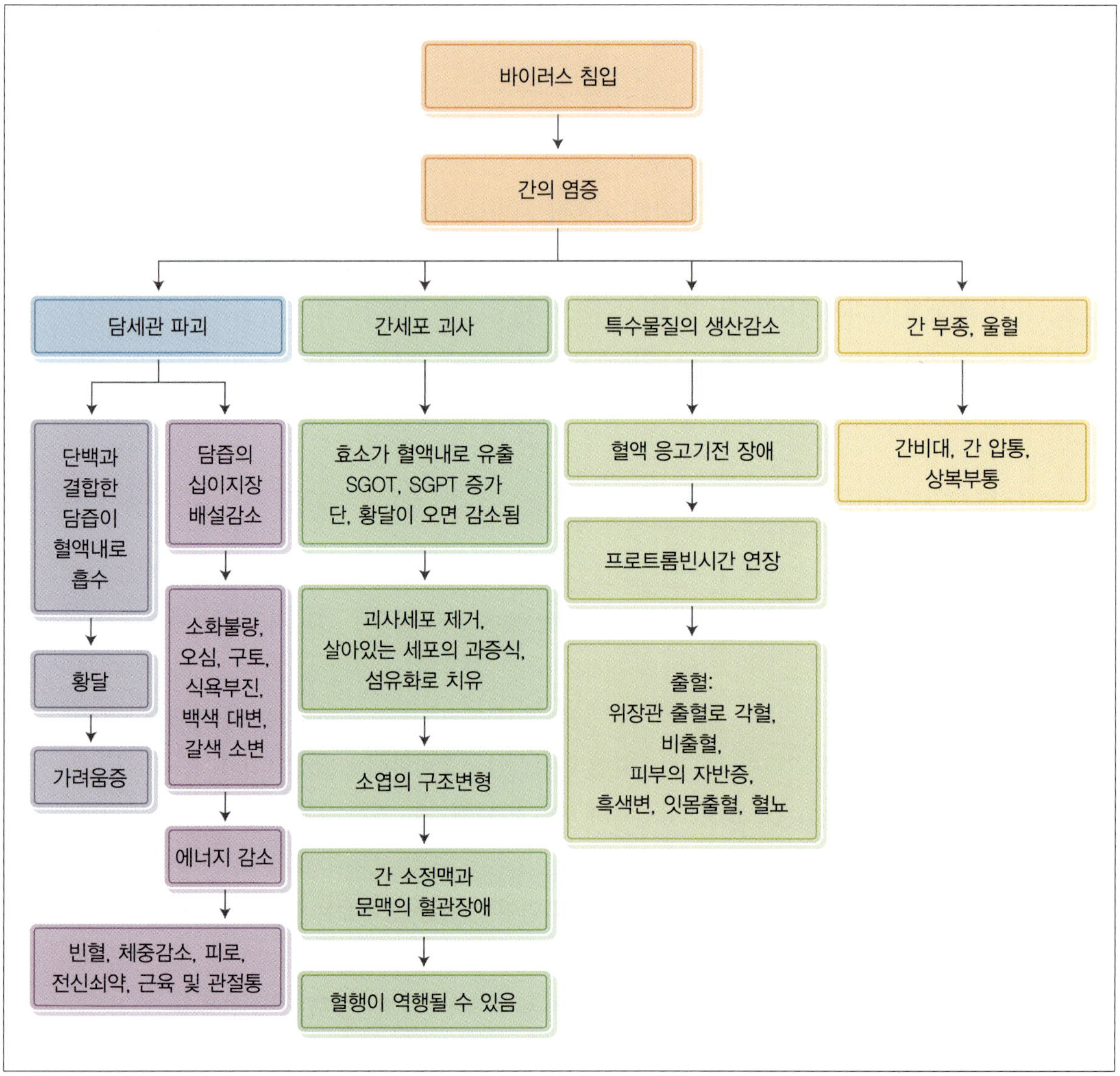

그림 12.23 바이러스성 간염의 진행

A형간염 HAV(hepatitis A virus) infection

RNA바이러스로 유행성이 있고 산발적으로 발생한다. 임상증상은 비교적 경미하며 예후도 좋다. **전염성 간염**이라고도 하고, 음식, 물, 우유, 해산물 등 오염된 음식물을 통하여 구강으로 감염된다. 보통 급성간염으로 발병하고 만성간염으로 진행하는 경우는 거의 없다. 전격간염이나 보균자상태를 일으키지 않으며 치유가 잘 되고 예후가 좋다.

B형간염 HBV(hepatitis B virus) infection

DNA바이러스로 잠복기가 길고(6~8주) 보균자가 많다. **혈청간염**이라고 하고, 혈액이나 혈액제제를 매개로 감염된다. 만성화되는 것도 있고, 간경변증 및 간암으로도 이행한다. 혈중에서 바이러스감염으로 인지되는 표지자로는 HBsAg, HBeAg, anti-HBe, anti-HBc, anti-HBs가 있다. HBsAg는 증상발현 전에 나타나 현성질환 시 최고치에 도달 후 감소한다. HBeAg는 지속적인 바이러스의 왕성한 증식을 의미하며, 전염성 만성간염으로의 진행을 의미한다. anti-HBe는 질환의 쇠퇴를 의미하고, anti-HBs, HBeAg 소실 후 나타나며 평생 동안 지속된다.

C형간염 HCV(hepatitis C virus) infection

RNA바이러스로 혈액, 혈액제제로 전파되며 혈청간염이라도 한다. C형간염 환자의 약 50%에서 만성간염이나 간경변증으로 진행하며, 간세포암종과 밀접한 관련이 있다.

D형간염 HDV(hepatitis D virus) infection

D형간염 바이러스는 B형간염 바이러스가 있어야 복제가 가능한, 결함이 있는 RNA바이러스이다. HBV와 동시에 감염되는 경우 전격간염을 일으키기 쉬우며(3~4%), 만성간염이 되는 경우는 드물다.

E형간염 HEV(hepatitis E virus) infection

RNA바이러스이며 만성간염으로의 진행은 드물다. 임산부 감염 시 전격성 간염을 유발할 수 있다.

G형간염 HGV(hepatitis G virus) infection

RNA바이러스로 비경구로 감염된다. 만성간염으로 이행하지 않고 간세포암과의 연관성은 잘 알려져 있지 않다.

급성간염 acute hepatitis

급성간염은 바이러스에 의해 발생하며 황달 등 다양한 임상증상을 보인다. 조직학적 소견으로 간세포종창, 소엽구조변형, 괴사, 염증세포 침윤 및 담즙정체 등 다양한 변화가 보인다.

만성간염 chronic hepatitis

만성간염은 염증이 6개월 이상 진행되고 임상증상이 있으며 혈청생화학적 검사소견이 지속되고 재발이 계속되는 경우이다. 원인으로는 바이러스(B형, C형), 약물, 알코올 및 자

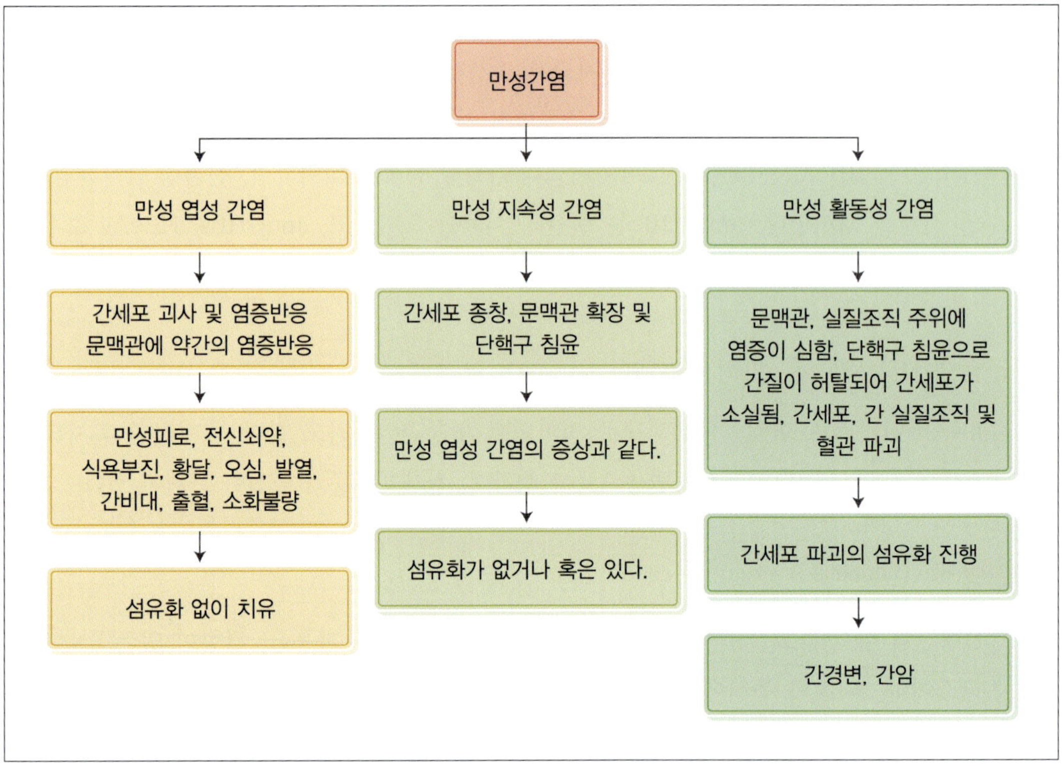

그림 12.24 만성간염의 진행

가면역질환으로 발생한다. 병리소견은 문맥 주변의 염증과 괴사 정도, 간소엽 내의 염증과 괴사에 따른 분류등급 정도, 문맥 주변의 섬유화 정도에 따라 세분된다(그림 12.24).

전격간염 fulminant hepatitis

전격간염(fulminant hepatitis)은 간조직의 대량괴사가 일어나 간기능이 갑자기 나빠져 임상적으로 심한 황달이 발생하고 간뇌병증 또는 신기능 상실증세를 보이며 8주 이내 사망하는 간염을 말한다. 50~70% 정도가 바이러스간염이 원인이다. 사망률이 매우 높고 간이식수술이 필요하다.

치료약제

현재까지는 인터페론이 만성 바이러스성 간염의 치료제로 개발되어 전 세계적으로 임상시험을 한 결과, B형간염에서 약 30~40%, C형간염의 약 반 정도에서 치료효과를 보였으나 치료비용, 치료효과, 치료종결 후의 재발문제 등 보완해야 할 문제가 남아 있다.

최근 항바이러스제(라미부딘, 팜비어 등)가 일부 개발되어 어느 정도 우수한 효과를 기대할 수 있게 되었으나 아직 장기적 치료 효과가 규명된 상태는 아니다. 따라서 좀 더

간염의 예방 및 관리

급성기에 간염 바이러스의 전염 위험이 있으므로 환자의 가검물 관리에 유의하여 이에 노출되지 않도록 주의해야 한다. 경구감염으로 인한 A형간염의 경우 환자의 배설물을 잘 관리하여 이에 오염되지 않도록 반드시 손을 청결하게 씻고 물과 음식을 끓여서 먹는 것이 좋다.

B형, C형의 경우 환자의 혈액이나 분비물이 눈, 구강과 같은 점막이나 상처가 난 피부에 닿지 않도록 유의해야 하며, B형간염의 경우에는 같이 생활하는 가족들은 간염검사 후 예방접종을 하는 것이 바람직하다.

C형의 경우 아직까지 효과적인 예방 백신이 개발되지 않았기 때문에 C형간염 바이러스에 감염되지 않도록 주의한다. 혈액을 통한 감염의 위험이 높으므로 일반인의 경우 불필요하게 몸에 상처를 내거나 소독되지 않은 주사침을 맞지 않도록 하며, 또한 빈도는 낮으나 성적 접촉을 통해서 감염될 수 있으므로 건전한 성생활도 예방책이 될 수 있다.

효과적인 치료제가 개발될 때까지는 만성간염 시 과로나 음주, 불필요한 성분 미상의 약제 등으로 간을 악화시키지 않도록 하는 것과 만성간염 시 간암 발생의 위험이 높으므로 정기적으로 복부초음파검사와 혈청검사를 받는 등 간암의 조기발견 노력이 중요하다.

간경변증 liver cirrhosis

장기간 알코올 섭취, 바이러스 감염, 담도질환, 약물의 독성 등이 지속적으로 간세포를 손상시키면 간세포는 죽음과 재생이 반복되면서 내부 구조에 중요한 3가지 변화가 진행되는데, 바로 섬유화(fibrosis), 재생결절(regenerative nodule), 혈관구조의 변형이다. 이러한 섬유화 현상에 의해 전체적으로 간은 위축되고 굳어지며 작아진다. 살아남은 간세포는 재생하려고 분발하여 재생결절(위소엽이라고도 한다)을 만든다. 이렇게 되면 간소엽에서의 혈관구조는 파괴된다. 맨눈으로 보면 간 표면은 결절에 의해 표면이 울퉁불퉁해지며 원인과 선행질환의 상태와 기간에 따라 다양한 형태를 보인다. 간경변증은 어떤 원인에서든 만성 진행성 간질환의 마지막 모습이며, 임상적으로 아직 완전한 치료가 불가능한 비가역질환이다.

간경변증이 치료되지 않고 진행되면 간기능상실, 식도정맥류의 파열, 간세포암종으로 발전하여 사망에 이른다. 또한 간의 심각한 손상은 독성물질에 대한 간세포의 해독기능이 감소되어 독성물질이 전신을 순환하면서 그 결과 뇌가 손상되고 결국 간기능상실을 일으키게 된다(그림 12.25).

증상

간경변증은 만성으로 진행되는 간질환이므로 자각증상이 거의 없는 경우가 흔하고 우연

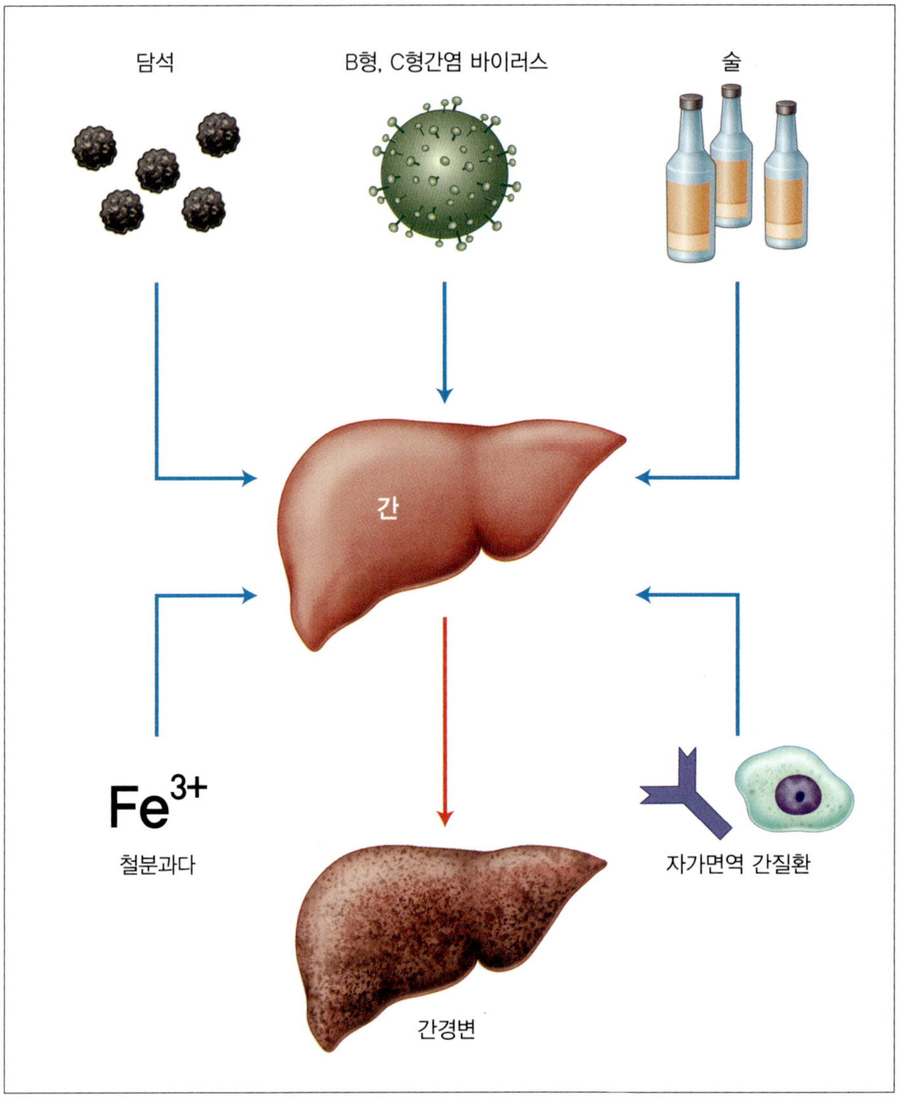

그림 12.25 간경변증의 원인

한 검사에 의해 발견되는 경우가 많다. 자각증상이 있다면 미열, 피로감, 권태감, 식욕부진 등이다. 증세가 진행되면 부종, 복수, 고혈압, 정맥류, 여성형유방, 신기능저하 등의 합병증으로 이어진다.

합병증

복수 ascites

혈장의 알부민은 간에서 합성되는데, 간경변증은 간이 굳어서 알부민이 생산되지 못하여 혈장의 삼투압이 떨어지므로, 혈장이 삼투현상에 의해 혈관 내에 있지 못하고, 복강 내로 나오게 된다. 복수(뱃물)가 차게 되면 복부의 팽만으로 불편하고, 복수가 횡격막을 위로 치밀어 올려 숨이 차게 되며, 심하면 흉막강(가슴막안)에도 물이 고이게 된다. 흉막강에 물이 고이면 흉강(가슴안)이 더욱 좁아져 숨이 더 차게 된다.

혈장이 삼투에 의해 복강 내로 빠져나감으로 인하여 혈액의 총량이 줄어들게 되므로 운동능력도 현저히 저하된다. 이럴 때는 알부민을 정맥주사하여 혈장 삼투압을 증가시켜 증세를 호전시킨다(그림 12.26).

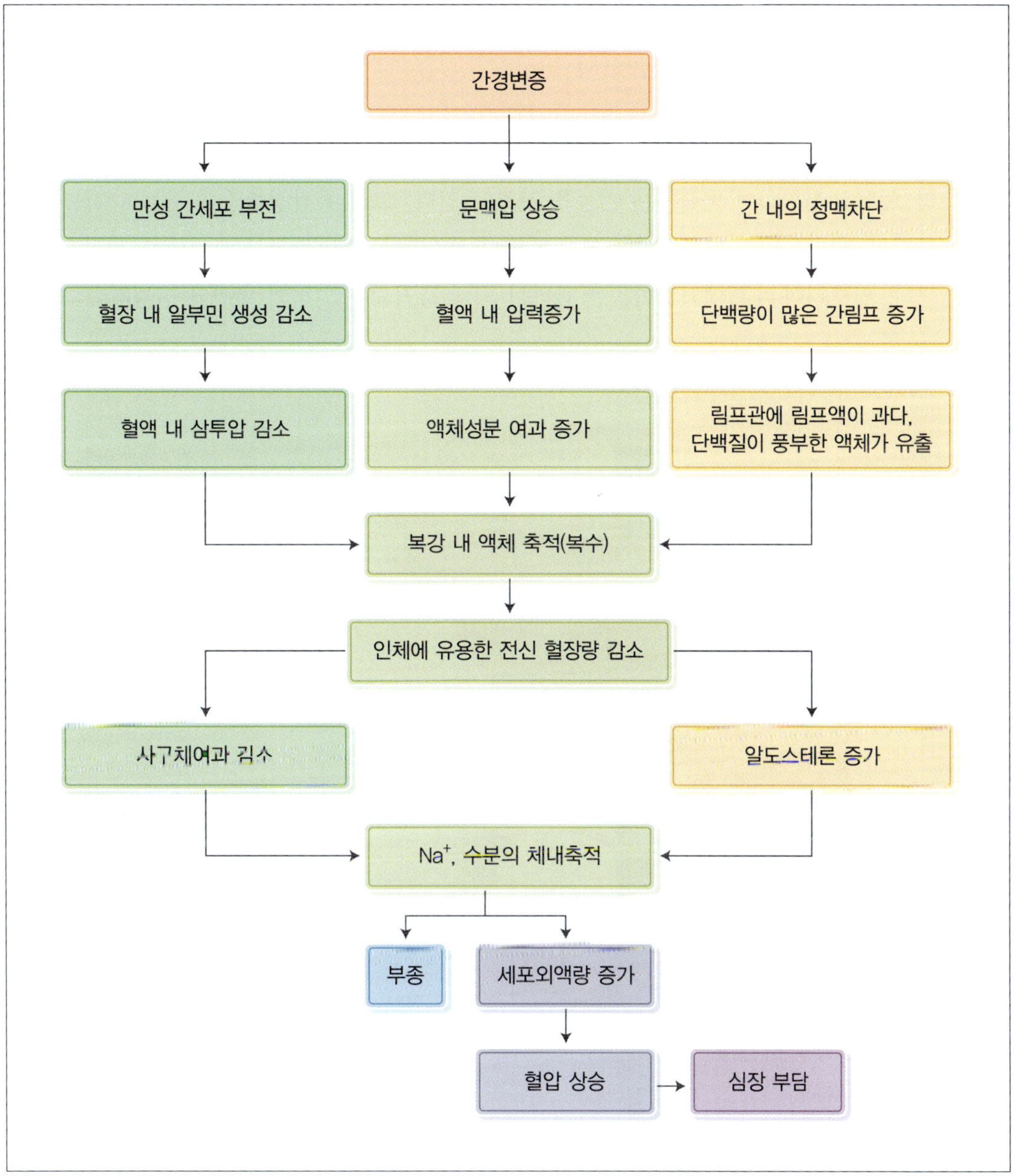

그림 12.26 간경변증의 진행

문맥고혈압 portal hypertension

간경변증이 진행되면 간으로 혈액을 전달하는 간문맥(hepatic portal vein) 내의 압력이 상승하는 문맥고혈압이 발생한다. 이로 인해 혈액이 장관의 다른 작은 정맥들로 우회하면서 우회정맥이 늘어나 약해지는 정맥류(varices)가 발생한다. 대부분의 경우 정맥류는 식도의 아래쪽 말단부위에 발생하며, 어떤 경우에는 복부 배꼽 주위의 피부에 발생하여 복부정맥의 확장으로 그리스 신화의 메두사 머리와 비슷하다고 하여 메두사의 머리(caput of medusa)라고도 한다. 직장 같은 신체의 다른 부위에서 발생하여 치핵(hemorrhoidal varices)을 유발하기도 한다(그림 12.27).

간성뇌증 혼수,hepatic coma

정상적인 간은 단백질 대사 결과 생기는 암모니아를 요소회로(urea cycle)에 의해 무독성인 요소로 전환하여 배출하는 기능을 가지고 있다. 그러나 간경변증 환자는 간기능이 저하되어 독성이 있는 암모니아를 요소로 전환시키지 못하고 결국 암모니아가 체내에 축적된다. 암모니아는 혈액뇌장벽을 통과하여 뇌에 축적되어 의식의 변화와 신경장애와 같은

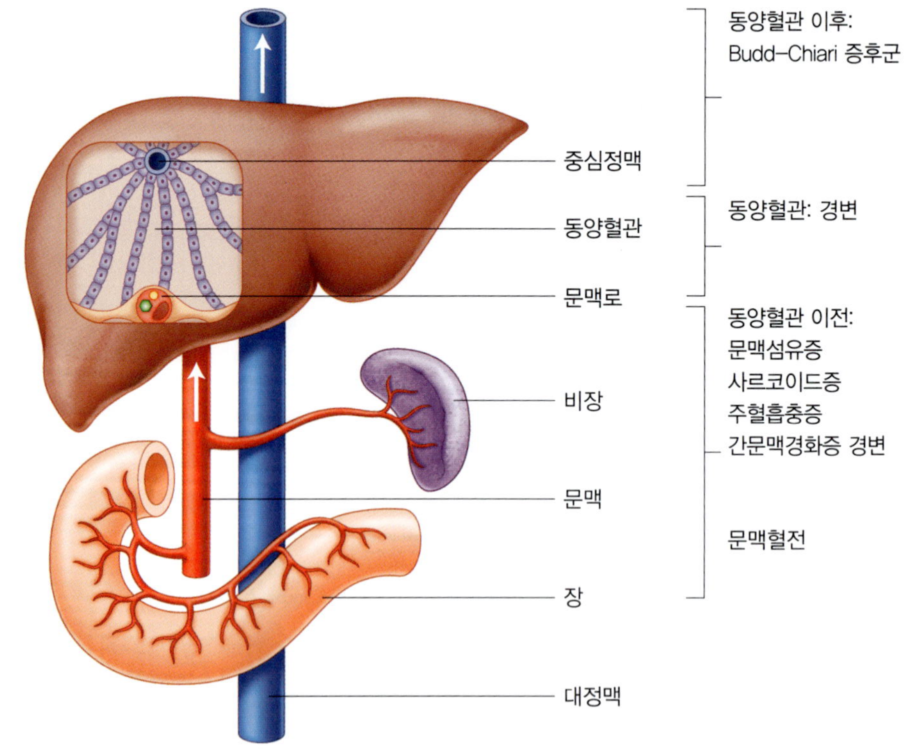

그림 12.27 문맥고혈압의 원인과 진행

문맥고혈압은 동양혈관 가까이 또는 먼 곳에서 혈류역학적 장애를 일으킨다.

신경계 증상이 나타나는데 이것을 **간성뇌증**이라 한다. 초기에는 수면장애와 성격이 약간 변하는 증세가 나타나며 점차 계산능력이나 판단능력이 떨어지고 심하면 혼수상태로 진행된다. 간성뇌증이 심해지면 사망을 초래하기도 한다.

식도정맥류 esophageal varices

정맥류는 혈관벽이 얇고 종종 꼬여 있기도 하며 혈관 내부의 압력이 높기 때문에 출혈이 발생하기 쉽다. 간경변증 환자는 문맥고혈압으로 인해 **식도정맥류**가 생기기 쉽고 이것이 터지면 다량의 출혈로 혈변과 토혈이 발생한다(그림 12.28).

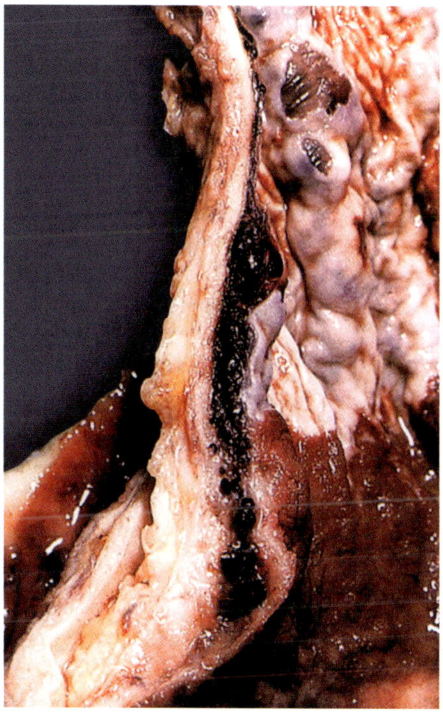

그림 12.28 식도정맥류

다량의 토혈로 사망한 간경변 환자의 위-식도 연결부위

간암 hepatoma

간암은 간에 생기는 모든 악성종양을 말한다. 간에는 **간세포암종**(hepatocellular tumor), 담관암(cholangiocarcinoma), 간모세포종(hepatoblastoma)의 3가지 악성종양이 생길 수 있는데, 간세포암종이 원발성 간암의 90% 이상을 차지한다.

간세포암 hepatocellular carcinoma

간세포암은 정상적인 간에 발생하는 경우는 드물고, 대부분 만성간염이나 간경변과 같은 질환에서 발생한다. 중요한 원인은 바이러스의 감염이며, 특히 B형과 C형 바이러스 감염

간암의 치료법

- 외과적 수술요법
- 경도관 동맥색전술 transcatheter arterial embolization, TAE
- 경도관 동맥주사요법 transcatheter arterial injection theraphy, TAI
- 경피적 에탄올주입요법 percutaneous ethanol injection therapy, PEIT
- 고주파 소작요법 radio frequency ablation, RFA

이 관련되어 있다. 바이러스 감염 이외의 원인으로는 철이 침착된 혈색소침착증(hemochromatosis), 당원병(글리코겐 축적병, glycogen storage disease, GSD), 경구피임약이나 단백동화호르몬 복용, 곰팡이 독소인 아플라톡신(aflatoxin) 등이 있다.

맨눈으로 볼 때 간은 커져 있고 다양한 크기와 형태를 하고 있으며, 간내 전이도 다양하게 일어난다. 혈중에는 α-태아단백(α-fetoprotein, AFP) 수치가 높다.

임상증상으로는 간이 침묵의 장기라고 하듯이 특유의 증상이 거의 없어서 초기에 자각증상에 의해 발견하기는 매우 어렵다. 바이러스성 간염환자에서는 만성간염이나 간경변증상 등이 나타난다. 진행되면서 발열, 복통, 복강 내 출혈, 종양수반 증상, 간 이외의 전이에 의한 다른 장기증상이 나타난다. 암으로 인한 증상으로는 저혈당, 고콜레스테롤혈증, 고칼슘혈증 등 대사이상, 종양에 의한 간정맥폐색 등이 있다.

담도계 Biliary system

담석 gallstone

담즙이 계속하여 정체되면 **담석**(쓸개돌)이 생긴다. 담석의 종류는 빌리루빈 색소담석, 콜레스테롤담석 및 이 2가지 혼합담석 등 3종류가 있다. 한국인에게는 빌리루빈 색소담석이 많으나, 식생활의 서구화로 콜레스테롤담석도 많아지고 있다. 발생장소는 간 내, 총담관 내에서도 발생하며, 담석을 가진 사람의 30%는 무증상이나 담석에 의해 담도가 폐쇄되면 **폐쇄성 황달**(obstructive jaundice)이 발생하고, 극심한 발

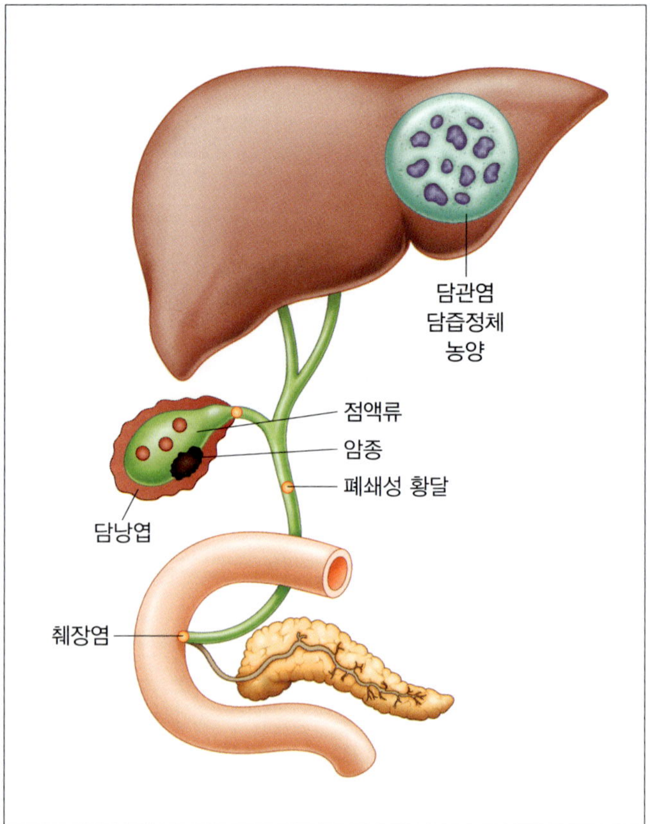

그림 12.29 담석으로 인한 영향

작성 **담석산통**(쓸개급통증, biliary colic)이 일어난다. 고위험요인으로 비만증, 당뇨병 여자, 고령자, 담도감염자 등에서 호발한다(그림 12.29, 그림 12.30).

담석산통

담낭관(쓸개주머니관)에 돌이 걸리면 담낭벽의 평활근은 수축을 일으켜 어떻게든 출구로 통과시키려고 노력하게 된다. 이때 통증이 발생한다. 이럴 때는 항콜린제(anticholinergic agent)를 투여하여 평활근 수축을 억제하면 통증이 완화된다.

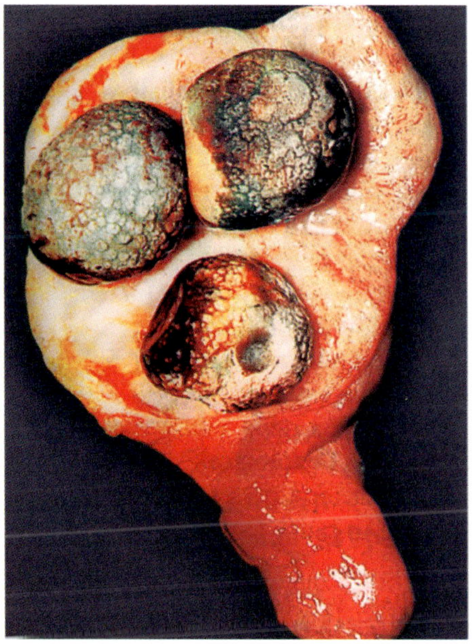

그림 12.30 담석과 만성담낭염

비대해진 담낭 속에 콜레스테롤 담석이 여러 개 들어있다.

췌장 Pancreas

췌장(이자)은 크게 외분비선과 내분비선으로 나눈다. 외분비선은 소화효소를 분비하는 세엽(샘꽈리, acinus)과 췌관(이자관)으로 이루어져 있다. 내분비선은 α, β, δ의 세포로 이루어진다. 일반적으로 췌장암이라 하면 췌관암을 말한다(그림 12.31).

급성췌장염 acute pancreatitis

급성췌장염은 감염성 인자는 드물고 주로 담석증이나 대량 알코올 섭취가 원인이다. 발병기전은 췌장 내 효소가 췌장의 실실조직을 자가소화시키는 것으로, 혈관을 소화시켜서 출혈 및 괴사가 심해지면 사망에 이를 수도 있다.

만성췌장염 chronic pancreatitis

만성췌장염은 췌장실질의 만성염증으로 섬유화가 진행되어 외분비 및 내분비기능이 저하된 상태이다. 대부분 만성알코올중독 환자에서 발병된다. 임상증상으로 체중 감소와 함께 만성복통, 지방변(리파아제 결핍 등의 외분비기능저하 시 발생) 및 당뇨병 등이 관찰된다.

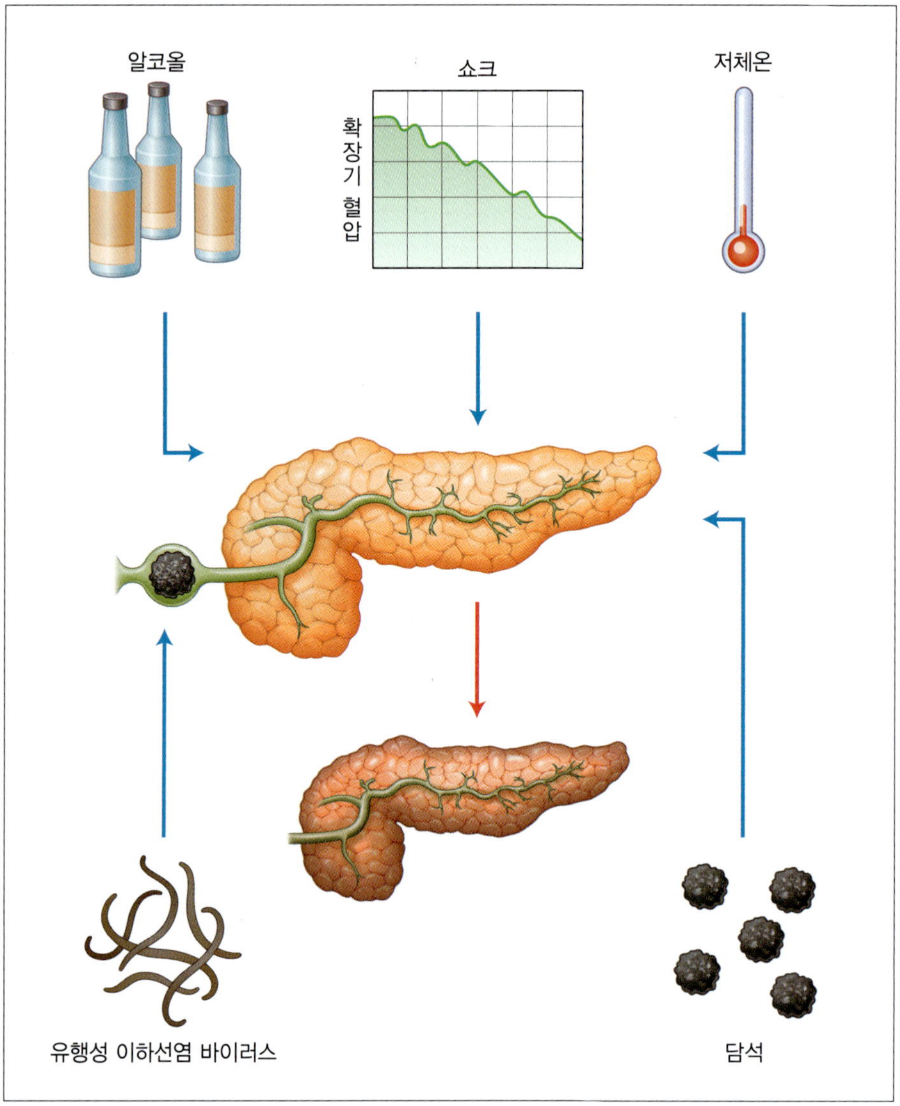

그림 12.31 췌장염의 원인

췌장암 pancreatic cancer

췌장에 발생하는 종양은 크게 인슐린 등 호르몬을 분비하는 내분비세포에서 발생하는 종양(5~10%)과 소화효소 분비와 외분비세포에서 기원하는 종양(90% 이상)으로 나눌 수 있는데, 내분비세포 기원의 기능성 종양은 극히 드물며 일반적으로 췌장암이라고 하면 외분비세포 기원의 췌장암을 말한다.

한국인 암등록사업보고에 의하면 췌장암은 대개 50대 이후에 발생하며 전체 암 중 남성에서는 2.2%, 여성에서는 2.3%를 차지하고 있고 남녀 발생순위 10위의 암이며, 연도별 발생빈도를 비교해 보면 과거에 비하여 증가추세에 있다. 췌장암은 약 5% 미만의 환자만이 완치 가능하고 그 발생률과 사망률이 거의 유사하여, 대부분의 환자는 췌장암 진행으로 인해 사망에 이르게 된다. 발생 위치는 70%가 두부, 20%가 체부, 10%가 미부에 발생한다.

췌장은 복막 뒤쪽에 있기 때문에 초기에 특별한 증상이 없는 경우가 대부분이며 진단 시에는 이미 치유가 불가능할 정도로 진행되어 늦게 발견되는 경우가 많다. 가장 많이 나타나는 증상은 통증이며 등쪽으로 방사된다. 그 밖에는 식욕부진, 오심, 구토, 황달이 나타난다. 원인은 아직 정확하지 않고 주로 남자들에게 잘 발생한다. 당뇨병 환자에서 비교적 발생빈도가 높고 고지방식 섭취자, 흡연자 등에서 많이 발생한다.

핵심용어

바륨관장 barium enema, BE

X-ray검사를 하는 동안 낮은 위치에 있는 장관을 더 눈에 잘 보이게 하기 위하여 결장 내로 바륨과 방사선 비투과성 조영제를 주입

상부 위장관 조영술 upper gastrointestinal series, UGI(barium swallow)

구강으로 조영제를 투여하여 식도, 위, 십이지장을 검사하는 X-ray검사

이완불능증 achalasia

식도 근육운동의 조절능력이 부족하여 초래되는 질환으로 이완을 위한 식도의 하단부의 괄약근의 기능상실에 의해 초래

식도정맥류 esophageal varices

식도정맥 내 높은 압력으로 정맥 비대를 초래하고, 때때로 출혈이 일어남

위식도 역류병 gastroesophageal reflux disease, GERD

위에서 식도로 산을 함유하고 있는 위 내용물이 역류되어 발생하는 질병

소화불량 dyspepsia(indigestion)

상복부 통증, 고창 및 메스꺼움과 같은 증세

위염 gastritis

위의 염증

소화성 궤양 peptic ulcer

위 또는 십이지장의 궤양

이질 dysentery

결장 속으로 미생물의 침입으로 설사 및 점혈변 증상을 보이는 급성감염

식중독 food poisoning

오염된 음식섭취로, 황색포도상구균, 세레우스간균, 보툴리누스균 자체의 감염 또는 균의 독소에 의함

크론병 Crohn's disease

회장과 결장에 흔히 유발되는 만성 감염성 장질환

장폐색 ileus

장의 폐색

장중첩증 intussusception

장의 일부분이 다른 장에 끼어들어 발생함

과민성 대장증후군 irritable bowel syndrome, IBS

과도한 정신적 스트레스로 대장과 소장의 운동성이 비정상적으로 증가

용종 폴립, polyp

소화관 점막 바깥쪽으로부터 돌출되어 자란 작은 종양과 같은 것

궤양성 대장염 ulcerative colitis

결장 점막의 궤양으로 설사, 체중감소, 빈혈 및 결장암 발병률 증가의 원인

장꼬임증 volvulus

장의 꼬임 또는 폐색

치질 hemorrhoids

항문관과 직장에 생긴 정맥류

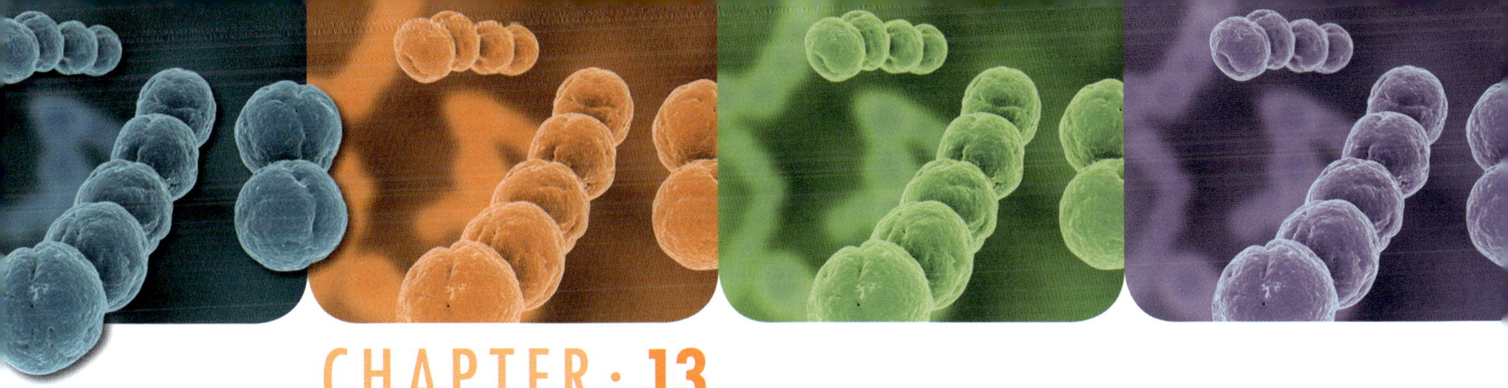

CHAPTER · 13

내분비계 질병

DISEASE OF ENDOCRINE SYSTEM

학습목표

1. 내분비계의 구성 장기와 호르몬의 작용을 이해한다.
2. 내분비계 질병과 호르몬 분비 과다 및 결핍을 연결하여 학습한다.
3. 내분비계 질병의 병태생리를 이해한다.
4. 내분비계 질병의 증상과 진행과정을 학습한다.
5. 내분비계 질병의 원인과 치료법을 이해한다.

내분비계는 호르몬을 직접 혈액으로 분비하는 장기이며, 뇌하수체, 갑상선(갑상샘), 부갑상선(부갑상샘), 부신, 췌장(이자), 난소, 고환 등을 포함한다. 분비된 호르몬은 혈액을 통해 표적세포에 전달되어 에너지 생산, 당질, 단백질, 지방대사, 수분과 전해질의 균형 유지, 지적 성장과 신체적 발달 등 신체의 모든 기능을 조절하고 통합하여 항상성을 유지하는 기능을 한다(표 13.1, 그림 13.1).

표 13.1 호르몬 분비 장기와 호르몬

분비장기	약어	영문	우리말
뇌하수체 전엽	GH	growth hormone	성장호르몬
	TSH	thyroid stimulating hormone	갑상선자극호르몬
	ACTH	adrenocorticotropic hormone	부신피질자극호르몬
	FSH	follicle stimulating hormone	난포자극호르몬
	LH	luteinizing hormone	황체형성호르몬
	PRL	prolactin	젖분비호르몬
뇌하수체 후엽	ADH	antidiuretic hormone	항이뇨호르몬
		oxytocin	옥시토신
갑상선	T_3	triiodothyronine	갑상선호르몬
	T_4	thyroxin	갑상선호르몬
	CT	calcitonin	칼시토닌
부갑상선	PTH	parathyroid hormone	부갑상선호르몬
부신피질	MC	mineralocorticoid(aldosterone)	염류부신피질호르몬(알도스테론)
	GC	glucocorticoid(cortisol)	당류부신피질호르몬(코르티솔)
	DHEAS	dehydroepiandrosterone sulfate	디히드로에피안드로스테론 설페이트
부신수질		catecholamine	카테콜아민
췌장		insulin	인슐린
신장		renin	레닌
고환		androgen(testosterone)	안드로겐(테스토스테론)
난소		estrogen	에스트로겐
		progesterone	프로게스테론

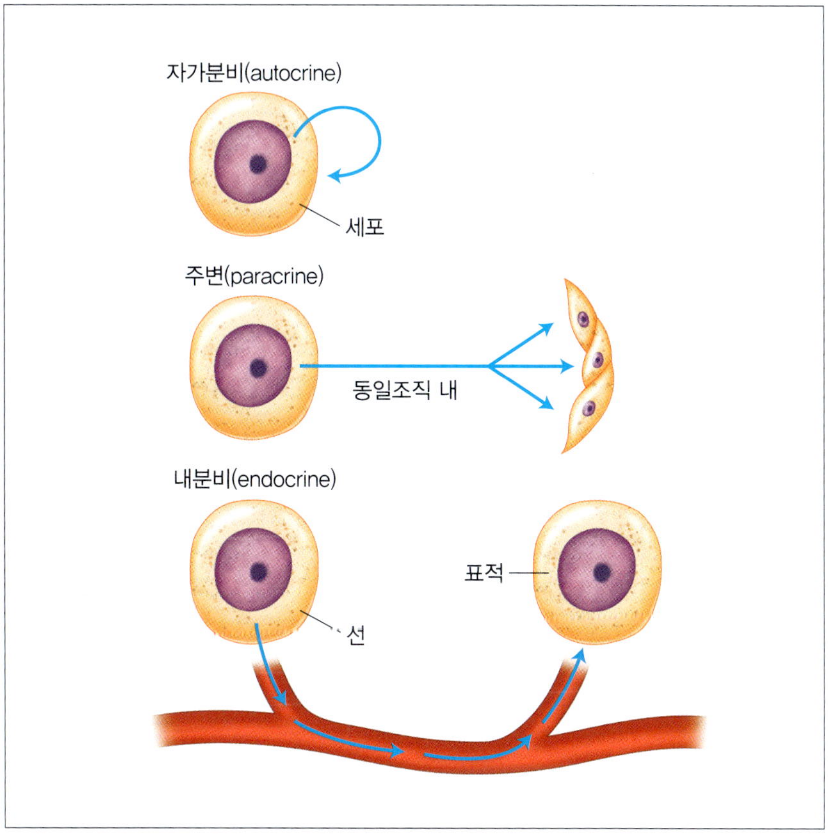

그림 13.1 분비물질의 작용 양식

뇌하수체 Pituitary gland, hypophysis

뇌하수체는 선엽(앞엽), 중엽(중간엽), 후엽(뒤엽)으로 구성된다. 전엽과 중엽은 상피성의 선조직(샘조직, glandular tissue)으로 구성되므로 **선뇌하수체**(샘뇌하수체, adenohypophysis)라고 하고, 후엽은 시상하부에서 합성되고 신경세포를 통해 뇌하수체 후엽으로 이동한 후 분비되므로 **신경뇌하수체**(neurohypophysis)라고도 한다. 중량은 성인의 경우 0.6~0.9g 정도이다. 시상하부에는 시상하부-뇌하수체 전엽 사이를 잇는 모세혈관으로 구성된 시상하부뇌하수체문맥계라고 부르는 혈관계통이 있다. 이 모세혈관을 통해서 시상하부로부터 여러 가지 방출호르몬 또는 억제호르몬이 뇌하수체 전엽으로 운반된다.

성장호르몬 분비 이상 growth hormone

뇌하수체 거인증 gigantism, giantism

청소년기 이전 성장판이 닫히기 전에 성장호르몬의 분비가 과다하게 항진되면 팔다리

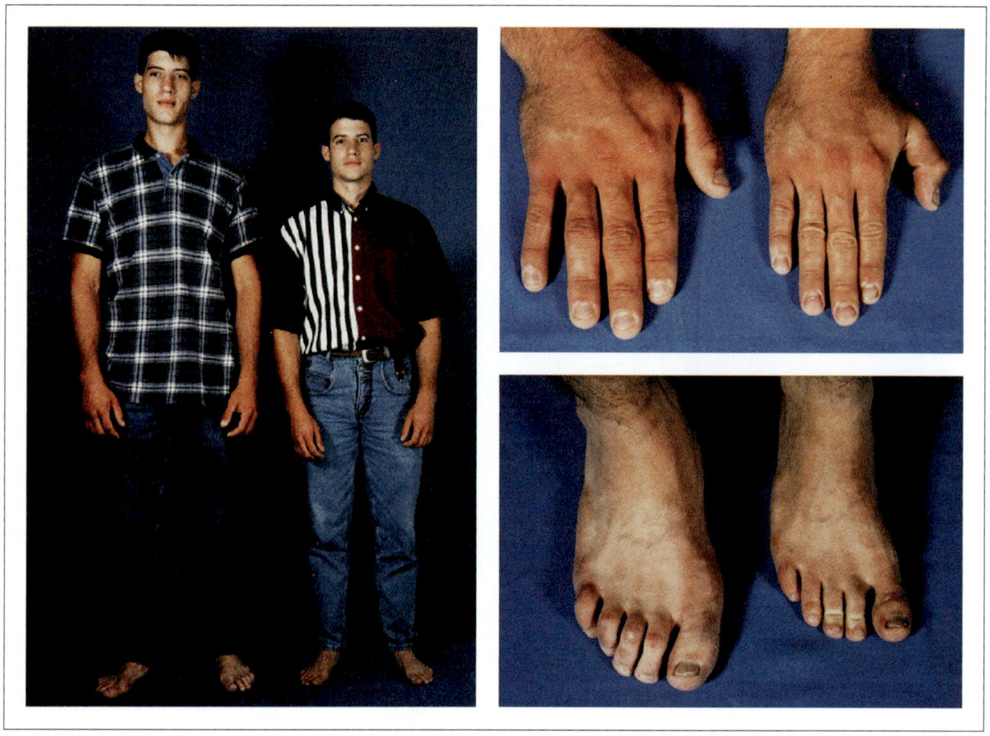

그림 13.2 거인증

의 뼈가 비대해지고 내장이 비대해지는 거인증(gigantism, giantism)을 일으킨다(그림 13.2).

말단비대증 acromegaly

뼈끝 연골의 성장이 폐쇄된 성인에서 성장호르몬 분비가 과다하게 분비되면, 관절이나 팔과 다리의 말단뼈가 커지는 **말단비대증**(acromegaly)을 일으킨다(그림 13.3).

성장호르몬 분비저하증 뇌하수체 소인증, pituitary dwarfism

발육기에 뇌하수체 전엽의 기능장애가 발생하면 성장호르몬의 부족으로 골격성장 감소와 성적발육이 부진하나 지능은 정상이고, 성선자극호르몬이 부족하여 사춘기가 오지 않고 저혈당증이 동반되는 상태를 말한다. 원인은 불확실하나 가족력이 있고 현저하게 키가 작다(그림 13.4).

요붕증 diabetes insipidus

바소프레신(vasopressin)이라고도 하는 항이뇨호르몬(antidiuretic hormone, ADH)의

분비가 결핍되면 신장의 원위세뇨관에서 수분재흡수의 장애가 초래되어 **요붕증**(diabetes insipidus)을 일으킨다. 하루에 4~10L의 묽은 소변(다뇨)을 다량 생산하고 심한 갈증과 다식을 보인다.

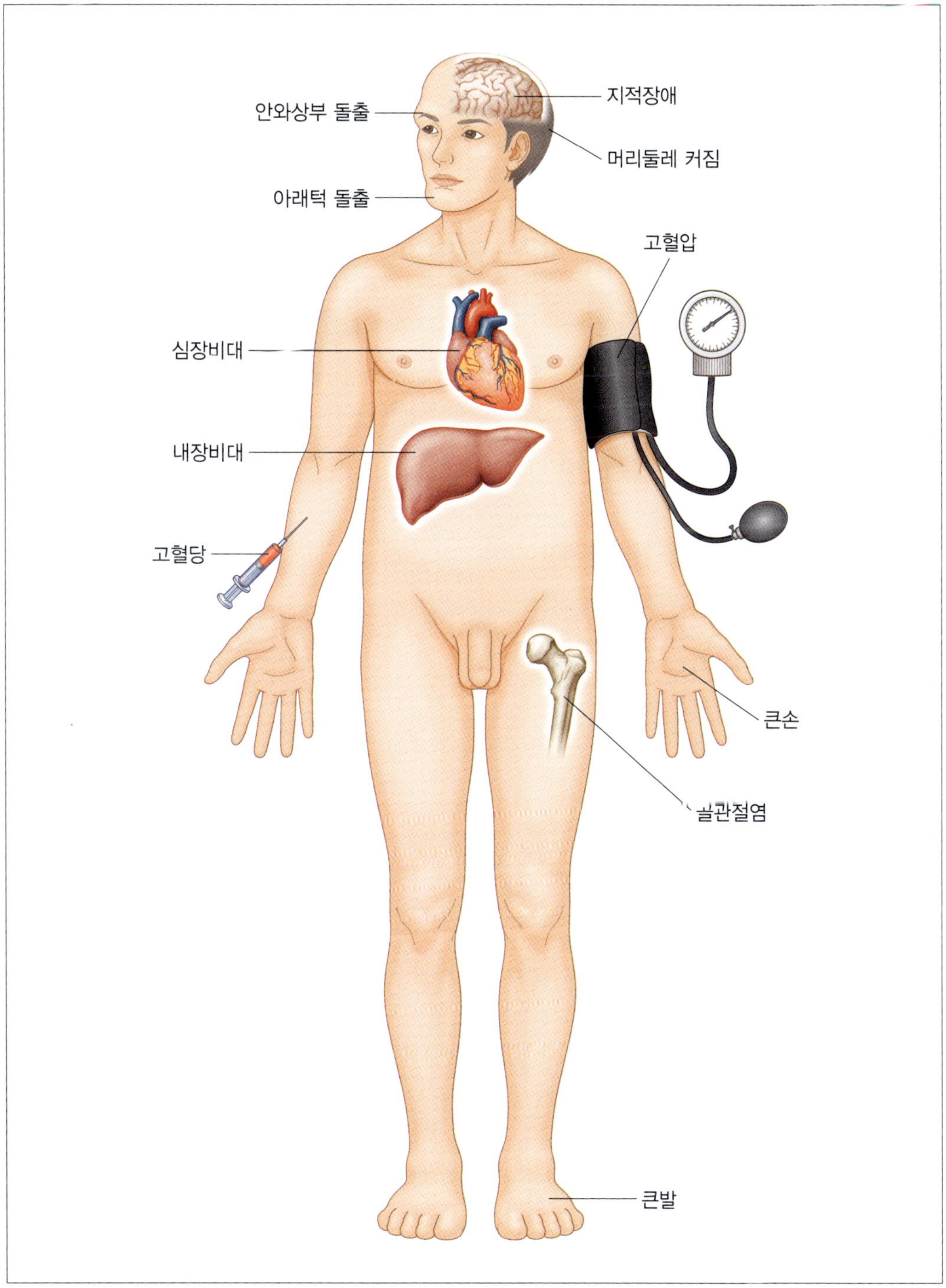

그림 13.3 말단대비증 환자의 모습

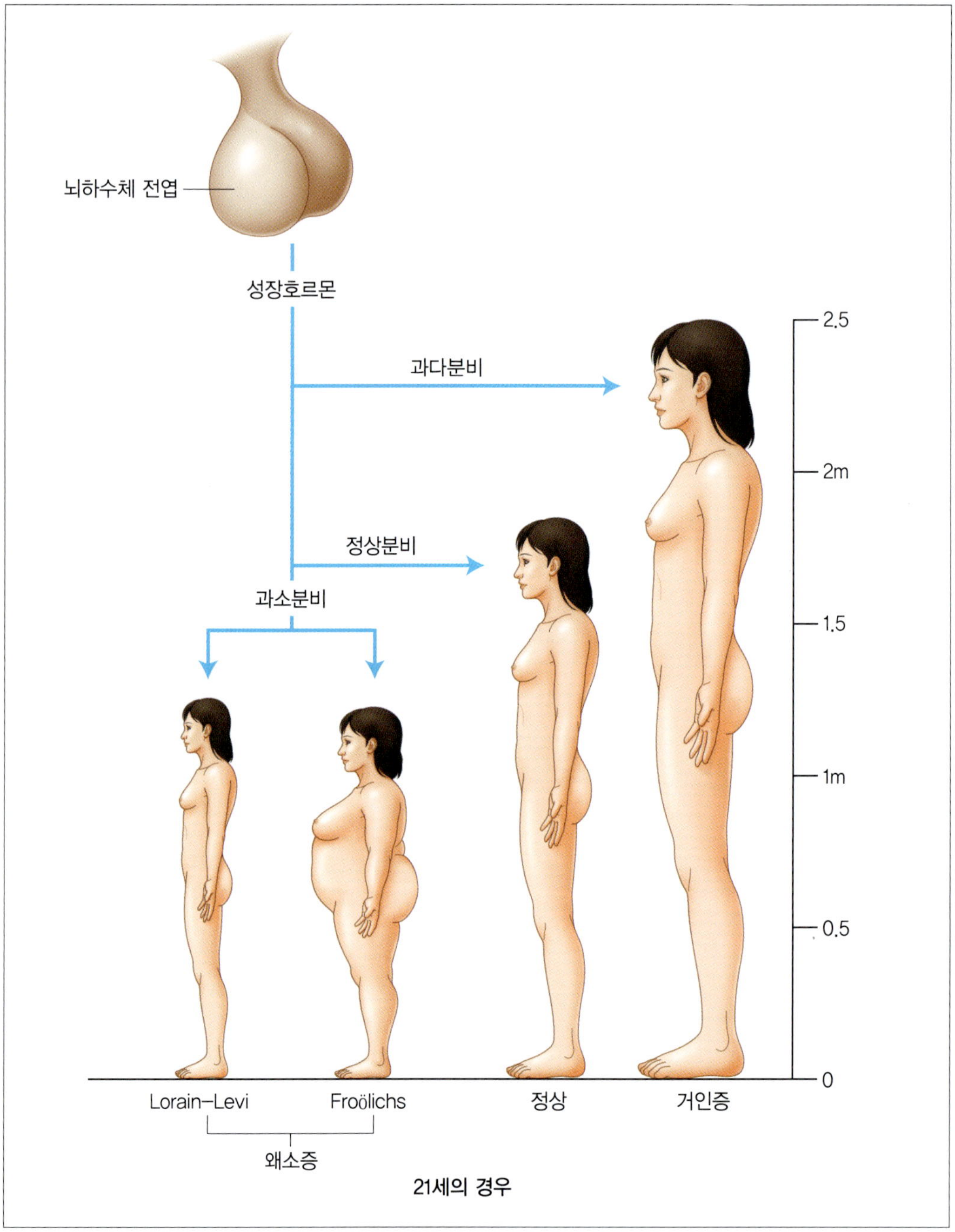

그림 13.4 성장호르몬의 정상적 작용과 비정상적 작용

뇌하수체성 혼수

- ACTH 저하 → 부신피질 기능 저하 → 저혈당 등
- TSH 저하 → 갑상선 기능저하 → 저체온 등
  : 이렇게 저혈당과 저체온 등이 급격하게 발생하여 나타나는 혼수상태가 뇌하수체성 혼수이다.

갑상선 Thyroid gland

갑상선은 기관(trachea) 상부, 목 앞면에서 갑상연골(방패연골) 부위의 기관지를 앞쪽으로 싸고 있는 나비 모양의 내분비선이다. 갑상선에서는 단백질인 티로신(tyrosine)에 요오드가 결합되어 티록신이 합성되고 말초에서 T_4의 일부가 T_3로 전환된다. 트리요오드티로닌(triiodothyronine, T_3)과 티록신(thyroxine, T_4)은 TSH에 의해 분비가 자극되어 혈액 내로 방출된다. 갑상선호르몬인 T_3와 T_4는 신진대사를 조절하여 신체적 · 지적 성장과 발달을 도모하고 당질, 단백질, 지방대사, 체내 열 생산에 관여한다. 갑상선은 이 밖에 소포곁세포(parafollicular cell)에서 칼시토닌(calcitonin)을 분비한다. 칼시토닌은 혈중의 칼슘과 인산을 조절하는 역할을 하며 부갑상선호르몬과 길항작용을 한다.

갑상선기능저하증 hypothyroidism

T_3, T_4의 분비가 부족한 상태로 원인은 자가면역성 갑상선염, 갑상선호르몬 형성의 선천성 결함, 심한 요오드 부족, 항갑상선제제 복용, 갑상선 절제, 방사성 요오드치료 후, 뇌하수체 기능저하증 등이 있다(그림 13.5).

크레틴병 cretinism

어린이에서 선천적으로 갑상선호르몬의 분비가 감소되어 발생하는 드문 질병이다. 원인으로 갑상선형성장애, 호르몬합성장애, 갑상선호르몬 합성과정에 필요한 효소결핍, 요오드결핍 등이 있다. 임상적으로 무력감, 체온저하, 불면증, 성장저하, 모발과 치아 부족, 굵고 거친 피부, 뼈발육지연, 두뇌발육지연 및 지능저하를 동반한다.

표 13.2 갑상선호르몬의 분비 이상에 따른 작용

갑상선기능항진증: T_3, T_4 분비 증가	갑상선기능저하증: T_3, T_4 분비 감소
기초대사율 증가	기초대사율 감소
체중감소, 식욕증가	체중증가, 식욕부진
불안, 초조, 흥분	우울, 기면
탈모	건조, 취약 모발
빈맥, 두근거림, 동맥세동	서맥
땀, 열 내성	건조, 저체온증
설사	변비
안구돌출	

점액수종 myxedema

성인의 갑상선기능저하증으로, 주로 30~60대 여자에 많다. 눌린 자국을 남기지 않는 부종이 관찰된다. 임상적으로는 체내세포대사 기능저하로 무력감, 정신장애, 빈혈, 변비,

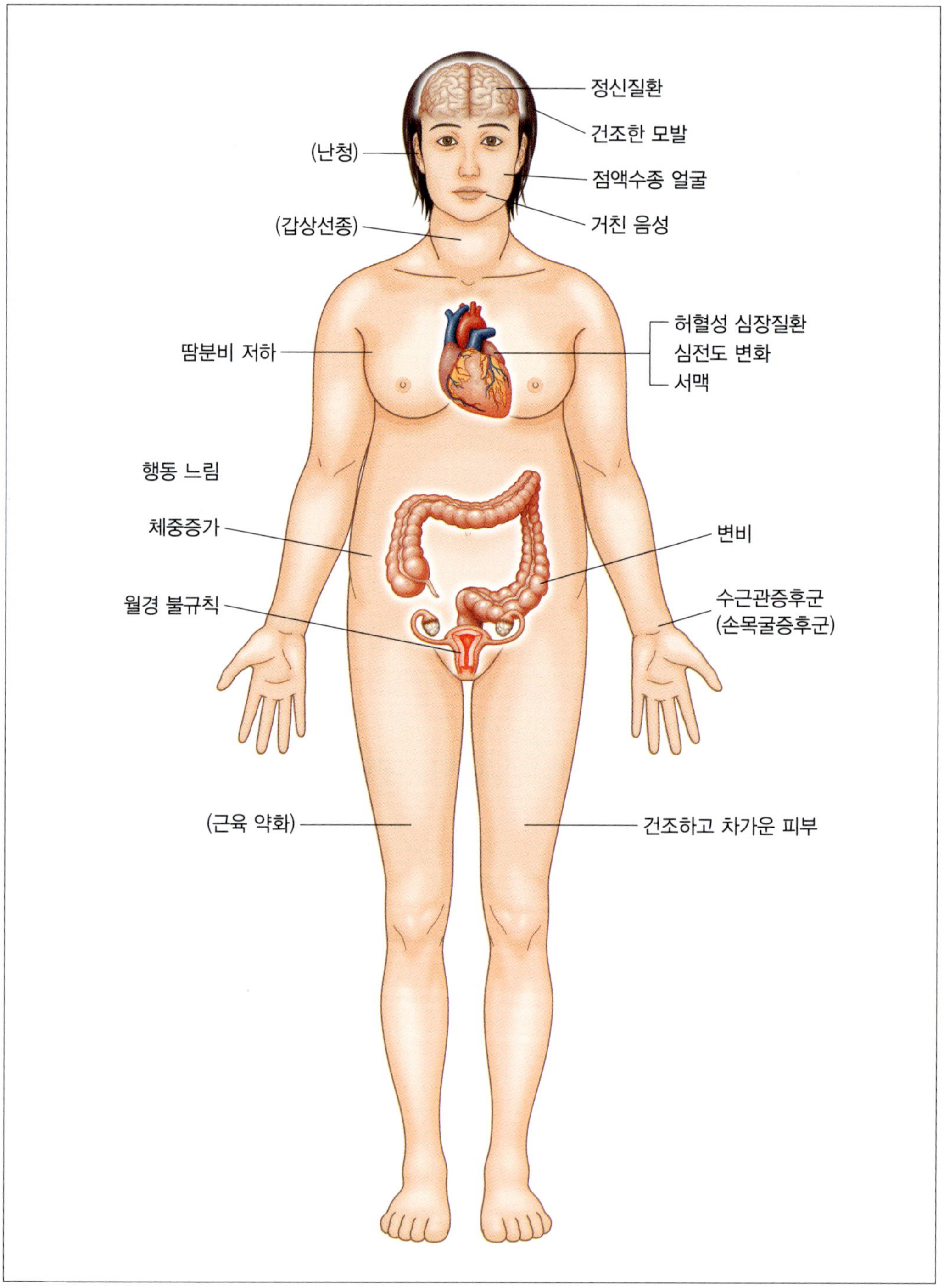

그림 13.5 갑상선기능저하증의 전신증상

불규칙한 월경, 체온감소, 식욕감퇴, 체중증가, 호흡 및 심박동수 감소, 피부가 두꺼워짐, 모발이 부서지고 건조하며 잘 빠지는 증상이 나타난다(그림 13.6).

갑상선기능항진증 hyperthyroidism

그레이브스병 Grave's disease, Basedow's goiter

갑상선호르몬 T_3, T_4가 과다하게 분비되는 질병으로 미만성 독성 갑상선종에 의한 갑상선 항진증을 일으키는 자가면역질환이다. 갑상선종, 두근거림, 안구돌출의 3가지 징후를 주요 증상으로 하고 그 밖에 발한, 체중감소, 미세한 떨림, 근력감소, 기초대사량 증가, 체온상승, 빈맥, 정서적 불안, 신경과민, 노인은 부정맥과 심부전 등이 발생한다. 갑상선 호르몬이 증가되므로 혈액 내 TSH가 감소되며, 여성에게 더 호발하는 경향이 있다(그림 13.7, 그림 13.8).

악성종양

갑상선에서 발생하는 대부분의 종양은 소포세포에서 유래하며 유두암종, 소포암종 등이 있다. 유두암종은 생존율이 높은 데 비해, 소포암종은 낮고 뼈나 폐로 전이가 쉽다.

유두암종 papillary carcinoma

가장 흔한 갑상선암(전체 갑상선암의 70~80%)이며, 여성에게 많고 15~35세에 호발하며 예후가 좋은 편이다. 비교적 천천히 자라며 주변을 침범하거나 국소결절을 형성한다. 유

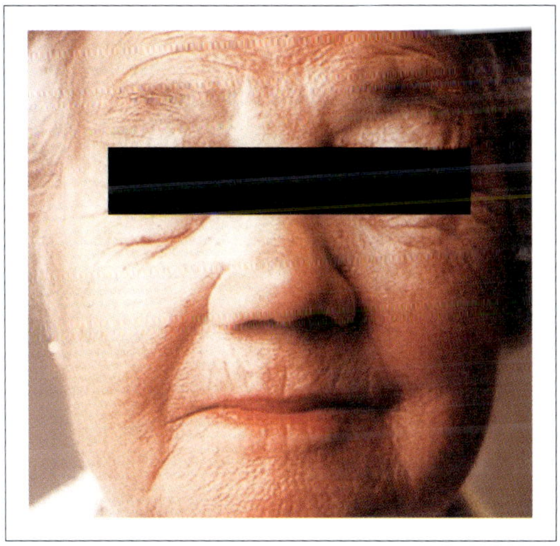

그림 13.6 점액수종 환자

점액다당질의 축적으로 거칠고 부은 듯한 피부를 나타낸다.

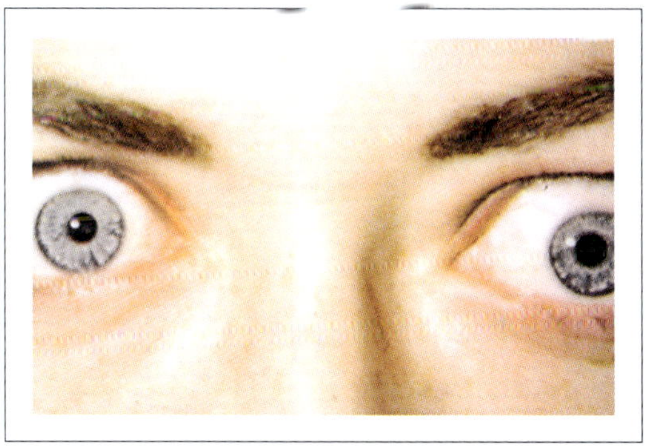

그림 13.7 갑상선기능항진증 환자의 안구돌출증

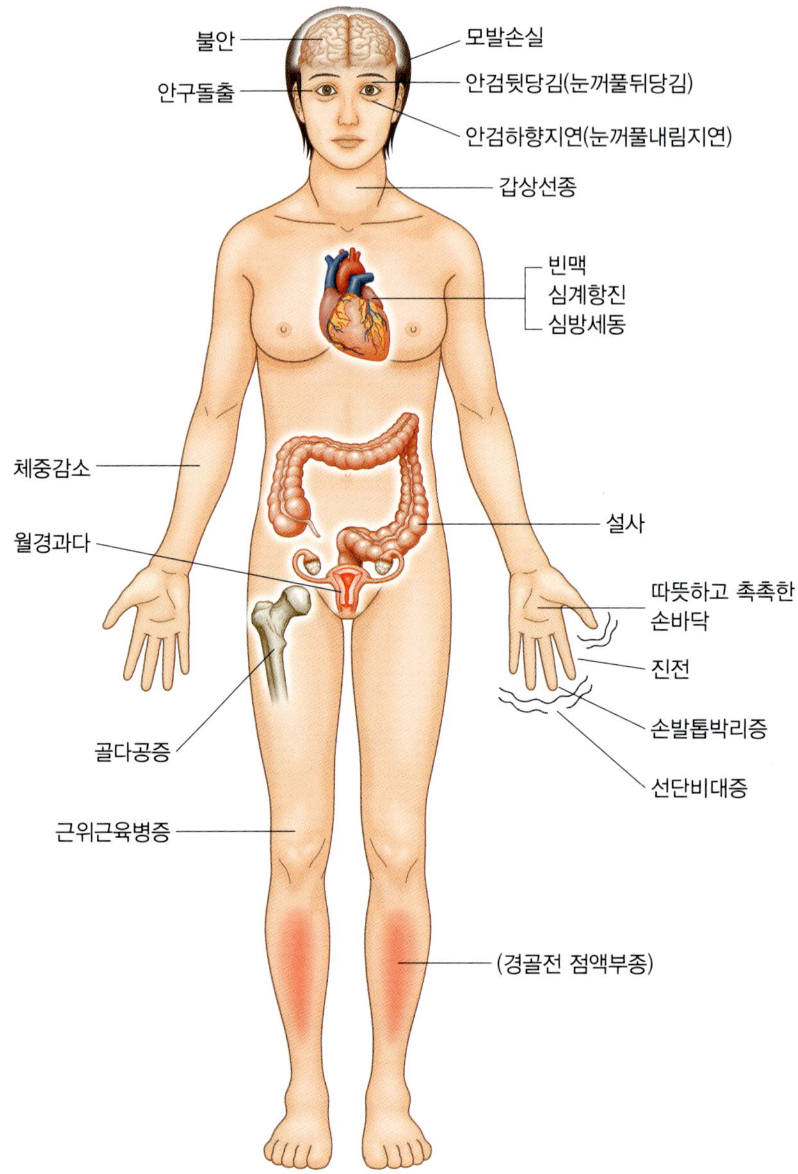

그림 13.8 갑상선기능항진증의 전신증상

왜 갑상선기능항진증인 경우 얼굴이 뒤틀리는가?

갑상선기능항진증인 그레이브스병(Grave's disease)을 앓고 있는 김씨는 갑상선절제술을 받았다. 수술 후 간호를 하던 중 간호사는 김씨의 안면신경 주변부에서 주기적인 떨림을 관찰하였다. 간호사는 이러한 경련증을 크보스텍 징후(Chvostek's sign) 양성으로 판단하고 즉각 보고하였다. 혈중 칼슘 수준이 낮아지면 안면신경의 과도한 불안정성이 유발된다. 때때로 갑상선과 비슷한 위치에 있는 부갑상선이 갑상선 수술 중 실수로 같이 제거되는 경우가 있다. 만약 부갑상선이 제거되면 혈중 칼슘 수준은 감소되고 부갑상선호르몬은 분비되지 않는다. 신경은 불안정해지고 자극받게 되어 지속적인 근육, 수축(tetany)이 발생한다. 정맥을 통해 칼슘을 주입하는 처치를 시행하지 않으면 심각한 저칼슘혈성 테타니(tetany)가 유발될 수도 있다.

두 모양의 증식을 하고, 작지만 전이되기 쉽다.

소포암종 follicular carcinoma

갑상선암의 약 10~20%를 차지하며, 40세 이상의 여성에서 호발한다. 피막형과 침투형으로 분류되고 현미경적으로도 다양한 크기와 분화도를 나타낸다.

수질암종 medullary carcinoma

소포곁세포(parafollicular cell)에서 유래된 암으로 칼시토닌 생산능력이 있어서 혈중칼슘농도를 감소시킨다. 갑상선암의 약 5%를 차지한다.

미분화암종 undifferentiated carcinoma

소포에서 유래되었지만 미분화된 암으로 전체 갑상선암 중 약 10%를 차지한다. 60~80세 사이의 노인에게 주로 발생하는 매우 미분화된 세포로 구성되고 예후가 매우 나쁜 암종이다.

부갑상선 Parathyroid gland

부갑상선은 갑상선 뒷면 바깥측에 좌우 2쌍의 쌀알 크기로 존재하며, **부갑상선호르몬**(parathyroid hormone, PTH)을 분비한다. 부갑상선호르몬은 칼시토닌과 비타민 D와 함께 혈중 칼슘대사에 관여한다. 부갑상선호르몬은 소장에서 비타민 D를 활성화시켜 간접적으로 소장에서 칼슘과 인산의 흡수를 촉진한다. 그리고 PTH는 신장에 작용하여 여과된 칼슘의 재흡수를 촉진하고 인산의 소변 배설을 증가시킨다. 음식으로 칼슘섭취가 모자랄 때는 뼈의 국소적 분해를 촉진하여 뼈의 칼슘을 혈중으로 이동시켜 혈중 칼슘농도가 유지되도록 한다. 결국 PTH는 뼈와 신장, 그리고 소장에 작용하여 혈중 칼슘은 증가시키고 혈중 인산수치는 감소시킨다. 만약 PTH가 전혀 없다면 호흡근육의 저칼슘혈증성 경련에 의해 초래된 호흡곤란으로 수일 내에 사망할 수 있다. 혈중 칼슘농도가 감소할 경우 PTH 합성이 촉진된다. 칼시토닌(calcitonin)은 장에서 칼슘과 인을 흡수하여 뼈에 침착하게 하므로 PTH와는 길항작용을 한다.

부갑상선기능저하증 hypoparathyroidism

갑상선절제술 시에 부갑상선이 같이 절제되거나 혈액공급이 부적당한 경우 또는 원인불명으로 부갑상선호르몬 분비가 부족한 상태이다. 부갑상선호르몬 분비가 감소하면 뼈의 칼슘 재흡수가 느려져 혈액 내 칼슘농도가 저하된다. 그 결과 신경근육의 흥분성이 증가되어 **테타니**(tetany) 등 신경근육의 이상증상, 혈중 인산수치 증가로 골밀도 증가, 기저핵의 석회화, 백내장 등이 발생한다. 얼굴, 손 등을 자극하면 경련이 일어나는데, 특히 후두강직으로 호흡기 폐쇄가 발생하면 응급으로 기관지절개술을 시행하고 정맥으로 10% 글루콘산칼슘(calcium gluconate)을 서서히 준다(그림 13.9).

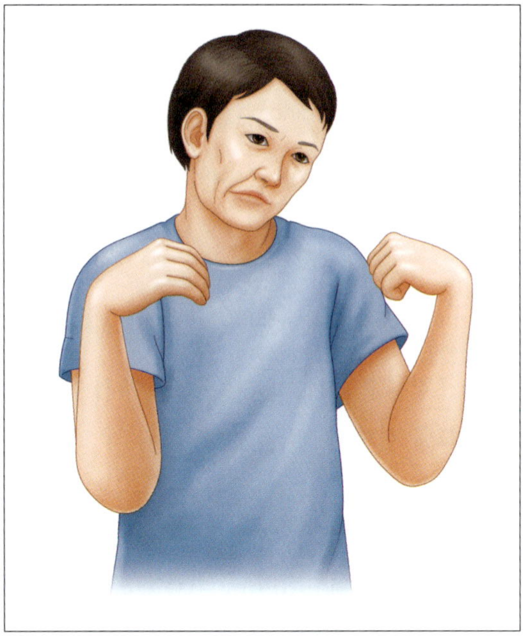

그림 13.9 강직성 경련시 특징적 자세

원인 → PTH 분비감소 → 뼈의 칼슘 재흡수 저하 → 혈액 내 칼슘량 감소 → 테타니(신경근육의 흥분성 증가) → 후두강직, 얼굴경련(Chvostek's 징후), 손의 경련(Trousseau's 징후), 얼굴이 비뚤어짐 → 부정맥

부갑상선기능항진증

부갑상선호르몬의 과다분비로 혈중 칼슘농도가 증가하고 그로 인한 여러 가지 기능장애가 생긴다(그림 13.10).

원발성 부갑상선항진증 primary hyperparathyroidism

양성 부갑상선기능선종에 의한 것이 많고 과다형성(hyperplasia)으로도 발생한다. 부갑상선호르몬은 뼈의 흡수 촉진, 신장에서 칼슘재흡수와 인산의 배설을 촉진함으로써 고칼슘혈증과 저인산혈증을 초래한다. 임상증상으로는 부갑상선기능항진으로 인해 뼈파괴세포의 작용이 과다하게 항진되어 발생하는 낭성섬유골염(osteitis fibrosa), 여러 조직에 석회화가 발생하는 전이석회화, 신석증(nephrolithiasis) 및 고칼슘혈증에 의한 소화성 궤양이 있다.

속발성 부갑상선항진증 secondary hyperparathyroidism

비타민 D 부족, 만성신부전, 구루병, 칼시토닌 과잉 등으로 저칼슘혈증(hypocalcemia)

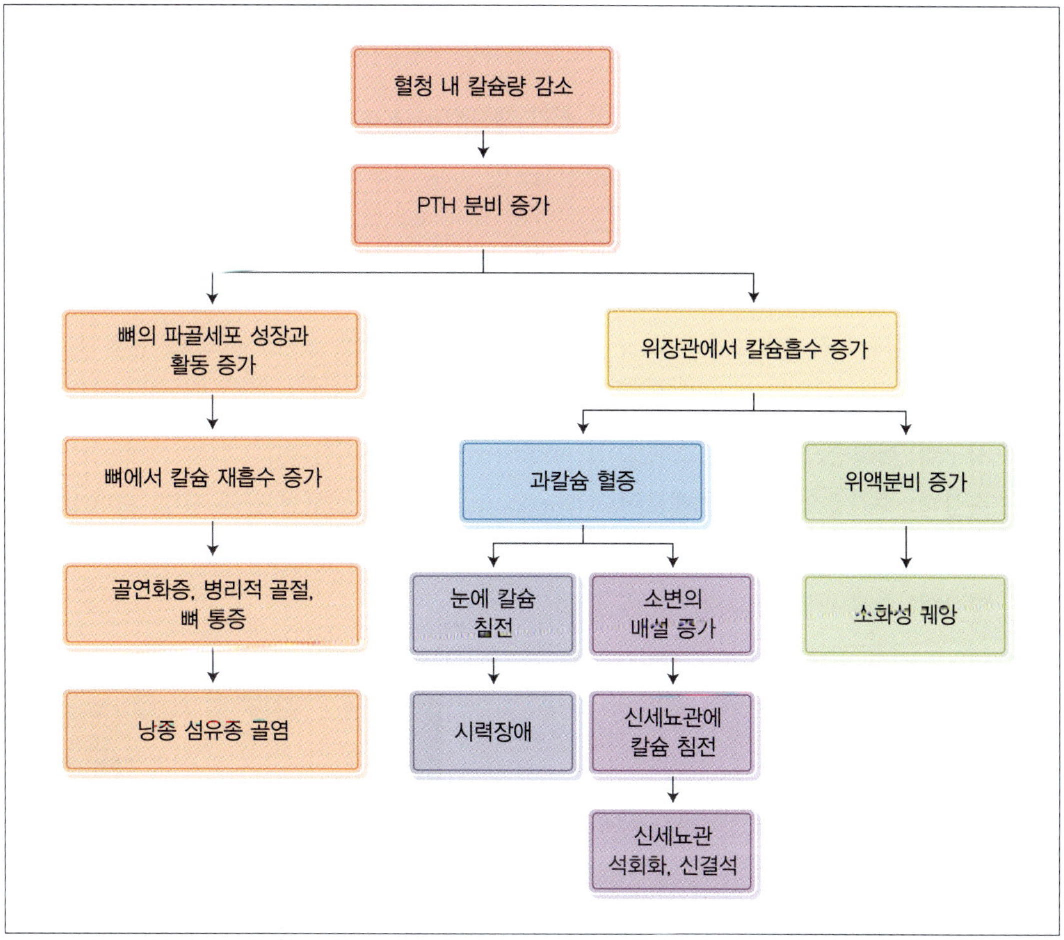

그림 13.10 부갑상선호르몬의 작용과 이상

이 되면 칼슘 감소에 대한 보상반응으로 부갑상선이 자극되어 PTH 분비항진이 일어난다. 임상소견으로 신장성 골형성장애(renal osteodystrophy), 전이석회화 등이 있다.

부갑상선 종양

양성종양

선종은 주로 1개가 커지는 데 비해, 과형성은 4개가 모두 커진다. 따라서 선종이 치료하기가 상대적으로 쉽다.

악성종양

부갑상선암종은 극히 드물고 주변을 침투하며 성장하고 PTH 분비과잉을 수반하는 경우가 있다.

부신 Adrenal gland

부신은 피질(겉질)과 수질(속질)로 이루어지며 각각 생산하는 호르몬과 기능이 다르다. 출생 시에는 10g 정도로 체중에 비해 꽤 크지만, 성인에서는 6~6.5g 정도이다.

부신피질 adrenal cortex

표층부터 심층까지 3개의 층으로 구성된다. 각 층은 다음의 스테로이드호르몬을 분비한다.

- **사구대**: 바깥층으로 광물질스테로이드(aldosterone)를 분비한다.
- **속상대**: 중간층으로 당질스테로이드(glucocorticoid)를 분비하여 당의 신생, 단백질이화 촉진, 염증억제, 부종, 통증억제, 혈당량 유지 등의 작용이 있다.
- **망상대**: 수질 바로 위의 층으로 성호르몬(androgen, testosterone, estrogen)을 분비하여 이차성징 발현과 성기능의 분화를 조절한다.

쿠싱증후군 Cushing syndrome

당질코르티코이드가 만성적으로 과잉분비되어 발생한다. 코르티코스테로이드제제 복용이 가장 흔한 원인이고, 그 밖에 부신피질 종양이나 과형성이 원인이다. 임상소견으로 들소목(buffalo hump), 만월형 얼굴(moon face), 복부비만, 당뇨, 고혈압, 동맥경화, 무월경, 정신장애, 감염성 증가, 피부색소침착 등이 나타난다(그림 13.11, 그림 13.12).

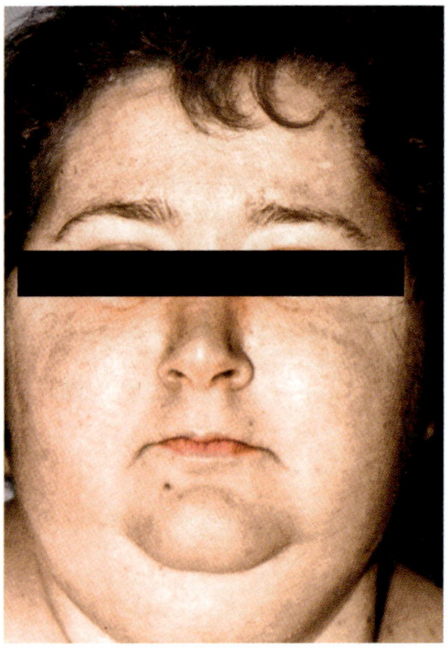

그림 13.11 쿠싱증후군

얼굴이 둥글고 여드름이 있고 목부분이 두껍다.

표 13.3 부신피질호르몬

부위		분비호르몬
피질	사구대	aldosterone
	속상대	cortisol, corticosterone
	망상대	androgen
수질		catecholamine(epinephrine, norepinephrine)

콘증후군 Conn's syndrome

알도스테론을 분비하는 선종과 관련이 있는 경우를 **콘증후군**이라고 하며, 일차 알도스테론증(primary aldosteronism)이라고도 한다. 선종에 의한 알도스테론 과다분비가 가장 흔한 원인이다. 혈중 레닌(renin) 양은 낮지만 고혈압을 일으킨다. 중년 여자에 많으며, 고혈압, 고나트륨혈증, 저칼륨혈증, 다음증, 다뇨증 등이 발생한다.

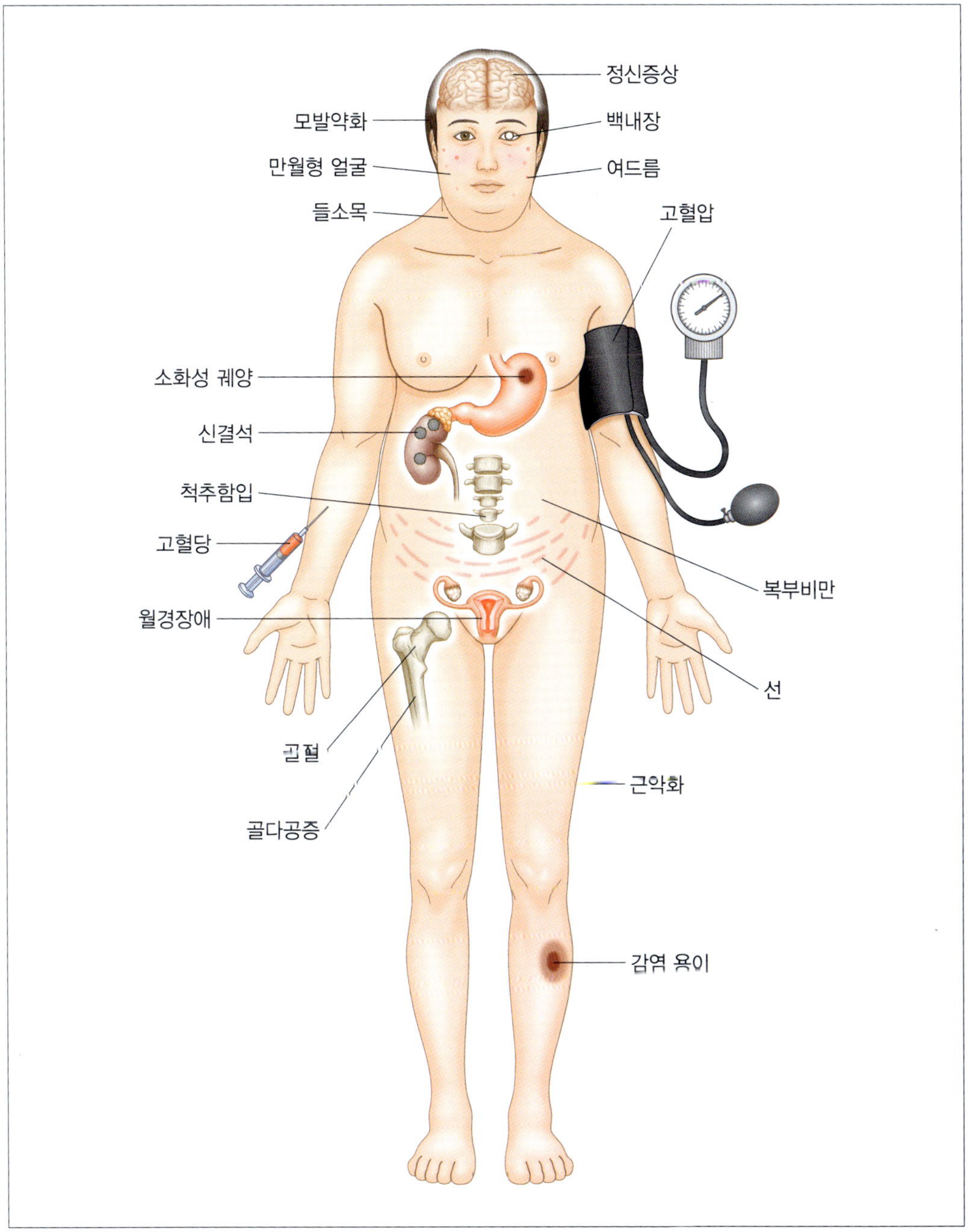

그림 13.12 쿠싱증후군 환자의 모습

에디슨질환 Addison's disease

3개의 피질호르몬 중 1개 이상의 호르몬이 부족한 상태로 자가면역 림프구성 염증에 의한 특발성 부신위축이 가장 흔하고, 결핵, 전이암 등 여러 가지 원인이 있다. 혈중 코르티솔의 결핍에 의한 당신생감소로 저혈당, 체력저하, 전신허약, 피로, 식욕부진, 체중감소, 오심, 구토 등이 동반되며, 가벼운 스트레스에도 적응하지 못한다.

알도스테론 감소로 칼륨이 축적되어 고칼륨혈증이 나타나면 부정맥과 심정지가 발생하고, 나트륨 부족으로 인해 총 혈액량이 부족하면 저혈압이 된다. 또한 수분배설 증가로 인한 탈수 등이 생길 수 있는데, 심하면 사망할 수도 있다. 따라서 응급처치로 정맥을 통한 수액, 전해질 공급과 당류호르몬을 주입한다.

부신수질 adrenal medulla

혈압상승제로 잘 알려진 아드레날린(adrenaline)과 노르아드레날린(noradrenaline)의 카테콜아민을 분비한다.

갈색세포종 pheochromocytoma

카테콜아민(catecholamine) 생산 종양으로 대부분 산발적으로 발생되나 때로는 가족력(10%)도 있다. 임상증상으로 간헐적 고혈압, 대사항진, 당뇨병, 두통 등을 초래한다. 진단은 카테콜아민(epinephrine, norepinephrine)과 그 대사산물인 바닐린멘델산(vanillyl-mandelic acid)이 소변에서 검출됨으로써 확진된다.

신경모세포종 neuroblastoma

부신수질과 교감신경절의 신경모세포에서 발생되는 대표적 소아악성종양이다. 생후 2~3개월 이내에 발생하는 경우는 자연적으로 소멸하는 경향이 있다. 임상증상으로 카테콜아민을 합성하여 고혈압을 일으킨다. 또한 림프절, 두개골, 간 등으로 전이되고 안구돌출, 간종대, 빈혈 등이 나타난다. 대부분 원인은 알 수 없지만 제1번 염색체단완의 일부 결손에 의한 것으로 보고 있다.

췌장 Pancreas

췌장의 랑게르한스섬은 췌장의 외분비선 사이에 섬 모양으로 존재하는데, α세포, β세포, δ세포 및 PP세포로 이루어진다. α세포는 글루카곤(glucagon)을, β세포는 인슐린(insulin), δ세포

표 13.4 인슐린 분비에 작용하는 인자		
인슐린 분비 촉진 인자		**인슐린 분비 억제 인자**
• 포도당	• 아르기닌(arginine)	• 교감신경 알파작용
• 글루카곤	• 미주신경 자극	• 세로토닌
• 칼륨(K)	• 케톤체	• 디아족사이드(diazoxide)
• 교감신경 베타작용	• 지방산	
• 미주신경		

는 소마토스타틴(somatostatin)을 분비한다.

인슐린은 포도당이 세포막을 통과하여 세포 내로 들어갈 때 작용하는 펩티드호르몬이며 혈당을 내리는 작용이 있다. 반대로 글루카곤은 저장된 글리코겐(당원)을 혈중으로 이동시켜 혈당을 올리는 작용을 한다. 공복 시 정상혈당치는 80~120mg/dL이다(표 13.4).

당뇨병 diabetes mellitus, DM

당뇨병은 랑게르한스섬의 β세포에서 인슐린 합성이 결핍되어 인슐린 부족으로 인한 당질대사장애로 고혈당이 나타나는 질환이다. 에너지원인 포도당이 세포 내로 운반되지 않기 때문에 포도당 대신 대체에너지로 지방과 단백질 등이 이용된다. 포도당 대사이상과 함께 여러 가지 대사이상을 일으킨다. 외부에서 인슐린을 투여하지 않을 경우 고혈당, 다음, 다뇨, 식욕 증가에도 감소하는 체중, 케톤산증, 혼수, 사망 등이 발생할 수 있다. WHO에서는 당뇨병의 병형을 1형, 2형 및 잠복성 · 임신성 당뇨병으로 분류하고 있다(그림 13.13).

분류

제1형 당뇨병

췌장 내 베타세포의 파괴로 인슐린이 분비되지 않는 당뇨병이다. 급격하게 발병하며 젊은 사람(대개 30세 이전에 발병)에게 많다. 자가면역반응에 의하여 베타세포가 파괴되기 때문으로 여겨진다. 임상적으로 혈중 인슐린농도가 낮고 **케톤산증**(ketoacidosis)에 빠지기 쉽다.

제2형 당뇨병

성인당뇨병의 대부분을 차지하며 주로 중년기에 발병하고, 유전성 소인과 과식, 비만, 운동부족 등이 원인이다. 특히, 섭취한 당에 대한 인슐린분비 반응저하 또는 조직의 인슐린 수용체가 감소되어 인슐린저항성을 일으킨다. 임상적으로 혈중 인슐린농도는 정상이거나 오히려 증가한다. 케톤산증의 발생은 드물다.

합병증

당뇨병혈관장애 angiopathy

지방대사이상에 의해 지질침착이 일어나 동맥경화를 초래한다. 심장동맥, 신동맥, 뇌동

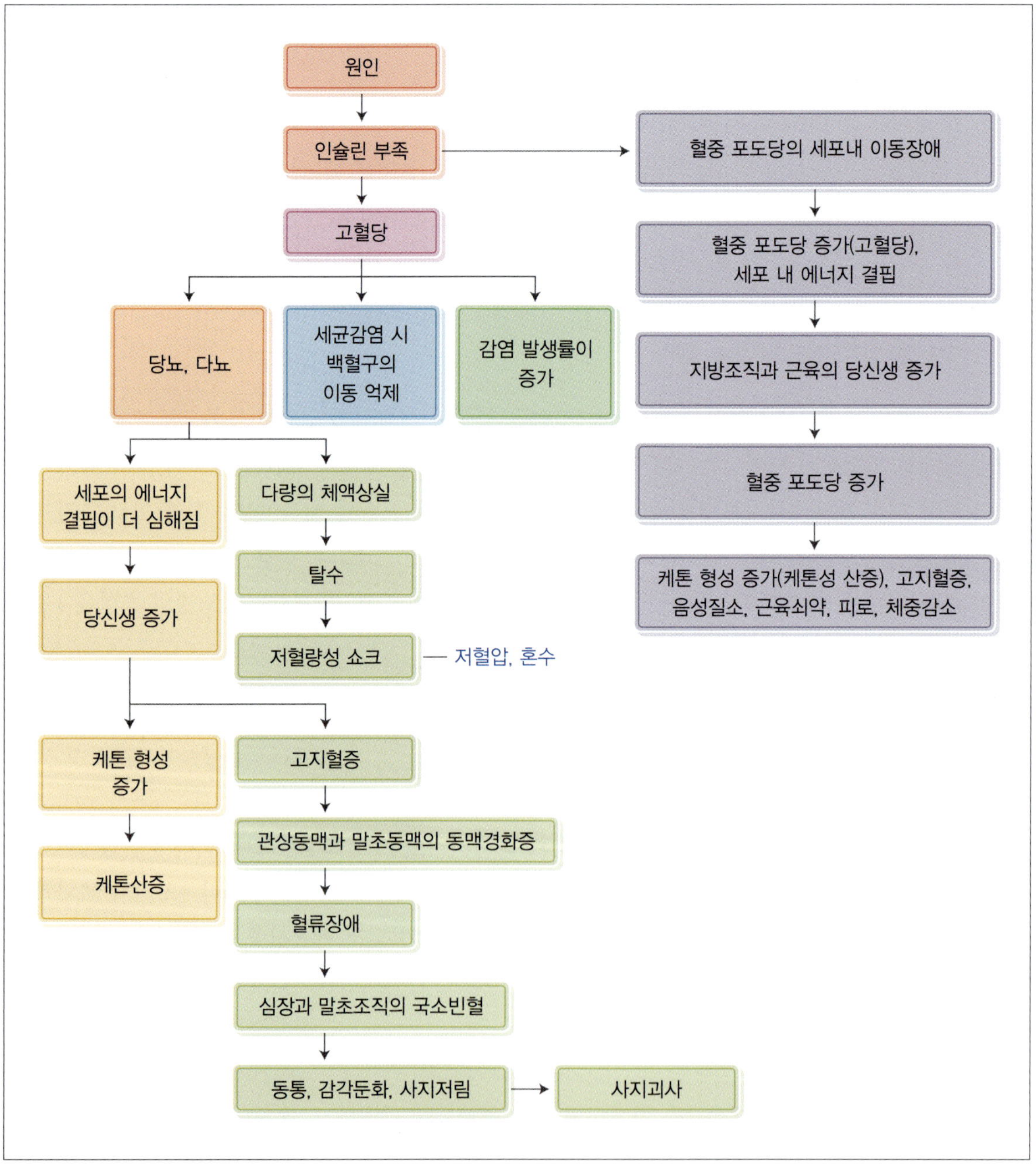

그림 13.13 당뇨병의 병태생리

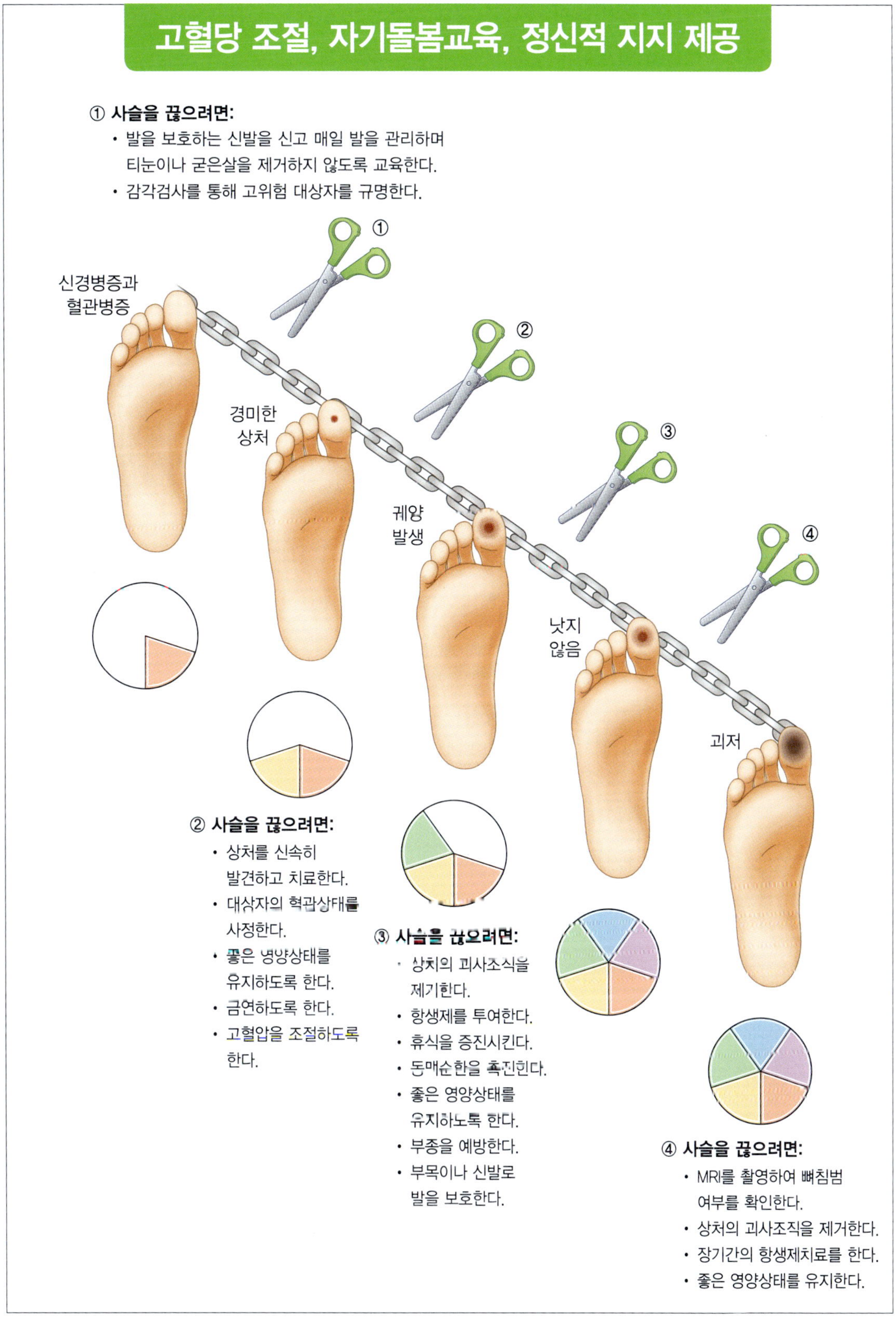

그림 13.14 당뇨병 환자의 상처 치유 지연으로 인한 사지괴사 과정

맥에 많이 호발되고, 특히 눈의 망막에 작은 동맥류가 생기며 동맥류에서 출혈이 생겨 실명하는 당뇨병망막증을 일으키는 경우가 있다.

당뇨병신장병 nephropathy

신기능의 저하로 인해 고혈압, 부종, 단백뇨가 발생하며, 방치하면 요독증이 된다.

당뇨병혼수 diabetic coma

세포 내로 포도당이 운반되지 않으면 비정상적으로 지방 및 단백질대사가 진행되고 그 결과 케톤체가 축적되어 케톤증(ketosis)이 유발된다. 케톤체(ketone body)의 종류로는 아세톤(acetone), 아세토아세트산(acetoacetic acid), β-부티르산(β-hydroxybutyric acid)이 있는데, 혈중 케톤체가 70mg/dL 이상이 되면 호기 시 아세톤 냄새가 나는 **쿠스마울 호흡**(Kussmaul respiration)이 발생된다. 또한 케톤체가 축적되면 혈액의 pH가 산성(pH 7.4 이하)으로 기우는 산증(acidosis)이 되어 혼수상태를 유발한다.

탈수 dehydration

다뇨(polyurea)로 인해 탈수를 초래한다.

신경병 neuropathy

말초신경병이 흔하게 나타나며 감각이상, 소양감 등의 신경증상을 초래한다.

핵심용어

크롬친화세포종 pheochromocytoma

부신수질의 종양

말단비대증 acromegaly

성장기 이후 성장호르몬의 과잉생산으로 얼굴과 사지가 커짐

카테콜아민 catecholamine

생체 내에 카테콜기와 아민기를 갖는 신경전달물질의 총칭으로 에피네프린, 노르에피네프린, 도파민을 말함

요붕증 diabetes insipidus

항이뇨호르몬 부족으로 인한 장애

왜소증 dwarfism

성장호르몬 부족으로 짧고 균형 잡히지 않은 몸이 특징인 증세

거인증 gigantism

사춘기 이전 성장호르몬의 과잉분비로 인한 신체의 과잉성장

갑상선종 goiter(endemic, colloid, nodular, adenomatous, Hashimoto's, simple)

갑상선의 비대

갑상선기능항진증 hyperthyroidism(Graves' disease)

갑상선의 기능항진, 갑상선 중독증이라고도 함

갑상선기능저하증 hypothyroidism

갑상선의 활동저하

코르티코스테로이드 corticosteroid

부신피질에서 만들어지는 호르몬의 일종

스테로이드 steroid

스테로이드핵을 갖는 화합물의 총칭, 콜레스테롤, 남성호르몬, 난포호르몬, 황체호르몬, 부신피질호르몬 등이 여기 속함

경직 강직, tetany

혈액 속의 칼슘이온농도 저하 등의 이유로 인한 신경과 근육의 과긴장상태

부신성 남성화 adrenal virilism

부신피질에서 안드로겐 과다 분비로 인한 신체 남성화 증상

만월형 얼굴 moon face

쿠싱증후군이나 부신 코르티코이드 투여에서 볼 수 있는 특유의 둥근 얼굴

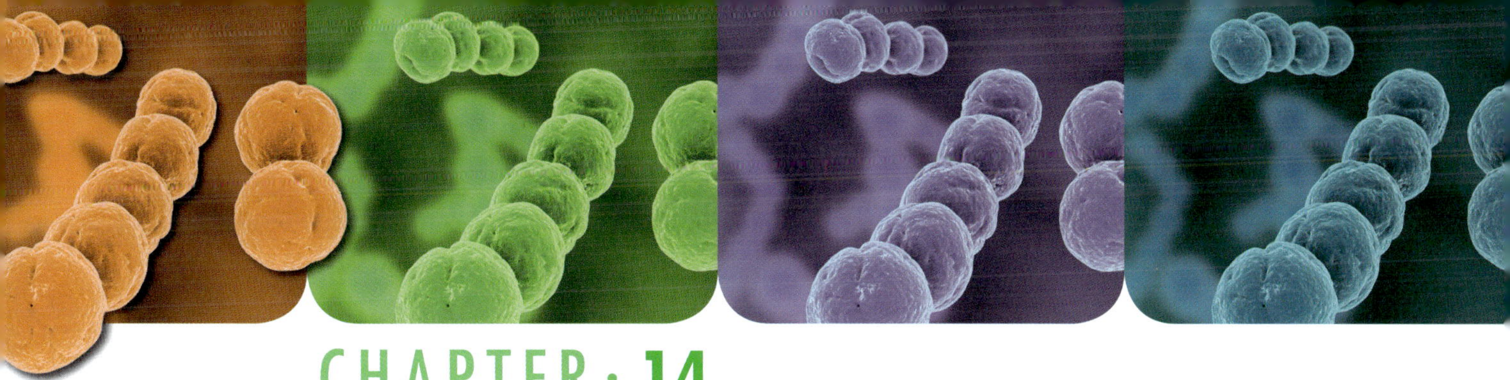

CHAPTER · 14

신경계 질병

DISEASE OF NERVOUS SYSTEM

학습목표

1. 신경계의 구성을 파악하고 중추신경계와 말초신경계의 기초적인 해부생리를 학습한다.
2. 신경세포의 구조와 기능, 신경흥분의 전달을 이해한다.
3. 신경계 질병의 병태생리를 이해한다.
4. 신경계 질병의 증상과 진행과정을 학습한다.
5. 신경계 질병의 원인과 치료법을 이해한다.

신경계는 내 · 외적 환경으로부터 자극을 받아들이고 반응하며 신체 각 장기의 모든 활동을 통합하고 조절하는 기능을 한다. 신경계는 중추신경계와 말초신경계로 구분되는데, 중추신경계는 뇌와 척수이며, 신체 안팎으로부터 오는 여러 가지 정보를 받아서 분석 · 통합 · 인지하고, 이를 토대로 고도로 분화된 정보처리 기능을 한다(그림 14.1). 말초신경계는 뇌와 척수에서 뻗어 나와 신체의 각 장기를 연결하는 뇌신경과 척수신경이 포함된다. 신체의 표면이나 내부의 장기에서 중추신경계로 흥분을 전달해 주는 신경섬유를 감각신경섬유라 하고, 중추신경계에서 축삭을 따라 근육이나 선으로 흥분을 전달해주는 신경섬유를 운동신경섬유라고 한다.

신경조직은 신경계를 이루는 기본단위인 **신경세포**(neuron 또는 nerve cell)와 **신경교**(아교세포, neuroglia)로 이루어져 있다(그림 14.2).

신경세포는 세포체와 원통 모양의 축삭(axon)으로 이루어져 있고, 축삭은 수초(말이집, myelin sheath)와 신경초로 싸여 있다. 신경세포는 3부분으로 나누는데 정보를 수집 · 통합하는 부위(신경세포체와 수상돌기), 자극전도부위(축삭) 및 신경전달물질을 분비하여 효과기로 정보를 넘겨주는 축삭종말부위로 구분되며, 신경흥분은 축삭을 따라 전달된다. 신경세포는 자극에 대한 흥분성과 전도성이 있으며, 시냅스를 통해 다음 신경세포로 신경흥분을 전달한다.

중추신경은 신경교세포로 둘러싸여 있는데, 이들 신경교세포는 중추신경세포의 지지, 교통, 신진대사 및 식작용을 한다. 성상교세포(별아교세포, astrocyte)는 신경세포와 모세혈관벽과 맞

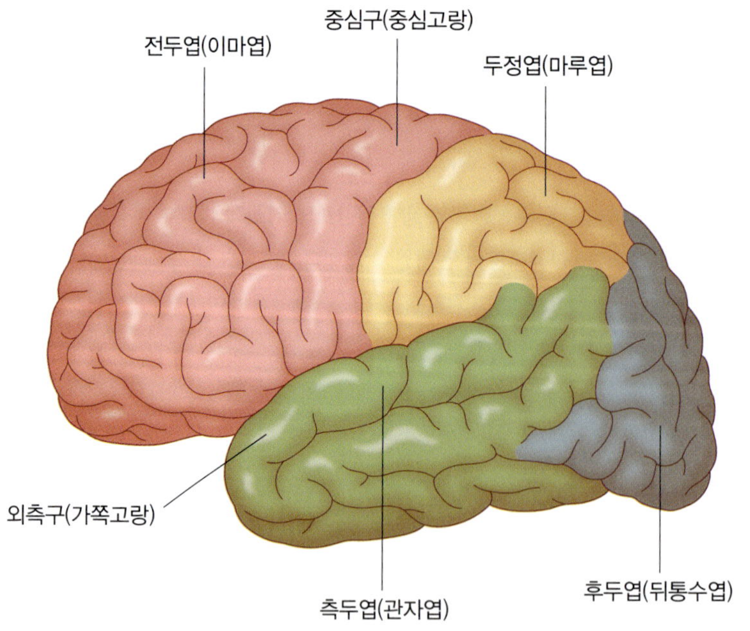

그림 14.1 대뇌피질

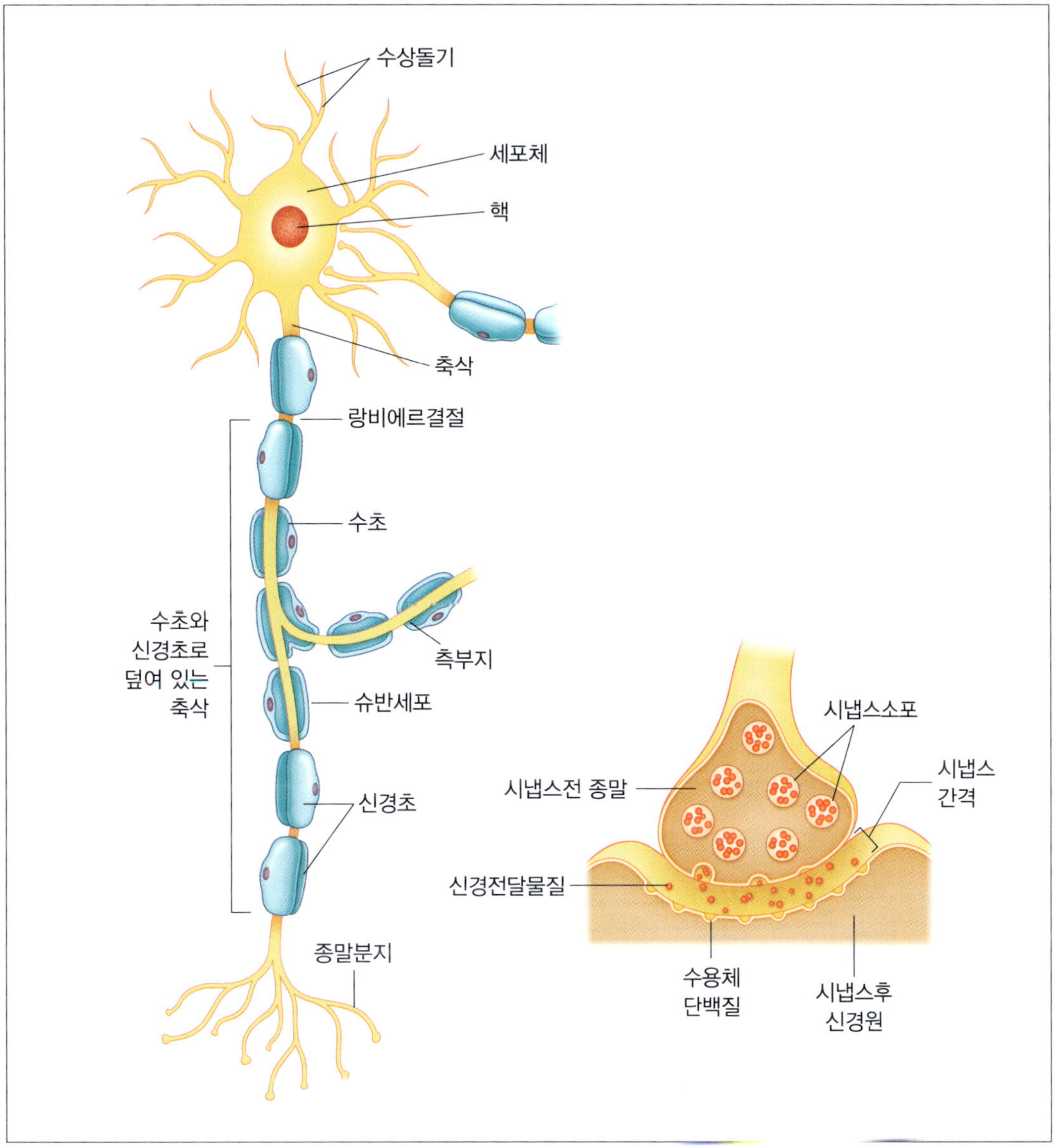

그림 14.2 신경세포

닿아서 **혈액-뇌장벽**(blood brain barrier, BBB)을 형성하고 산소, 영양소, 약물 등의 물질이동을 제한하여 중추신경을 보호한다. 희돌기교세포(희소돌기아교세포, oligodendrocyte)는 중추신경 내에 있는 신경세포의 축삭을 둘러싸고 수초를 형성한다. 신경아교세포는 신경세포의 신호전달, 면역반응, 조직의 복구와 재생에 중요한 역할을 담당한다(그림 14.3). 또한 신경조직이 손상되면 손상부위의 백색질에 소교세포(미세아교세포, microglia)가 동원되어 손상조직을 제거하고, 증식 · 종대된 반응성 성상교세포가 섬유소원을 생산하여 치밀한 그물조직을 남김으로써 조직의 복구에 참여한다. 이러한 과정을 신경아교증(gliosis)이라고 부르며, 흔히 일반조직의 반흔과 대비하여 신경아교흉터(glial scar)라 한다.

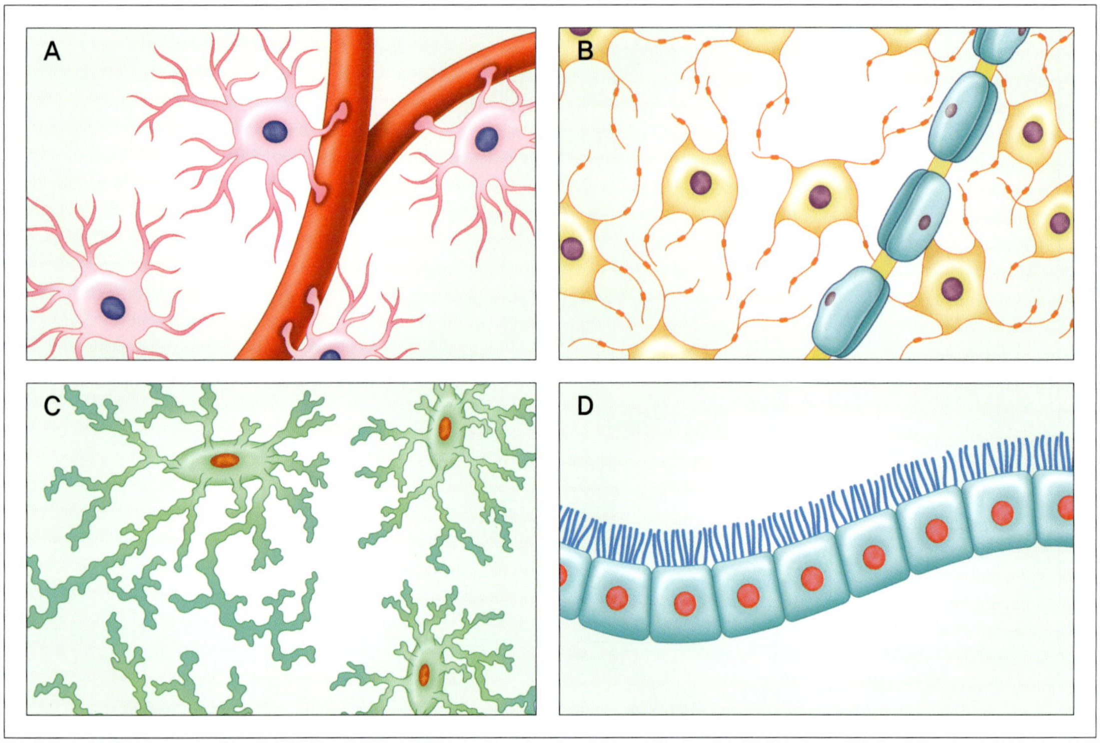

그림 14.3 **신경교세포.** A: 성상교세포, B: 희돌기교세포, C: 소교세포, D: 상의세포

중추신경계통에 병소가 발생하면 그 부위가 가지는 기능과 관련된 특징적인 신경증상을 나타낸다. 그리고 중추신경세포는 재생능력이 없고 분열하지 않으므로 중추신경계의 신경절, 핵, 회백질의 손상은 거의 회복되지 않는다. 신경증상은 아주 작은 미세구조손상이나 기능적 이상으로도 나타나지만, 현저한 병소가 존재해도 증상이 나타나지 않는 경우도 있다.

최근 발달된 CT, MRI 등의 화상진단이나 생리학검사를 통해 병소의 위치나 병리학적 성상에 관한 정보를 제공받을 수 있다.

두개골과 척추는 단단한 뼈로 이루어져 있어서 그 속의 중추신경계를 보호하지만, 탄력성이 없기 때문에 뇌내에 병변이 성장하거나 뇌내압 상승 시에는 뇌조직을 압박한다.

뇌와 척수는 세 겹의 뇌막으로 둘러싸여 있다. **뇌막**(수막)은 밖에서부터 경막(경질막), 지주막

당신은 좌뇌형 인간일까요, 우뇌형 인간일까요?

한 외과의사가 심한 간질을 가진 환자의 뇌에서 뇌량을 절단하였다. 이 수술과정은 좌우측 대뇌반구 사이의 모든 연결을 제거하였다. 이러한 수술과 실험으로, 신경과학자는 좌뇌와 우뇌가 있으며 이 두 뇌는 서로 다른 능력을 가진다는 사실을 알게 되었다. 좌뇌는 언어와 수학능력에 대한 기능을 하며, 추론적이고 분석적이다. 우뇌는 공간적 관계, 예술, 음악과 감정 표현에 관한 기능을 하며, 직관적이다. 대부분 시인과 예술가는 우뇌가 더 발달하였다. 대부분의 사람은 명확하게 좌뇌형 또는 우뇌형 인간이다. 뇌의 양쪽을 둘 다 사용하게 되면 삶은 얼마나 더 풍요로워질까?

(거미막), 연막(연질막)으로 구분하며, 혈액과 뇌척수액을 중추신경계 조직으로부터 선택적으로 분리하는 장벽 역할을 한다. 만약 뇌막에 감염(뇌막염)이 생기면 전 뇌척수의 표면을 통해 광범위하게 확산된다. 지주막하 병변은 뇌, 척수의 전 표면을 따라 멀리까지 확산되지만 연막으로 인해 뇌조직을 뚫고 들어가지는 못한다.

뇌척수액은 중추신경계 표면의 지주막하강과 뇌실계를 순환하고 있는 액체로서 뇌조직을 보호한다. 만약 뇌척수액의 흐름이 차단되면 뇌수종을 일으킨다. 수막염이 의심되면 반드시 뇌척수액을 검사해야 한다.

두부외상 Brain trauma

뇌는 두개골에 에워싸여 보호를 받고 있다. 그러나 교통사고 등 여러 요인에 의해 두부외상은 증가하고 있다. **두부외상**은 주로 두개골 골절과 뇌손상을 일으키며, 뇌손상은 머리손상 시 받은 충돌에 의한 타박상과 머리손상 후의 이차적 합병증에 의해 발생한다(그림 14.4).

뇌좌상 cerebral contusion

머리에 직 · 간접적인 외력에 의해 일어나는 뇌손상을 **뇌좌상**(타박상, contusion)이라고 한다. 외부의 힘이 가해진 부위의 직접적 손상을 **충격타박상**(coup contusion)이라 하고, 외부의 힘이 가해진 부위의 반대쪽에 두개골의 반작용을 받아 발생하는 손상을 반충타박상(contrecoup lesion)이라 한다(그림 14.5).

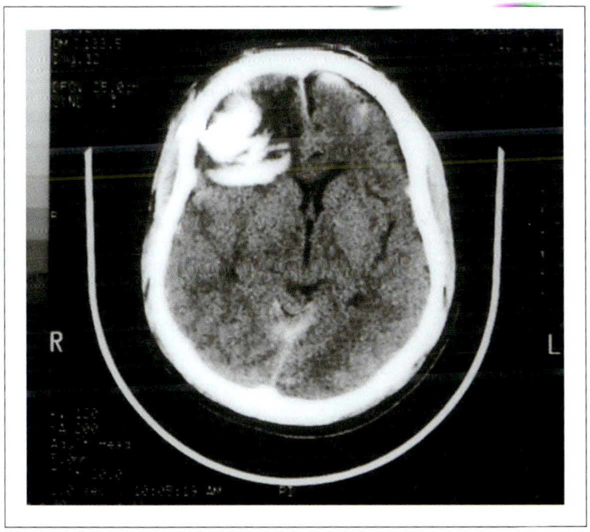

그림 14.4 두부외상의 컴퓨터 영상

경막외혈종 경질막바깥혈종, epidural hematoma

혈액이 머리뼈와 경막 사이에 고이는 것인데, 주로 중경막동맥(중간뇌막동맥, middle meningeal artery) 손상에 의한 동맥출혈로 인한 것이 가장 많다. 의식에는 이상이 없는 경우도 있으나 뇌를 압박하여 사망하게 되는 경우도 있다(그림 14.6).

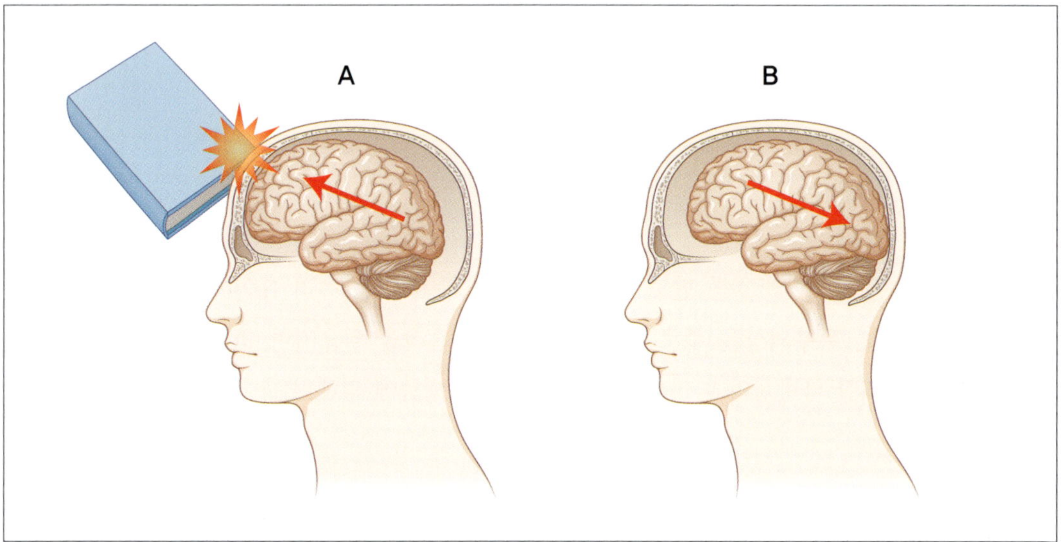

그림 14.5 뇌좌상. A: 충격타박상, B: 반충타박상

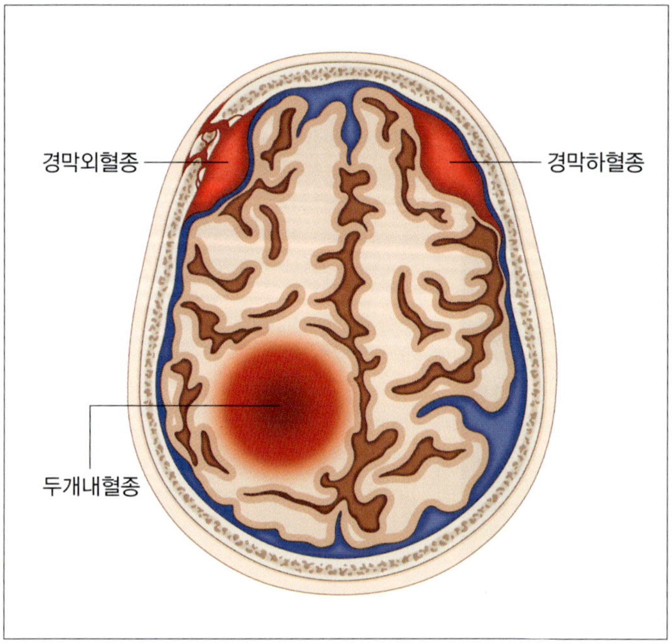

그림 14.6 두부외상 후 혈종의 형성

경막하혈종 경막밑혈종, subdural hematoma, SDH

경막과 지주막 사이에서 발생하는 혈종으로서 급성에서부터 만성(2~3주 이후)까지 다양하다. 출혈의 원인은 연결정맥(bridging vein)의 손상, 뇌타박상에 의한 뇌표면의 혈관파열 등이다. 만성경막하혈종(chronic subdural hematoma)은 경막과 지주막 사이, 즉 경막하공간에 발생한 정맥출혈이 점차적으로 커져 뇌를 압박하는 혈종을 말한다.

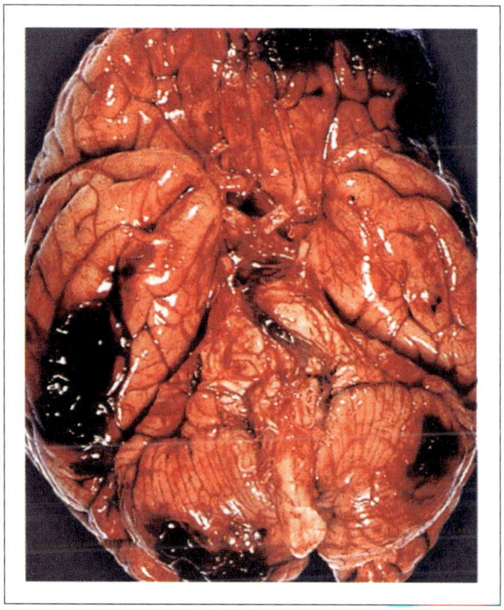

그림 14.7 두부외상
전두엽 좌상으로 인한 심한 출혈 결과 혈종이 생김

주로 두부외상이 주원인이 되지만 노년층이나 만성알코올중독자에서는 뇌위축에 의해서 두개내압이 저하되고, 특히 뇌위축에 의한 연결정맥의 긴장도 증가와 노령에 따른 경막 자체의 취약성 때문에 가벼운 두부외상에 의해서도 연결정맥이 쉽게 파열되어 혈종을 형성하게 된다.

임상증상은 혈종이 수주부터 수개월에 걸쳐 커지고 측두엽 헤르니아가 생기면 복시, 반마비, 구토, 의식혼탁이 갑자기 나타난다. CT나 MRI 영상으로 혈종에 의한 대뇌반구의 압박, 뇌헤르니아가 인지되며, 혈종은 드물게 재발한다(그림 14.7).

뇌부종 brain edema

뇌부종은 뇌조직이 수분을 다량으로 함유하여 확장된 상태를 말한다. 성인은 모세혈관 투과성 항진에 의해 발생하는 경우와 직접적인 세포손상에 의해 발생하는 경우로 나뉜다. 뇌출혈이 있을 경우와 없을 경우 모두 일어날 수 있으며, 일반적으로 혈관 확장에 따른 혈액 축석 및 세포 내외의 부종에 의한 결과로 설명된다.

수두증 hydrocephalus

뇌척수액이 뇌실 내에 축적되어 뇌실의 확대, 뇌실질의 위축, 두개내압 항진을 초래한다. 원인은 뇌척수액의 통과장애가 많지만 흡수장애나 과잉분비에 의해 발생하기도 한다. 뇌척수액은 뇌실의 맥락총(맥락얼기)에서 분비되어 제4뇌실의 가는 구멍을 통과하고 지주

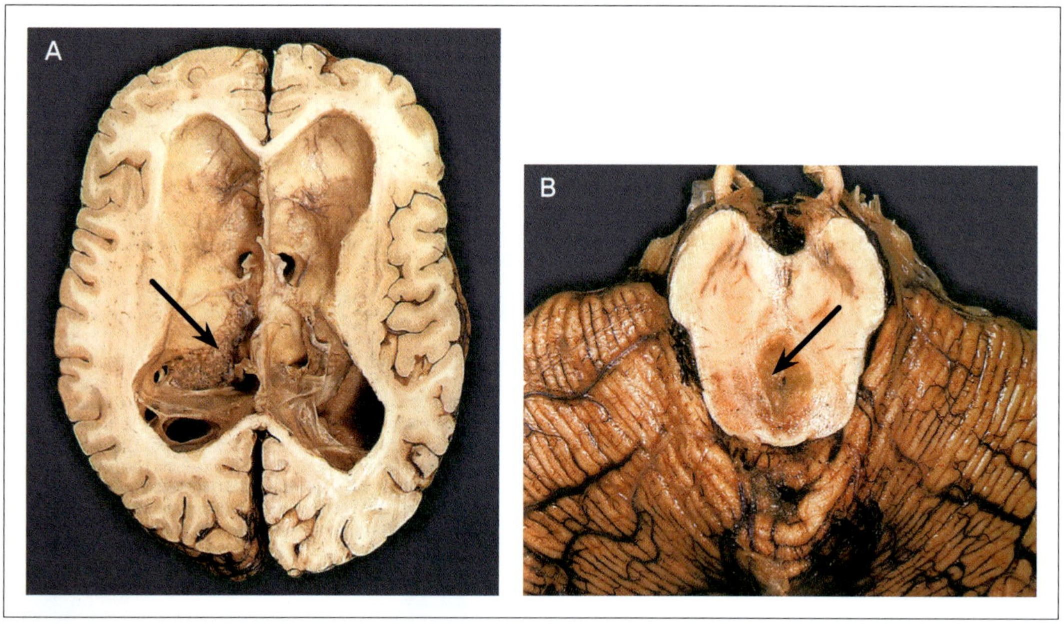

그림 14.8 **수두증. A:** 측뇌실이 확대되어 뇌척수액이 다량 고임(화살표 부위). 그 위를 덮는 백질과 회백질은 위축되어 있음. **B:** 중뇌의 중뇌수도가 바이러스 감염 후 폐쇄성 수두증을 유발. 교세포에 의해 완전히 막힘(화살표 부위).

막하 공간에 유입되어 정맥 내로 흡수된다. 폐쇄는 제4뇌실의 구멍 부분에서 가장 발생하기 쉽다(그림 14.8).

뇌혈관질환 Cerebrovascular disease, CVD

뇌혈관질환은 뇌혈관 자체에 병적 상태가 일어나는 모든 장애를 말한다. 뇌의 혈관이 막히거나 찢어지거나 새거나 하는 모든 이상이 포함된다. 특히 뇌혈관질환의 증상으로서 급격

표 14.1 뇌혈관질환

원인	임상질환	
허혈성 CVD	뇌경색(cerebral infarction)	뇌혈전(thrombosis) 뇌색전(embolism)
	일과성 뇌허혈발작(transient ischemic attack, TIA)	
출혈성 CVD	뇌내출혈(intracerebral hemorrhage) 지주막하출혈(subarachnoid hemorrhage, SAH)	

표 14.2 뇌경색과 뇌출혈의 차이

특징	뇌경색	뇌내출혈
TIA의 선행	빈번하다.	없다.
발병시간	안정 시(뇌색전증에서는 활동 시)	활동 시
발병에서 최고점까지	1시간~1일	발병 직후~6시간 이내
고혈압 경력	있거나 또는 없다.	많이 있다.
두통, 구토	거의 없다.	흔하다.
목경직	없다.	가끔 있다.
마비와 의식장애	마비 > 의식장애	마비 < 의식장애

하게 국소적인 신경증상이 나타나는 것을 **뇌혈관발작**(cerebrovascular stroke)이라 한다(표 14.1).

크게 구분하면 허혈성 뇌혈관질환과 출혈성 뇌혈관질환으로 나뉜다. 허혈성 뇌혈관질환은 혈관이 막혀 뇌로 혈액이 들어가지 않는 경우이고 출혈성 뇌혈관질환은 혈관 파손으로 출혈이 일어나 뇌로 혈액이 가지 못하는 경우이다. 결국 양쪽 모두 뇌로 혈액이 가지 않음으로써 뇌에 장애가 나타난다. 단, 이 두 가지는 임상적으로 구분되어야 한다(표 14.2).

허혈성 뇌혈관질환

허혈성 뇌혈관질환의 원인에는 크게 혈전과 색전이 있다. 경동맥(목동맥) 협착이나 심정지에 의한 순환혈액량 감소로 인해 말초 뇌조직으로 가는 혈액량이 감소하여 경색이 발생한다(그림 14.9).

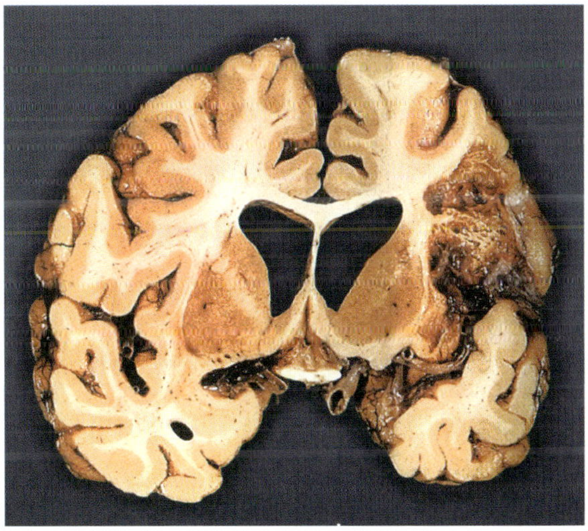

그림 14.9 뇌경색

우중뇌동맥영역의 오랜 경색으로 조직이 괴사되고 식작용이 진행되어 공동이 형성됨

뇌혈전증 cerebral thrombosis

주로 경동맥 또는 뇌동맥이 혈전에 의해 폐색되는 것으로, 뇌동맥경화에 속발하여 형성된 혈전이 주원인이며,

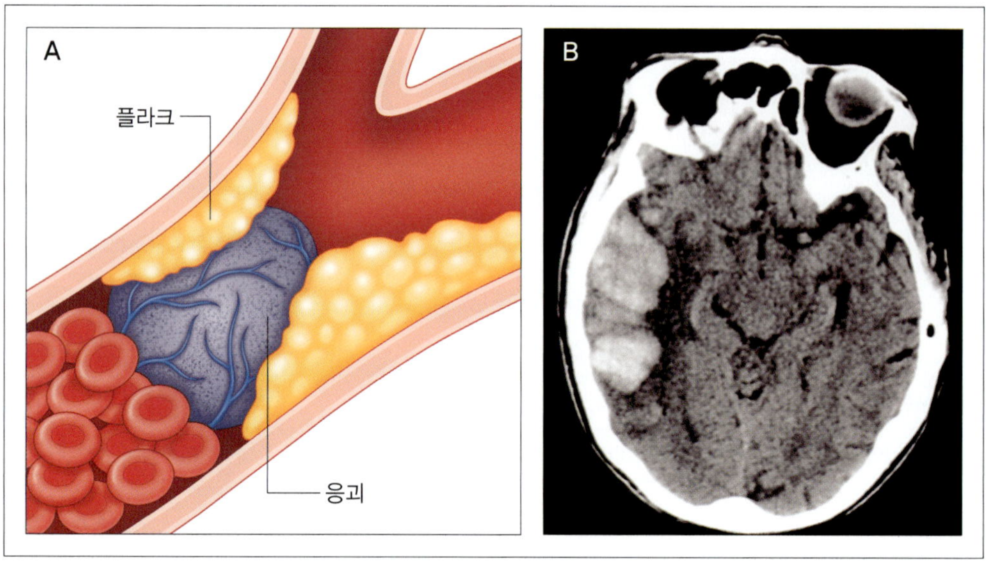

그림 14.10 **뇌혈전증**

A: 혈전성 뇌졸중–뇌혈전은 플라크라고 하는 지방의 축적으로 인해 동맥이 좁아진 것이다. 플라크는 응괴가 형성되게 하여 동맥에 흐르는 혈액통로를 막는 원인이 될 수 있다. B: 뇌조직으로 혈액이 새어나가 유발된 출혈성 뇌졸중과 뇌에 혈액공급을 막는 응괴(clot)로 유발된 허혈성 뇌졸중

혈전 생성의 주요 원인은 **죽상경화증**(atherosclerosis)이다. 죽종(atheroma)은 혈관의 안쪽에 죽처럼 끈적끈적하게 형성된 덩어리이다(그림 14.10).

죽상경화증 atherosclerosis

주로 굵은 동맥에 병변을 일으키는데, 경동맥, 척추동맥, 뇌기저동맥, 윌리스(Willis)동맥고리, 피질(겉질)동맥에 잘 발생하고, 혈전 형성과 내부 공간협착으로 허혈을 일으킨다. 혈전이 형성되면 최종적으로는 혈관이 막히게 되어 경색으로 이어진다. 경색에 빠진 조직은 수일 내에 융해가 시작된다. 미세아교세포에 의해 손상된 뇌조직이 제거되고, 반응성 성상교세포에 의해 복구가 일어난다. 큰 병소는 신경아교흉터(glial scar)에 둘러싸여 주머니 모양이 된다.

소동맥혈관괴사 angionecrosis

대뇌기저핵, 시상, 속섬유막 내부를 지나는 지름 200~500μm의 관통동맥(perforating artery)에 발생한다.

동맥경화증 arteriosclerosis

대뇌의 심부백색질을 관류하는 세동맥(지름 50~200μm)에 생긴 경화는 뇌혈관의 협착을

일으킨다.

임상적으로 밤에 잠자는 동안 혈전이 일어나 아침이 되어서 마비를 알아차리는 경우가 많다. 1~2일간 진행하는 경우도 드물지 않다. 증상의 발현에 앞서 **일과성 뇌허혈발작**(transient ischemic attack, TIA)을 경험하는 경우가 있다. 급성기에는 두개내압항진에 대한 대책으로 혈소판응집을 억제하는 약물(aspirin, ticlopidine)에 의한 항혈소판치료가 행해진다.

뇌색전 cerebral embolism

대개는 심장질환 또는 직경이 큰 동맥의 경화가 있은 후 여기서 떨어져 나온 혈전, 외상 시의 지방, 공기 등에 의해 뇌동맥이 막혀 발생하는 허혈성 뇌질환이다.

판막증과 같은 심장질환을 가지는 사람은 좌심방벽에 생긴 혈전이 흘러와서 뇌동맥을 막거나 죽상경화가 심한 경동맥의 혈전이 떨어져 나와 뇌혈관을 막는다. 기타 원인으로는 동맥염, 파종성 혈관내 응고증후군(DIC), 신성 다혈증, 경구피임약 복용 등이 있다. 병리학적으로 볼 때 대부분의 경우 심한 뇌부종을 동반하는 광범위한 출혈경색이 발생한다.

전구증상은 별로 없어 증상이 돌발적으로 나타나는 경우가 많다. 즉 일과 중에 돌발적으로 반마비와 의식장애 및 경련을 일으킨다. 치료는 뇌혈전증의 경우에 준한다.

일과성 뇌허혈발작 transient ischemic attack, TIA

돌연히 반신불수, 지각장애, 실어증, 반맹 등의 증상이 나타났다가 24시간 이내에 완전하게 회복되는 발작으로 미세색전이 원인이라고 생각되고 있다. 임상적으로 뇌경색의 전구증상으로 중요하다.

출혈성 뇌혈관질환

출혈성 뇌혈관질환은 출혈이 일어나는 부위에 따라 다음과 같이 나누어진다.

- 뇌내출혈(intracerebral hemorrhage)
- 지주막하출혈(subarachnoid hemorrhage)
- 경막하출혈(subdural hemorrhage)

뇌내출혈 intracerebral hemorrhage

뇌내출혈은 뇌 내부의 혈관에서 일어나는 출혈로, 대부분 고혈압으로 인하여 발생한다. 높은 압력이 혈관벽에 계속 걸리면 뇌내의 소동맥혈관이 괴사되어 그 부분이 미세동맥류(microaneurysm)가 되는데 그것이 파열되면 뇌내출혈이 된다. 뇌내출혈의 다른 원인으로는 외상, 출혈성 소인(혈우병, 백혈병, 혈소판 감소증 등), 뇌종양 등이 있다.

위험요인은 고혈압과 동맥경화이고, 직접적인 원인은 과로, 찬 기운에 노출, 배변 시 너무 과한 힘을 주는 것 등이다.

병리소견은 고혈압으로 인한 뇌내출혈의 50~60%가 피각(조가비핵, putamen)에서 발생하고, 대뇌피질과 백색질의 인접부위에 15%, 시상, 교, 소뇌에서 각각 10% 정도 발생한다. 출혈은 혈종을 형성하며 주변조직을 압박하여 부종과 허혈을 발생시켜 뇌경색을 일으킨다. 또한 출혈은 피각에서 시상이나 내포(속섬유막, internal capsule) 혹은 측두엽으로 파급될 수 있다. 뇌내출혈은 출혈한 혈액이 굳어져 생긴 혈종(hematoma)이 직접 뇌실질을 파괴한다. 혈종은 소교세포의 식작용에 의해 제거되지만 뇌실 근처의 출혈은 뇌실 안으로 파급될 수 있는데, 이런 경우는 뇌척수액(CSF)의 흐름을 막아 뇌내수종을 형성하므로 치명적일 수 있다. 시간이 경과함에 따라 혈종이 있었던 자리의 주위에 신경아교증(gliosis)이 일어나고 마침내 혈철소(hemosiderin)가 침착된 주머니가 형성된다.

동맥경화증, 고혈압 → 미세동맥류 형성 → 혈관파열

→ 두개내 출혈 → 혈종 형성 → 뇌기능장애 → 뇌조직 압박, 뇌내압 상승 → 뇌기능 장애
→ 구토, 경련, 목의 강직, 기억력 상실, 불안, 우울, 혼수
→ 사망
→ 동맥경련 → 심한 두통

임상적으로 출혈의 정도가 미약하면 혈관이 막혀서 발생하는 경색과 같은 증상을 보이는 반면에 급성으로 다량의 출혈이 생겨서 뇌실 내로 들어가면 환자는 혼수상태에 빠지게 되고 부종과 뇌압의 상승에 따라 뇌탈출이 발생하여 사망할 수 있다. 경미한 경우의 증상은 일과 중에 두통이나 현기증, 의식혼탁 등을 보이고, 수십 분 안에 편두통이 일어났다가 진정된다. CT · MRI 영상으로 혈종 부위나 두개내압력(intracranial pressure) 항진의 정도를 알 수 있다. 이때는 뇌압 항진에 대한 초기대응이 중요하다(그림 14.11).

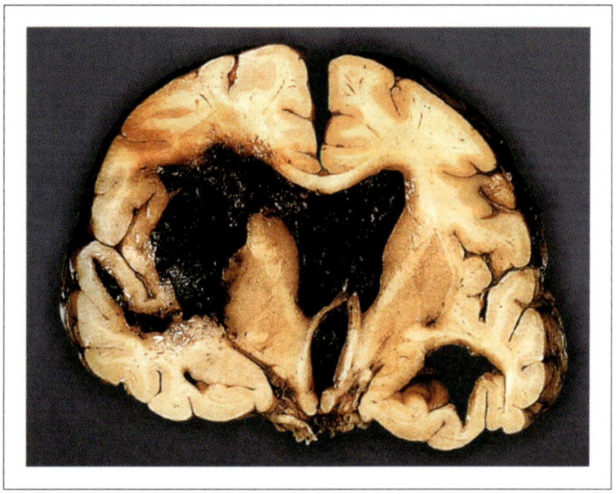

그림 14.11 뇌내출혈의 합병증

왼쪽 뇌내출혈로 뇌실에 혈액이 가득 차서 혈종덩어리가 옆 구조물에도 발생

왜 유아는 뇌에 물이 차는가?

가끔 신생아가 뇌의 뇌실계에 블록(block)을 가지고 태어나기도 한다. 이 경우 뇌척수액(CSF)이 정상적으로 생성되지만 블록 때문에 배출될 수가 없다. 뇌척수액은 뇌실에서 불어나고, 그래서 두개내압이 증가하고 두개골이 커진다. 이런 상태를 뇌수종(뇌에 물이 참, hydrocephalus)이라 부른다. 유아는 두개골의 봉합선이 아직 융합되지 않았기 때문에 머리 팽창이 가능하다. 만약 블록(예: 종양)이 좀 더 자란 아이나 성인에서 발생하였다면, 두개내압은 증가할 것이다. 그렇지만 두개골은 융합된 봉합 때문에 팽창될 수 없다. 만약 수술적 중재가 없다면, 압력 증가로 사망에 이를 수 있다.

지주막하출혈 subarachnoid hemorrhage

지주막하공간(subarachnoid space, SAH) 내에서 출혈이 일어나는 경우로 윌리스동맥고리분지부 등에 발생한 동맥류 파열이 50~70%로 가장 흔한 원인이다. 그 다음으로 **동정맥 기형**(arteriovenous malformation)에 기인한 것으로 전체의 5~10%를 차지한다.

증상은 매우 심한 두통이 갑자기 나타난다. 지주막 밑에 출혈이 발생하면 머리내압이 급속히 상승하고 그 때문에 막이 팽팽하게 당겨져서 통각신경이 자극되어 돌발적으로 심한 두통이 나타나는 것이 특징이다. 두통 외에도 수막자극 증상으로 목경직(neck stiffness), 두개내압 항진에 의한 의식장애 등이 나타난다. 혈액이 지주막하공간에 퍼지면 그 자극으로 뇌동맥이 수축하여 뇌허혈이 일어난다. 이로 인해 의식장애나 뇌부종이 증가되어 예후가 나빠진다. 또 수액에 다량의 혈액이 섞이면 수액 흡수가 억제됨으로써 수두증이 되어 뇌압이 항진된다.

신경계 감염질환

중추신경계통은 신체 다른 부위에 비해 감염에 저항하는 기전이 잘 발달되어 있지 않지만, 혈액뇌장벽이 있기 때문에 특수한 경우 이외에는 병원균이 중추신경계의 실질조직 안으로 침투하기 어렵다. 감염경로는 혈류, 외상에 의한 직접감염(머리뼈 골절), 국소감염의 파급(부비동염, 중이염, 치아의 감염) 및 말초신경계통을 통한 전파(헤르페스 바이러스, 광견병 바이러스) 등이 있다. 감염증의 주요 병리현상은 세균독소나 바이러스에 의한 신경세포사, 혈액뇌장벽의 파괴, 순환장애, 뇌부종, 혈관염으로 인한 뇌경색 등이 있다.

수막염 meningitis

수막에는 경막, 지주막, 연막의 3종류가 있지만 **수막염**은 주로 연막에 발생한다. 염증의 원인은 결핵균을 포함한 세균, 진균, 바이러스, 기생충 등이며, 원인에 따라 경과가 다르

표 14.3 수막염의 임상경과와 원인균	
임상경과	원인균
급성 경과를 나타내는 것	세균, 바이러스(특히 단순 헤르페스)
아급성 또는 만성 경과를 나타내는 것	결핵균, 진균, 악성종양

다(표 14.3).

세균성 수막염 bacterial meningitis

수막염균, 포도상구균에 의한 수막염이 흔한 편이며, 세균이 혈액을 통해 감염되거나 중이나 부비강을 지나 수막에 감염증을 일으키기도 한다. 뇌척수액에 호중구가 증가되어 있고 포도당은 현저하게 저하된다. 후유증으로는 수두증이 있다. 임상적으로 화농성 수막뇌염에서는 고열과 함께 **케르니그 징후**(Kernig's sign) 등의 수막자극증상이 나타나며 종종 치명적이다. 발열과 의식장애가 가장 많이 관찰되고, 섬망(헛소리, 환각, 망상), 수막자극과 뇌압 항진, 경련, 불수의운동, 반마비가 급속히 발생한다.

결핵성 수막염 tuberculous meningitis

결핵균에 의한 수막염으로 비교적 서서히 두통, 피로감, 구토 등의 수막자극증상이 나타나며 뇌부종이나 뇌압항진이 일어난다. 결핵성 수막염은 주로 폐에 생긴 병소에서 혈액을 통해 뇌로 흘러 2차적으로 발생하는 경우가 많다. 뇌척수액 내에서는 림프구가 증가한다.

진균성 수막염 fungal meningitis

폐에 감염된 진균이 혈액을 통해 수막에 이르는 경우가 많은데, 주로 크립토코쿠스(Cryptococcus) 진균에 의해 발생하고 아급성의 경과를 보인다. 면역억제제나 부신피질스테로이드 등을 장기간 사용하거나 악성질환에 걸려 면역이 저하된 사람에게서 발생하기 쉽다. 수막자극증상이 천천히 나타난다.

바이러스성 수막염 viral meningitis

뇌척수액 소견으로 세균을 분류할 수 없기 때문에 무균성 수막염이라고도 한다. 원인 바이러스는 엔테로 바이러스(Enterovirus), 멈프스 바이러스(Mumps virus), 단순포진바이러스(Herpes simplex virus) 등이 있다. 일반적으로 바이러스성 수막염은 엔테로 바이러스가 여름에 유행하기 때문에 여름에 많이 나타난다.

신경매독 neurosyphilis

매독은 매독균(Treponema pallidum)에 의한 성병으로 신경매독은 제4기의 매독증상을 말한다. 매독균 감염 후 10~20년이 지나 **신경매독**으로 발병한다.

임상적으로 신경매독에는 진행마비와 척수매독이 있다. 진행마비(general paralysis)는 매독에 의한 회백질뇌염으로 치매, 성격변화, 망상 등 다양한 정신신경증상을 나타내며, 방치하면 인격황폐를 초래한다. 후기매독은 수막염증상과 뇌신경마비, 뇌실질장애 징후를 나타낸다. 척수매독(tabes dorsalis)은 매독에 의한 척수염이다. 다리의 격렬한 통증, 슬개골반사 소실, 빛반사 소실 등이 나타난다. 운동이상에서 마비로 진행된다. 진단은 혈청 및 뇌척수액을 이용한 TPHA 항체의 검사를 실시한다.

바이러스뇌염 viral encephalitis

뇌에 생긴 염증을 뇌염이라 하며, 원인은 바이러스, 리케치아, 세균 등이 있으나 바이러스뇌염이 특히 중요하다.

바이러스뇌염 중에서 일본뇌염, 단순헤르페스, 인플루엔자, 유행성 귀밑샘염, 마진 등과 같은 급성바이러스뇌염은 뇌에 중대한 장애를 초래한다. 각각은 특징적인 병터를 생성하지만, 혈관 주위에 림프구침윤과 신경아교결절(glial nodule), 신경포식현상(neuronophagia), 즉 포식작용에 의한 신경세포의 파괴로 나타나는 조직학적 특징을 공통으로 나타낸다. 급성바이러스뇌염과 달리 바이러스에 따라 초래하는 임상양상이 다르다. 어떤 바이러스는 감염과 더불어 만성진행감염(chronic progressive infection)을 일으키나 어떤 바이러스는 임상증상을 일으키기 이전 수년 동안 신경계 내에 잠복상태로 남아 있는 '느린 바이러스감염(slow virus infection)' 양상을 나타내는 경우가 많다.

헤르페스뇌염 herpes simplex encephalitis

단순포진바이러스(herpes simplex virus, HSV)에 의한 뇌염으로 HSV1에 의해 발생하는 경우가 많다. 10세 이하와 21~30세에 가장 많이 발생하여 소아와 청년에게서 주로 발생한다. 바이러스뇌염 전체에서 10~20% 정도를 차지한다. 경련이나 정신증상이 있으며 측두엽이나 전두엽 아래 출혈성, 괴사성의 염증을 일으킨다.

뇌농양 brain abscess

뇌실질에 고름(농)이 고인 상태를 말한다. 원인균으로는 황색포도상구균, 폐렴구균, 대장균 등이 있다. 균의 침입경로는 중이염이나 부비강염 등 뇌의 가까운 부위에 세균감염을 장기간 앓은 경우이거나 직접 뇌 외상부위로부터, 또는 폐렴이나 심내막염 등에서 혈액으로 침입한다. 만성부비동염 등을 치료하지 않고 방치하여 염증이 부비동에서 머리뼈를 통해 뇌실질까지 퍼져버리는 경우가 많다.

뇌의 일부에 고름이 고여 있으므로 그 부위의 신경이 죽어버린다. 따라서 부위에 따른 국소적 신경증상이 나타난다. 고름이 주위의 뇌조직을 압박하므로 두개내압이 증가한다. 그에 따라 두통이나 구토 등 뇌압 항진증상이 발생한다(그림 14.12).

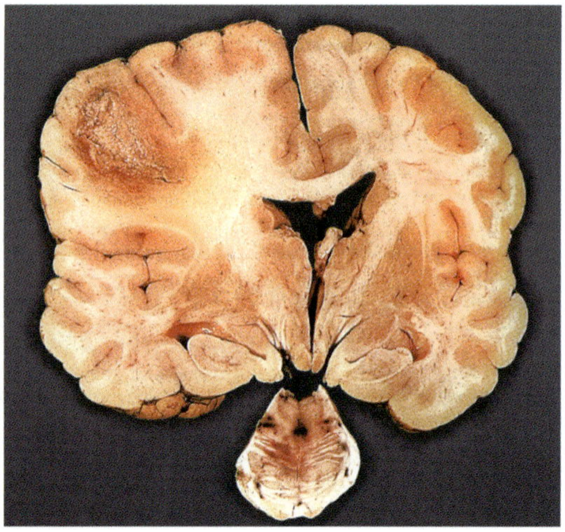

그림 14.12 뇌농양

변성질환 Degenerative disease

원인이 분명하지 않고 특정의 신경세포가 서서히 탈락해 가는 아급성 또는 만성의 진행성 질환을 총칭하여 변성질환이라 한다.

알츠하이머병

1907년 알츠하이머(Alzheimer)에 의해 처음 언급된 대뇌피질을 침범하는 대표적인 퇴행병이다. 주로 50~60대에 증상이 시작되는 **초로치매**(presenile dementia)와 65세 이후에 증상이 나타나기 시작하는 노인치매가 있다. 65~85세 범위 내에서 나이가 5세 증가할 때마다 발병률이 2배씩 높아지며 발병빈도는 65세 이상 인구의 1% 정도이다. 알츠하이머병의 원인은 정확히 알려지지 않았지만 노화가 가장 중요한 위험인자이다. 일부 환자에서 가족 내에 유전요인을 보인다는 사실이 밝혀져 있다.

맨눈으로 볼 때 대뇌위축은 미만성이지만, 주로 대뇌피질 특히 전두엽과 측두엽 안쪽(해마방회, 해마)에서 심한 위축을 보인다(그림 14.13). 이때 노화된 뇌 무게는 평균 100g 정도 감소한다. 가장 중요한 병리적 특징은 대뇌의 위축, 신경세포 섬유변화(neurofibrillary tangle), **노인성 반점**(senile plaque)이다(그림 14.14).

노인성 반점은 죽어가는 신경세포돌기와 베타아밀로이드단백질이 쌓여 형성되며 신경돌기반(neuritic plaque)이라고도 한다. 신경세포 섬유변화는 신경세포 안에 신경원섬

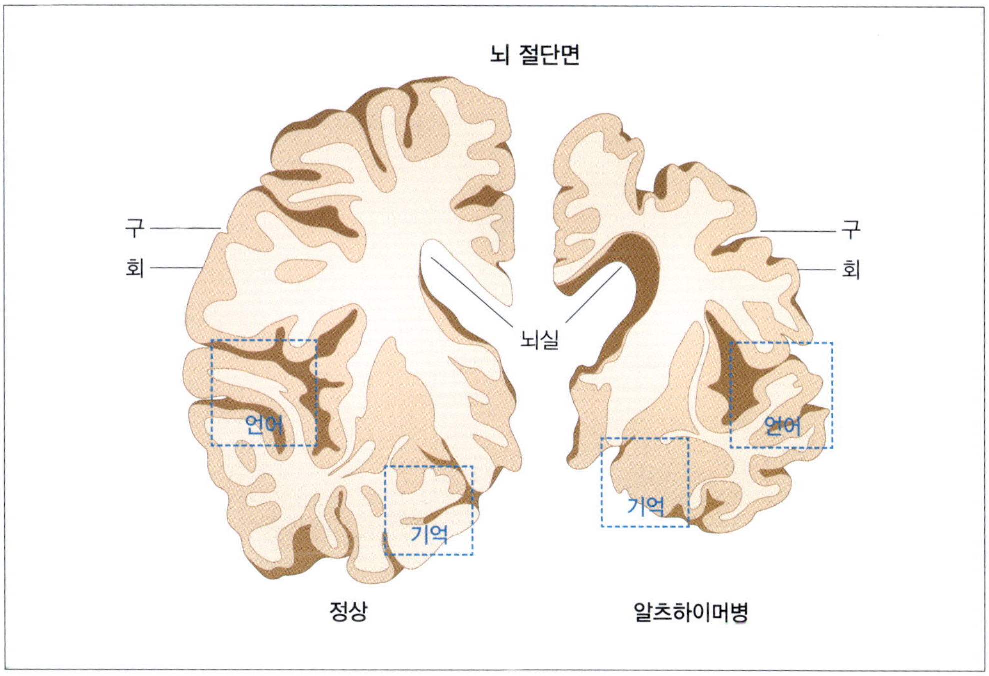

그림 14.13 정상인의 뇌와 알츠하이머병 환자의 뇌

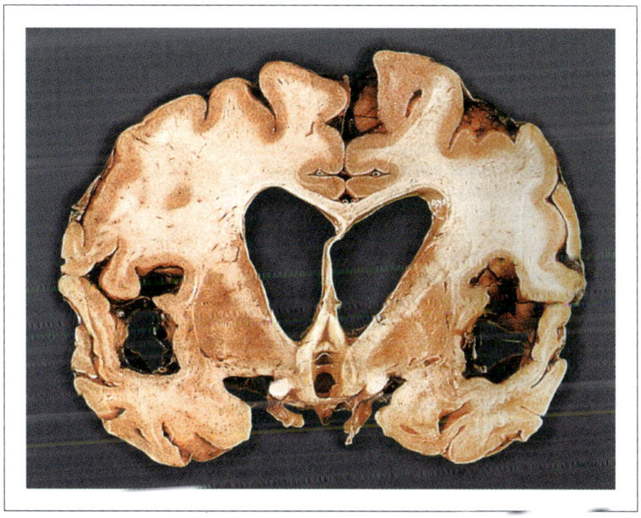

그림 14.14 알츠하이머병에서의 피질 위축

유가 실타래처럼 얽혀 덩어리를 이룬 것이다(그림 14.15). 이러한 변화는 특히 대뇌피질, 소뇌와 척수의 운동세포에서 현저하다.

알츠하이머병의 증상은 모호한 경우가 많기 때문에 인지가 어렵고 발병은 천천히 일어난다. 가장 뚜렷한 초기증상은 기억장애인데 최근의 기억이나 돈 계산의 착오 등으로 알 수 있다. 언어장애, 행위상실증, 사람인식능력저하 등 인지장애가 뚜렷해지고, 공연한 의심, 배회, 불결한 행위로 진행한다. 파킨슨병이나 경련을 동반한다. 원인치료법은 없고 대증요법이 행해지고 있다(그림 14.16).

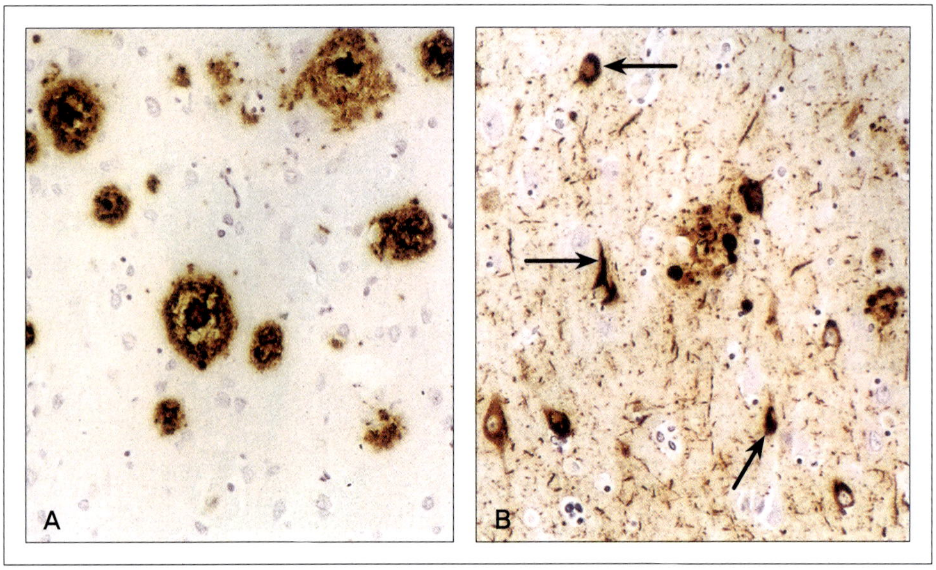

그림 14.15 알츠하이머병에서의 노인성 반점

A: β단백질로 이루어진 아밀로이드 반점이 대뇌피질의 세포외액에 불규칙한 동그란 모습으로 존재
B: 비정상적으로 인산화된 타우(tau) 단백질이 축적되어 세포내에 신경섬유 엉킴(화살표)이 형성됨

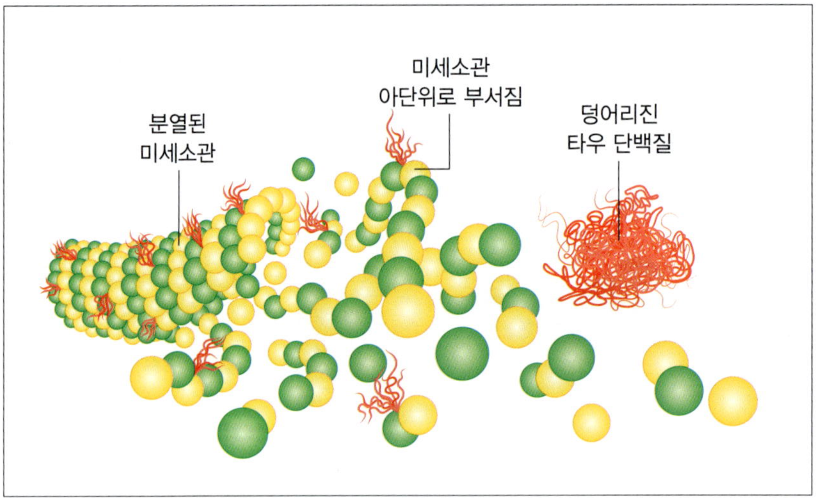

그림 14.16 신경세포 섬유변화

파킨슨병 Parkinson's disease

기저핵(basal nuclei)과 내포(internal capsule)를 침범하여 주로 운동기능의 장애를 보이는 피라미드외로계의 퇴행질환이다. 대개 50세 이후에 증상이 시작되고 환자의 30%에서 치매증상이 동반된다.

병리소견은 중뇌 흑질의 도파민을 분비하는 신경세포의 변성과 소실이다. 조직학적으로 흑질 신경세포의 변성과 소실 및 남아 있는 신경세포 안에서 루이소체(Lewy body; 난원형의 호산성봉입체, eosinophilic inclusion)가 관찰된다(그림 14.17).

임상적으로는 3가지 특징적인 증상을 나타내는데 운동실조(akinesia), 근경직(rigidity) 및 안정 시 손 떨림(resting tremor)이다. 이를 시간대별로 보면 다음과 같다. 파킨슨병의 초기증상은 환약을 굴리는 것과 같은 손가락의 떨림이 일어나고, 보행장애가 한쪽부터 시작되다가 1~2년 후에는 나머지 한쪽까지 영향을 받게 된다. 표정이 없는 얼굴(masked face), 느린 운동(bradykinesia), 근육경직(muscle rigidity)이 나타난다. 느린 운동은 흔히 옷 단추 잠그기, 글쓰기와 같은 세밀한 작업활동에 어려움을 겪거나 팔 흔들기가 자연스럽지 않은 형태로 나타난다. 근육경직은 파킨슨 환자의 관절을 수동적으로 움직여 보면 근육긴장도가 증가하며 특징적으로 자전거바퀴를 돌릴 때와 같은 톱니바퀴경직(cogwheel rigidity)이 발생할 수 있다. 보다 진행된 단계에서는 자세반사의 장애, 돌진보행, 뻣뻣하고 아장거리는 걸음(shuffling gait)이 나타난다. 전형적인 파킨슨병 자세는 모든 관절을 약간 구부리고 구부정하게 있는 형태인데, 이러한 현상은 자세반사 소실에

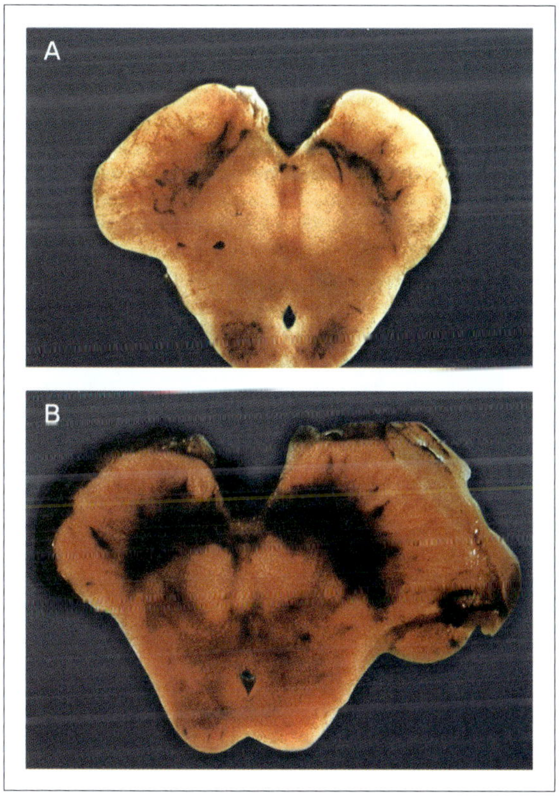

그림 14.17 특발성 파킨슨병

A: 파킨슨병으로 사망한 환자의 중뇌 내 흑질에 착색되고 변성된 신경세포. B: 정상

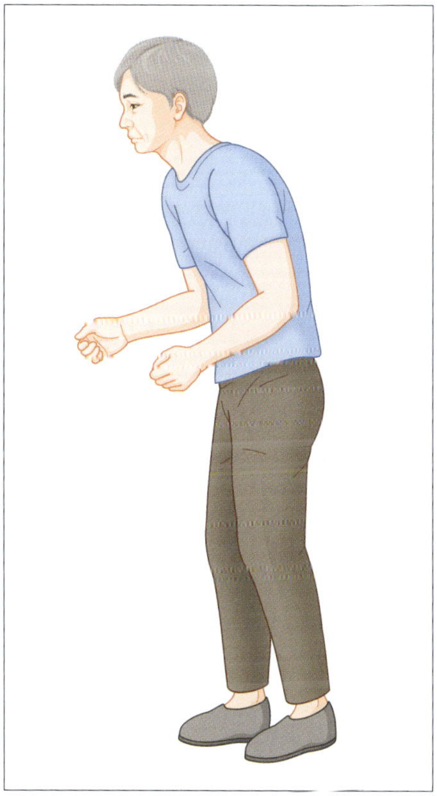

그림 14.18 파킨슨병 환자

서 오는 몸의 균형장애를 보상하기 위한 반응이라 할 수 있다(그림 14.18). 말기에는 삼킴곤란, 변비, 섭식곤란으로 인해 누워서 지내게 된다. 레보도파(levodopa), 항콜린약제(anticholinergics), 도파민수용체 효능약 등의 치료제를 사용한다.

뇌종양 Brain tumor

뇌종양은 머리뼈 안에 있는 종양의 총칭이며, 원발성이 90%, 전이성이 10%이다. 뇌종양의 임상증상은 대개 점진성으로 발생하여 수주 또는 수년에 걸쳐 서서히 진행되는 결과를 밟는다. 임상적 증상은 두통, 구토, 유두부종(papilledema)과 같이 뇌압상승(raised intracranial pressure)에 의한 증상이 나타난다. 두통은 주로 아침에 심해지고, 구토는 갑자기 토하는 특징을 보인다. 또한 뇌종양의 증상으로 뇌의 국소적 신경증상이 있는데 간질 발작이 환자의 30% 정도에서 나타난다.

신경조직에서의 종양: 신경아교종 glioma

전체 뇌종양의 40%이며, 신경아교세포에서 유래한 악성종양이다. 빈도순으로 성상교세포종, 뇌실막세포종, 수모세포종, 희돌기아교세포종이 있다.

성상교세포종 astrocytoma

성상교세포에서 유래하는 양성종양으로 신경아교종의 25~35%를 차지한다. 모든 연령층에서 발생하지만 성인에서는 대뇌, 소아에서는 소뇌에 잘 발생한다(그림 14.19).

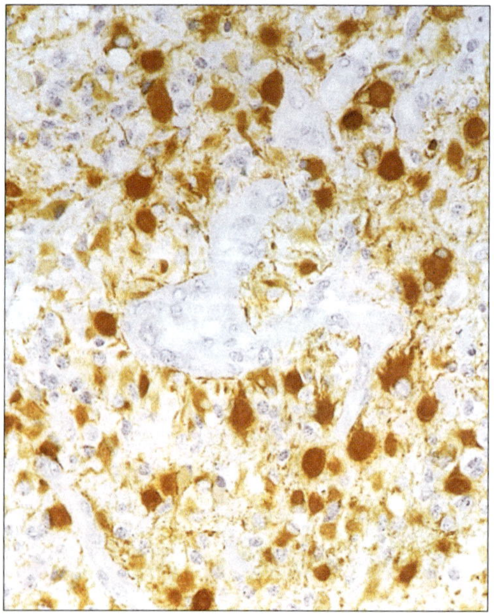

그림 14.19 성상교세포종

희돌기교세포종 oligodendroglioma

희돌기교세포에서 유래하며, 신경아교종의 5% 정도를 차지하며, 성인의 대뇌에서 잘 발생한다. 종양세포는 핵 주위가 공포 모양이고 벌집과 같은 조직상을 나타낸다.

뇌실막세포종 뇌실막종, ependymoma

뇌실의 상의세포에서 유래하며 신경아교종의 10%를 차지한다. 소아의 제4뇌실이나 척수의 요천(허리엉치) 팽대부에 많이 발생한다.

아교모세포종 glioblastoma

성상교세포에서 유래하는 악성종양으로 신경아교종의 약 30%를 차지하고 주로 성인의 대뇌 백색질에서 많이 발생한다. 종양에서는 출혈, 괴사, 부종을 일으키며 예후는 아주 나쁘다(그림 14.20).

수모세포종 medulloblastoma

소아의 대표적인 악성 뇌종양으로 신경아교종의 9% 정도를 차지한다. 소아의 소뇌(vermis)에 많이 발생하고 미숙한 소형세포가 밀집해 있다. 방사선 감수성은 높지만 재발이 많고 예후가 나쁘다.

신경조직 이외의 두개내 종양

수막종 meningioma

뇌종양의 15%를 차지하며 뇌수막의 지주막세포(arachnoid cell)에서 유래된 악성종양이다. 대부분은 양성으로 대다수는 경막에서 발생한다(그림 14.21). 경계가 선명하고 뇌로

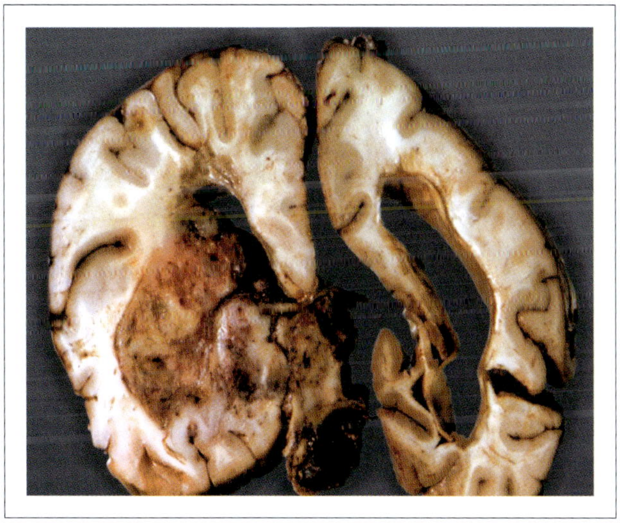

그림 14.20 아교모세포종

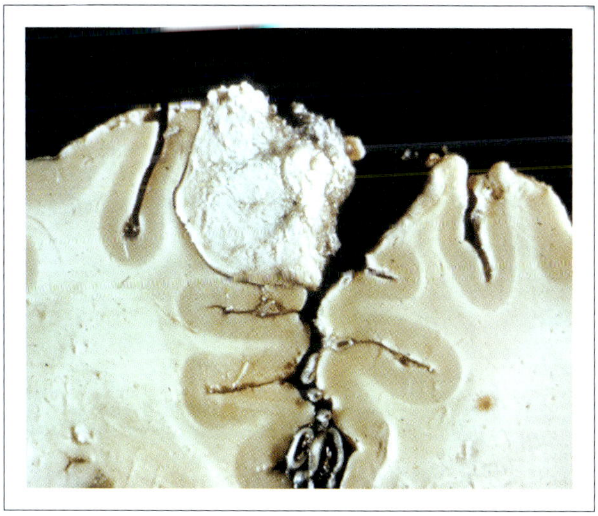

그림 14.21 경막의 수막종

부터 쉽게 박리된다. 뇌조직의 침투에 의한 증상보다는 압박에 의한 증상을 일으킨다. 임상적으로 40대 여성에게 많으며 발생부위에 따라 증상은 다양하다. 수술로 적출이 가능하다(그림 14.22).

뇌하수체선종 pituitary adenoma

뇌종양의 10%를 차지하는 양성종양으로 뇌하수체 전엽세포에서 발생한다.

발병의 정점은 30대이고, 여성에게는 유즙분비와 무월경, 말단비대증, 고혈당, 고혈압, 쿠싱질환, 뇌하수체기능저하가 나타난다. 혈중호르몬측정이 진단에 도움이 되고 치료 시 경과는 좋다.

전이성 뇌종양

전체 뇌종양의 약 15%가 전이에 의한 것이라고 알려져 있다. 주로 남성은 폐암, 여성은 유방암에 의해 뇌종양으로 전이되는 경우가 많으며 위암, 신장암, 악성흑색종 등도 뇌종양으로 전이된다. 종양부위에 부종을 동반하는 것이 특징이며, 뇌실질에 다발성 종양이 형성되고 거미막 내에 광범위하게 침윤하여 암성수막염이 되기도 한다(그림 14.23).

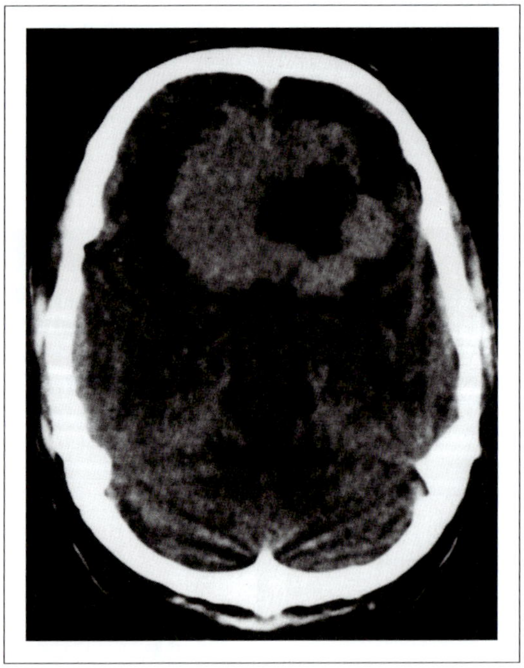

그림 14.22 수막종 자기공명영상

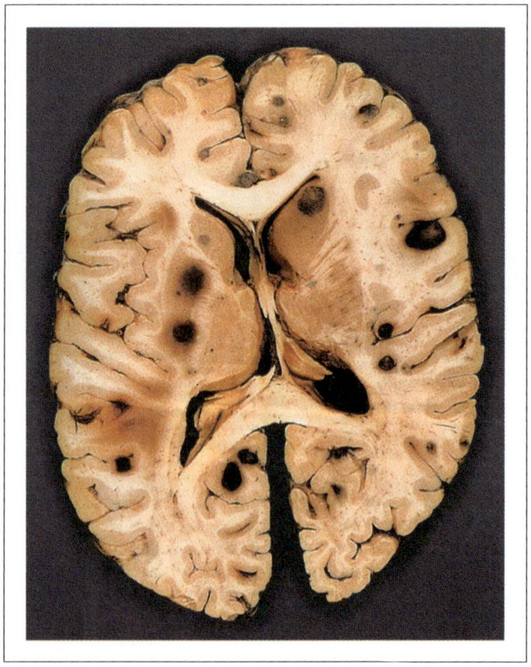

그림 14.23 대뇌 전이

악성 흑색종에서 전이되어 뇌내 여러군데가 어둡게 착색되어 있고, 주로 백질과 회백질의 경계부위에서 관찰된다.

기타 신경계 질환

탈수초질환

수초에 1차적으로 선택적 파괴가 나타나고 축삭은 정상이지만 기능에 심각한 영향을 나타내는 질환으로 2차적으로 신경세포나 신경아교세포도 손상된다.

다발성 경화증 multiple sclerosis, MS

다발성 경화증의 질환명인 '다발(multiple)'이 의미하는 대로 중추신경계의 2군데 이상이 광범위하게 수초가 소실되고, 오랜 기간에 걸쳐 재발과 호전을 반복하는 특징을 나타낸다. 일본인 중에서는 시신경 척수형이 많고 구미인 중에는 대뇌형이 많다. 대표적인 수초질환으로 수초의 당지질에 대한 자가항체에 의해 수초탈락이 일어나는 자가면역질환이다. 이 질환은 수초를 생성하는 희돌기교세포가 결핍되어 있다. 중추신경계통에서만 수초의 소실이 나타나고 말초신경에서는 나타나지 않는다. 최고 발병연령(peak age of onset)은 20~25세이고 여성에게 약간 더 많다.

임상증상은 charcot 3주 징후로 알려진 눈 떨림(nystagmus), 의도진전(intension tremor), 언어장애(scanning speech)가 있다. 그 밖에도 감각장애 중 척수목분절의 뒤섬유기둥(posterior column) 침범 시에는 '**레미떼징후**(Lhermitte sign)', 즉 목을 구부릴 때 갑작스럽게 전기처럼 뻗는 느낌이 등을 통해서 팔다리로 뻗쳐 내려가는 것을 느낀다. 초기에는 감각이상, 약한 팔다리 운동능력이상, 조화운동실조, 방광증상 및 눈 떨림 등이 나타나며 병이 진행될수록 회복이 완전하지 못하고 결국에는 광범위한 대뇌 및 척수의 수초탈락에 따른 실금(incontinence), 양측 다리마비와 정신장애 등의 증상이 나타난다. 말기에는 흔히 폐나 신장장애로 사망에 이를 수 있다(그림 14.24).

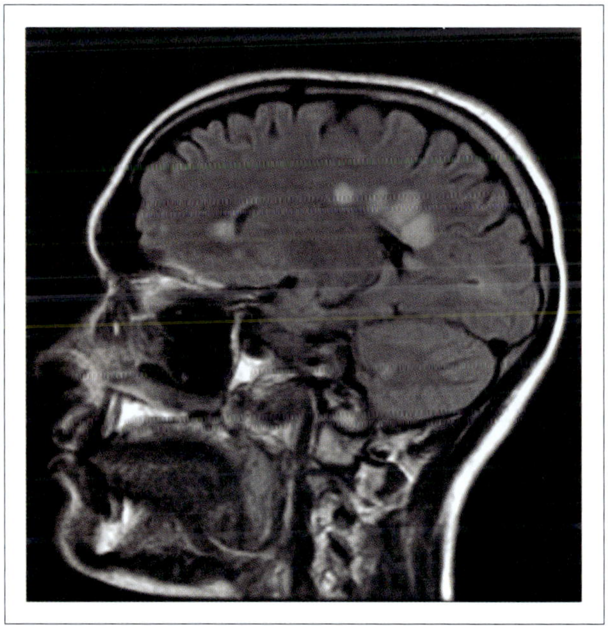

그림 14.24 다발성 경화증

길랭-바레증후군 Guillain-Barre syndrome, GBS

말초신경의 대표적인 수초소실질환이다. 급성마비질환으로 급성염증 수초탈락 **다발성 신경병증**(acute inflammatory demyelinating polyneuropathy, AIDP)이라고도 한다. 모든 연령에서 발생할 수 있으며, 감기나 가벼운 열성질환 등의 상부호흡기도 감염이나 바이러스 감염 후 발생하는 질환으로 주로 운동신경에 문제를 일으키지만 감각신경에도 문제를 일으킨다. 정확한 발병 원인에 대해서는 명확하지 않지만 약 70%에서 운동마비가 나타나기 전에 상부호흡기도 감염, 바이러스 감염이 발생하는 것으로 보아 외부항원을 인식하는 항체가 자신의 신경을 공격하는 자가면역기전에 의한 것으로 여겨지고 있다.

임상증상으로 볼 때 비교적 빠르게 진행되는 대칭의 근육쇠약과 마비가 발에서 시작하여 얼굴근육까지도 침범할 수 있으며 호흡근육을 침범할 경우 호흡기능상실증을 일으킬 수 있다. 상행마비는 발병 초기에 다리의 발쪽부터 힘이 빠지는 증상으로 시작되고, 수일에 걸쳐 다리의 허벅지 쪽으로 마비가 진행되는 양상을 보인다. 그 밖에 호흡곤란, 자율신경계 증상을 보이기도 한다. 그러나 대부분 완전히 회복된다.

말초신경종양

말초신경종양에는 신경초종(신경집종, neurilemmoma)과 신경섬유종(neurofibroma)이 있다. 임상적으로 이들 종양은 해당 신경에 신경학적 장애를 일으키는 경우도 있으나 종양덩어리가 주위조직을 압박하여 신경뿌리와 척수압박에 의한 척수의 반절단(hemisection)증후군을 보인다.

신경초종 neurilemmoma

말초신경섬유를 덮고 있는 신경초세포(슈반세포)에서 생기는 양성종양으로 피하조직 등의 연부와 청신경에서 발생하는 경우가 많다.

신경섬유종 neurofibroma

신경섬유종은 말초신경의 슈반세포와 섬유모세포가 동시에 서로 섞여 증식한 양성종양으로 피하조직에 생기는 경우가 많다. 방추형 세포의 불규칙한 다발 모양 배열로 신경초종보다 종양세포 핵의 형태가 불규칙하다.

프리온병

감염성 단백질인 비정상 프리온에 의해서 생기는 변성신경질환을 말한다. 공통된 소견은 신경, 신경아교세포의 공포형성에 의한 해면성 변성이 나타난다. **크로이츠펠트-야콥병**(Creutzfeldt-Jakob disease, CJD), **변종 크로이츠펠트 야콥병**(variant CJD)이 있다.

핵심용어

요추천자 lumbar puncture

요추부위를 통한 뇌척수액을 적출하여 이상 유무를 확인

회백척수염, 회색질척수염 poliomyelitis

뇌와 척수에 영향을 주는 바이러스성 감염

대상포진 shingles(띠헤르페스, herpes zoster)

말초신경에 영향을 주는 바이러스성 질병

파상풍 tetanus

Clostridium tetani 박테리아에 의해 유발되는 신경조직의 치명적인 급성 감염증

동맥류 aneurysm

동맥 벽에 국소적으로 생긴 주머니

치매 dementia

정신적 기능의 감소로 다음의 원인으로 발생한다.

- 알츠하이머병(Alzheimer's disease)
- 두부 외상(head trauma): 머리 손상과 관련된 뇌세포의 죽음
- 유발 물질(substance induced): 약물과 독성에 의한 뇌세포의 죽음
- 혈관(vascular): 혈류의 감소로 인한 뇌세포의 죽음이나 위축

간질 epilepsy

재발되는 발작으로 인한 신경계의 장애

뇌진탕 concussion

심한 두통, 어지럼증 및 극심한 호흡을 포함하는 외상 후 증후군으로 일시적인 의식 소실이 나타난다.

좌상 contusion

찢어진 대뇌 또는 뇌막 혈관을 포함하여 손상을 일으킨 것

혈종 hematoma

두개골 내의 혈액이 국소적으로 모여 있는 것

CHAPTER · 15

비뇨기계 질병

DISEASE OF URINARY SYSTEM

학습목표

1. 비뇨기계 구성 장기들의 기초적인 해부생리를 학습한다.
2. 신장의 구조와 기능을 인체의 항상성과 연결하여 이해한다.
3. 비뇨기계 질병의 병태생리를 이해한다.
4. 비뇨기계 질병의 증상과 진행과정을 학습한다.
5. 비뇨기계 질병의 원인과 치료법을 이해한다.

비뇨기계(urinary system)는 소변을 생산하여 몸 밖으로 배설하는 기관으로 이루어졌으며, 좌 · 우 2개의 신장(콩팥), 2개의 요관, 1개의 방광, 1개의 요도로 구성되어 있다. 비뇨기계는 신장에서 혈액으로부터 노폐물을 소변으로 배출함으로써 생체의 내부환경을 일정하게 하여 항상성 유지에 중요한 역할을 하고 있다.

신장(kidney)은 횡격막(가로막)과 간 아래에 열한번째 흉추(등뼈, T11)와 셋째 요추(허리뼈, L3)사이 양쪽에 위치한 완두콩 모양의 복막 뒤 장기로, 심장에서 나오는 혈액량의 약 25%가 신장을 통과하여 소변이 만들어지면 요관을 따라 방광으로 흘러간다. 요관(ureter)은 신장의 소변을 방광까지 운반하는 가늘고 긴 한 쌍의 관이다. 요관은 신우(콩팥깔때기)에서 연속되고 둘째 요추 높이에서 시작되어 복막(배막) 뒤에서 아래쪽으로 내려간다. 방광(urinary bladder)은 임시로 소변을 저장하는 장기로 평활근(민무늬근)으로 구성되어 유연하고 신축성이 커서 평소엔 풍선처럼 비어 있다가 소변이 흘러오면 팽창하게 된다. 요도(urethra)는 방광에서 몸 밖으로 소변이 배출되는 관으로, 여성의 요도는 직선이고 약 4cm 길이로 짧으며 방광에서 바로 외부로 연결되지만 남성의 요도는 길이가 약 20cm로 비교적 길고 방광 아래 전립선(전립샘)과 성기의 중앙을 지나서 외부로 연결된다.

신장에서 소변을 만드는 기능적 단위인 **네프론**(신원, 콩팥단위, nephron)은 하나의 신장에 약 백만 개씩 양쪽에 총 이백만 개가 존재하며, 하나의 네프론은 하나의 신소체(콩팥소체, renal corpuscle)와 세뇨관(renal tubule)으로 구성된다. 신소체는 사구체(토리, glomerulus)와 보우만주머니(토리주머니, glomerular capsule, Bowman's capsule)로 이루어지고, 세뇨관은 근위세뇨관(토리쪽세관, proximal convoluted tubule), 헨레고리(콩팥세관고리, Henle's loop), 원위세뇨관(먼쪽세관고리, distal convoluted tubule) 그리고 집합관(집합세관, collecting duct)으로 이루어진다(그림 15.1).

신장은 혈액으로부터 대사산물을 제거하여 소변으로 배출한다. 또한 체액의 성분과 양을 조절하여 적당한 삼투질 농도를 유지하고 적정 혈장량을 유지하여 혈압을 조절한다. 그리고 단백질 대사의 최종산물인 요소, 요산, 크레아틴 등은 몸속에 축적될 경우 뇌를 포함한 장기에 독성을 나타내는데, 신장에서 걸러내어 배출한다. 또 소변으로 수소이온과 중탄산이온의 배출을 조절하여 pH를 적절하게 유지한다. 한편 몸속으로 들어온 약물, 식품첨가제, 살충제, 비영양성 이물질들을 몸 밖으로 배출하기도 한다. 또한 신장은 에리트로포이에틴(erythropoietin)이라는 호르몬을 분비하여 적혈구 성숙을 촉진하여 조혈과정에 관여한다. 그리고 레닌(renin)을 분비하여 나트륨을 몸속에 보존하는 과정에 관여하여 혈압을 조절하고, 비타민 D를 활성화하여 칼슘의 흡수를 돕는다.

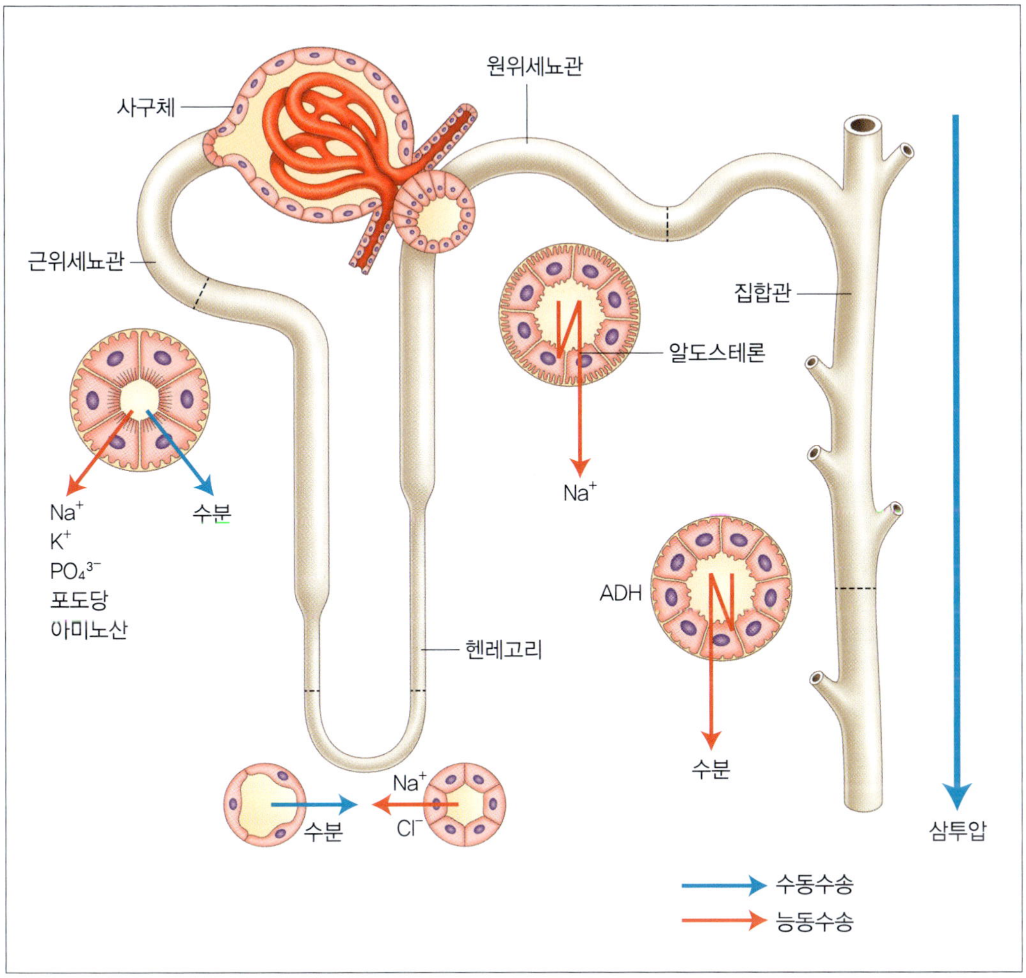

그림 15.1 신세뇨관의 구조와 기능

사구체질병 Glomerular disease

사구체질병은 신장질환에서 가장 빈도가 높은 질환이다. 신장이상으로 인해 장애가 나타나면 일차성 사구체신염, 전신의 병(예: 당뇨병)에 동반되어 나타나면 이차성 사구체신염이라 한다. 1995년 WHO에서는 조직학적으로 아래와 같은 분류를 제시하였다.

사구체신염 토리콩팥염, glomerulonephritis

좌우 신장의 사구체 대부분이 침해되는 질병이며, 주로 면역학적 기전에 의해 발생한다. 대부분 어떤 면역복합체가 사구체에 부착함으로써 일어나는 III형 알레르기 반응이다. 또한 혈관질환, 대사질환이나 유전질환에 의해서도 사구체가 손상된다(그림 15.2).

표 15.1	신장질환의 발생부위와 질병
혈관성: 신장의 혈관이상 또는 혈액공급의 차질로 인해 신장이 손상된 것	
전신적인 혈액순환 장애에 의해 신장에 혈액공급이 저하되는 경우	저혈압, 쇼크상태, 심한 탈수증 등
신동맥과 신정맥처럼 큰 혈관이 좁아지거나 막힐 경우	양측성 신장동맥협착증 등
신장 내부의 가는 혈관이 좁아지거나 막힌 경우	요독증후군, 혈관염 등
사구체성	
원발성 사구체질환	초점성 분절성 사구체경화증, IgA신염 등
이차성 사구체질환: 전신성 원인에 의해 사구체가 파괴	당뇨병성 신증, 루푸스신염 등
세뇨관 간질성	
세뇨관이나 간질조직이 파괴되어 신장기능이 나빠지는 것	다낭성 신질환, 약물 또는 독소에 의한 만성 세뇨관 간질성 신염, 역류성 신증 등
폐쇄성	
소변의 배출경로가 어떤 원인에 의해 폐쇄되면서 요관이나 신우, 세뇨관 내부의 압력이 높아져 신장기능이 나빠지는 것	양측성 요로결석, 전립선질환 등

막성신증 막토리콩팥염, membranous glomerulonephritis

막성신증은 10대와 젊은 성인에게 주로 발생하는 신증후군(nephrotic syndrome)의 주요 원인이 되는 전형적인 면역복합체 신염이다. 특발성과 속발성(SLE, 악성종양, 매독, 말라리아, B형간염, 페니실아민, 수은, 금 등에 수반하는 것)이 있다. 일반적으로 스테로이드 저항성이 있으며 천천히 신기능상실로 진행하지만 자연치유되는 경우도 있다.

광학현미경 하에서 사구체 모세혈관벽이 미만성으로 거의 균일하게 비후된 것이 관찰되고, 사구체 간질 영역은 약간 확대되어 있으나 세포성분의 증가는 없다. 진행된 시기에는 혈관벽의 비후가 뚜렷하고 벌레가 먹은 것 같은 투명소(moth-eaten appearance)가 관찰된다. PAM 염색에서는 상피측에 형성된 무수한 작은돌기(spike)가 특징적으로 나타난다.

전자현미경으로는 사구체 기저막의 비후와 발세포측에 구슬(moniliform) 모양의 기질 침착물이 늘어서 있는 것을 볼 수 있다. 그 사이를 메우듯 기저막물질이 상피측으로 돌출하여 작은돌기를 형성하고 있다. 면역형광검사법에서는 사구체기저막을 따라서 IgG 및 C3의 침착이 과립형태로 나타나지만 다른 면역글로불린의 침착은 없다.

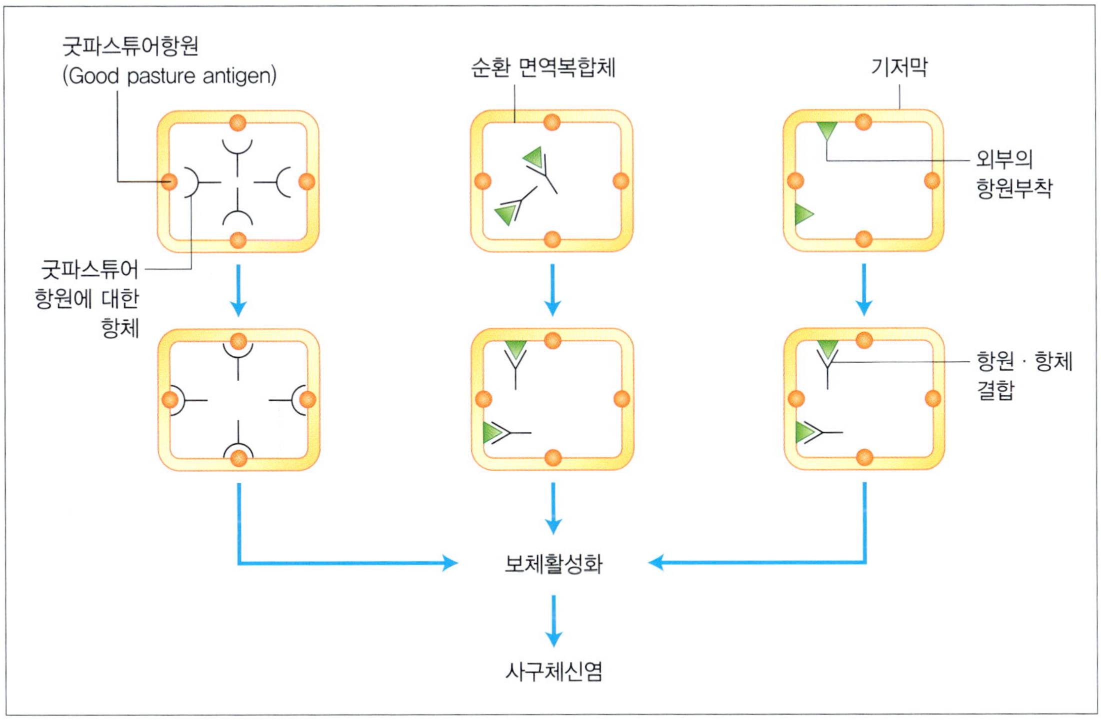

그림 15.2 사구체신염의 면역학적 기전

혈관사이세포 증식성 사구체신염 사이질증식토리콩팥염, mesangial proliferative glomerulonephritis

혈관사이세포 증식성 사구체신염(mesangial proliferative glomerulonephritis)은 거의 모든 사구체(80% 이상)에서 사구체 간질(mesangium)세포의 증식과 사구체 간질 영역의 확대가 나타나는 것이 특징이다. 모세혈관벽의 비후나 내피세포 혹은 발세포의 증식은 분명하지 않다. 이른바 만성신장염의 주체를 차지하고 면역글로불린 A 신장병증(IgA nephropathy)의 일부(1/3)가 포함된다. 또한 용혈성 포도상구균(포도알균) 감염 후 사구체신염의 회복기에도 관찰되며 단일 사구체신염은 아니다. 소아나 젊은 성인에서 잘 나타나며 혈중의 보체량이 적고, 단백뇨가 특징이다. 치료 결과 예후는 좋지 않다.

관내증식성 사구체신염 endocapillary proliferative glomerulonephritis

감염 후 사구체신염이라고도 하며, 대부분 A군 β용혈성 연쇄구균감염에 의한 편도염, 농

왜 혈청 크레아티닌은 신장 기능을 측정할 수 있는 물질일까?

크레아티닌은 신장에 의해 혈액으로부터 제거되는 노폐물이며, 소변으로 배설된다. 만일, 신장의 기능이 감소하면, 크레아티닌은 혈장 내에 축적된다. 그런 이유로 혈청 크레아티닌 농도는 신장 기능을 평가하기 위해 사용된다.

가진(고름딱지, impetigo), 성홍열 등 상부호흡기도 감염이 선행하고, 1~3주 후 혈뇨, 단백뇨, 부종, 고혈압, 핍뇨 등의 증상으로 발병한다.

소아에게 많고 예후가 양호한 신장염이지만, 성인에게도 일어나고 나이가 들어감에 따라 소수에서 만성화하기도 한다. 조직학적으로는 사구체 모세혈관내피의 종대와 증식성장이 뚜렷하지만 사구체 간질세포의 증식도 볼 수 있다. 백혈구의 침윤과 함께 사구체가 커져 '거대핵'을 나타내지만 기저막은 비교적 잘 유지된다. III형 알레르기에 의해 발생한다.

막성 증식성 사구체신염 membranoproliferative glomerulonephritis

막성 증식성 사구체신염은 사구체 모세혈관벽이 불균등하게 두꺼워지고 혈관사이세포가 증식된다. 혈뇨, 단백뇨, 부종, 고혈압을 동반하며 말기신장질환(ESRD)으로 진행한다.

면역복합체에 의해 발생하며 혈청 보체값이 저하되어 있으므로 **저보체성 사구체신염**(hypocomplementaric glomerulonephritis)이라고도 부른다.

관외증식 사구체신염 초승달토리콩팥염, crescentric glomerulonephritis

임상적으로 급속 진행성 사구체신염에 해당하며 수개월 내지 1년 이내에 신기능상실에 빠지고, 수개월이 지나면 비가역적인 신부전으로 이행하기 쉽다.

병리조직상 보우만주머니와 사구체 모세혈관덩이(glomerular tuft) 사이의 공간에 초생달 모양의 세포증식이 나타나기 때문에 **초승달 사구체신염**(crescentric glomerulonephritis)이라고 부르기도 한다.

미세사구체변화 최소토리변화, minimal change disease

미세사구체변화는 대부분 소아에게 나타나는 신증후군의 가장 흔한 원인으로 비교적 양성인 질환이다. 광학현미경으로는 사구체에 변화가 없지만 임상적으로는 단백뇨 등의 증세가 나타나는 질병으로 주로 소아에게서 많다. 근위세뇨관 상피세포 내에 지질침착을 보이므로 지질 신장병(lipoid nephrosis)이라고 한다. 전자현미경검사에서는 사구체에 분명한 면역복합체 침착은 없고, 사구체 상피세포의 발세포가 광범위하게 소실되는 것이 특징이다. 스테로이드제가 효과가 있고 예후는 양호한 편이다.

국소사구체경화증 국소조각토리굳음증, focal segmental glomerulosclerosis

국소사구체경화증(focal segmental glomerulosclerosis)은 신증후군을 동반하는 경우가 많으나, 최소사구체변화와 비교해서 그보다 약간 큰 어린이에게 많다. 조직학적으로는

신장염증후군과 신증후군

신장염증후군 nephritic syndrome

주로 사구체에서 발생한 염증으로 인해 사구체모세혈관 투과성이 높아져 삼투에 의해 혈뇨, 단백뇨가 나타나고 신기능저하와 고혈압이 나타난다. 경과에 따라 급성, 아급성, 만성 증후군으로 나눌 수 있다. 경과는 다양하며 서서히 신장기능이 악화되면서 오랜 세월 경과되어 만성신부전으로 이행되는 경우도 있고 가벼운 단백뇨나 혈뇨가 지속적으로 나타나지만 신장기능을 유지하는 경우도 있다.

신증후군 nephrotic syndrome

고도의 단백뇨, 저알부민혈증, 부종, 고지혈증의 4가지 특징을 보이는 증후군이다. 원인은 신사구체 모세혈관의 단백질 투과성 항진으로 단백뇨는 신장염증후군보다 아주 많다. 저알부민혈증으로 혈장삼투압이 저하되어 부종이 나타난다. 신장기능은 원질환의 말기에 이를 때까지 유지되는 경우가 많다. 소아는 사구체신염 등 신장질환에서 유래하는 것이 많지만 성인은 전신질환에 동반되는 경우가 많다. 진단기준은 단백뇨 3.5g/일 이상, 혈청 총단백량 6.0g/일 이하이거나 혈청 알부민량 3.0g/일 이하의 저단백혈증, 혈청 콜레스테롤 250mg/dL이상의 고지혈증이다.

사구체 모세혈관뭉치의 일부 분절에서(국소성) 그리고 1개의 사구체 내에서도 그 일부 분절에서(분절상) 소동맥경화가 나타난다. 면역복합체(IgM, A), 보체(C3)와 섬유소원이 침착되고 전자현미경검사에서 사구체 간질의 섬유화를 볼 수 있다.

신부전 Renal failure

신장의 기능은 정상의 35~50%까지 감소하더라도 별다른 전신증상을 나타내지 않는다. 초기에는 특정한 증상이 없이 혈장 크레아티닌의 증가나 단백뇨 검출 등 검사상에만 이상소견이 나타나다가 심하게 나빠지면 신부전 상태에 이르게 되어 노폐물의 배실과 전해질 농도 소설이라는 가상 기본적인 기능조차 제대로 하지 못하게 된다.

신부전은 신장기능 중 사구체여과율(GFR) 저하가 특징인 질병으로, 사구체여과율 저하를 중심으로 한 신장배설기능의 저하가 기본적으로 있고 다른 신장기능장애가 추가되는 특징을 보인다. 급성신부전과 만성신부전이 있는데 시간경과와 임상기능에서 차이를 보인다(표 15.2).

급성신부전 acute renal failure, ARF

신장의 기능이 갑자기 나빠져 기능부전상태에 이르는 것을 말한다. **급성신부전**은 신부전 발생 원인이 제거되거나 치료를 잘 받으면 기능이 회복될 수도 있다.

네프론이 급격히 파괴되면 사구체여과율이 현저히 감소되어 핍뇨(요배설량이 하루에

표 15.2 급성신부전과 만성신부전의 비교

	급성신부전	만성신부전
특징	가역적이다(회복 가능성이 있다).	비가역성이다.
	급격하게 발병하며 사망률이 높다.	수개월에서 몇 년 단위로 발생한다.
	단일 네프론당 GFR이 저하되어 있다.	기능을 하는 네프론의 수가 감소하는 특장이 있고, 단위 네프론당 GFR은 오히려 정상 이상인 경우가 많다.

400mL 이하) 또는 무뇨가 발생하고, 그 결과 수분이 과다축적되어 부종, 고혈압, 심장 부담이 커지며 나중에는 심부전, 폐수종을 일으킨다. 핍뇨로 인해 단백질 대사산물(노폐물)이 체내에 축적되어 요독성 신부전, 그 밖에 노폐물 중독증상이 모든 장기에서 발생된다. 즉 대사장애, 심혈관장애, 혈액장애, 호흡기장애, 신경기능장애, 위장관장애, 피부기능장애, 성기능장애 등이 나타난다.

한편 세뇨관 손상으로 인한 전해질 불균형(저나트륨혈증, 저칼슘혈증, 저인산염혈증, 고칼륨혈증, 고마그네슘혈증)으로 **산독증**(acidosis)이 발생한다. 손상된 세뇨관이 치유되면 세뇨관에 새로운 상피가 형성되지만 미숙하여 소변 농축기능이 부족하기 때문에 단백질 대사산물은 계속 축적되고 산과 염기의 불균형, 전해질 불균형, 특히 고칼륨혈증으로 인한 심정지, 요배설량 증가로 인한 체액부족 등이 발생할 수 있다. 그러나 이뇨기 상태에서 잘 치유되면 신세뇨관은 완전히 회복되지만, 만약 급성상태를 조속히 치료하지 않으면 환자는 사망할 수 있으며, 지속적으로 적절한 치료를 받지 않으면 만성신부전증이 된다.

만성신부전 chronic renal failure, CRF

만성적인 신장질환이 수개월 이상 계속되어 기능적 신원이 비가역적으로 감소함으로써 발생하는 질병으로, 급성신부전증과 달리 나빠진 신장기능은 정상 기능을 회복하지 못한다. 구체적인 증상으로는 사구체여과율(GFR)의 저하, 진행성 고질소혈증(hypernitremia), 요독증(uremia)이 있다. 3개월 동안 사구체여과율이 60mL/분 미만인 모든 사람은 만성신부전증을 가지고 있는 것으로 분류된다. 왜냐하면 신장기능이 이 수준 이하로 감소되었다는 것은 정상 성인이 가진 신장기능의 반 이상이 소실되었음을 반영하기 때문이다.

만성신부전의 3대 주요 원인으로는 당뇨병, 고혈압, 사구체신염이 있고, 이 3가지 질병은 성인에서 만성신부전증을 일으키는 전체 원인의 75%를 차지할 정도로 중요하다. 그 밖에도 만성신우신염, 다낭성 신장병, 신결핵 등이 만성신부전의 원인이 된다.

당뇨병의 경우 당뇨조절의 실패로 인한 합병증으로 모세혈관에 변화가 생겨 단백뇨가 심해지고, 사구체여과율이 감소하며, 부종과 고혈압이 발생한다. 고혈압은 합병증으로 단백뇨, 신부전 등이 생길 수 있으며, 만성사구체신염은 오랜 기간 지내면서 신장손상이 진행되어 만성신부전에 이르게 된다.

만성신부전은 매우 느리게 진행되므로 신장의 기능이 정상의 20~25%가 될 때까지 뚜렷한 자각증상이 없다. 그러나 신장의 기능이 나빠지면 전신에 영향을 미치므로 다양한 기관의 합병증이 나타난다.

증상 및 합병증

- 신장기능이 악화되어 신체 내부의 수분과 전해질을 적절히 배설 · 조절하지 못하기 때문에 수분이 축적되어 부종과 고혈압 등이 나타난다. 한편 신장의 또 다른 기능 중 하나인 혈압 조절기능이 나빠지면서 혈관작용 호르몬의 생성에 의해 혈압이 상승하게 되고 고혈압 및 울혈성 심부전에 이르게 된다.
- 요소가 축적되어 고질소혈증(azotemia)을 초래하고, 결국 요독증(uremia)이 나타난다. 요독증이 발생하면 무력감에서 심낭막염 그리고 뇌병증에 이르는 다양한 증상을 보인다.
- 혈액 속의 전해질 농도를 조절하는 신장의 기능이 악화되어 칼륨 등 생명유지에 필수적인 전해질의 농도가 상승한다. 그 결과 근무력증에서 치명적 심장부정맥까지 다양한 증상이 발생한다.
- 신장에 의한 중탄산염 생성 감소로 인해 대사성 산증이 발생한다. 대사성 산증은 신부전의 가장 치명적 결과 중의 하나로서, 과다한 산이 효소에 작용해 효소활성이 감소하고 신경흥분을 방해해 중추신경계 기능이 저하된다.
- 신장은 적혈구의 생산을 촉진시키는 에리트로포이에틴(erythropoietin)을 분비하는데, 신부전에서는 에리트로포이에틴 합성능력이 감소하여 빈혈을 일으킬 수 있으며 그 결과 피로감, 숨참 등 다양한 빈혈증상이 나타난다.
- 만성신부전증에서는 동맥경화가 촉진되어 심혈관질환 발생률이 높고, 예후는 나쁘다.

진단

만성신부전은 신장의 기본 단위인 네프론이 진행적이며 비가역적으로 파괴되어서 발생하므로 만성신부전의 진단을 위해서는 신장의 기능상태를 평가하는 단계와 신장의 비가역적인 손상 여부를 확인하는 2가지 판단 단계가 포함된다. 그리고 진단과 함께 만성신부전을 일으킨 원인질환을 찾는 것이 중요하다.

- 사구체여과율: 최소한 3개월 이상의 기간 동안 사구체여과율이 60mL/분 미만으로 저하된 모든 사람은 만성신부전증을 가지고 있는 것으로 분류한다.
- 신장의 크기: 흔히 복부 초음파를 통해 양쪽 신장의 크기를 측정하는데, 만성신부전의 신장은 정상인의 신장보다 위축되어 있는 경우가 많다.
- 혈장 크레아티닌 수치: 혈장 크레아티닌이 수개월에서 수년 사이에 점진적으로 증가했는지 혹은 수일에서 수주 사이에 갑자기 증가했는지를 확인한다.
- 기타 신성 골형성 장애, 요독증 증상, 빈혈이나 저칼슘혈증의 동반 등

치료

만성신부전에 대한 치료의 목표는 신장의 기능이 마지막 단계로 진행되는 것을 멈추게 하거나 늦추는 것으로, 신장의 기능이 나빠지게 한 원인 중 교정이 가능한 원인을 찾아 적절히 치료하는 것이 필수적이다. 특히 고혈압과 당뇨병은 만성신부전을 일으키는 가장 흔한 원인이므로 혈압과 혈당을 잘 조절하는 것이 중요하다.

신장의 기능이 나빠지고 있더라도 정상 신장기능의 10~15%에 이를 때까지는 약물요법과 식이요법으로 치료한다. 결국 만성신부전 말기 단계에 이르게 되면 신대체요법이 필요하다. 신대체요법은 신장기능이 크게 저하되어 수분이나 전해질 균형 등 신체의 평형상태를 유지할 수 없을 정도로 악화되고, 체내에 축적된 노폐물로 인해 각종 증상이 발생할 때 다른 방법을 동원하여 원래의 신장을 대체하는 치료법으로, 혈액투석과 복막투석 및 신장이식이 있다.

신장이식

신장이식(kidney transplantation)은 기증받은 신장을 수혜자에게 이식하는 시술이다. 이것은 당뇨, 고혈압, 사구체신염이 있는 만성신부전 환자에게 시술하는 방법이다. 기증자와 수혜자의 인간백혈구항원(HLA)이 일치하거나 조직적합성이 일치할수록 신장이식수술의 성공률은 높아진다. 일란성 쌍생아가 적합성이 가장 좋고 그 다음 이란성 쌍생아, 형제자매, 부모 순으로 적합성이 좋다. 신장이식의 가장 큰 문제는 수혜자의 조직적합성과 맞는 신장을 구하는 일과 이식수술 후 거부반응의 관리 및 오랜 기간의 면역억제제 투여로 인한 합병증관리이다.

신우신염 깔때기콩팥염, Pyelonephritis

신우신염은 세균감염에 의해서 생기는 신장 및 신우의 염증이다. 감염경로에는 세균이 요로를 역행해 침입하는 상행성 감염과 패혈증에 의한 혈행성 감염이 있다.

급성신우신염 acute pyelonephritis

급성신우신염에서는 오한, 발열이 갑자기 발생하고, 허리통증, 빈뇨, 고름뇨 등이 나타난다. 일반적으로 일과성이지만, 요로에 기질적 장애가 있는 경우에는 만성으로 이행하는 경우가 있다. 여성에서 더 많이 발생하고 임신 시 발생률이 증가한다. 맨눈으로 볼 때 신장에 종종 최소농양이 형성되고, 조직학적으로는 신장의 세관 안에 다수의 중성구가 보이며 최소농양이 형성되거나 진행되면 간질에 염증세포가 축적되어 나타난다(그림 15.3).

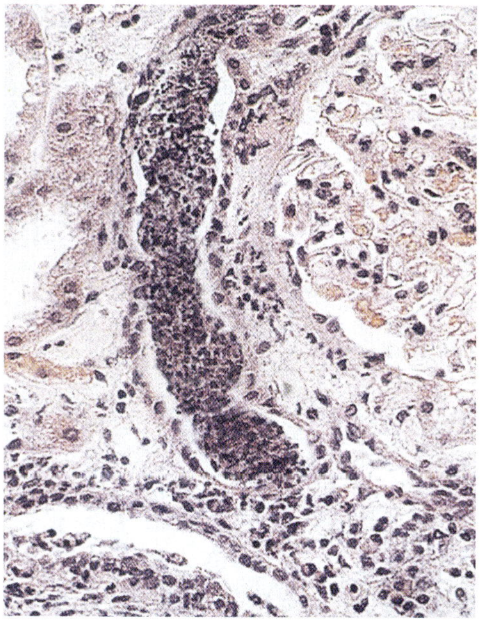

그림 15.3 급성신우신염

다형호중구를 함유하는 세관과 세관 내 결합조직의 부종이 보인다.

만성신우신염 chronic pyelonephritis

만성신우신염에서는 신장실질의 만성염증 또는 재발급성 염증, 장기간 요로폐색 등에 의해 신장이 위축되고 흉터조직화하여 맨눈으로 쐐기 모양으로 위축된 병터가 관찰되는 염증을 만성신우신염이라 한다. 조직학적으로 진행의 초기에는 신장의 간질에 염증세포의 침윤이 특징적이나 점차 간질의 섬유화와 신장의 세관위축이 진행된다. 위축된 세관 내에는 단백질원주(cast)를 함유하고 있어 갑상선소포처럼 보이기 때문에 갑상선화(thyroidization)라고 한다. 만성심장기능상실로 진행되고 고혈압, 고질소혈증 등을 일으키며 말기 신부전으로까지 진행할 수 있다.

기타

수신증 hydronephrosis

수신증이 발생하면 **요관**(ureter)과 **신우**(renal pelvis)의 접합부가 좁아져서 소변의 배출이 원활하지 못하여 좁아진 부위의 상부인 신우가 확장되고 신장은 위축된다. 위축이 심해지면 신장은 소변이 들어 있는 주머니와 같은 상태가 되는데, 이것을 **수신증**이라 한다. 수신증 초기에는 자각증상이 없는 경우가 많아 대부분 증세가 심해진 후 복부에서 부어오른 신장이 만져지고 옆구리 통증이 나타나 발견되는 경우가 많다. 수신증이 되면 감염을 일으키기 쉬워 신우신염이 합병되는 경우가 많으며, 그 결과 신우에 농이 형성되어 **농신증**(pyelonephrosis)이 된다(그림 15.4).

신결핵 renal tuberculosis

신결핵의 대부분은 폐결핵에서 혈액을 통해 결핵균이 신장으로 퍼져 발생한다. 조직학적으로는 사구체 또는 세관 주위의 혈관을 중심으로 결핵결절을 형성한다. 신장 내의 결핵 치즈괴사소가 융합하고 피포화되어 치유된 상태는 마치 모르타르 모양을 나타내기 때문에 모르타르신장이라고 부른다. 신장 내의 결핵병터가 신우에서 파괴되면 신우결핵 및 요로결핵의 원인이 된다.

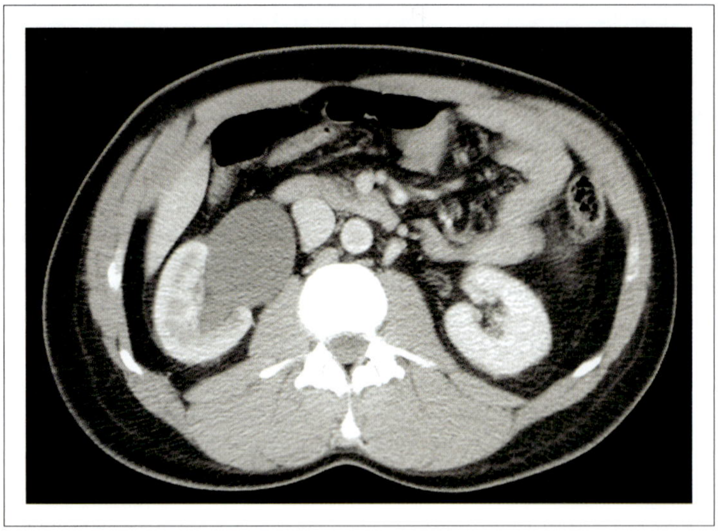

그림 15.4 수신증의 CT촬영 영상

루푸스신장염 lupus nephropathy

임상적으로는 세포의 핵단백질에 대한 자가면역질환에 의한 전신홍반성루푸스(SLE) 환자에서 발견되는 사구체질환이다. 60~70%가 무증상 단백뇨, 신증후군, 급성신염증후군, 급성 및 만성신기능상실 등 신장애가 합병된다. SLE 사망자 중 부검사례의 80~90%에서 신장 이상소견이 있고 형태변화도 매우 다양하다. 그러므로 신장병증의 정도는 SLE 환자의 예후를 결정하는 가장 중요한 요소이다. 루푸스신장염에서는 모세혈관벽에 섬유소성 물질이 침착해 비후된 고리모양병소(wire loop lesion)가 나타나는데, 이는 루푸스신장염의 특징적 소견이다.

당뇨병성 신증 diabetic nephropathy

당뇨병성 신증은 당뇨병으로 인해 발생하는 신장애이며, 신증후군과 진행성 신기능저하가 주증상이다. 사구체모세혈관 기저막의 심한 비후와 사구체 간질 바탕질(mesangial matrix)에 유리질 모양 물질의 축적이 관찰된다. 이것이 결절형태로 국소에 축적되는 것을 킴멜스틸 윌슨 병변(Kimmelstiel-Wilson 결절)이라고 하는데, 이것은 당뇨병성 신증의 특징적인 소견이다(그림 15.5).

요독증 uremia

심각한 신기능장애에 의해서 정상 사구체여과율의 20~25% 정도일 때 신기능상실(renal failure)이 나타난다. 신기능상실에 의해서 소변배설에 장애가 생기면 여러 가지 노폐물이 혈중에 축적되어 여러 장기에 장애를 일으킨다. 이러한 상태를 요독증(uremia)이라고 한다. 요독증에서는 혈중에 암모니아, 요소 등이 축적되어 날숨(expiration) 때 암모니아 냄새가 난다. 또한 고칼륨혈증, 고인산혈증, 저칼슘혈증 등의 전해질이상 및 전신부종이 나타난다(그림 15.6).

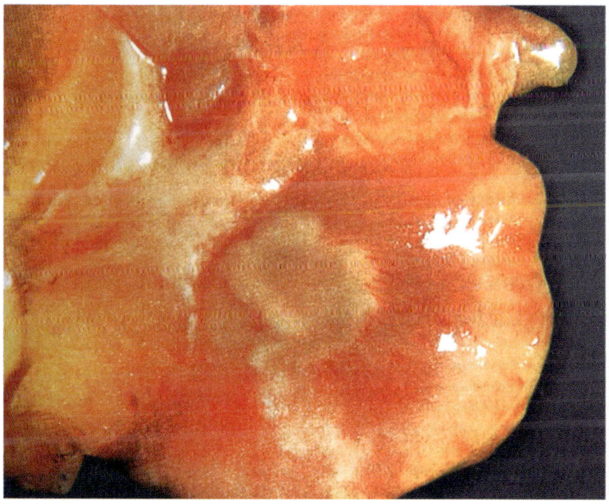

그림 15.5 신유두괴사

당뇨병 환자의 신유두가 노랗게 보이며, 괴사로 인해 구조가 사라짐

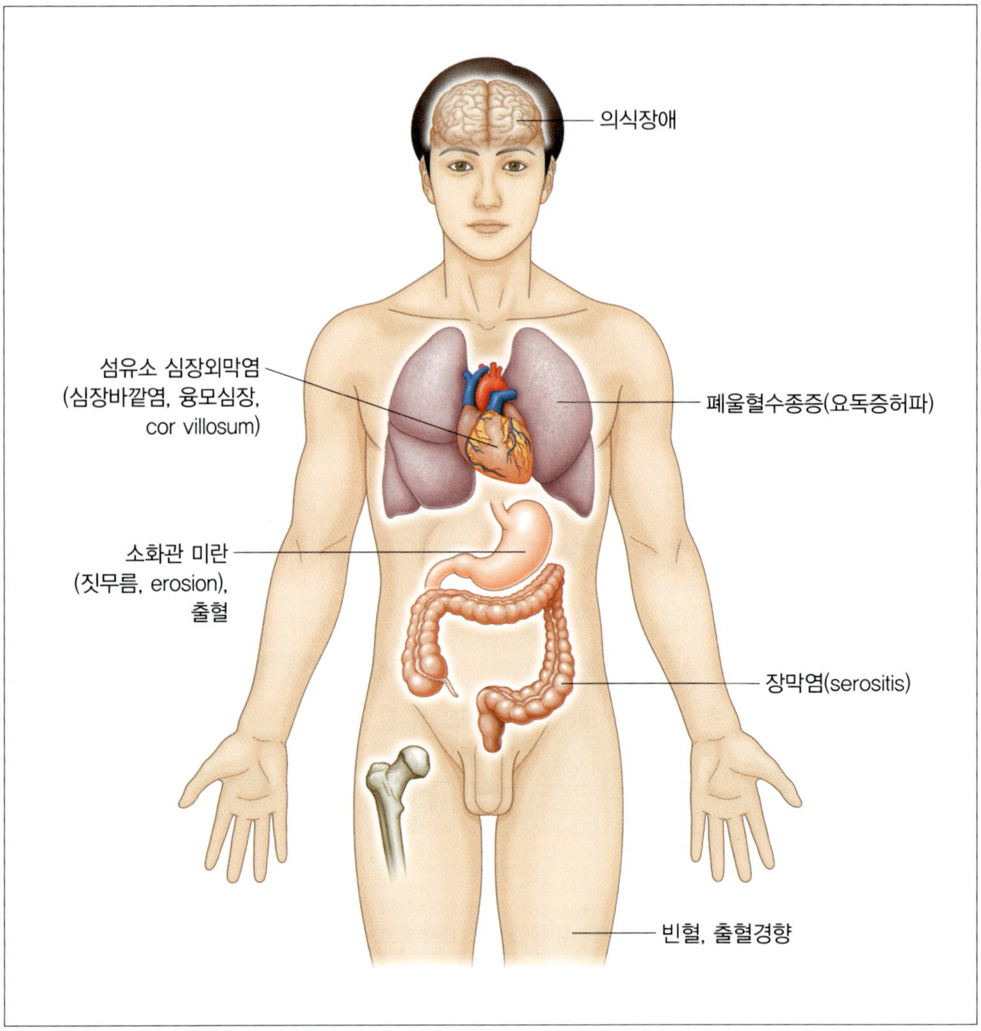

그림 15.6 요독증 증상

신장과 고혈압

신장과 고혈압 사이에는 밀접한 관계가 있으며, 신장에 원인이 있어 고혈압이 발생하는 경우와 고혈압이 신장에 장애를 초래하는 경우의 2가지 유형이 있다.

동맥경화증 같은 여러 가지 원인에 의해 신동맥이 협착되면 신장의 혈류량이 감소하고, 허혈상태가 되면 신장으로부터 레닌이 분비되어 혈장의 안지오텐신을 활성화시켜 말초의 가는 동맥이 수축하고 혈압이 상승한다.

한편 고혈압은 일반적으로 신장의 말초세동맥에 장애를 초래한다. 그 결과 신장의 세동맥벽은 종종 두꺼워져 내부 공간이 좁아진다. 이 때문에 신장 말초혈류량의 저하가 일어나 레닌의 분비가 증진되고 나아가 혈압이 높아지는 악순환을 초래한다. 이러한 기전에 의해 고혈압이 급속하게 진행되고 1~2년 경과하면 신기능상실, 뇌출혈 혹은 심장기능상실로 사망하는 경우가 발생하며, 이를 악성고혈압이라고 한다. 악성고혈압 환자의 신장은 위축하여 표면은 미세과립상이 되고, 조직학적으로는 세동맥의 현저한 비후와 함께 섬유소 모양 변성이 관찰된다.

신장종양 Kidney tumor

신장에서 발생되는 악성종양으로는 주로 성인에게 발생하는 신세포암종(renal cell carcinoma)과 소아에서 호발하는 신장모세포종(윌름스종양) 등 2가지이며 모두 악성종양이다.

신세포암종 renal cell carcinoma

신세포암종은 **그라비츠종양**(Grawits tumor)이라고도 하며, 남성이 여성보다 1.5~3배 많이 나타나는데, 50세 이후의 남자에서 잘 발생하고 흡연과 밀접한 관련이 있다. 신장종양의 70~90%를 차지한다. 조직학적으로는 근위세뇨관에서 유래하는 선암(adenoma)이며, 세포질 내에 글리코겐과 지방을 많이 포함하고 있어 맨눈으로 볼 때 노란색이고 현미경적으로 다극투명세포(polygonal clear cell)가 관찰되는 특징이 있다. 임상증상으로는 무증상 혈뇨(hematuria), 옆구리 통증(flank pain), 촉지 가능한 덩어리(abdominal mass)가 3대 특징이며, 그 밖에 빈혈, 쿠싱 증상 등이 나타난다. 또한 레닌, 에리트로포이에틴, PTH유사호르몬 등을 과다생산하여 고혈압, 적혈구증가증, 고칼슘혈증을 일으킨다. 종종 신정맥 또는 대정맥을 통하여 혈행성으로 폐나 뼈에 전이하기 쉽다. 세포유전학적으로 신세포암에는 제3번 염색체단완의 결손 빈도가 높은 것으로 알려져 있다.

신장모세포종 nephroblstoma

신장모세포종은 **윌름스종양**(Wilm's tumor)이라고도 불린다. 6세 이전의 소아에서 볼 수 있는 악성종양으로 가장 많이 발생하는 시기는 2세경이다. 복부종양으로서 발견되는 경

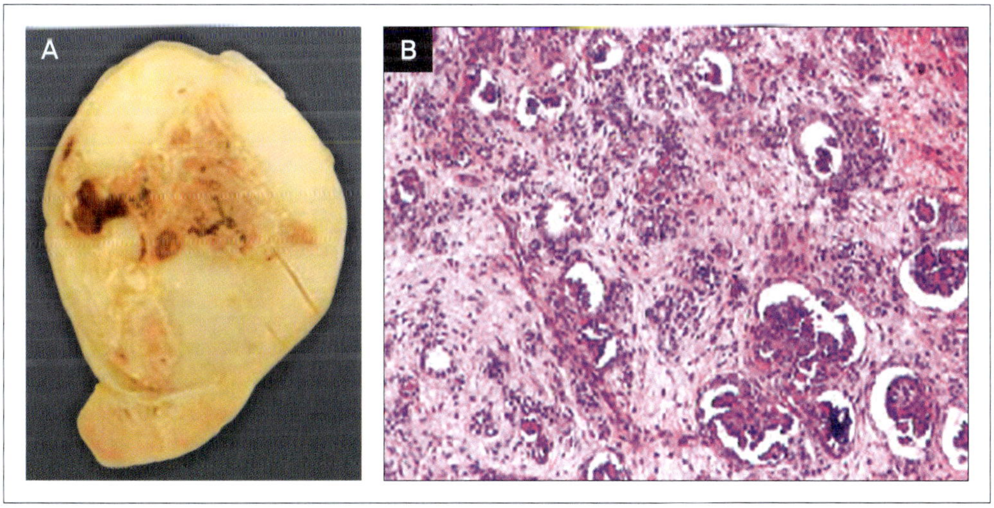

그림 15.7 신장모세포종. A: 육안구조, B: 조직소견

우가 많으며 큰 종양이 형성되지만 경계는 명확하다. 중배엽의 후신장모세포조직(태생기 중배엽의 뒤콩팥조직, metanephric blastema)에서 기원한다. 주로 옆구리에서 복부종양이 만져져 발견된다. 일반적으로 경계가 명료한 회백색 구상의 종괴이고, 조직학적으로는 미숙한 사구체 및 신세관 모양구조를 형성하는 상피 모양 성분과 방추형세포를 주체로 하는 횡문근(가로무늬근), 평활근, 연골, 뼈 등의 중간엽조직이 섞여 있다. 조기의 화학치료 및 방사선요법에 감수성이 높아 예후는 현저하게 호전된다. 임상적으로는 출혈괴사를 동반하기 쉽고 폐, 뇌, 간 등으로 전이가 잘 되는 악성종양이다(그림 15.7).

요관 · 방광 · 요도

방광염 cystitis

흔한 질환이며 특히 요도가 굵고 짧은 여성에게 급성으로 잘 발생한다. 원인은 대장균 등 세균의 상행성 감염이 많지만, 칸디다 등의 진균이나 트리코모나스 등의 원충에 의한 것도 있다. 요로결석, 치료 목적의 카테터 삽입 등도 감염 유발요인이 된다. 최근에는 남성의 요도염과 방광염의 발생빈도가 증가하고 있고, 클라미디아가 주원인이 되는 비임균요도염이 자주 발생하고 있다. 임상적으로는 방광점막의 자극에 의한 잔뇨감, 통증, 요혼탁 등이 주요 징후이다. 방광염은 종종 위쪽으로 파급하고, 신우신염의 합병증을 유발한다.

요도염 urethritis

원인균에 따라 임균성과 비임균성으로 분류한다. **임균성 요도염**은 성행위에 의해서 감염되어 급성 화농성 염증을 일으킨다. 심한 배뇨통이 있고 농뇨 속에서 임균이 관찰된다. 비임균성 요도염의 대부분은 클라미디아의 감염에 의해 발생하는 것으로 이 역시 성행위에 의해 감염된다. 임상증상은 임균성에 비해 경증이지만 배뇨 시 불쾌감이나 점액농성의 요도 분비물을 볼 수 있다.

요로결석 urolithiasis

요로결석은 소변의 성분 중에서 용해되지 않는 물질이 결정을 이루어 침전되어 단단한 고형물질을 형성한 것이다. 형성되는 부위에 따라 신우결석, 요관결석, 방광결석, 요도결석으로 나누는데, 빈도가 높은 것은 요관결석이나 방광결석이다. 비뇨기계 결석은 신우나 방광에서 형성되어 이동한 것이 대부분이다. 결석의 성분별 발생빈도는 칼슘옥살레이트 결석(70%)이 대부분을 차지하고, 산성소변에서는 요산염석(10%), 알칼리성 소변에서는 인산염석(15%)이 형성되기 쉽다. 때로는 요석의 성분에 따라 감염이 동반된 경우 신우신배를 가득 채운 녹각상 결석(staghorn calculus)까지 생길 수 있다. 결석이 내려오다가 생리적 협착부위에서 막혀 정지상태가 되면 심한 통증을 일으키는데 이것을 **산통**(calculus colic)이라고 한다. 결석이 원인이 되어 생긴 요로의 기계적 자극에 의해 염증이 생겨 이차성 세균감염 및 수신증 등을 일으킨다(그림 15.8).

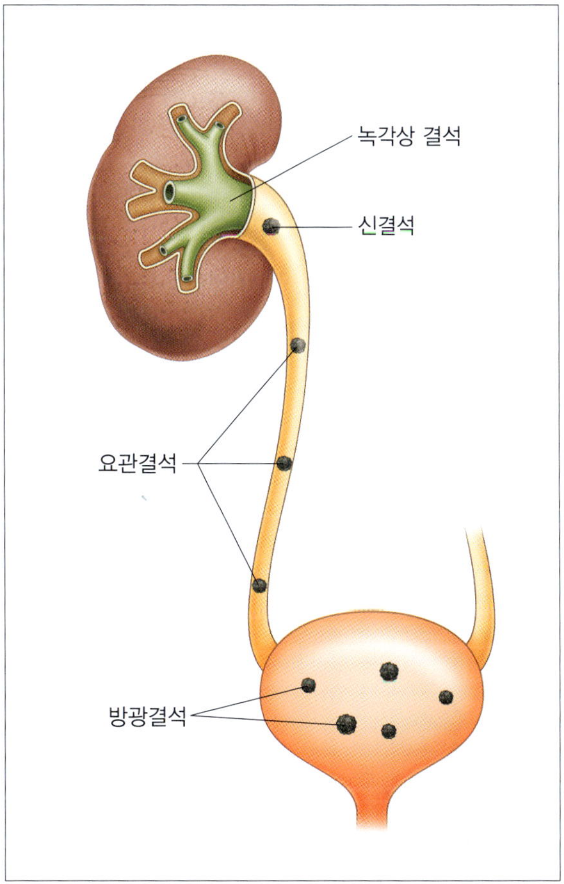

그림 15.8 요로결석

종양 tumor

요로의 종양은 대부분이 이행상피에서 유래하는 유두종 및 이행상피암이다.

유두종 papilloma

유두종은 맨눈으로 볼 때 암세포가 안쪽 공간을 향해서 융모(villi) 혹은 유두 모양으로 발육하고 다발하는 경향이 있다. 고도로 분화된 이행상피암과의 경계가 명료하지 않아 악성 성격의 잠재력이 있는 종양으로 취급되고 있다.

요실금

요실금(urinary incontinence)은 소변 흐름의 조절 능력을 상실하는 질병이다. 요실금 환자는 미국에서 대략 1,500만 명으로 추정되며, 여성이 약 85% 정도로 남성보다 훨씬 많고, 60세 이상 여성의 약 40%가 요실금으로 불편을 겪고 있다. 남성도 요실금이 발생할 수 있는데, 주로 전립선 수술로 괄약근에 손상을 입은 경우에 흔히 발생한다. 요실금은 척수의 손상, 외요도조임근과 골반 가로막의 수의적 조절을 담당하는 척수의 내림 경로의 손상에 의해 배뇨 조절이 안 되는 것으로 근육훈련요법, 약물요법, 수술요법을 시행하고 있다.

이행상피암 요로상피암, transitional cell carcinoma

가장 흔한 악성종양으로 50세 이상의 남성에게 많다. 신장의 신우, 요관, 방광에서 흔한 종양이며 특히 방광삼각부와 측벽에 호발한다. 요로계 점막의 이행세포에서 기원하며, 벤지딘(benzidine)이나 아닐린(aniline)염료 제조공장 종사자에게 흔히 발생하는 직업병으로 알려져 있다. 유두종과 마찬가지로 융모나 유두 모양으로 발육하며 섬세한 융모는 쉽게 떨어져 출혈이 발생하므로 혈뇨의 원인이 된다. 조직학적으로는 크기가 일정치 않은, 형성이상을 가지는 이행상피가 대부분 7층 이상으로 겹겹이 쌓이면서 증식한다. 이행상피암은 종종 다발, 재발을 반복하면서 침윤성으로 증식한다.

임상증상으로 혈뇨와 함께 배뇨곤란, 통증이 있고 요로폐색 등에 의해 2차적으로 수신증, 신우신염 등이 발생한다(그림 15.9).

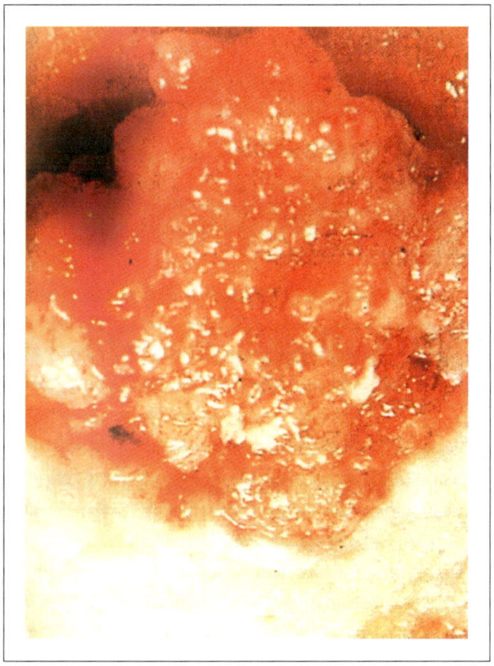

그림 15.9 방광의 이행상피암

핵심용어

사구체여과율 glomerular filtration rate, GFR

1분 동안 신장의 사구체에 의해 생산되는 여과액(여자는 약 115mL/분이고 남자는 약 125mL/분)

요로감염 urinary tract infection, UTI

특히 방광과 요도의 감염으로 소변의 흐름에 영향을 주는 구조적이고 전신적인 질환

윌름스종양 Wilm's tumor

주로 어린이에게서 나타나는 신장의 종양

요실금 urinary incontinence

방광으로부터 소변배출이 제대로 되지 않는 증상

신고혈압 renal hypertension

신장에서 기인된 고혈압

투석 dialysis

신장기능부전으로 인해 혈액으로부터 노폐물을 제거하는 인공적인 수단

혈액투석 hemodialysis

만성신부전 환자에서 혈액으로부터 직접적으로 노폐물을 제거하는 인위적 방법

복막투석 peritoneal dialysis

만성신부전 환자에서 혈액으로부터 복강을 사용하여 노폐물을 제거하는 인위적 방법

통풍 gout

통풍은 소변으로 배출되어야 할 요산(uric acid)이 몸속에 축적되는 질병으로 관절, 특히 엄지발가락 주변에 요산결정이 침착되어 심한 통증을 유발

단백뇨 proteinuria

소변에 단백질이 빠져나오는 증상으로, 하루에 50~100mg 정도의 단백뇨를 배출하는 것은 정상이지만, 하루에 150mg 이상 배출하는 경우를 유의한 단백뇨라고 부름

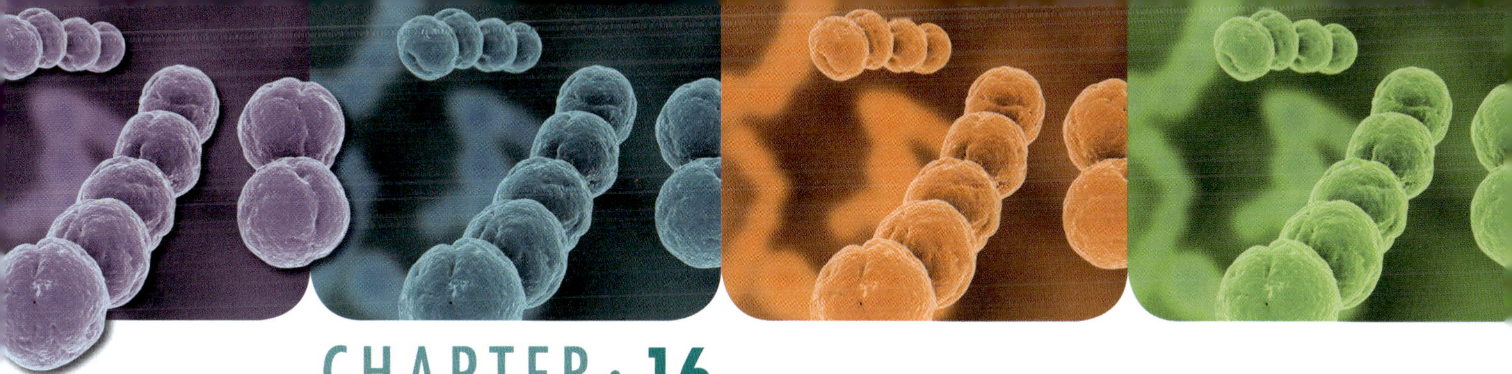

CHAPTER · 16

생식기계 질병

DISEASE OF REPRODUCTIVE SYSTEM

학습목표

1. 생식기계 구성 장기들의 기초적인 해부생리를 학습한다.
2. 여성생식기와 남성생식기의 구조와 기능을 비교하고 이해한다.
3. 생식기계 질병의 병태생리를 이해한다.
4. 생식기계 질병의 증상과 진행과정을 학습한다.
5. 생식기계 질병의 원인과 치료법을 이해한다.

남성생식기계

남성생식기계는 정자를 생성하는 **고환**(testis), 정자의 성숙과 운반에 관여하는 **부고환**(epididymis), **정관**(ductus deferens) 및 **음경**(penis) 등으로 이루어져 있으며, 부속기관으로는 외분비선인 정낭(seminal vesicle), 전립선(전립샘, prostate gland), 망울요도선(망울요도샘, bulbourethral gland, Cowper's gland) 등이 있다.

고환은 정자를 생산하는 생식선인 동시에 남성호르몬인 테스토스테론(testosterone)을 분비하는 내분비선이다. 미성숙한 정자가 부고환에 도달하기 전에는 운동력이 없지만 부고환에 도달하면 정자의 생명이 유지되고 정자를 성숙시켜 독립적으로 움직일 수 있게 한다.

전립선은 방광 바로 밑에 요도 시작부위를 싸고 있는 선조직으로 우유와 같은 연한 알칼리성 액체를 분비하여 산성을 중화시켜 정자의 운동을 용이하게 한다(그림 16.1).

잠복고환 정류고환, cryptorchism

잠복고환은 고환이 음낭 안에 없는 선천성 이상으로 발생과정에서 고환이 음낭 속으로 하강하지 못하고 배 안에 머물거나 서혜(샅고랑) 부위에 멈춰 있는 것을 말한다. 사춘기 이후에도 그대로 방치하면 체내의 따뜻한 환경으로 정자가 형성되지 않아 남성 불임의 원인

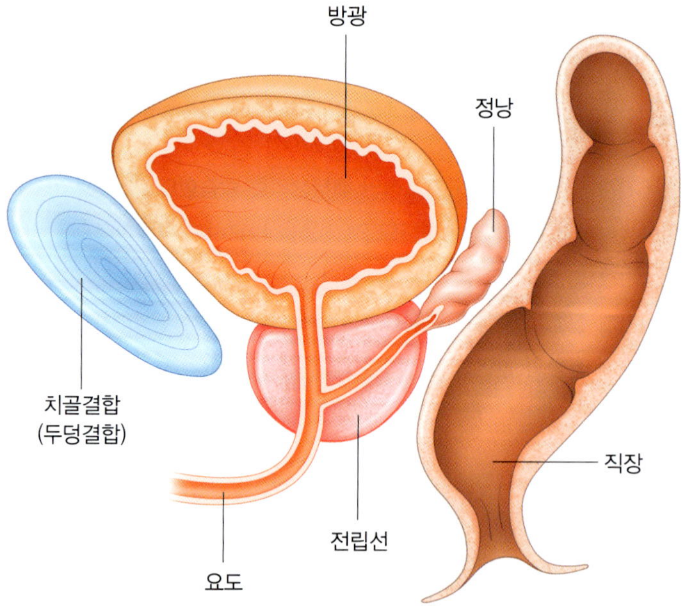

그림 16.1 남성생식기

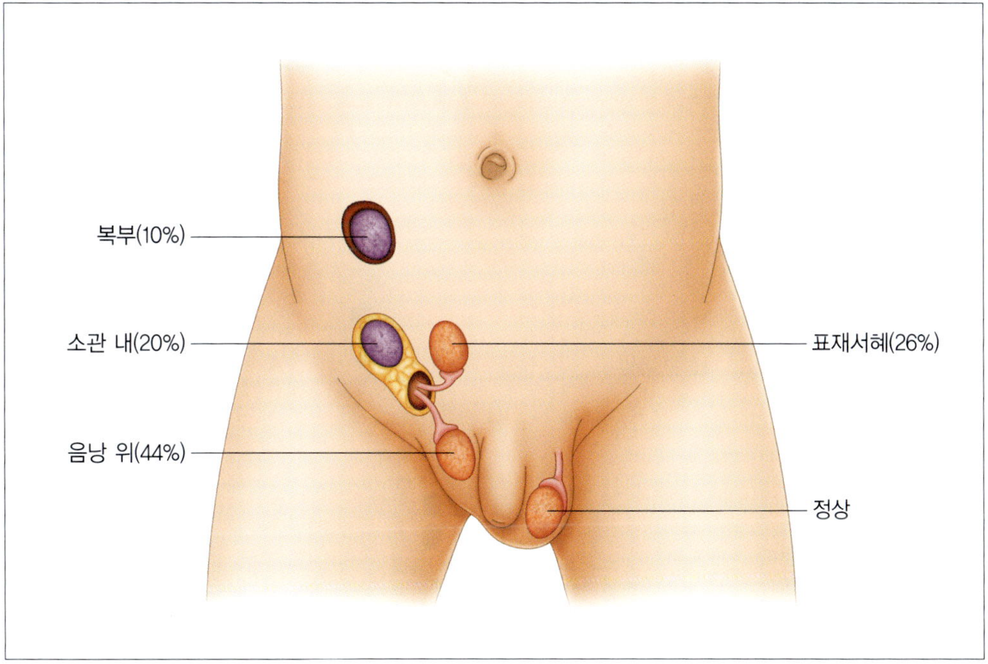

그림 16.2 잠복고환의 부위

이 된다. 잠복고환의 약 10%에서는 고환종양이 발생한다. 원인으로는 정삭이 짧은 경우, 서혜공 협착, 염색체이상, 호르몬이상 등을 들 수 있다(그림 16.2).

남성 불임 male sterility

남성 불임은 정액 중 정자수의 감소나 운동능력의 저하로 인한 불임증을 말한다. 대부분은 원인불명으로 고환생검 소견에 따라 성숙억제, 배아세포 형성장애, 지지세포 단독증으로 나뉜다.

고환염과 부고환염 orchitis and epididymitis

유행성이하선염(볼거리, mumps)의 약 20%에서 **고환염**이 나타나며 그 후유증으로 남성 불임이 되는 경우가 있다. **부고환염**은 결핵성, 임균성, 비임균성이 있다.

고환종양 testicular tumor

대부분의 고환종양은 악성이며, 90% 이상이 배아세포성 종양(생식세포기원)이다. 주로 20~40대에 많다(그림 16.3, 그림 16.4, 그림 16.5).

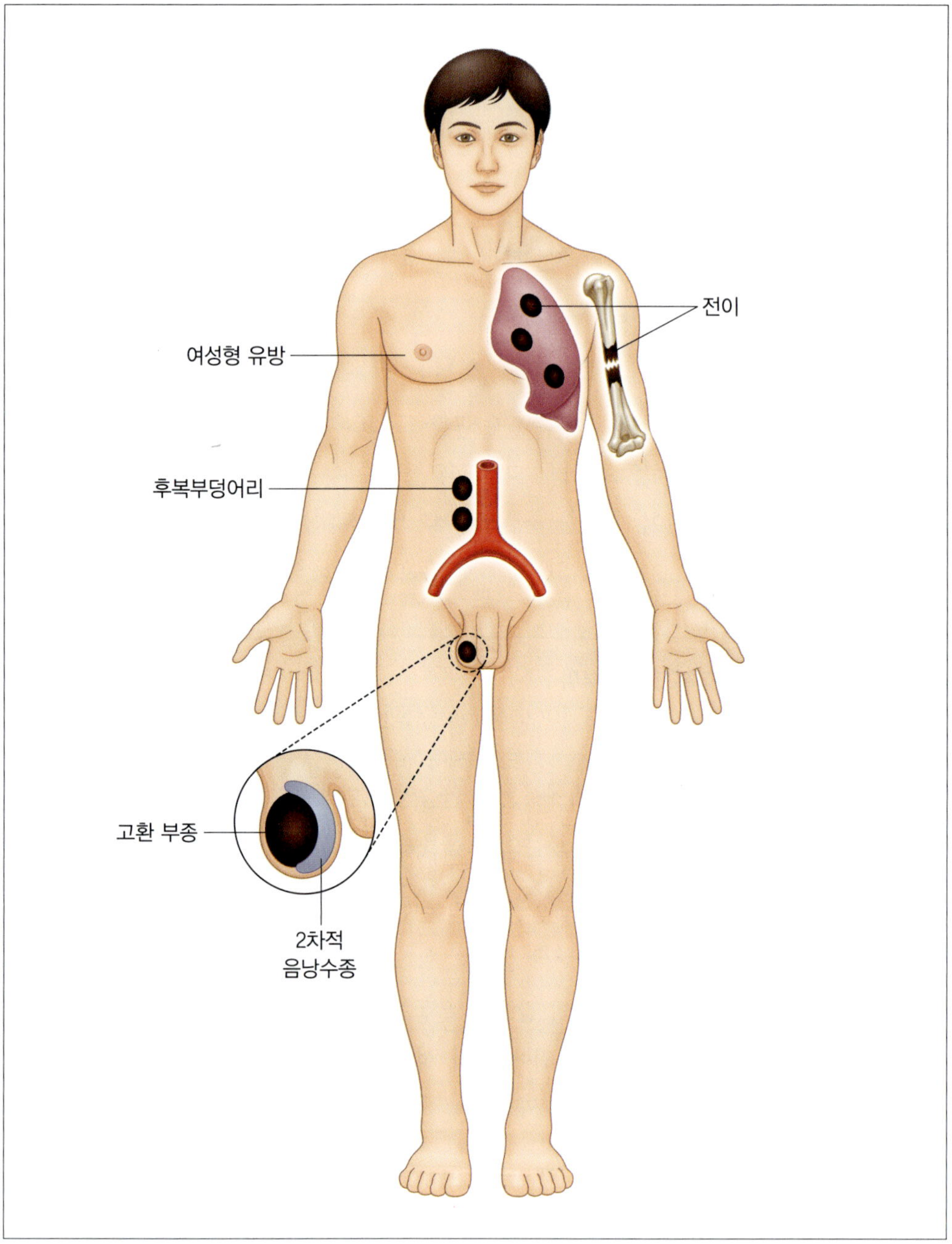

그림 16.3 고환종양의 특징적 증상

고환종 정상피종, seminoma

고환종은 고환종양 중에서 가장 빈도가 높다. 30~40대에 발생하며 고환의 종대로 발견되는 경우가 많다. 종양은 회백색성으로 경계가 명확하다. 조직학적으로는 정모세포를 닮은 대형의 동그란 종양세포의 증식으로 이루어지며 간질에 림프구가 침윤되는 특징이

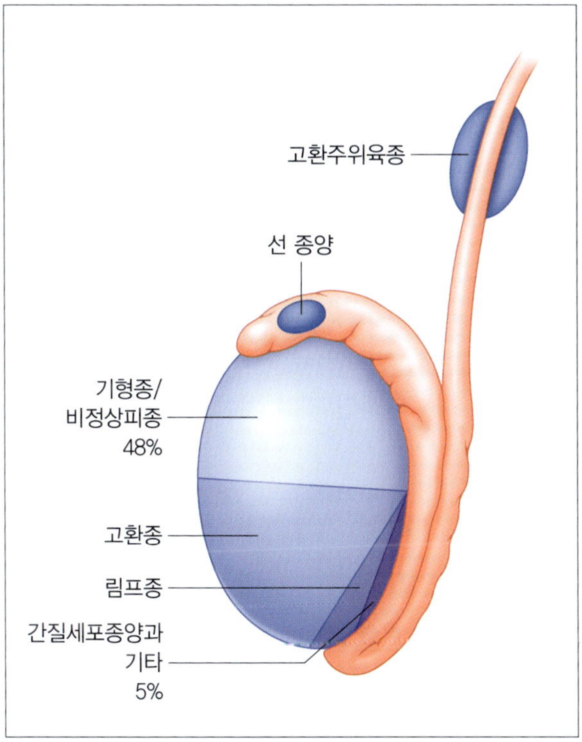

그림 16.4 신체부위별 고환종양 발생 빈도

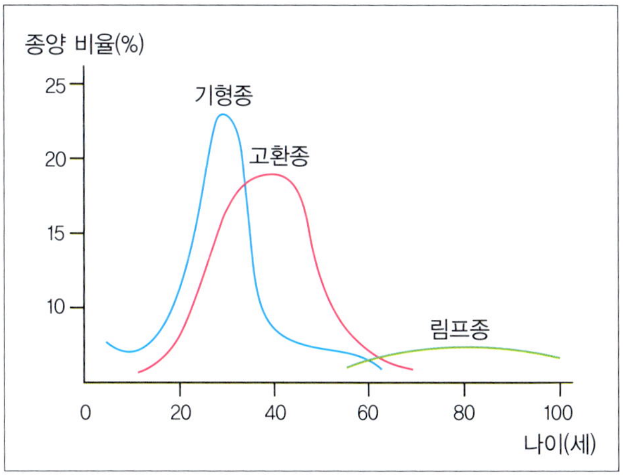

그림 16.5 고환종양의 발생 연령

있다. 방사선감수성이 높으며, 원격 전이가 없는 순수한 고환종의 경우는 5년 생존율이 95%로 예후가 좋은 편이다(그림 16.6).

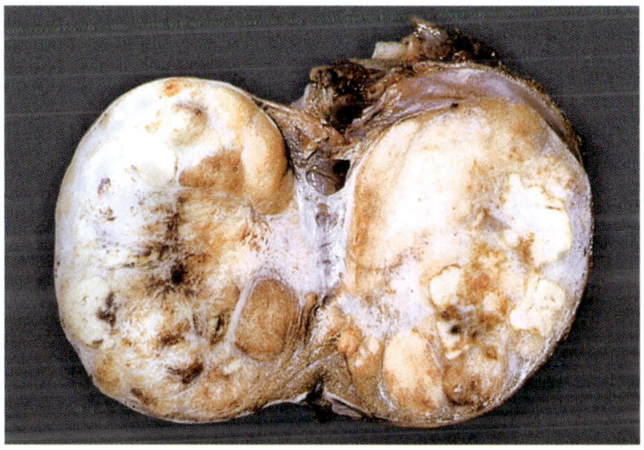

그림 16.6 고환종

배아암종 생식세포기원암종, embryonal carcinoma

소아 또는 20~30대에 많이 발생한다. 형성이상이 강하고 전이를 일으키기 아주 쉽다. 조직학적으로는 대형으로 형성이상이 강한 종양세포가 선관 모양이나 유두 모양으로 증식하며 다수가 핵분열상을 나타낸다. 화학요법에 대한 감수성이 높고 전이가 없는 경우에는 5년 생존율이 80%이다.

난황낭 종양 yolk sac tumor

신생아부터 소아에 이르기까지 많이 발생한다. 종양은 난황낭과 비슷한 망 모양, 관 모양, 유두 모양, 충실성 구조를 나타내는 미숙한 내피모양세포의 증식으로 발생한다. 종양세포는 알파 태아단백질을 생산하므로 그 수치를 측정하면 진단이나 치료효과를 판정할 수 있다. 소아의 예후는 비교적 좋지만 성인의 경우는 예후가 나쁘다.

기형종 teratoma

25~35세에 많이 발생한다. 미숙 기형종이 대부분이며 성숙 기형종은 매우 드물다. 미숙 기형종은 급속히 발육해서 전이를 일으키므로 예후가 나쁘다(그림 16.7).

전립선염 prostatitis

급성전립선염(acute prostatitis)은 대부분 임균, 대장균 등에 의한 요로감염증으로 발생하며 화농성 염증상태를 나타낸다. **만성전립선염**(chronic prostatitis)은 급성에서 이행된 것과 처음부터 만성염증형태로 발생하는 것이 있다. 처음부터 만성인 것은 치아, 편도, 부비강에서 혈액으로 감염이 이행된 경우가 대부분이다.

전립선비대증 prostatic hypertrophy

전립선비대증은 병리학적으로 전립선의 과형성(hyperplasia)에 해당한다. 80세 이상의 고령자에서 90% 이상 비대가 관찰될 정도로 고령의 남성에게서 흔하다. 증식은 선상피에 나타나지 않고 바깥쪽의 근육상피세포가 증식하는 것이 특징적이다.

병리기전은 40세 이후 고환의 테스토스테론 분비 감소로 인하여 에스트로겐(estrogen)이 상대적으로 증가하면 에스트로겐 감수성에 의해 내측 선상피나 섬유근육세포가 과형성되는 것으로 알려져 있다. 임상증상으로는 요로폐쇄증상으로 인해 배뇨장애가 발생하고, 빈뇨, 배뇨, 잔뇨감 등이 계속되면 방광,

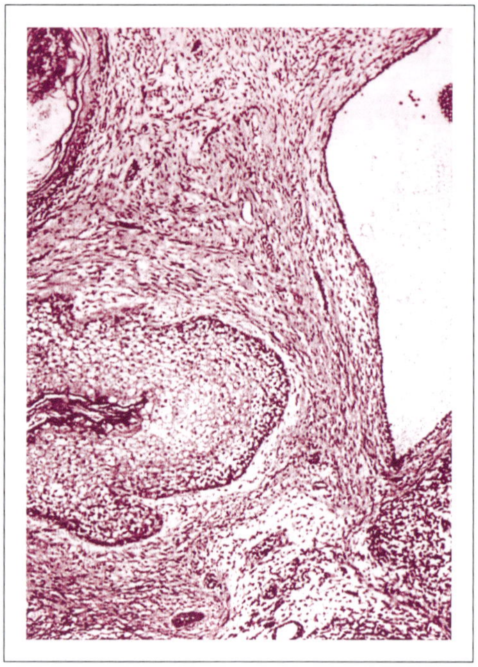

그림 16.7 기형종

포경

포경(phimosis)은 음경이 발기될 때 포피가 충분히 이완되지 못하는 상태로, 포피가 충분히 이완되지 못하면 발기된 음경을 포피가 압박하므로 정맥순환장애를 일으켜 부종과 통증이 생긴다. 부종이 심하면 원상태로 복위될 수 없는 경우도 발생한다. 포경이 심하면 포피가 이완되지 않아 발기에 당애를 일으킬 수 있다. 음경귀두를 덮고 있는 포피를 잘라내는 포피절개술(circumcision)로 개선해야 한다.

신우, 요관이 확장되어 방광비대, 세뇨관증 및 수신증이 나타난다. 이 상태를 방치하면 방광염이나 신우신염이 합병되기 쉽다.

조직학적 소견은 전립선이 다결절형태로 비대해지며, 선조직과 섬유근육기질조직이 결절 모양으로 과형성되는 것이 관찰된다. 이러한 과형성에 요도가 양측면에서 압박되어 슬릿(slit) 모양으로 좁아져 요로폐쇄를 일으킬 수 있다(그림 16.8, 그림 16.9).

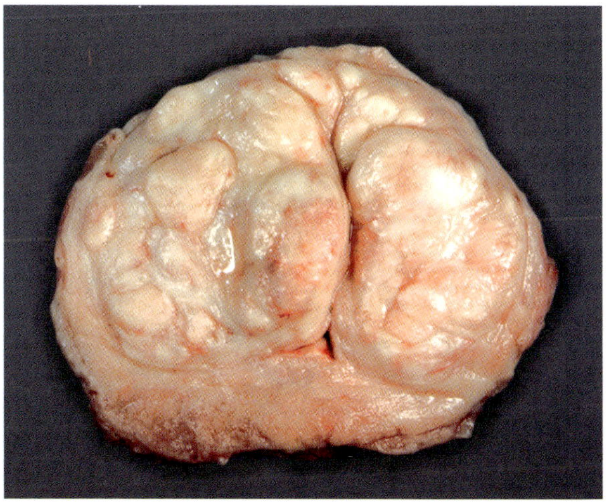

그림 16.8 전립선비대증

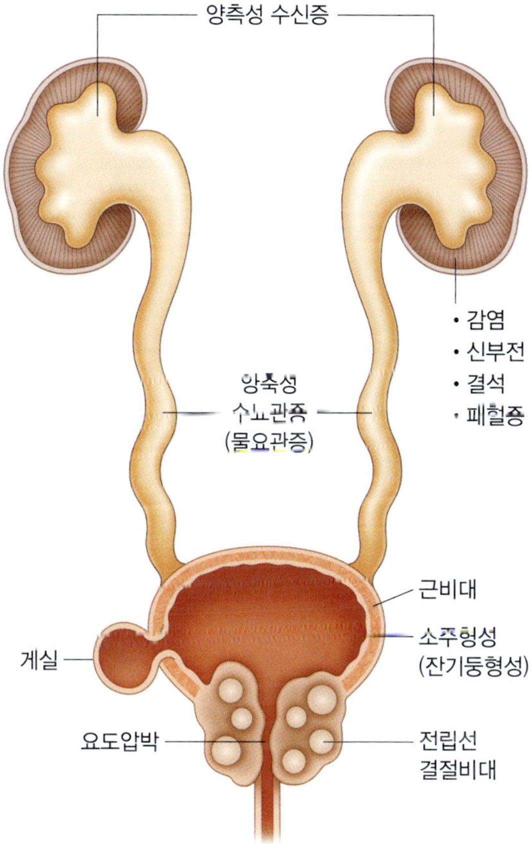

그림 6.9 전립선비대증의 합병증

전립선암 prostate cancer

전립선암(prostatic cancer)은 전립선에 발생하는 암으로 대부분(99% 이상)은 선세포에서 발생한 선암(adenocarcinoma)이며, 그 밖에 육종, 소세포암종, 이행세포암종 등이 있다.

종류에 따라서 성장속도가 다르지만 대부분의 전립선암은 서서히 성장하는 특징이 있다.

이환율이 나이와 함께 증가하여 환자는 대부분 60~70대의 고령자로, 실제로 다른 질환으로 사망한 고령의 남성을 부검해 보면 전립선암이 발견되는 경우가 많다. 구미

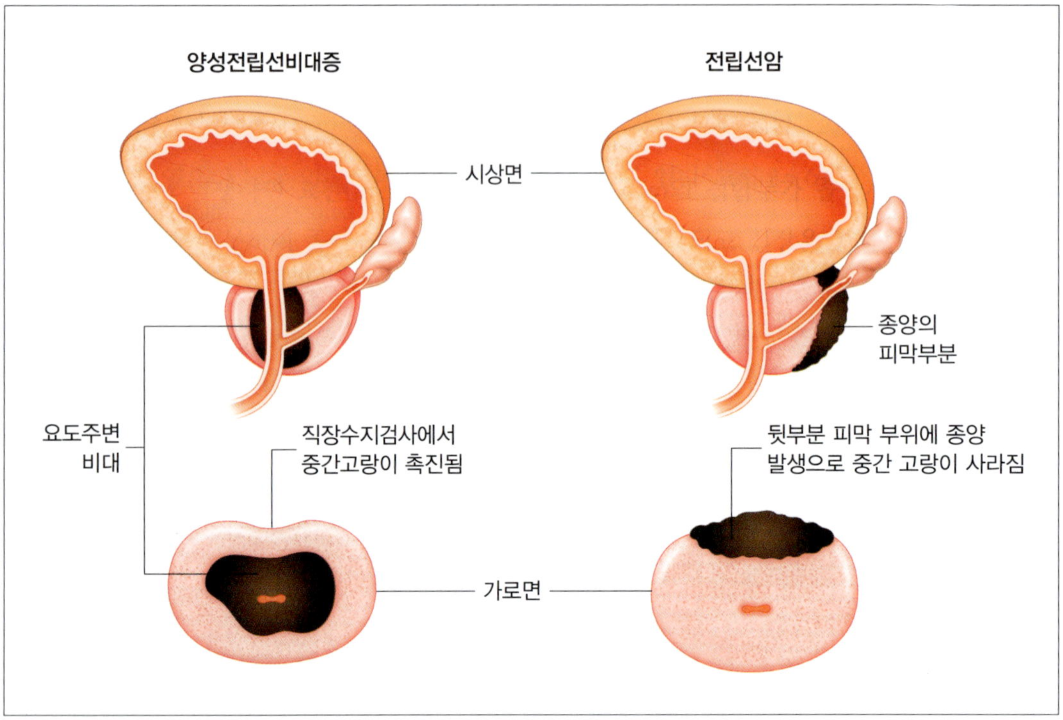

그림 6.10 전립선비대증과 전립선암

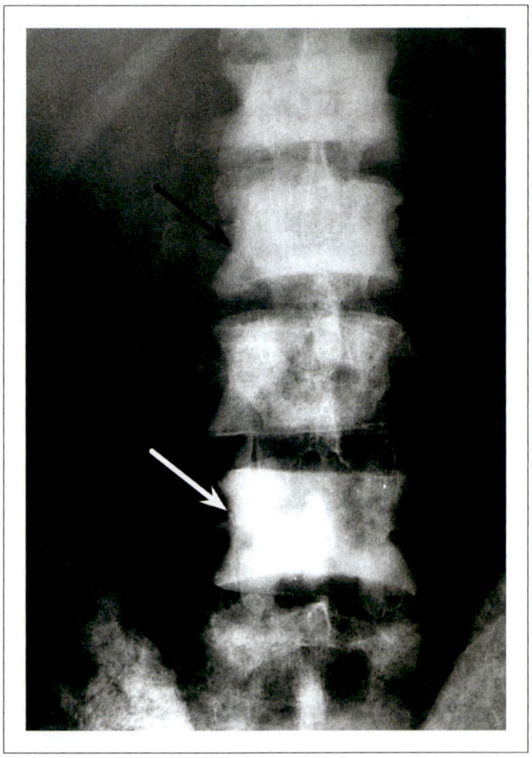

그림 16.11 전립선암의 전이

에서는 남성의 악성종양 중에서 가장 발생빈도가 높은 유형 중 하나이지만 우리나라에서는 현재 전립선암의 증가율은 높지만 사망률은 서구와 비교하면 낮은 편이다.

초기 전립선암은 보통 임상증상이 없으며 종양이 커져 요도를 누르면 배뇨장애가 발생하고, 전립선암이 진행되면 혈뇨나 발기부전 같은 증상도 나타날 수 있으며 진행된 전립선암은 종종 뼈로 전이를 하여 골반, 척추, 늑골 및 다른 부위에 통증을 유발할 수 있다. 척추로 전이된 암은 척수신경을 압박하여 다리, 발의 약화 및 마비 그리고 심지어는 방광 및 장 운동의 조절도 마비시킬 수 있다.

원인은 분명하지 않으나 안드로겐 감수성이 있는 외측(가쪽) 선방상피로부터 많이 발생하고, 초기증상은 나타나지 않는다.

전립선암은 대부분 혈중 PSA검사나 직장수지검사 또는 경직장 초음파검사로 진단하며, 전립선 생검으로 확진한다. 전립선암의 진단이나 치료효과판정에 혈중 산성인산분해효소(acid phosphatase)의 상승이나 특이 항원량이 참고로 활용되기도 한다. 전립선암은 안드로겐 의존성 암이어서 남성호르몬에 의해 증식하고 여성호르몬에 의해 억제되므로 여성호르몬치료요법이 효과적으로 시행되고 있다(그림 16.10, 그림 16.11).

여성생식기계

여성생식기계는 난자(ovum)를 생성하는 난소(ovary)와 난자를 자궁으로 운반하는 난관(자궁관, uterine tube) 그리고 자궁(uterus)과 질(vagina)로 이루어져 있다(그림 16.12).

난소는 난자를 생성하는 생식선인 동시에 여성호르몬을 분비하는 내분비선이다. 월경주기 전반부에 성숙난포에서 분비되는 **에스트로겐**(estrogen)은 난자를 생성시키고 여성의 이차성징 발달을 일으킬 뿐 아니라 자궁내막을 나중에 수정란이 착상하기에 알맞은 상태로 만들어준다. 난자가 배란되고 남은 황체에서 분비되는 **프로게스테론**(progesterone)은 자궁내막의 분비액을 증가시키며 자궁근육의 수축을 방해하여 임신을 유지시키는 역할을 한다.

외음부의 성감염증 sexually transmitted disease, STD

외음부에는 성행위로 감염되는 질병이 많이 발생한다. 매독은 매독균(Treponema pallidum)에 의한 전신감염증이지만 1기에는 외음이나 질에 편평하게 융기하는 경성하감이 형성된다. 2기에는 편평콘딜로마(condyloma latum)라는 다발성 융기성 병변이 보인다. 단순포진바이러스 2형 감염에 의한 외음과 질의 감염은 주로 성행위에 의해 감염되어 동통이 있는 물집이나 궤양이 형성된다. **첨형콘딜로마**(condyloma acumilatum)는 인유두종바이러스(HPV) 감염에 의한 질병으로 외음부, 질벽, 자궁경부(자궁목부)에 쏠립 모양의 병변을 만든다. 중층편평상피에 유두 모양의 증식으로 생기는데 표면에 각화물이 증가해 상피세포의 핵 주위에 공포를 형성하는 특징을 보인다. HPV는 현재 80종류 이상의 유형이 알려져 있으며, 첨형콘딜로마는 그 중 6, 11형에 의한 감염이 많다. 전염성 연속종(molluscum contagiosum)은 연속종바이러스의 감염에 의한 사마귀로 소아에게 많이 나타나는 '물사마귀'로 알려져 있지만 성인들 사이에서는 성행위에 의해 전파되기도 한다.

질염 vaginitis

외음부에서 발생하는 다양한 세균이나 바이러스 등의 감염은 외음부에서와 마찬가지로 질에서도 발생하여 **질염**을 유발한다. 질염은 감염에 대한 저항력이 약해진 상태에서 일어나기 쉬우며, 주요 감염원으로는 트리코모나스, 칸디다, 음부헤르페스, 클라미디아 등이 있다.

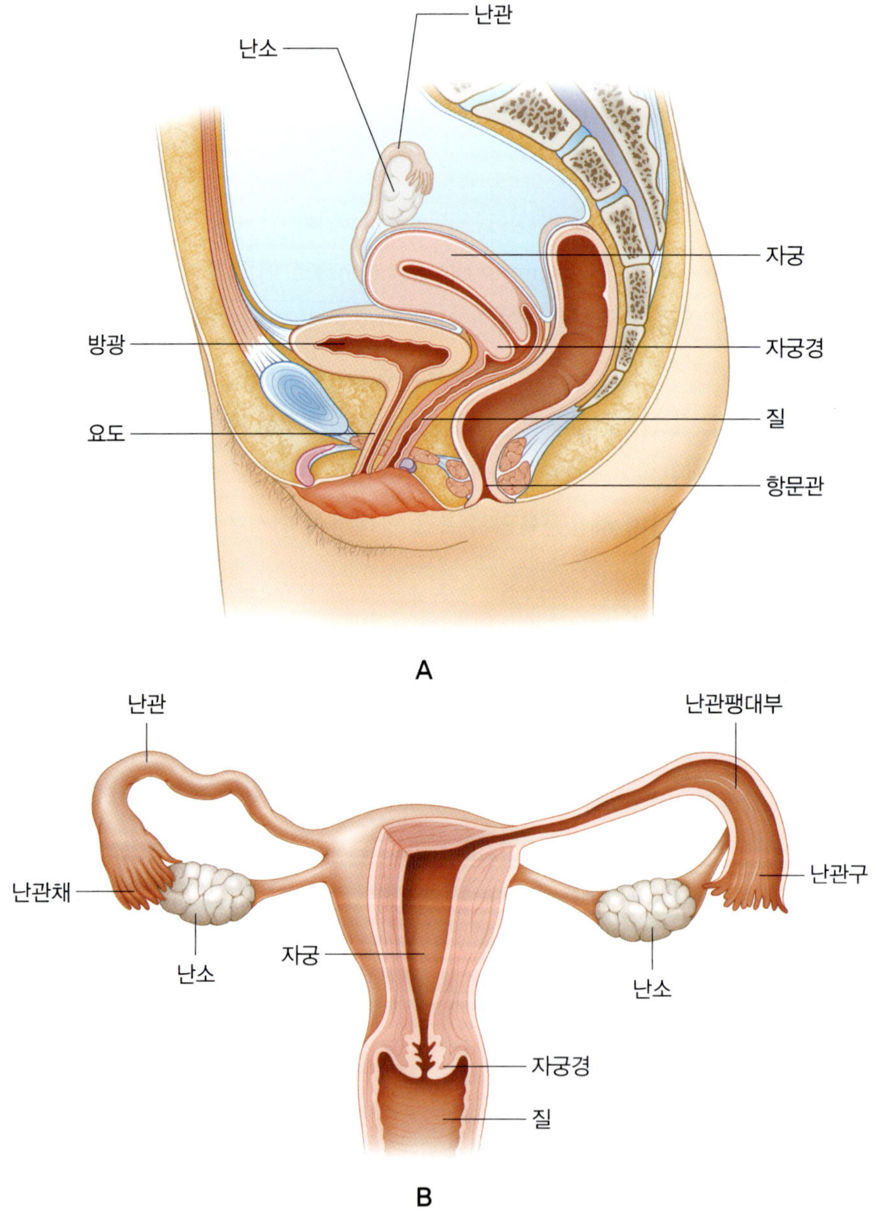

그림 16.12 여성생식기. A: 옆면, B: 앞면

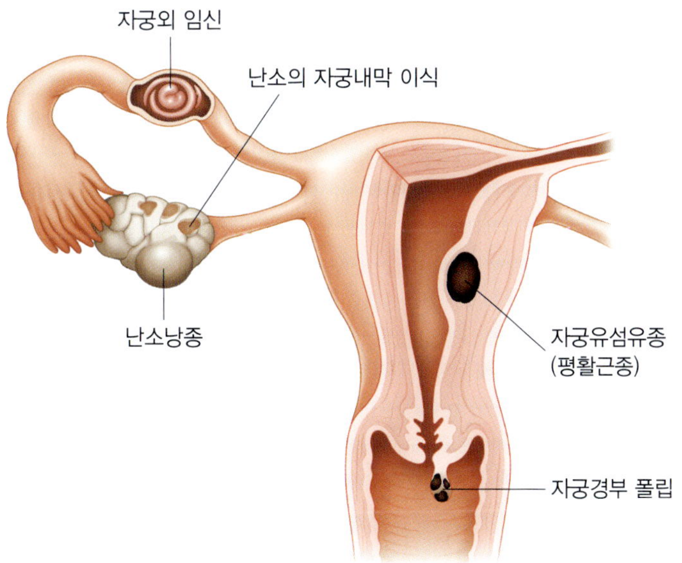

그림 16.13 여성생식기의 흔한 병변

성숙한 여성의 질 속에 있는 정상 세균군(normal flora)은 질을 산성으로 유지해 잡균의 번식을 억제한다. 이 세균군은 여성호르몬에 의해 유지되지만 폐경 후에는 세균군이 파괴되어 잡균에 의해 질염이 생기기 쉽다. 이러한 경우를 **노인성 질염**(senile vaginitis)이라 한다.

외음부암과 질암

자궁경부암의 1/25 정도로, 자궁경부암에 비해 현저하게 적다. 60세 이상의 고령자에게 많고 조직학적으로 편평상피암이 대부분을 차지한다.

자궁내막증과 자궁선근종 endometriosis and adenomyoma

자궁내막증은 자궁내막조직이 내막 이외의 부위, 주로 골반 내 장기 속으로 들어가 증식

질염의 종류에 따른 분비물의 특징

- 칸디다 질염: 요구르트 형태의 분비물, 악취가 없다
- 트리코모나스 질염: 황색 포말상 분비물, 악취가 있다.
- 세균성 질염: 냉·대하증, 생선 비린내가 난다.

하는 상태를 말한다. 월경주기 때마다 자궁외 내막조직(자궁 내부가 아닌 다른 조직)에 출혈이 일어나고, 불쾌감 또는 골반통 등의 심한 월경통증상을 보이는 사람도 있다.

자궁내막이 자궁근육 내에 다발성으로 광범위하게 출현한 것을 자궁선근종(adenomyoma)이라고 하며 내막증의 약 절반을 차지한다. 자궁근층이 미만성으로 두꺼워지며 월경곤란증 등의 증세가 나타나며 뚜렷이 보이는 혹이 없이 자궁이 전체적으로 커진다.

난관염 salpingitis

난관염은 자궁을 경유하는 임균, 클라미디아, 연쇄상구균, 포도상구균, 대장균 등의 감염으로 일어나며, 균종에 따라 고름도 발생한다. 염증이 주변의 골반장기에 전파되는 경우 골반내감염(pelvic inflammatory disease)을 초래한다.

자궁내막염 endometritis

자궁내막염은 비교적 드물고 유산과 분만 후 태반 잔존에 의해 세균감염을 일으키는 경우가 많다. 우리나라의 경우 불임의 주요 원인이 되기도 한다.

자궁내막증식증 자궁속막과다형성, endometrial hyperplasia

자궁내막증식증은 내막이 비정상적으로 과다하게 분열하고 증식하는 것을 말한다. 병적 자궁출혈 원인 중의 하나로, 흔히 폐경기 이후의 여성에서 잘 발생하며 폐경 후 출혈을 일으킨다(그림 16.14).

병리소견으로는 난포(follicle)가 지속되는 존속난포, 다낭포난포, 에스트로겐 분비종양(난소의 과립세포종양), 비만 등에 의해 에스트로겐 분비자극이 장기간 지속되어 자궁내막의 선과 간질 성분이 과다하게 형성되거나 프로게스테론의 길항작용을 받지 못해 일어난다. 40세 전후의 갱년기 여성에게 호발한다. 과다형성의 70~80%는 소실되지만, 3~5% 정

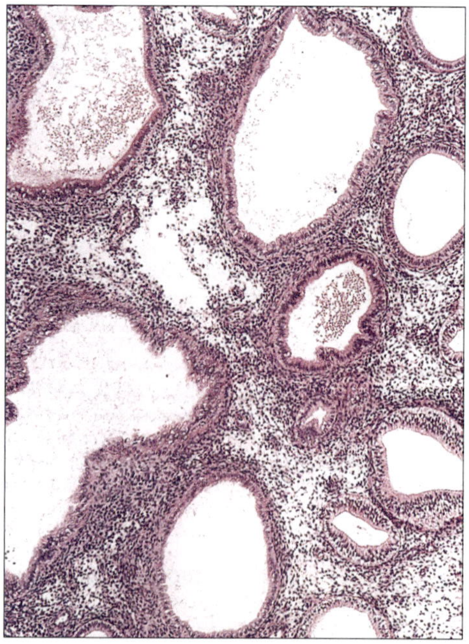

그림 16.14 단순 자궁내막증식증

선의 낭포 확장이 현저함

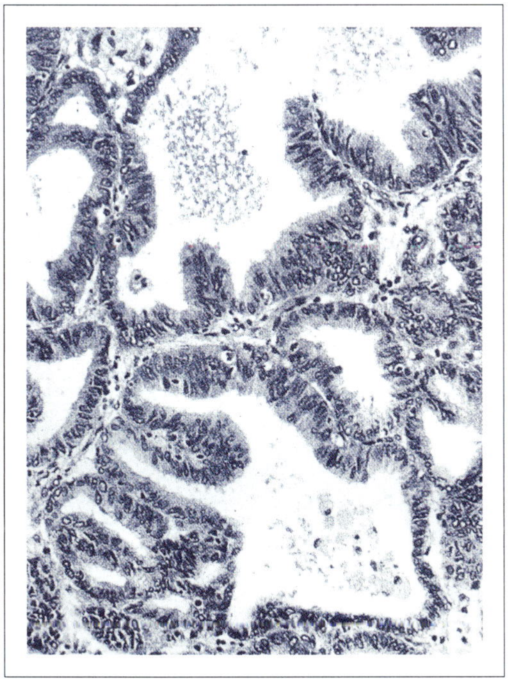

그림 16.15 자궁내막증식증

구조적 이상과 세포학적 이상이 복합적으로 나타남

도는 세포형성이상과 다형성으로 진전하고, 형성이상, 과다형성의 약 25~40%는 자궁내막암으로 발전한다(그림 16.15).

자궁경부암 uterine cervical cancer

주로 40~50대의 중년 여성에서 많이 발생하며 자궁암의 60~80%를 차지한다.

인유두종바이러스(human papilloma virus, HPV) 16, 18, 31, 33형 감염과 깊은 관련이 있으며, 바이러스 암유전자가 암억제유전자 산물과 결합하여 세포증식억제기능을 불활성화시킴으로써 발생하는 악성종양이다. 주로 경산부에서 많이 발생하는데 젊은 초산부나 다산 여성에서도 많이 발생한다(그림 16.16).

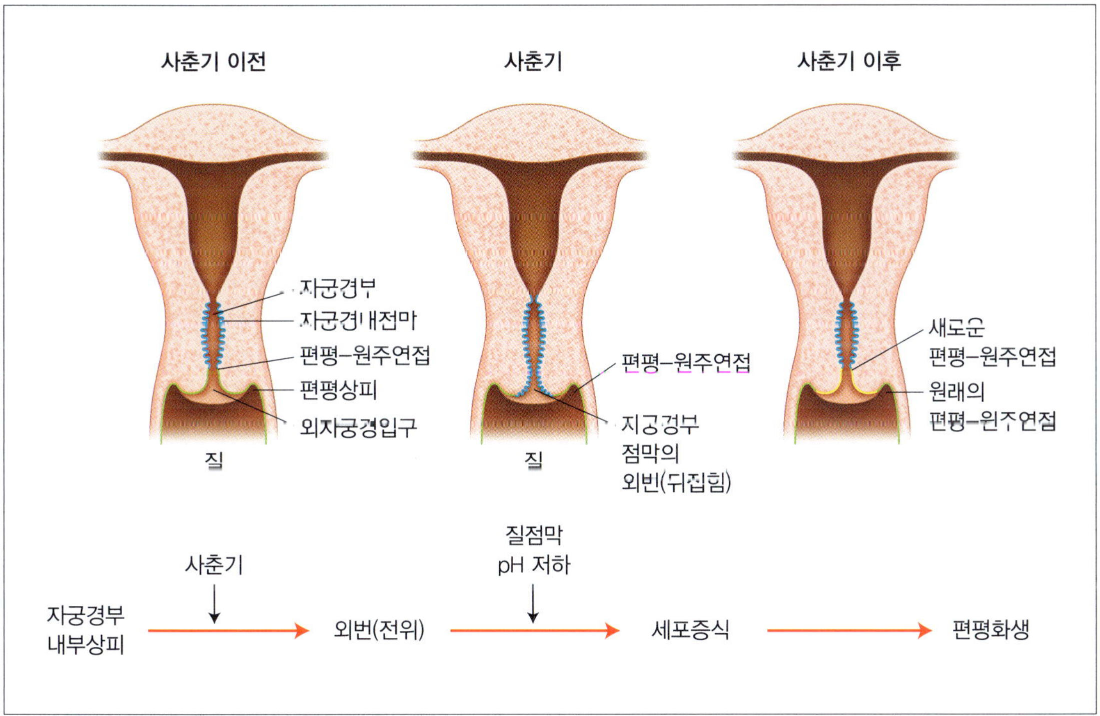

그림 16.16 자궁경부 상피의 변화

병리소견으로 대부분 편평상피암(95%)이며, 선암은 5%를 차지한다. 조직학적으로 암 형성 과정은 형성이상→미소침윤암종→침윤암종으로 이행한다(그림 16.17). 편평상피암의 호발부위는 편평·원주상피경계부(S-C junction)의 원주상피영역이다. 선암은 경부선상피에서 발생하는데, 조기발견이 어려워 예후가 나쁘다. 자궁경부암종은 국제임상 진행기 분류에 따라 5기로 분류한다. 상피내암인 경우 0기, 자궁경부에 국한된 경우 1기, 침윤 정도에 따라 1a, 1b로 나눈다. 암이 자궁경부를 넘는 경우 2기, 골반부에 도달하면 3기, 직장과 방광을 침범하면 4기로 분류한다(그림 16.18). 초기 증상은 비정기적인 자궁출혈이나 성교 시 접촉출혈이 많다. 병기의 진행에 따라 예후가 악화된다.

자궁내막암 endometrial carcinoma

자궁내막암은 자궁내막에서 기원하는 암종이며, 호발 연령층은 50~59세로, 우리나라는 자궁경부암의 발생률이 높으나 점차적으로 자궁내막암의 발생빈도가 증가하고 있다. 흔히 첫 증상으로 폐경 후 출혈이 발생하여 조기에 진단할 수 있다.

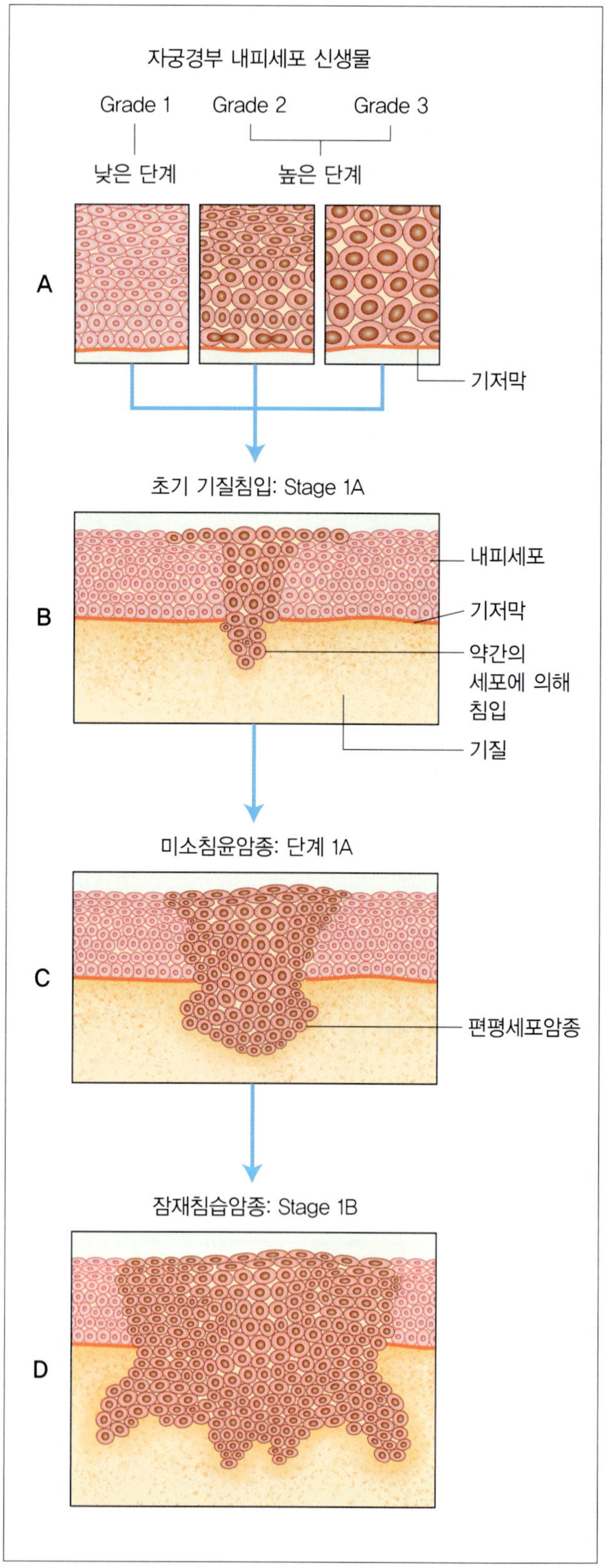

그림 16.17 자궁경부 상피조직의 암 이행과정

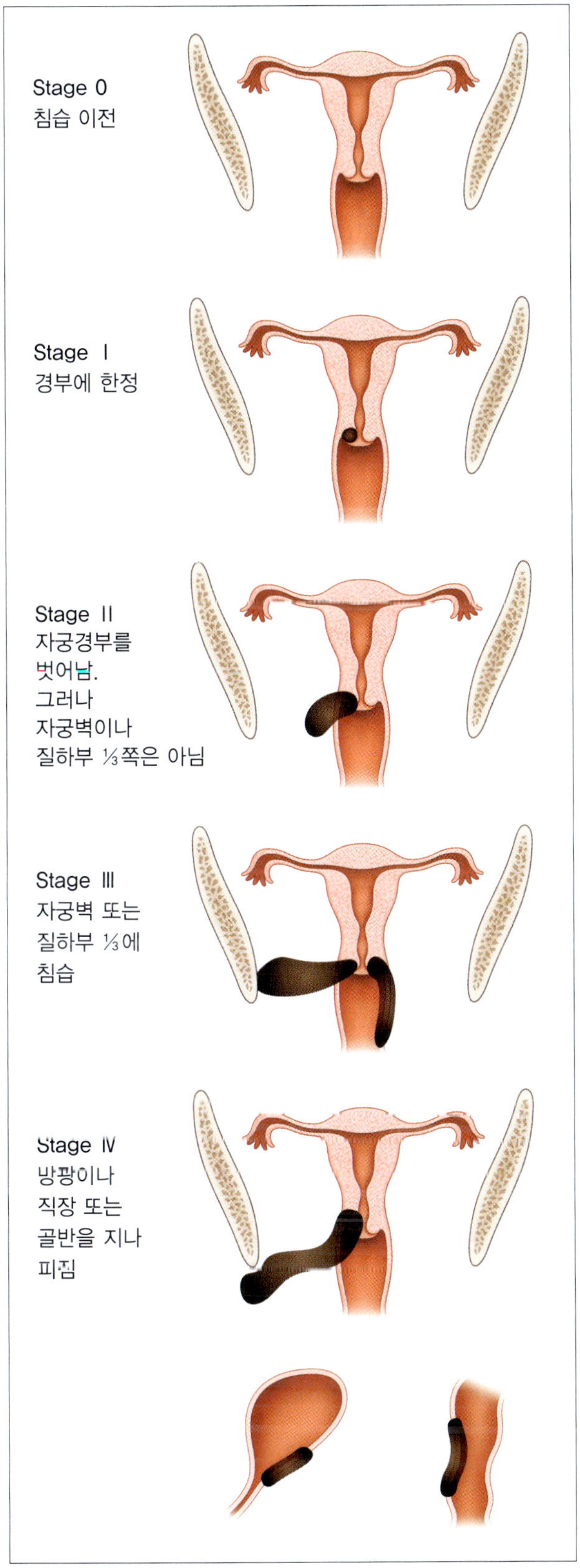

그림 16.18 자궁경부암의 병기

병인으로 에스트로겐의 지속적인 분비는 내막의 증식을 항진시켜 내막암종이 쉽게 발생한다. 폐경기에는 프로게스테론의 주기적인 분비가 결여되고 에스트로겐의 지속적인 분비가 일어난다. 폐경 후의 비만은 부신으로부터 분비된 안드로스텐디온(androstenedione)이 지방조직에서 에스트로겐으로 대사되어 에스트로겐의 작용을 증가시킨다.

병리소견은 맨눈으로 자궁 내 공간에 불규칙한 형태의 종양덩어리를 볼 수 있고, 진행하면 괴사가 동반된다. 조직학적으로는 대부분이 선암이다. 선암은 내막선암종, 장액신임종, 점액신암종 등으로 구분하며, 내막선암이 80% 이상을 차지한다. 선암은 충실성 부분이 5% 이하인 것을 Grade 1, 50% 이상인 것을 Grade 3, 중간을 Grade 2로 분류하고 있다. Grade 1은 암이 자궁체부에 국한된 경우 5년 생존율이 90%를 넘어 예후가 좋지만 방치하면 림프성 전이나 복강 내 파종, 혈행성 전이가 일어난다. 그러나 장액선암종이나 투명세포선암종(clear cell adenoma)은 예후가 나쁘다(그림 16.19).

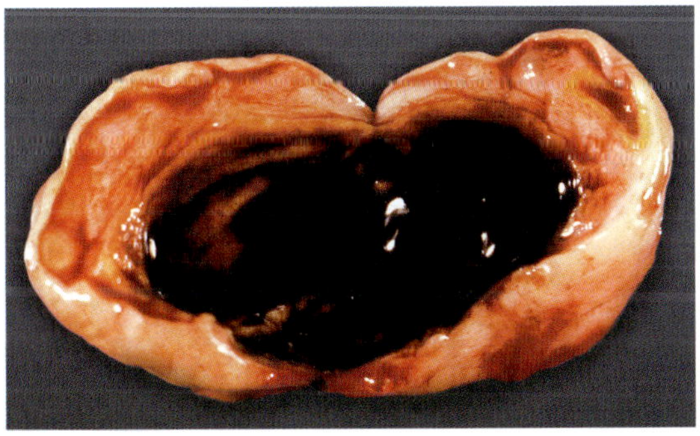

그림 16.19 자궁내막종

자궁평활근종 uterine leiomyoma

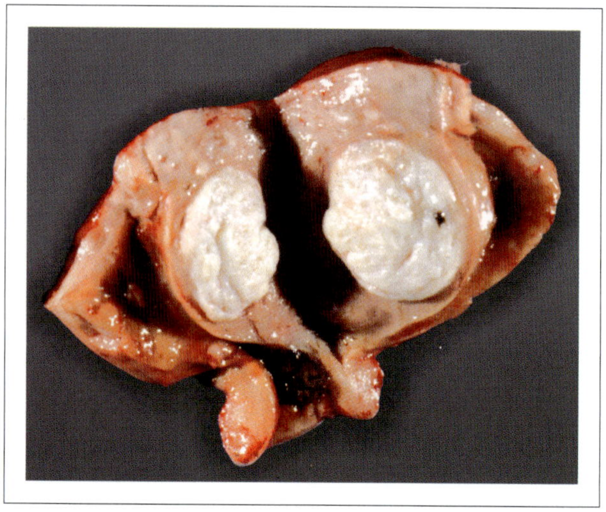

그림 16.20 자궁평활근종

자궁의 평활근에 발생하여 **자궁평활근종** 또는 **자궁근종**(uterine myoma)이라고 하며 여성생식기에 가장 많이 발생하는 양성종양으로 약 10~20% 여성에게 나타난다. 자궁체부뿐만 아니라 자궁경부에서도 관찰된다. 현미경적 소견으로 시가(cigar) 모양의 핵을 가진 평활근세포가 특징적이다. 호발연령은 주로 30~40대가 많고 20세 전과 55세 이후는 드물다. 악성으로 이행할 가능성은 매우 낮고 자궁근종과 무관하다. 평활근육종(leiomyosarcoma)은 자궁근층에 발생하며, 드물지만 50세 이상의 여자에게 출현하는 경우가 많다.

근종의 성장은 에스트로겐에 의존하며, 임신 시 크기가 증가하고 폐경 후 크기가 감소한다. 병리소견으로 근종은 내막밑(subendometrial), 근층안(intramural), 장막밑(subserous)에 생기며 특히 내막밑근종은 월경과다(menorrhagia)를 심하게 일으킨다. 조직학적으로 평활근종(leiomyoma)의 세포는 잘 분화하고, 미숙한 평활근세포가 조밀하게 관찰되며 주위와의 경계가 분명하다. 자궁근종의 증상으로는 비정기적 자궁출혈, 빈혈, 통증 등이 나타나는데, 그것은 종양에 의해 자궁수축이 장애를 받아서 월경 시에 출혈이 지속되기 때문이다(그림 16.20).

난소종양 ovarian tumor

난소에서 발생하는 종양의 대부분(70~80%)은 양성종양이다. 여성에서 발생하는 악성종양 중 약 5%가 난소에서 발생하며, 주로 40~60세에 발생한다. 조직학적으로 난소표면상피에서 기원하는 종양이 약 70%, 생식세포기원종양이 약 20%, 난소의 성기삭(성끈)에서 기원하는 종양(tumors of ovarian sex cord)이 약 10%이다. 난소종양은 맨눈으로 볼 때 낭포종양이 압도적으로 많고, 난소표면상피기원종양의 장액종양 및 점액종양과 생식세포성종양의 성숙낭포기형종이 빈도가 높다(그림 16.21). 크루겐베르크종양(Krukenberg's tumor)은 양쪽 난소에 전이한 점액선암종으로 난소가 단단해지며 점액을 분비하는 반지 모양세포(signet-ring cell)로 이루어져 있다. 대부분 소화기계통 암, 특히 위암으로 파종성 전이한 것이 많다.

임상증상으로 종양의 증대나 복강 전이로 인해 복부 팽륜이나 복수(뱃물, ascites) 저류가 가끔 관찰된다. 복압이 올라가면 종양줄기가 장염전(창자꼬임)을 일으켜 경련성 하복부통을 유발한다.

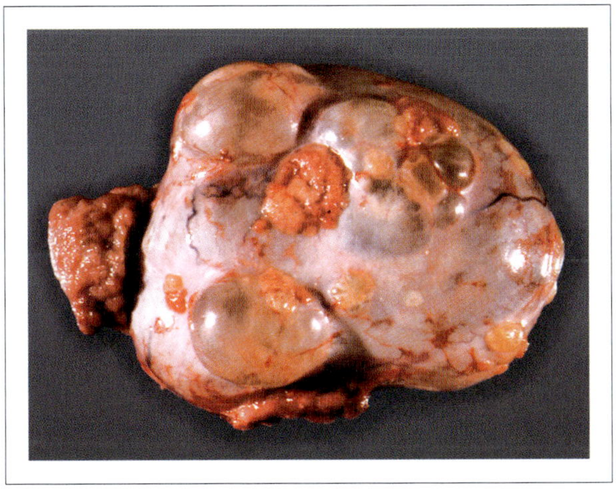

그림 16.21 난소의 장액성 낭포

임신과 질환

포상기태 hydatidiform mole

융모는 태아성분에 속한다. **포상기태**(포도송이기태)는 양성융모질환으로 태반의 융모가 포도송이와 같이 종창되고 직경 2mm 이상으로 낭포화(cyst)하는 것을 말한다. 대부분 임신 초기에 발생한다. 빈도는 임신부의 1/500 정도로 비교적 높다. 융모의 포상종창이 전반에 걸쳐 있는 완전포상기태(complete hydatidiform mole)와 부분적인 부분포상기태(partial hydatidiform mole)가 있다. 완전포상기태는 약 2~3%에서 융모막암종으로 진행된다(그림 16.22).

병인으로 완전포상기태는 핵이 없는 난자에 2개의 정자가 수정되어 발생하며 대부분 46, XX핵형을 지닌다. 즉 모든 염색체는 부친에서 기원한 것이며, 웅핵발생(46, XX)이 원인이다. 부분포상기태는 핵이 있는 난자에 2개 이상의 정자가 수정되어 발생하며 삼배수성(흔함) 또는 사배수성(드묾)을 일으킨다. 자궁의 초음파검진과 혈중 사람융모성선자극호르몬(hCG)의 증가에 의해 조기 발견된다. 증상으로는 질출혈, 임신주령보다 더 큰 자궁, 악성오심, 임신고혈압(임신 초기) 등이 있다.

융모암 융모막암종, choriocarcinoma

융모세포의 악성종양이며 폐로 혈행전이를 일으키기 쉬우나 화학항암요법에 주효하여 완치가 가능하다. 임신에 이어 발생하는 임신성 융모암과 비임신성 융모암이 있다. 임신성 융모암의 약 반수는 포상기태에서 속발하며 나머지는 정상분만, 유산 및 인공유산이 각각 1/3씩 차지한다. 비임신성 융모암에는 난소나 고환의 배아세포에서 발생하는 배세포성 종양과 배아세포와는 관계가 없이 위나 폐 등에서 발생하는 종양도 있다. 어떤 경우이든 융모암은 출혈과 괴사 경향이 강해 높은 비율로 폐와 뇌로의 혈행성 전이가 나타난다.

검사소견으로서 혈액과 요중에 hCG 농도가 증가하여 진단 및 추적감시용으로 사용된다. 병리소견으로 융모사이질이 소실되고 세포성, 합포성 및 중간형 3종류의 영양막세포가 증식하고 있다. 자궁근층에 출혈(metrorrhagia) 및 괴사를 일으킨다.

자궁외임신 ectopic pregnancy

자궁체부 이외의 부위에 수정란이 착상한 상태를 자궁외임신(딴곳임신)이라고 하는데, 그 대부분은 난관임신으로, 난관팽대부에 착상하여 난관파열을 일으키는데 이때 다량의 복강내출혈이 일어난다. 가장 많은 원인은 난관염에 의한 난관통과장애이다.

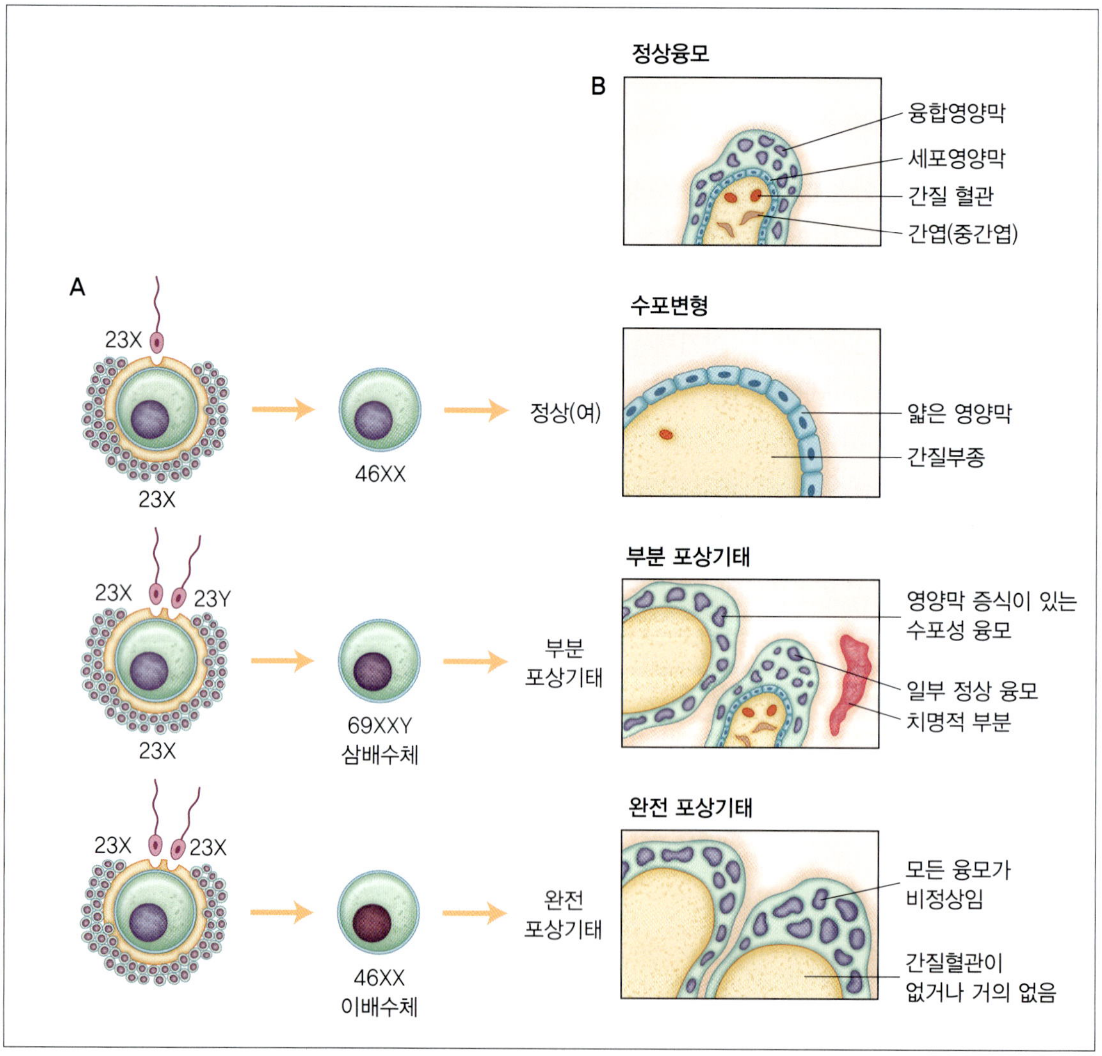

그림 16.22 **포상기태. A:** 유전자 분석, **B:** 형태

유방 Breast

유방조직은 크게 유선조직과 그것을 지지해 주는 결체조직 및 지방조직으로 이루어진다. 유선조직은 젖을 만드는 소엽조직과 젖을 유두로 운반하는 유관조직으로 이루어지며 15~20개의 유엽과 이를 연결하는 유관이 유두로 열린다(그림 16.23, 그림 16.24).

유선(젖샘, mammary gland)질환으로는 유방암, 양성종양인 섬유선종, 관내유두종 및 증식질환인 유방병이 높은 빈도로 나타나고 또한 중요하다(그림 16.25).

유방병 유선증식증, mastopathy

유방병은 비염증성, 비종양성의 증식질환이며 30~40대 여성에게 많다. 경계가 불분명한 덩어리가 만져지고, 월경에 앞서 통증을 동반하는 예가 많다.

병인으로 호르몬의존성을 보이며 에스트로겐 증가 또는 프로세스테론 감소에 의한 여성호르몬 불균형이라고 알려져 있다.

조직의 병리소견은 증상사례에 따라 다양한데, 유관의 낭포모양 확장, 변연부유방관 상피나 소엽의 과형성, 섬유화, **아포크린화생**(apocrine metaplasia; 상피세포가 커지고

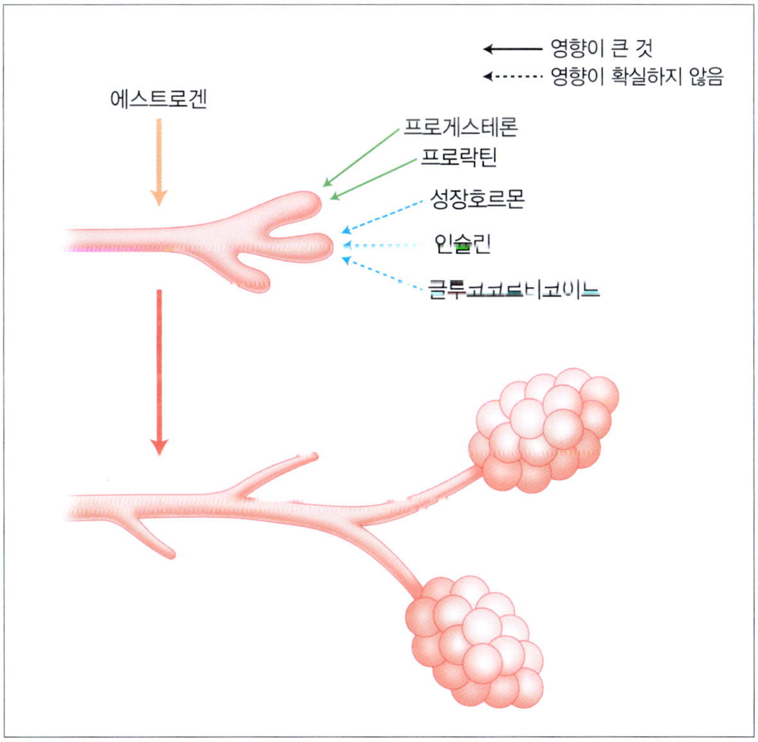

그림 6.23 호르몬의 작용과 유방의 발육

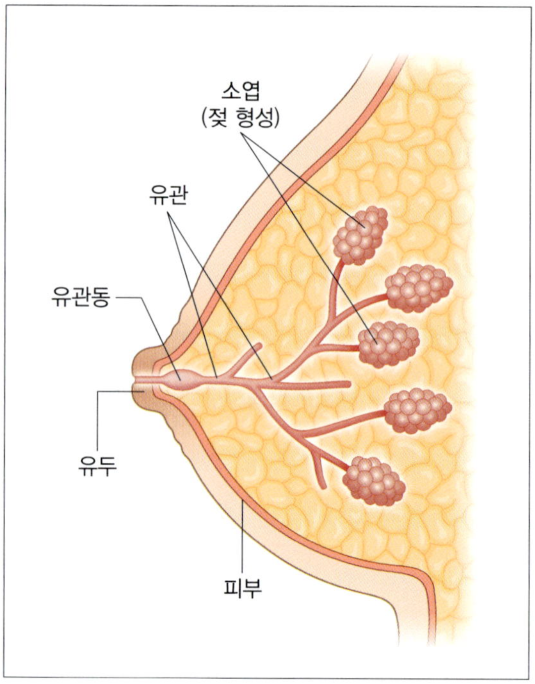

그림 6.24 유방의 구조

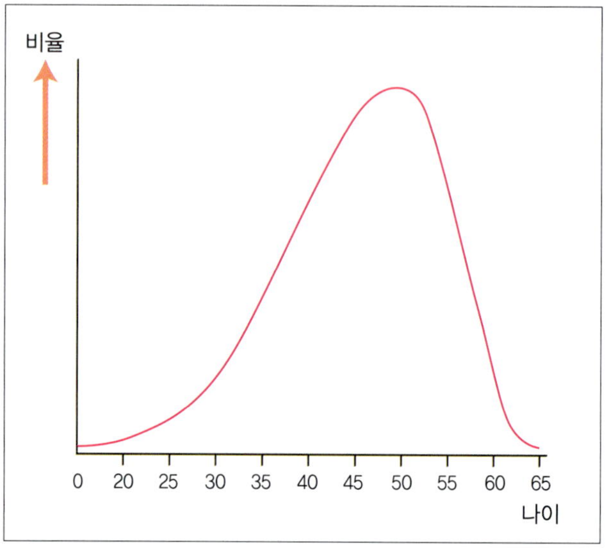

그림 6.25 나이에 따른 양성 증식성 유방의 발생빈도

세포질이 호산성을 나타내어 아포크린선세포와 유사하게 되는 것) 등이 관찰된다. 유방병이 유방암으로 진행하는 경우는 적으나 상피가 5겹 이상의 형성과다를 보이는 경우, 이형유관과형성이나 이형소엽과형성을 보이는 경우에는 유방암으로 진전할 위험성이 있다(그림 16.26).

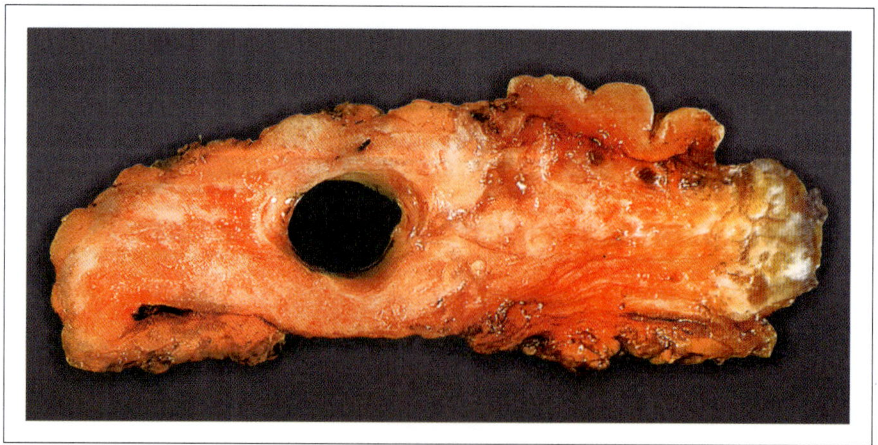

그림 16.26 섬유낭종

하나의 커다란 낭포와 여러 개의 작은 낭포가 있는 48세 여성의 유방조직

섬유선종 fibroadenoma

섬유선종은 25세 이하의 젊은 여성에서 가장 흔한 양성종양으로 간질섬유 성분의 증식과 유선 도관상피의 선관모양증식이 동시에 일어난다.

특징적 증상은 고무와 유사한 촉감을 보이는 단단한 무통종괴이다. 병인으로 에스트로겐에 대한 국소감수성 증가가 원인으로 알려져 있다. 병리소견으로 선상피와 섬유성분이 모두 종양성으로 증식하고, 피막으로 둘러싸여 경계가 분명한 결절을 형성한다. 크기는 보통 4cm 이내이며 악성화는 드물다(그림 16.27, 그림 16.28).

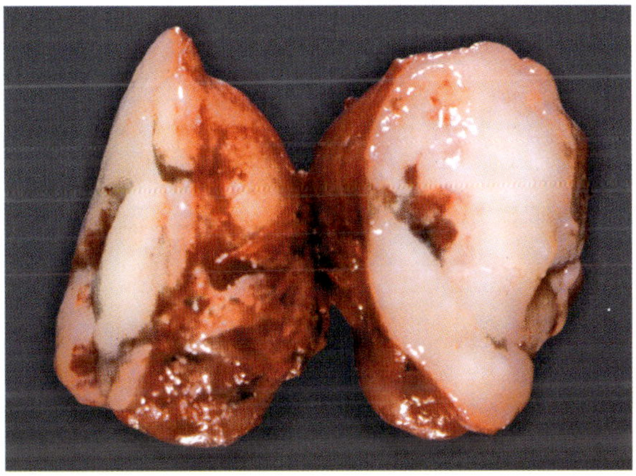

그림 16.27 섬유선종

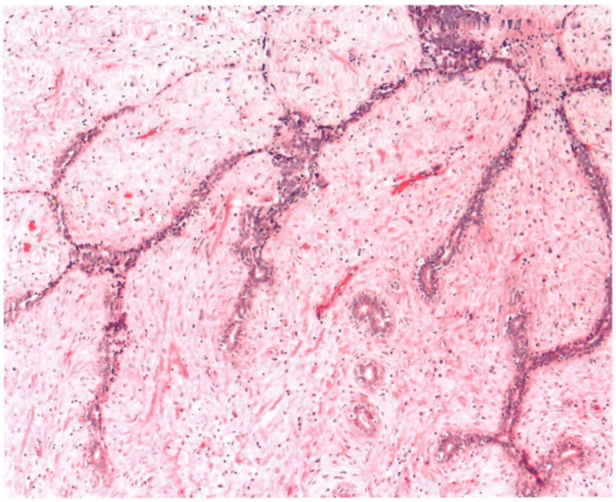

그림 16.28 섬유선종

외부 표면이 매끈하고 경계가 명확하다.

유관내유두종 intraductal papilloma

유관내유두종은 확장한 유관 안으로 유관상피가 유두 모양으로 증식하고, 그 목부에 모세혈관이나 결합조직이 있는 양성종양을 말한다. 유두에서 장액성 또는 혈액성 분비물이 배출됨으로써 인지하기 쉽다. 40~50대 여성에게 많고 병인은 분명치 않으며 악성종양과 감별이 필수적이다(그림 16.29).

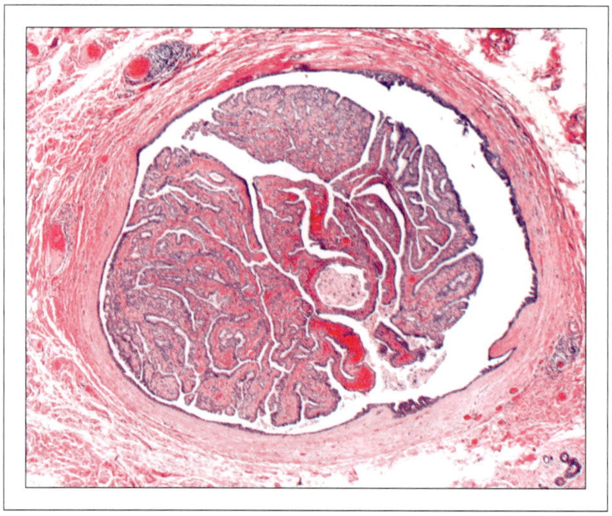

그림 16.29 관내유두종

유방암 breast cancer, mammary cancer

유방암은 유선의 상피성분에서 발생하는 악성종양으로, 대부분은 여성에게 발생하지만 남성의 유방에서도 발생한다. 세계적으로 발생률, 사망률 모두 여성암의 1위에 해당한다.

병인으로 에스트로겐이 유방암의 발생이나 증식에 깊이 관여하고 있다. 유방암의 위험요인으로 폐경연령(55세 이상), 비만, 유방암의 가족력 등이 주로 고려되고 있다. 비만의 경우 지방조직에 의해 안드로겐이 에스트로겐으로 전환된다(그림 16.30).

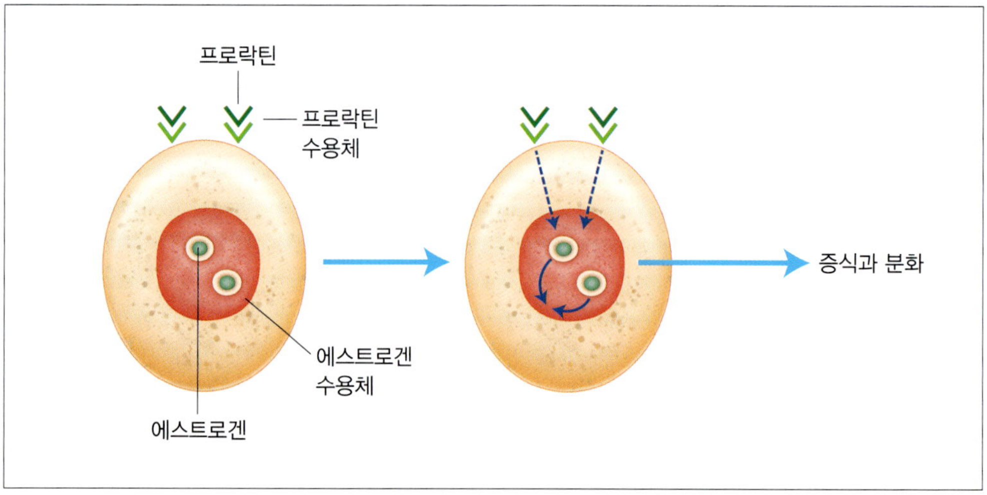

그림 16.30 호르몬에 반응하는 유방상피조직

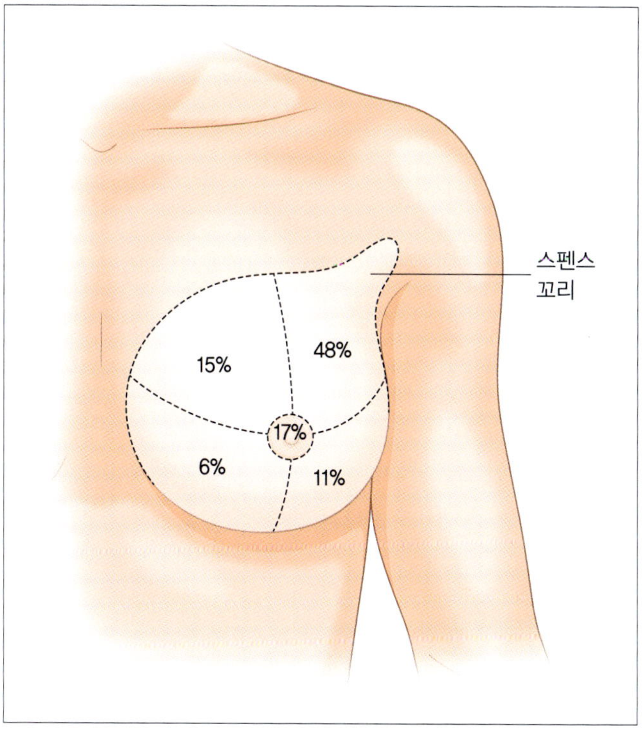

그림 6.31 유방부위별 암 발생빈도

유방암은 40세 이후 호발하고, 50~69세경에 가장 빈도가 높다. 경계가 분명하지 않은 덩어리가 만져지는 경우가 많으므로, 조기발견을 위해서는 검진이 필수적이다. 호발부위는 유방을 부채꼴 모양으로 4등분했을 때 바깥쪽 상부이며 좌우 차이는 없다(그림 16.31). 유방암은 출산 경험이 없는 중장년의 여성 또는 고령에 첫 출산을 한 여성에게서 많이 발생하는 경향이 있다.

유방암의 대부분은 선암으로 도관 유래의 **유관암**(ductal carcinoma)(그림 16.32)과 소엽 유래의 **소엽암**(lobular carcinoma)(그림 16.33)으로 나눌 수 있으나, 관 기

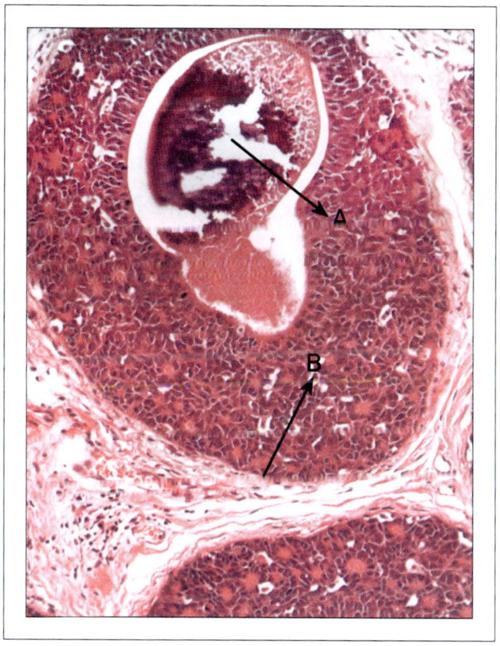

그림 16.32 유관암 조직

양쪽 관이 확장되어 있다. **A:** 중앙부위가 괴사되고 석회화되어 있다. **B:** 기저막은 그대로 있다.

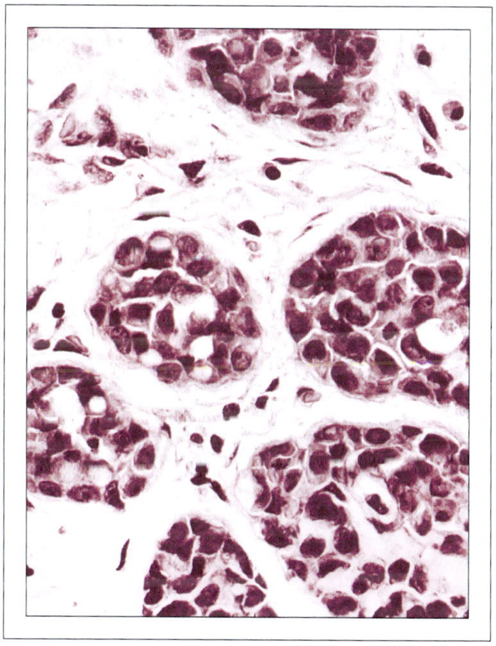

그림 16.33 소엽암 조직

소엽이 확대되어 있고 관은 소실되어 있다.

원의 유관암이 압도적으로 많다. 조직학적으로는 침윤 유무에 따라 침윤성 암(invasive cancer)과 비침윤성 암(noninvasive cancer)으로 나누는데, 침윤성 유관암이 전 유방암의 약 90%를 차지하여 빈도가 가장 높다(그림 16.34). 침윤성 유관암의 약 절반을 차지하는 경성암은 섬유성장과 섬유화를 주로 하며, 림프절 전이의 빈도가 높고 예후가 나쁜 유방암 중의 하나이다. 유관암 중에 유두선관암은 유관 내로 전이하기 쉽다. 유방암은 주로 림프에 의해 전이가 되지만 뼈나 폐 등으로의 혈행전이를 보이는 것도 있다.

유방암은 유방 내 응어리로 발견되는 경우가 많고 경도는 단단하고 주위 조직과 유착하며 가동성이 적다. 또한 피부에 침윤하면 피부함몰을 동반하며, 유두분비물에 혈액이 섞여 나오는 경우도 있다. 검사로는 촉진, 유방조영술(mammography), 초음파검사, 유관조영, 유관내시경검사 등이 있다. 병리학적 검사로는 유두분비물이나 천자흡인에 의한 세포진단과 바늘생검, 유발절개술(mammotomy)생검, 절제종양에 다양한 조직진단이 이루어진다(그림 16.35).

유방암수술은 암종이 있는 병변뿐만 아니라 육안으로 보이지 않는 부분을 감안하여 주위 조직까지 제거하는 수술을 시행한다. 과거에는 유방암의 병기에 상관없이 유방조직을 모두 다 제거하는 것이 원칙이었으나 최근에는 보조적 요법의 발달로 부분절제술 후 방사선치료를 하기도 한다. 암의 병기에 따라 어떤 수술법을 선택할 것인가를 결정한다. 즉 상피내암이나 1, 2기 암은 부분절제술과 방사선치료를 시도할 수 있지만 그 이상 진전된 암은 유방조직을 다 제거해야 한다.

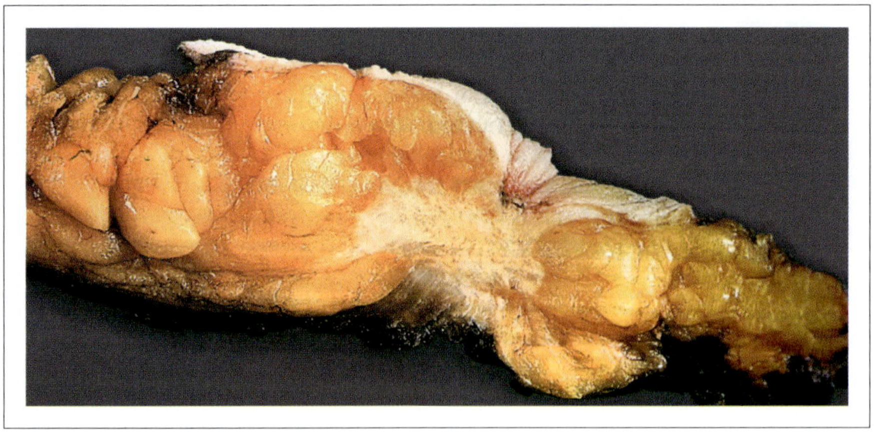

그림 16.34 침윤성 유방암

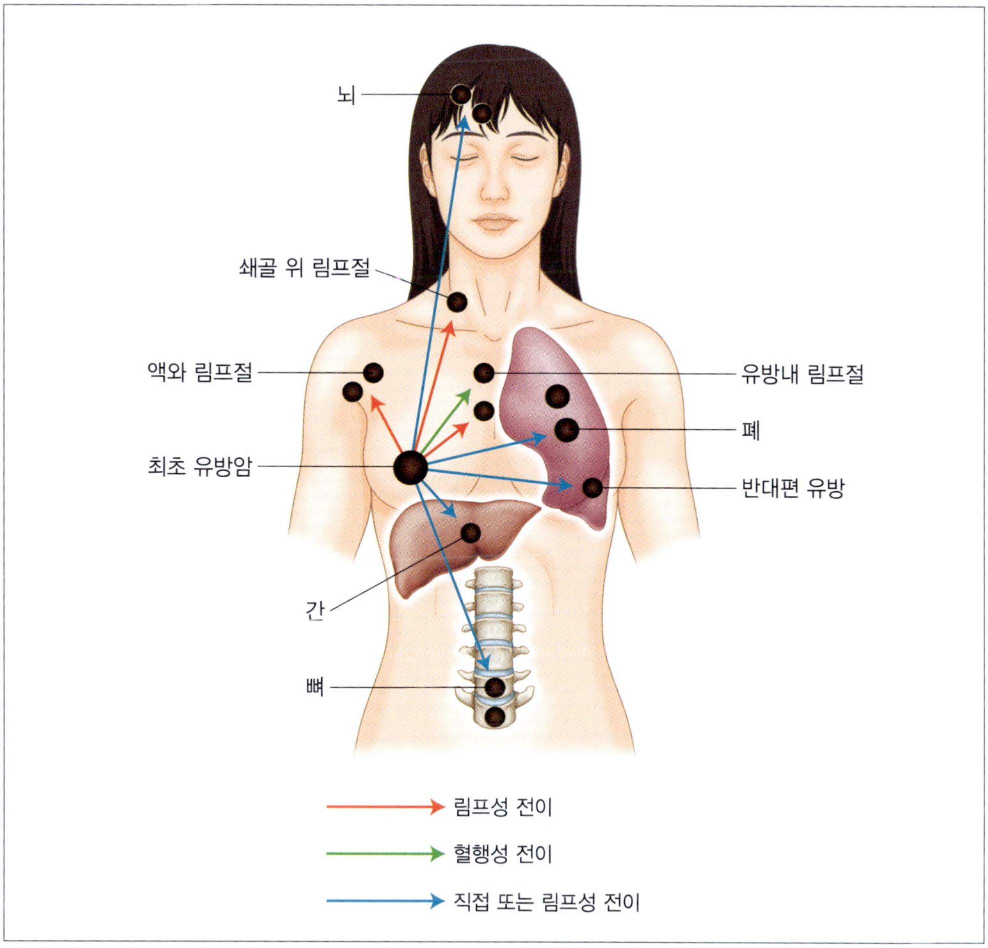

그림 16.35 유방암의 전이

핵심용어

초유 colostrum
옅은 노란색의 초기 유즙

불임 infertility
부부가 피임하지 않고 정상적인 성생활을 하면서도 1년 이내에 임신이 되지 않음

자궁내삽입장치 intrauterine device, IUD
의사가 자궁강 내에 삽입한 출산조절기구

양수천자 amniocentesis
유전적 장애, 임부와 태아의 혈액 부적합증, 태아성숙을 알아보기 위해 양수를 양막에서 바늘로 뽑아내는 천자

경관확장과 소파술 dilatation and curettage, D&C
자궁벽을 긁어내기 위해 자궁경부를 확대시키는 수술적 시술

경관도말 및 배양검사 Pap(Papanicolaou) smear
경관에서 도말 채취하여 염색하여 암을 알려줄 수 있는 조직변화를 찾아내는 검사

무월경 amenorrhea
월경이 없거나 비정상적으로 중지된 상태

월경곤란증 dysmenorrhea
월경통이나 월경곤란

폐경 menopause
영구적인 월경중지

월경전증후군 premenstrual syndrome, PMS
월경이 있기 바로 전에 예측할 수 있는 신체적 · 정서적 변화

유방염 mastitis
병원성 미생물에 의한 유방 감염

방광류 cystocele
질벽이 약해져서 질벽을 통해 방광이 돌출

인유두종바이러스 human papilloma virus
인간의 피부나 점막, 발바닥과 생식기 사마귀 및 자궁경부암을 일으키는 바이러스

골반감염성 질환 pelvic inflammatory disease, PID
골반조직(자궁, 난관, 난소)의 염증과 감염

자궁내막암 uterine cancer(endometrial cancer)
자궁내막의 암

핵심용어

자궁외임신 ectopic pregnancy

수정란의 착상이 잘못된 임신, 난관임신이 대부분임

전치태반 placenta previa

자궁하부에 착상된 태반으로 분만과정에서 태아 앞쪽에 위치

임신중독증 toxemia

임신 3기에 나타나는 질환으로 고혈압, 단백뇨, 부종, 갑작스런 체중증가가 나타남

자간 eclampsia

임신중독증의 가장 심한 형태로 경련, 고혈압성 혼수, 단백뇨, 부종의 증상을 가짐

유산 abortion

임신이 조기 종결(22주 미만)되는 상태

조산 premature labor

22주 이후 37주 미만의 출생

다태임신 multiple pregnancy

복수의 태아를 임신하는 것, 일란성과 다란성이 있다.

호르몬 대체요법 hormone replacement therapy, HRT

폐경기에 소실된 호르몬을 대체하고 골밀도 소실 비율을 낮추기 위해 에스트로겐, 프로게스테론 투여

음낭수종 hydrocele

고환 주위를 싸고 있는 음낭 안에 액체가 고인 상태

요실금 urinary incontinence

배뇨 조절이 안 되는 상태

양성전립선비대증 benign prostatic hypertrophy, BPH

전립선의 양성 과다증식

환상절제술 circumcision

포피의 말단을 절제하는 시술, 대개 미국에서는 위생적인 수단으로 신생아기에 실시하고, 유대 문화에서는 종교적인 의식으로 거행된다.

경요도 전립선절제술 transurethral resection of the prostate, TUNA

요도에 내시경 삽입 후 소작, 냉동요법, 레이저, 혹은 고온요법을 이용하여 전립선조직을 제거하는 시술

정관절제술 vasectomy

정관의 전부 혹은 일부를 제거하는 남성의 불임시술

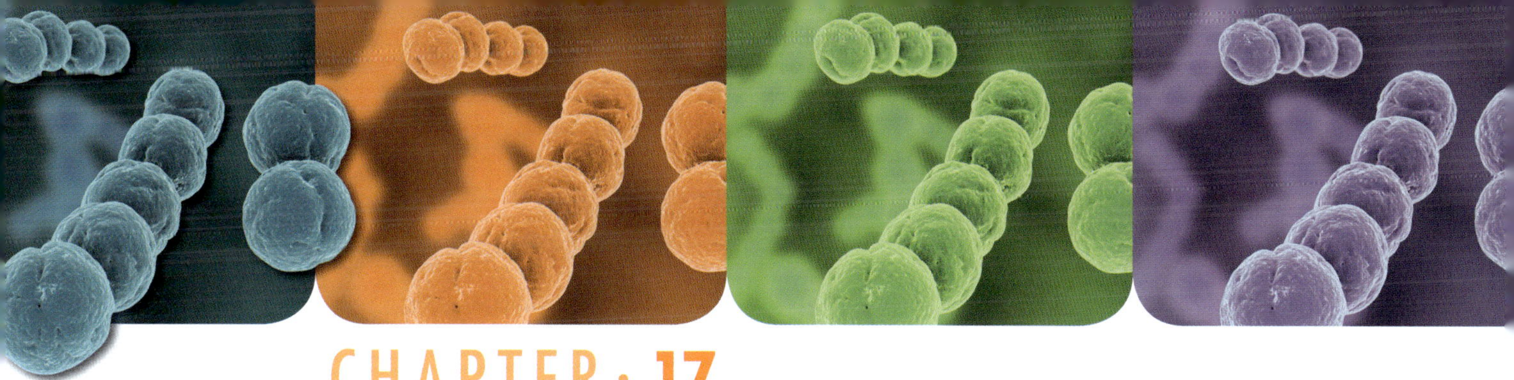

CHAPTER · 17

근골격계 질병

DISEASE OF NEUROMUSCULAR SYSTEM

학습목표

1. 골격의 구조 및 기능과 질병을 연결시켜 병태생리를 이해한다.
2. 관절의 구조 및 기능과 질병을 연결시켜 병태생리를 이해한다.
3. 결합조직의 구조 및 기능과 질병을 연결시켜 병태생리를 이해한다.
4. 근골격계 질병의 원인과 증상을 이해한다.
5. 근골격계 질병의 진행과 치유과정을 학습한다.

골격계

인체는 206개의 뼈로 구성되어 있으며, 뼈는 형태에 따라 장골, 단골, 편평골로 분류된다. 장골은 **골간**(뼈몸통, diaphysis)과 **골단**(뼈끝, epiphysis)으로 구분한다(그림 17.1). 골간은 2개의 골단 사이에 있는 부분이고 골단은 골단과 관절 사이에 있는 뼈의 일부이다. 골조직은 육안으로 치밀골과 해면골로 구별하며, 치밀골(compact bone)은 주로 장골과 다른 뼈의 표면층에 배열되어 있고, 해면골(spongy bone)은 주로 장골의 말단부위와 다른 뼈의 중심에 배열되어 있다. 치밀골의 기본단위는 중심계(Harversian system) 또는 골원(뼈단위, osteon)이며, 이들은 뼈수직축을 따라 수직으로 배열되어 있고, 중심관(Haversian canal)에는 혈관

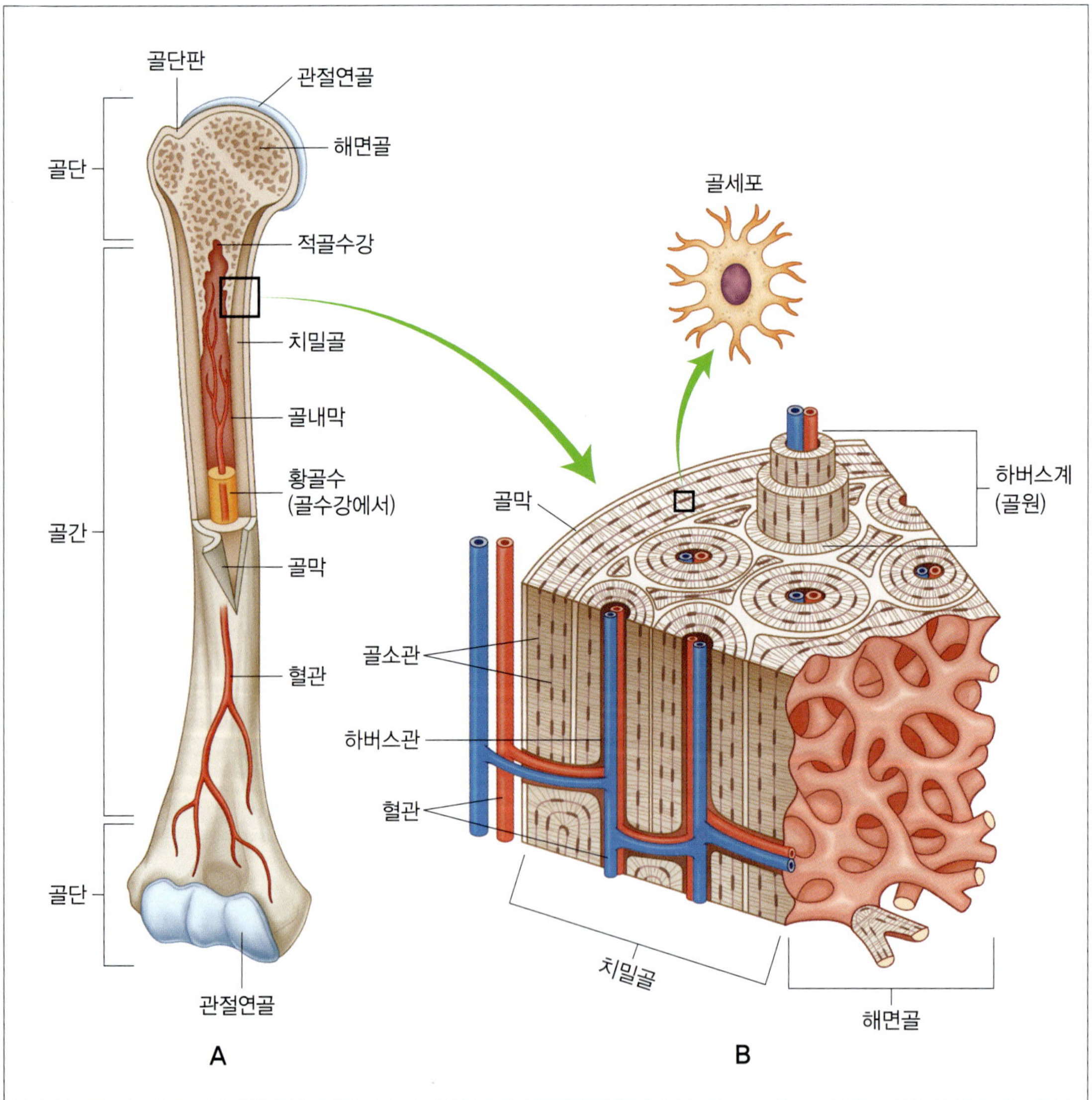

그림 17.1 **뼈의 구조. A:** 장골의 해부구조, **B:** 치밀골과 해면골

이 지나간다.

골조직은 층상구조이고, 콜라겐과 뮤코단백(osteomucin)을 주성분으로 하는 유기질과 칼슘과 인을 함유한 수산화인 석회 결정체가 침착해서 단단한 조직을 이루고 있다.

골모세포(osteoblast)는 무기질이 침착하기 전 단계의 유기사이질인 골양질(풋뼈, osteoid bone)을 형성하고, 세포질 내에는 인산분해효소(phosphatase)가 다량 함유되어 있다. 골모세포의 표면에는 부갑상선호르몬, 비타민 D, 시토카인에 대한 수용체가 있다. 파골세포(osteoclast)는 골 흡수에 관여하는 세포로, 아교질분해효소(collagenase)를 생산하여 골기질 내의 무기질융해와 아교섬유를 분해한다.

골격은 인체의 형태를 구성하는 것 이외에도 생체의 자세 유지, 운동, 주요 장기의 보호, 무기물의 주요 저장고, 조혈기능에 관여한다. 특히 칼슘은 혈액응고, 신경자극전달, 세포흥분뿐만 아니라 대부분의 물질대사에 깊이 관여하고 있다.

연골조직은 연골기와 연골세포로 이루어진다. 연골기질은 아교섬유, 탄력섬유 및 점액다당류로 이루어지고, 연골기질을 구성하는 섬유의 종류와 특성에 따라서 유리연골(hyaline cartilage), 탄력연골(elastic cartilage) 및 섬유연골(fibrous cartilage)로 분류한다.

골절 fracture

종류

골절이란 뼈의 연속성이 끊어진 상태이다. 과도한 외력이 가해진 결과로 일어나는 외상성 골절과 골조직의 취약성 때문에 경미한 외력으로도 발생하는 병적 골절이 있다. 외상성 골절의 원인은 일반외상(45%), 교통사고(20%), 스포츠외상(15%), 산업재해(15%) 등이며, 그 부위는 팔(50%)과 다리(30%)가 압도적으로 많다. 병적 골절의 원인으로는 전이성 또는 원발성의 골종양, 골다공증 등의 대사장애, 선천성 골형성 부전증 등이 있다. 골절은 손상부위의 상태에 따라 뼈가 피부 밖으로 튀어나온 개방골절과 피부가 손상되지 않은 채 부러진 폐쇄골절, 선이 여러 개 있는 분쇄골절 등으로 분류할 수 있다(그림 17.2).

치유

골절이 생기면 골절부의 조직결손이나 혈종이 육아조직으로 대체되고 다시 골모세포와 골기질로 이루어지는 유골이나 연골이 형성되어 일차 가골(callus)이 된다. 일차 가골은 석회화해 이차 가골(골성 가골)이 된다. 이차 가골은 성숙되고 불필요한 부분은 흡수되어 완전히 원래의 형태로 치유된다. 치유가 불완전해서 골피질에 결손이 남아서 섬유성 조직이나 연골조직으로 결합된 경우는 골절부에 비정상적인 가동성이 나타난다. 이 상태를 **가관절**이라고 한다.

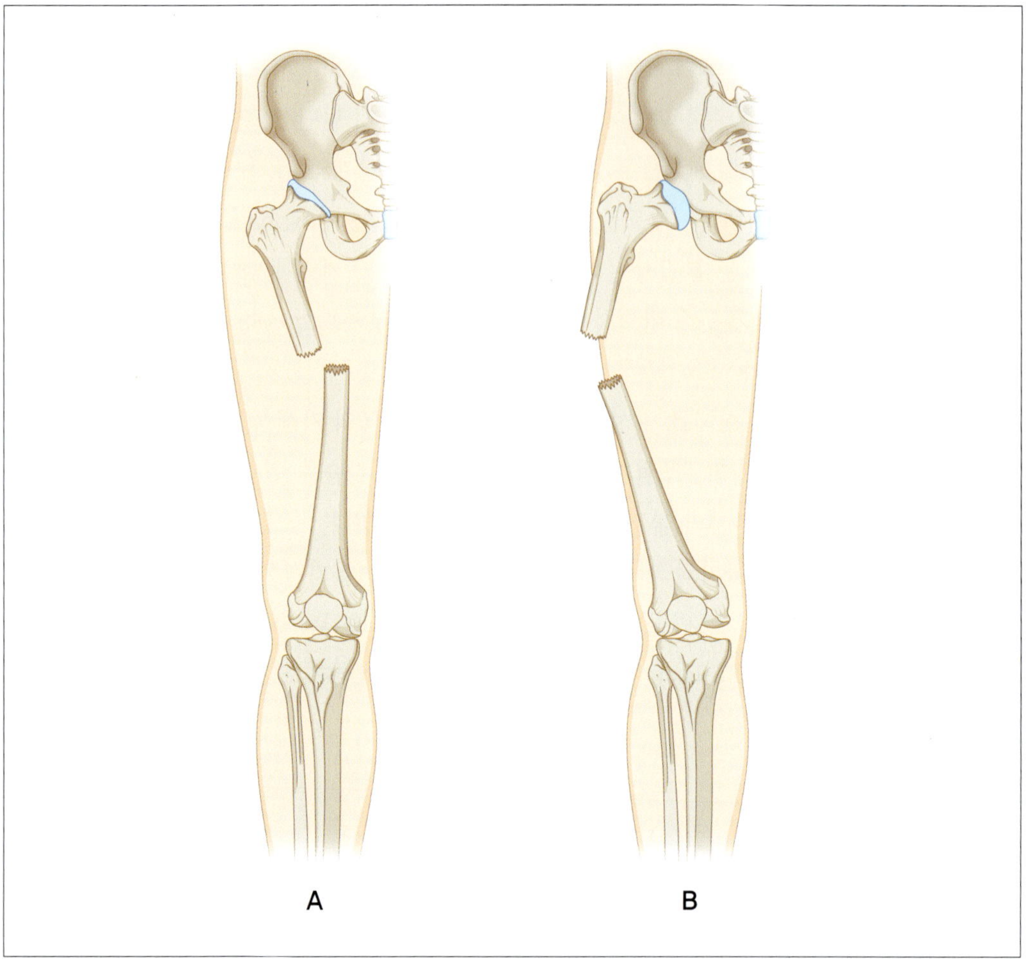

그림 17.2 **골절의 형태.** A: 폐쇄골절(단순골절), B: 개방골절(복합골절)

골절이 생겼다가 치유된 뼈는 골절부가 유합되면서 발생하는 무용성 위축을 예방하기 위해서 뼈에 적당한 부하를 걸어 재활요법을 시행하는 것이 필요하다.

골절의 전신증상으로는 쇼크, 발열, 혈뇨, 단백뇨 등이 있고, 국소증상은 종창, 통증, 변형, 기능장애, 이상가동성, **마찰음**(비빔소리, crepitus; 골절된 두 뼈의 끝이 마주칠 때 나는 소리) 등이 있다.

골다공증 osteoporosis

골다공증은 뼈의 구조는 정상이나 뼈의 성분이 동일한 비율로 감소함으로 인해 뼈가 취약해지는 병태이다. 골량은 작아지고 그 수도 감소하며 골피질은 얇아진다(그림 17.4, 그림 17.5). 원인으로는 노화(노인성 골다공증), 에스트로겐 결핍(폐경 후 골다공증), 당질코르티코이드의 과잉(스테로이드성 골다공증) 등이 있다. 원인을 모르는 **일차성 골다공증**

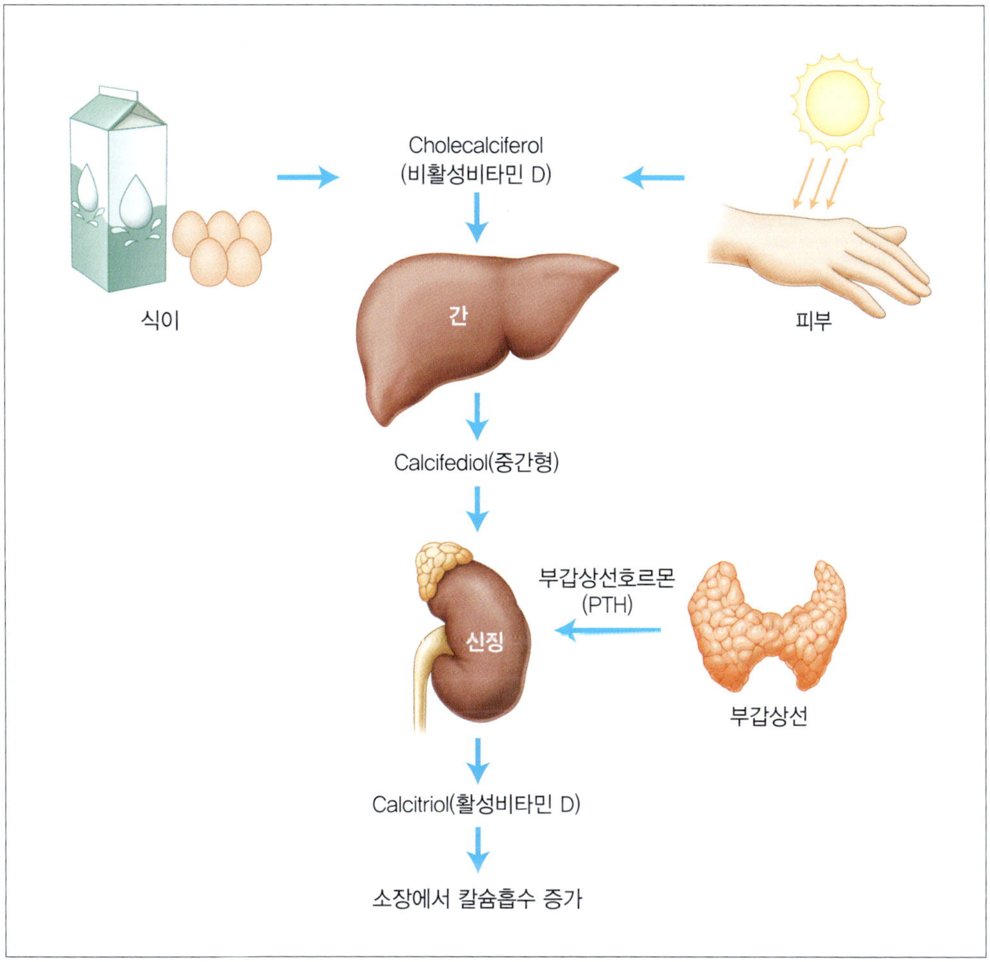

그림 17.3 비타민 D의 활성화

(primary osteoporosis)과 원인이 알려진 **이차성 골다공증**(secondary osteoporosis)으로 구분한다. 다른 분류방법으로는 **전신적 골다공증**(systemic osteoporosis)과 **국소적 골다공증**(local osteoporosis)이 있다.

임상증상은 척추의 압박과 골절로 인해 등 또는 허리 부위의 통증과 격심한 복통, 신장의 축소와 척추후만증(척추뒤굽음증) 그리고 대퇴골경(넙다리뼈목) 또는 다른 뼈의 골절 등이 쉽게 일어난다(그림 17.6). 뼈의 생김과 생화학적 검사로 골다공증과 골연화증을 감별한다.

골연화증 osteomalacia

골연화증은 성인에게서 비타민 D가 부족하여 칼슘결핍이 초래되고 석회화 골이 감소되어 석회화가 되지 않은 골기질인 유골이 증가하는 것이다. 골량에서는 표면쪽부터 유골

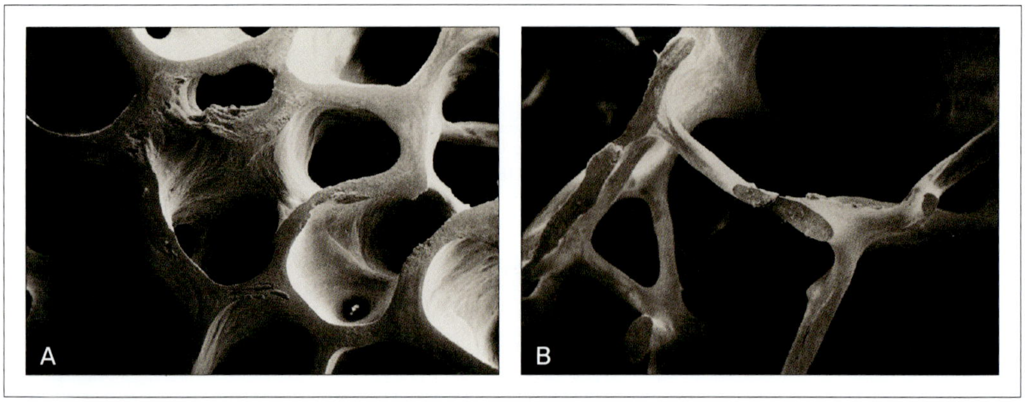

그림 17.4 정상 뼈와 골다공증 뼈의 전자현미경 사진. A: 정상뼈, B: 골다공증

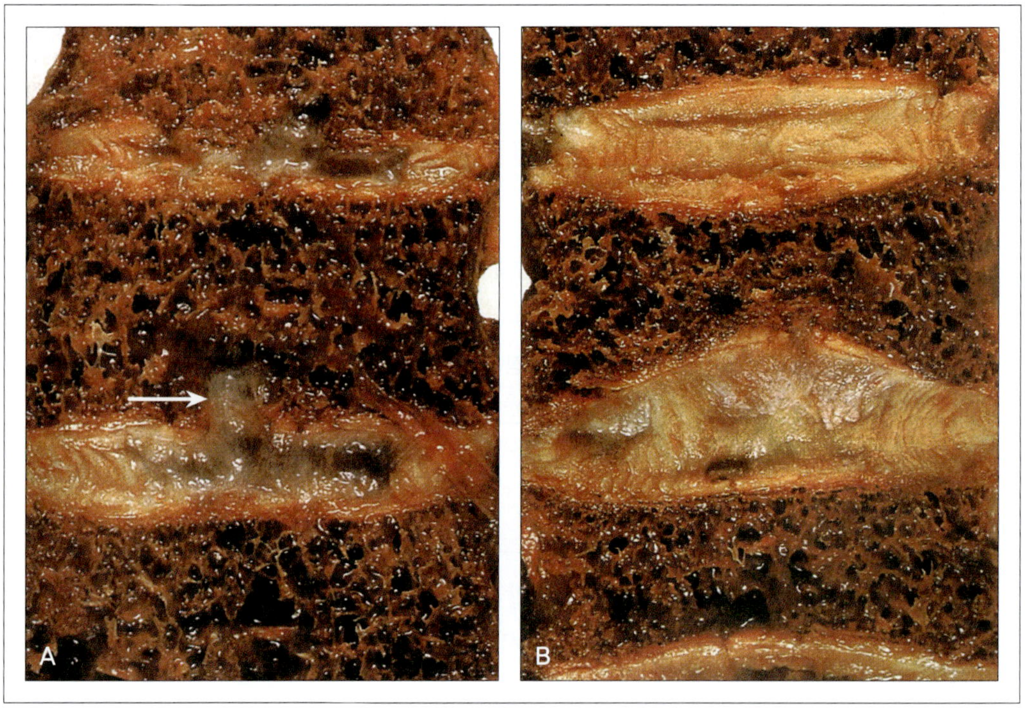

그림 17.5 추골의 골다공증

A: 추간원판이 흉추쪽으로 돌출하여 들어감(화살표 부위)
B: 요추의 추체부분이 붕괴되어 양면이 오목한 모양을 보임

인종과 생활습관이 골다공증에 미치는 영향

백인과 아시아계 미국인 여성은 아프리카계 미국인 여성보다 골다공증에 걸릴 가능성이 높다. 폐경기 여성은 인종과 관계없이 골다공증에 걸릴 가능성이 가장 높다. 그러므로 유년기와 사춘기 동안 골량을 반드시 늘리도록 해야 한다. 어린이는 칼슘과 비타민 D가 풍부한 음식을 먹고 규칙적으로 운동하며, 성인은 흡연과 과도한 알코올 섭취를 줄여야 한다. 또한 폐경기 여성은 뼈의 손실을 예방하는 데 중점을 두어야 한다.

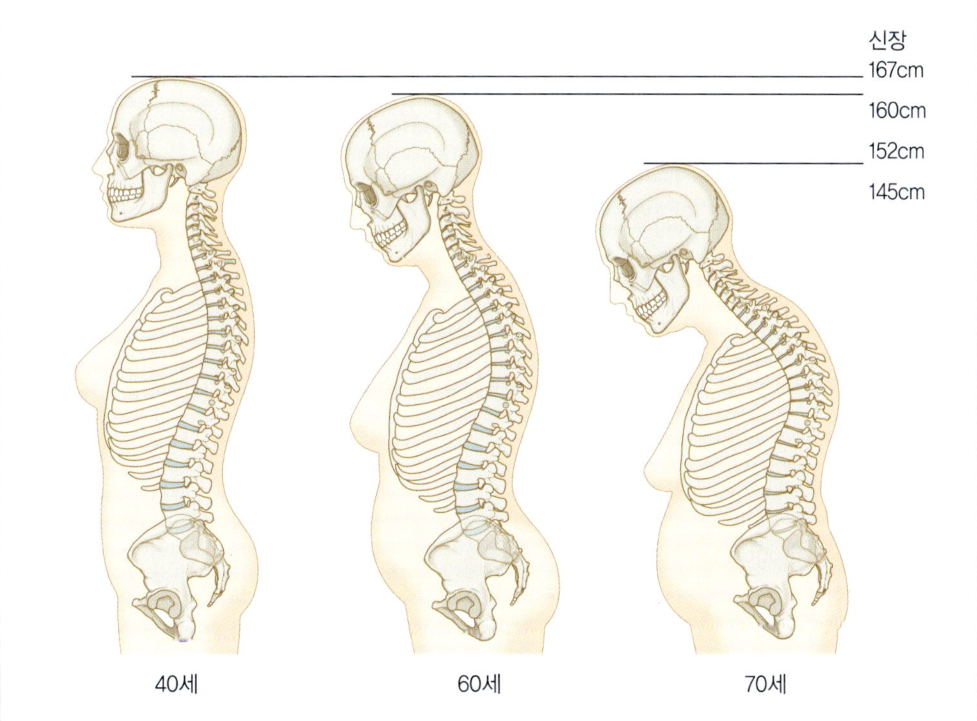

그림 17.6 골다공증의 진행

40세에는 정상적인 척추의 모습을 보이지만, 60세나 70세가 되면 골다공증이 진행되면서 키가 작아지고 척추후만증이 나타난다.

이 증가하고, 피질에서는 하버스관을 따라서 유골이 증가한다. 뼈는 연화되어 변형이나 골절이 일어나기 쉬워지는데 오래 경과되면 유골이 흡수되어 골다공증으로 이행된다. 또한 임신 후기나 산욕기에 발생하기 쉬운데, 태아의 칼슘 요구 증가와 임신 구토에 의한 칼슘 소실이 그 원인이다. 소아의 **구루병**(rickets)은 유아기부터 사춘기 전기에 걸쳐 뼈의 발육이 완성되지 않은 시기에 칼슘결핍이나 자외선 부족에 의한 전신적 골연화증으로, 대부분의 원인은 비타민 D의 결핍이다. 증상은 중증에서부터 경증까

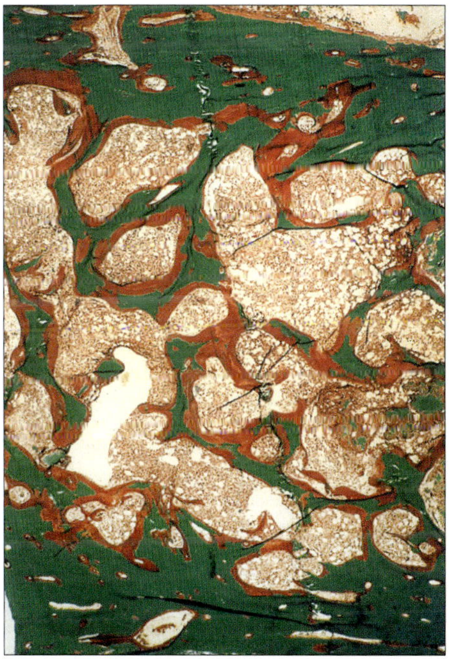

그림 17.7 골연화증

지 있으며, 두개골연화증(머리뼈연화증, craniotabes), 발육장애(구루병성 소인증), 팔다리의 변형(X형 다리, O형 다리), 척추후만증(kyphoscoliosis), 염주모양의 늑골(구루병염주, rachitic rosary) 등이 나타난다(그림 17.7).

특발성 대퇴골두 괴사 idiopathic bone necrosis of femoral head

대퇴골(넙다리뼈) 두부의 하중면을 중심으로 해서 골조직의 무균성 괴사, 즉 감염이나 부패를 동반하지 않는 괴사가 발생해 골두부가 변형된다. 스테이로이드제의 대량 투여나 알코올 중독으로 나타나지만, 원인불명인 경우도 많다. 최근 증가 경향에 있다.

골수염 osteomyelitis

화농성 골수염 suppurative osteomyelitis

뼈 및 골수의 화농성 염증이다. 대부분 황색포도상구균을 포함한 혈행성 세균감염으로, 주로 20세 미만의 청소년층에서 발병하며 슬관절(무릎관절) 주위의 장관골에 많이 나타난다. 혈류를 타고 골간 사이에 정착한 세균이 증식하여 골간부위로 증식이 확대되고 중심관, 폴크만관을 따라 골막 아래로 파급되어 골막 아래에 농양을 형성한다. 가장 중요한 병리소견은 감염된 죽은 뼈가 주위의 살아 있는 뼈로부터 분리되어 부골(죽은 뼈조각, sequsetrum)을 형성하는 것이다. 큰 부골이 형성된 급성골수염은 외과적으로 부골을 없애지 않는 한 만성골수염으로 이행된다.

임상증상은 전신적 증상으로 발열, 오한, 백혈구증가증과 함께 국소발적, 종창, 통증 등이 관찰되고, 윗부분의 연부조직에 발적, 종창, 압통이 생긴다. 병리소견으로 연조직염(cellulitis)의 소견에 이어, 골막하농양 및 부골 형성, 골피질의 경화를 수반한다(그림 17.8).

결핵성 골수염 tuberculous osteomyelitis

폐결핵에서 결핵균이 혈행성으로 뼈에 전이되어 발생한다. 팔다리의 긴뼈와 추골, 특히 요추(허리뼈)와 등뼈에 잘 발생하는데, 이를 척추카리에스 또는 포트병(Pott's disease)이라 한다. 뼈는 파괴되고 건락괴사에 의해 농양이 형성되며, 병소의 중심부에 치즈괴사소를 수반하는 육아종이 생긴다. 고름으로 인해 피부와 통하는 샛길이 형성되거나 조직 사이에 고름이 흐르다가 군데군데 고여 유주농양(wandering abscess)이 형성된다. 결핵의 농양은 열감이 적어 염증 충혈을 나타내지 않기 때문에 **한랭농양**(cold abscess)이라고 한다. 초기에는 대부분 증상을 나타내지 않다가 척추파괴가 진행되면 운동통, 압통, 방사통 등이 나타난다. 척추의 파괴가 진행되면 그 방향에 따라 후만증(kyphosis)을 나타낸다.

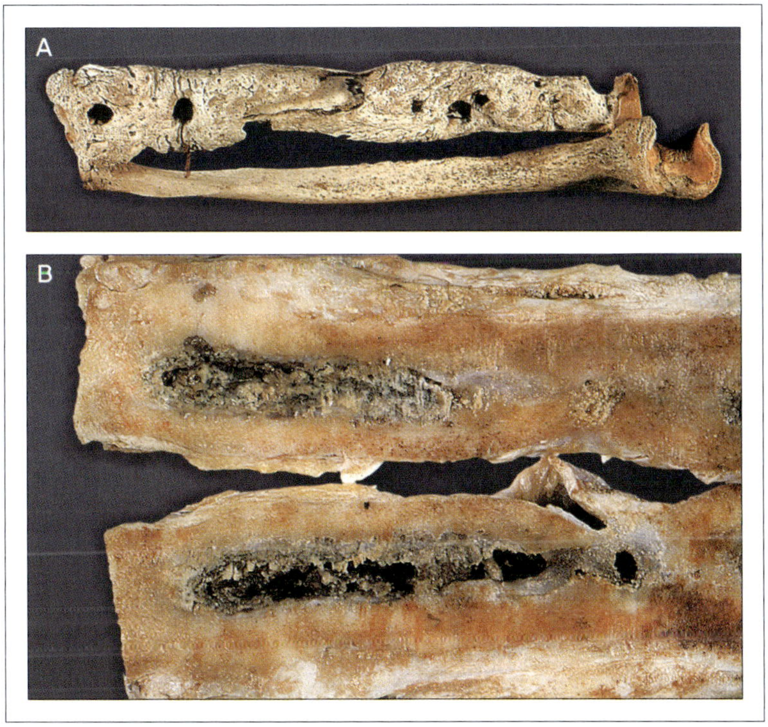

그림 17.8 **만성골수염.** A: 18세기 항해사의 요골(노뼈)과 척골(자뼈). B: 78세 남성의 대퇴골 절단면

관절 Joint

관절은 2개 이상의 뼈가 기능적으로 연결되어 있는 것으로, 뼈와 뼈 사이에 내재되어 있는 조직의 종류에 따라 일반적으로 윤활관절(synovial joint), 연골관절(cartilaginous joint), 섬유관절(fibrous joint)의 3종류로 나눌 수 있다.

윤활관절은 고관절(엉덩관절)이나 슬관절(무릎관절) 등 팔다리의 관절에서 볼 수 있으며, 윤활막(synovial membrane) 및 인대로 둘러싸여 있고 중심부에 관절공간을 가지고 있기 때문에 상당히 넓은 범위의 운동이 가능하다(그림 17.9).

염좌 sprain

과도한 운동에 의한 관절낭(관절주머니)의 손상, 즉 인대가 손상된 것을 **염좌**라고 한다. 그 손상 정도에 따라 1도에서 3도로 구분한다. 1도 손상은 인대 자체가 손상되어 끊어지지는 않았지만 인대 섬유의 미세 파열, 종창 등이 있으며, 인대가 끊어지지 않았기 때문에 관절의 불안정성은 보이지 않고, 통증은 있으나 체중부하와 보행이 가능하다. 2도 손상은 인대조직 혹은 인대가 뼈에 부착되는 부위에서 파열된 손상으로 전체가 파열되지 않

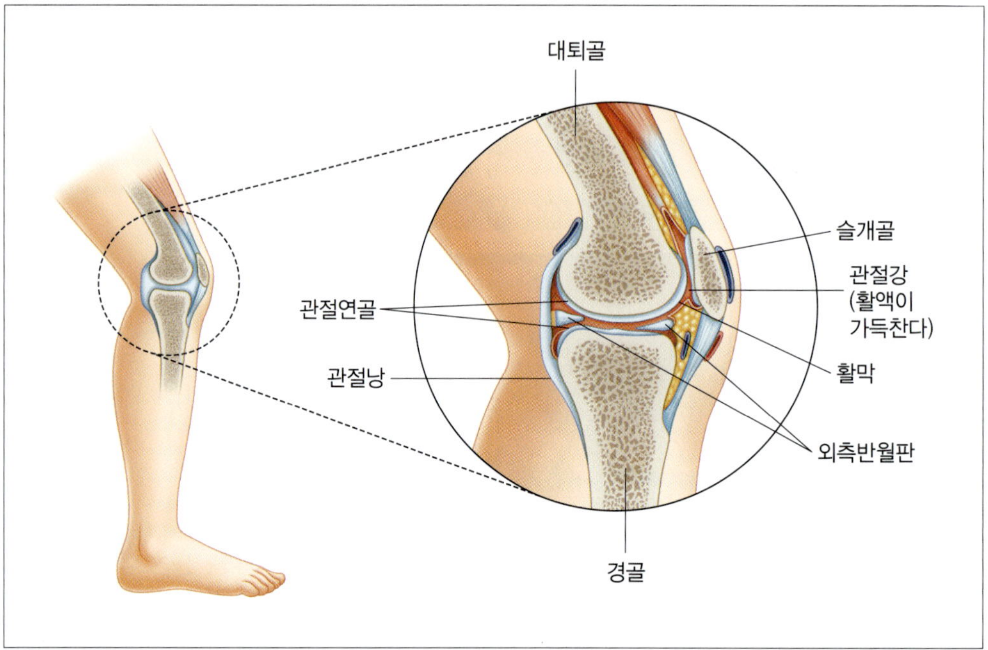

그림 17.9 윤활관절(무릎)의 구조와 성분

고 부분적으로 파열되어 있는 상태이다. 따라서 정상적인 상태에서는 불안정성이 없으나 다친 방향으로 인위적인 힘을 가하게 되면(스트레스부하검사) 불안정성이 나타날 수 있다. 3도 손상은 뼈를 연결하는 인대가 완전히 파열된 상태를 의미하며, 육안으로도 불안정성을 관찰할 수 있고, 적절한 치료가 되지 않으면 심각한 문제를 일으킬 수 있는 손상이다.

탈구 dislocation

주위 구조물이 손상되면서 관절을 이루는 뼈의 간격 및 위치가 바뀌어 접촉면이 소실되고 관절부분이 빠진 상태를 **탈구**라고 한다. 탈구가 발생하면 관절을 둘러싸고 있는 관절막 및 인대 등이 손상되어 정복 후에도 여러 가지 합병증이 발생하게 되며, 적절한 치료가 시행되지 않으면 관절연골의 조기 손상과 같은 합병증을 일으킬 수 있다.

퇴행성 골관절염 변형성 관절증, osteoarthritis deformans

노화와 쇠약에 의해 관절연골의 퇴행변화가 진행되어 마모와 변성이 일어나는 질환이다. 고관절(엉덩관절), 슬관절(무릎관절), 척추관절 등 부하가 걸리는 관절에 많이 발생한다. 원인이 분명치 않은 원발성과 특정질환이 선행되어 일어나는 속발관절증이 있다(그림 17.10).

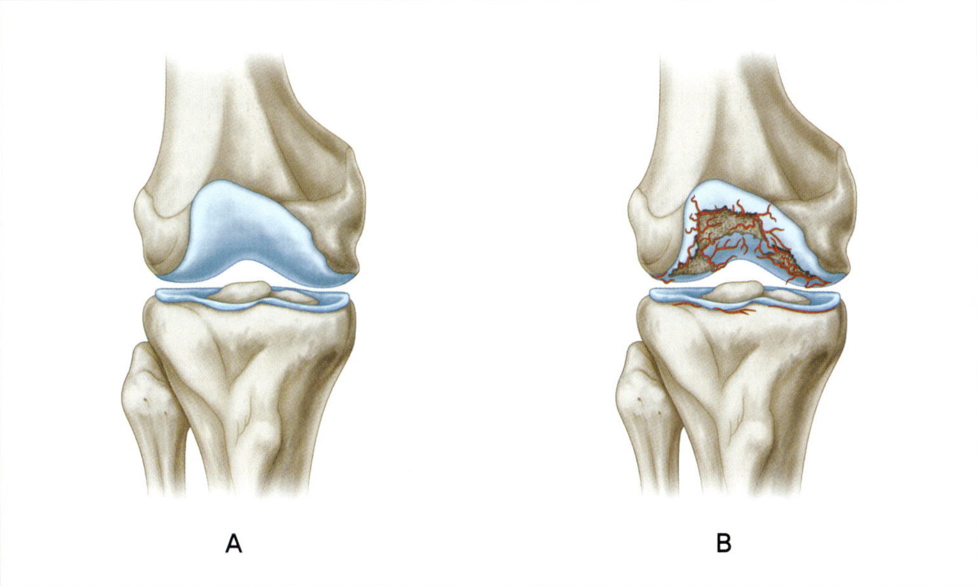

그림 17.10 골관절염의 병리적 변화. A: 정상 관절. B: 퇴행성 변화 관절

원발성 관절증의 위험요인(risk factor)으로는 체질적 소인, 노화(aging), 과도한 관절 사용, 비만 등을 들 수 있다. 원발성 관절증의 초기 증상은 운동통이며 안정을 취하면 증상은 가벼워진다. 관절 내 삼출액저류, 관절종대, 관절가동범위 감소를 초래하고 계속 진행되면 강직을 초래한다. 속발성 관절증은 외상, 배열이나 각도 등의 관절역학의 변화, 선천이상, 화농이나 결핵 등 염증질환으로 말미암아 발생한다. 관절연골의 표면은 불규칙하게 닳아 거칠어지고, 주위의 뼈는 반응성으로 증식하여 **골극**(뼈 곁돌기)이라는 융기가 형성된다. 닳아서 감소된 연골이 유리되어 관절 내에서 부유하는 것을 관절쥐(joint mice)라고 한다(그림 17.11). 관절의 쿠션인 연골이 파괴되어 통증과 운동장애를 일으킨다. 중장년 여성의 손가락 끝마디 관절에서도 변형성 관절증이 많이 발생하여

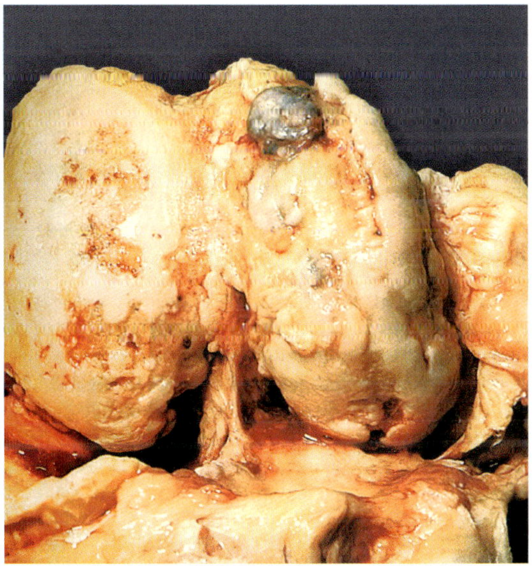

그림 17.11 골관절염

헤베르덴결절(Heberden's node)이라는 관절의 변형을 볼 수 있다(그림 17.12).

X-ray 소견으로는 관절공간의 협소, 관절 가장자리의 골화성 융기, 연골하층뼈의 경화, 연골밑 부위의 낭포모양음영, 골극 형성, 관절면의 부적합 등이 있다.

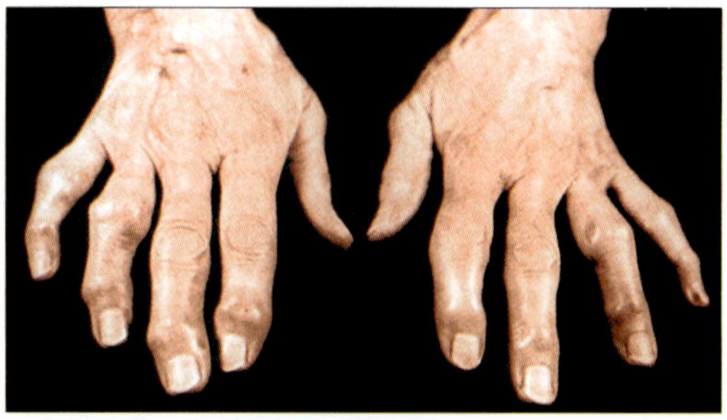

그림 17.12 손가락관절의 골관절염

류마티스관절염 rheumatoid arthritis, RA

류마티스관절염은 골관절염에 이어 두 번째로 흔한 만성관절염으로, 염증성 관절염 가운데서는 가장 흔한 원인 질환이다. 이 질병의 경과는 가벼운 관절염 증세에서부터 심한 기능적 장애를 수반하는 진행성 다기관 침범의 증상까지 매우 다양하다.

발생 연령은 30~50세 사이에 가장 흔하며, 남녀 비율은 1:3 정도로 여성에게 더욱 많이 발생한다. 사지말단에서 가까운 관절이나 무릎관절에 생기기 쉽고, 오래 경과되고 반복해서 재발하여 관절의 파괴나 경직을 일으킨다. 혈액 중에는 변성 IgG에 대한 자가항체인 혈청 **류마티스인자**(rheumatoid factor, RF)가 나타난다. 또한 질병이 진행됨에 따라 적혈구침강속도(ESR)가 항진된다. 관절에서는 활막에 림프구나 형질세포의 침윤이 나타나며 섬유소성 괴사를 동반한다(그림 17.13).

초기 증상은 관절의 종창, 통증, 열감 등이며, 이러한 관절증상이 완화와 재발을 반복하면서 서서히 잠행성으로 진행한다. 손발의 비교적 작은 관절이나 무릎, 팔꿈치, 어깨 등의 큰 관절에 종종 대칭적으로 침범한다. 병이 진전됨에 따라 관절 내 염증이 관절연골이나 관절 주위조직을 파괴하고 근육의 불균형, 힘줄의 구축 등을 일으켜 이차적인 관절변형을 초래한다(그림 17.14). 관절 이외의 증상으로는 발열, 전신권태감, 빈혈 등이 나타나고, 질병이 진행되면 관절공간의 협소화, 뼈의 파괴 및 뼈위축 등의 X-ray 소견이 나타난다(그림 17.15). 발병 원인과 기전은 아직 불명확하나 면역 및 유전적으로 감수성을 가진 사람이 외인성 미생물항원에 노출되면 자가면역반응이 지속되어 T세포의 주도적 역할하에 염증매개체와 융해물질의 방출을 일으켜 결국 관절에 손상이 생기는 것으로 추측된다. 혈관염을 동반한 유형은 악성류마티스관절염이라고 하고, 예후가 나쁜 편이며, 최근 시토카인인 종양괴사인자를 억제하는 주사제가 개발되어 사용되고 있다(그림 17.16).

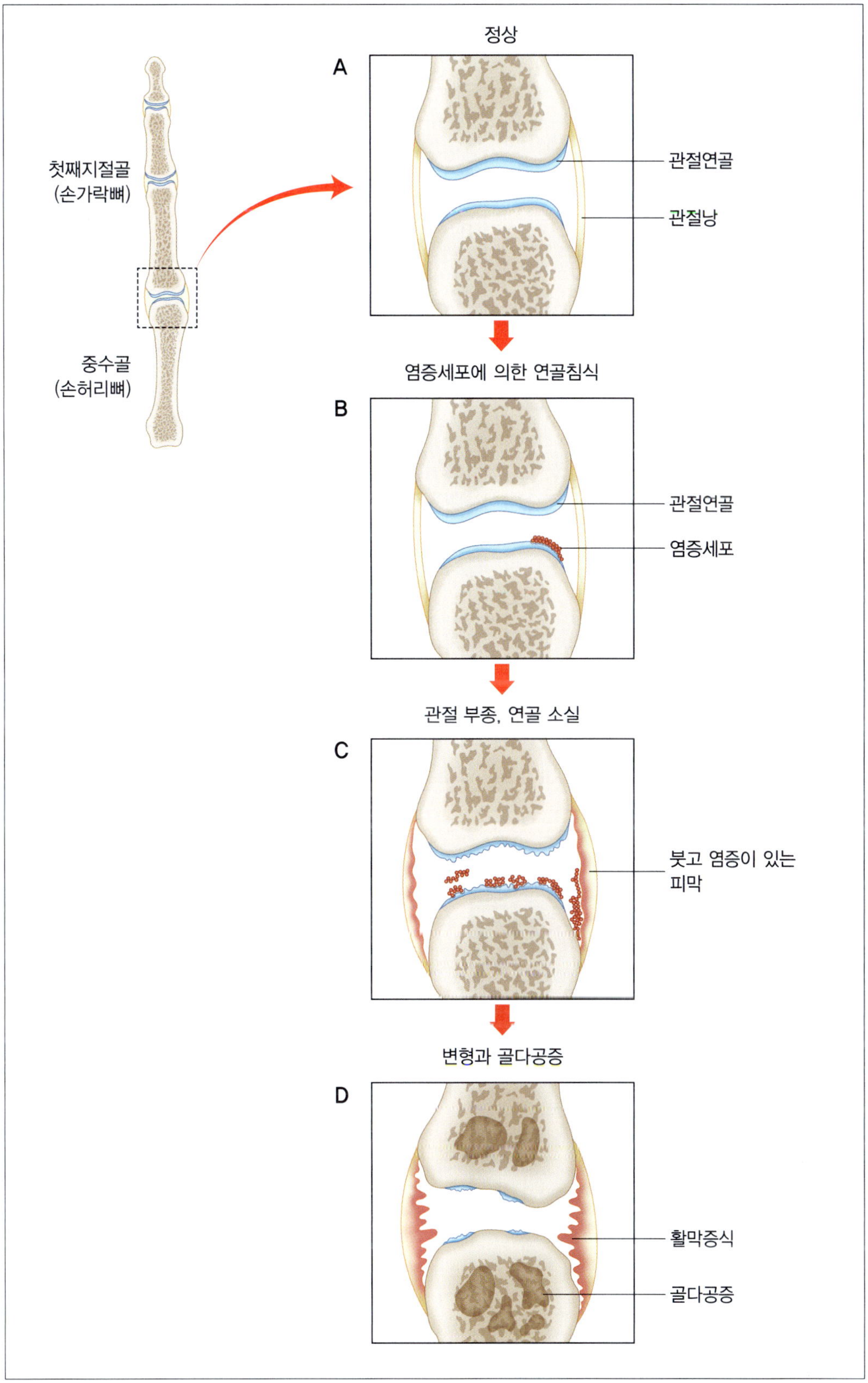

그림 17.13 류마티스질환의 진행

추간판헤르니아 추간판탈출증, herniated intervertebral disk, HIVD

추체와 추체 사이에는 섬유성 연골로 된 추간판이 있다. 추간판은 강한 바깥쪽 층(섬유고리)과 젤리 모양의 안쪽 부분(수핵)으로 구성되어 있어 외부로부터의 충격을 흡수하는 구조로

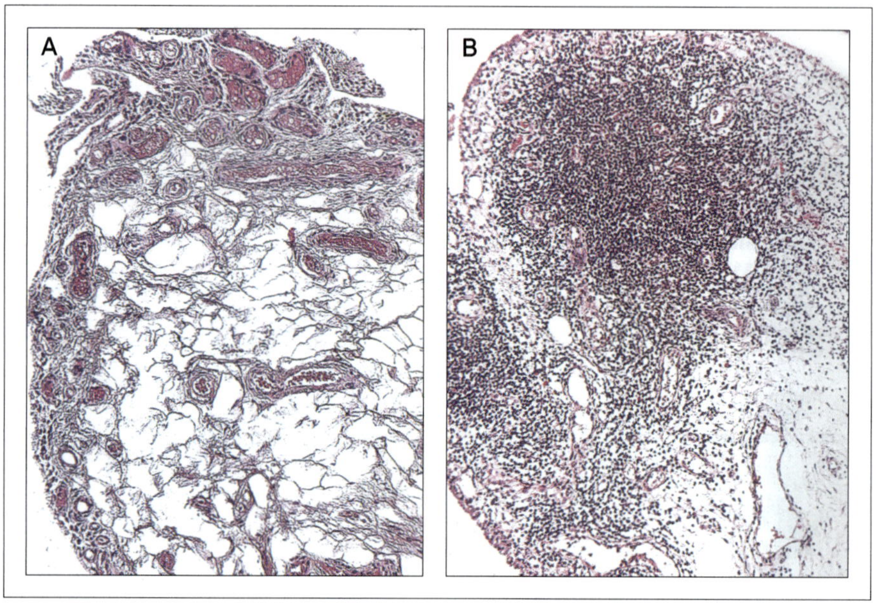

그림 17.14 류마티스관절염

A: 정상 활막. B: 짙은 림프구성 침윤물이 보이는 류마티스관절염 환자의 활막 생검

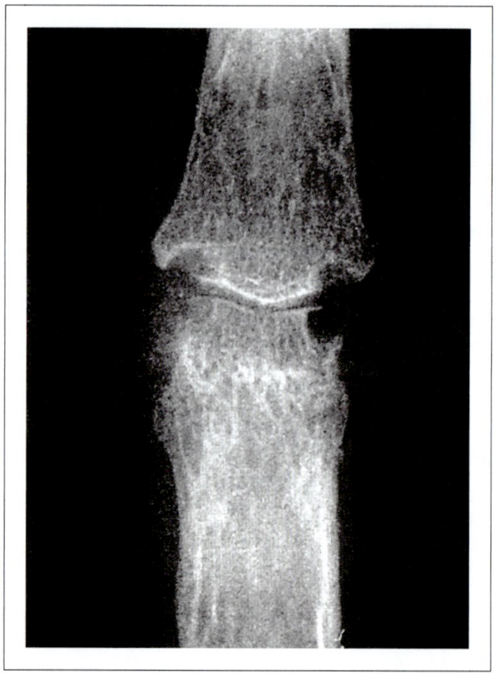

그림 17.15 류마티스관절염의 방사선 영상

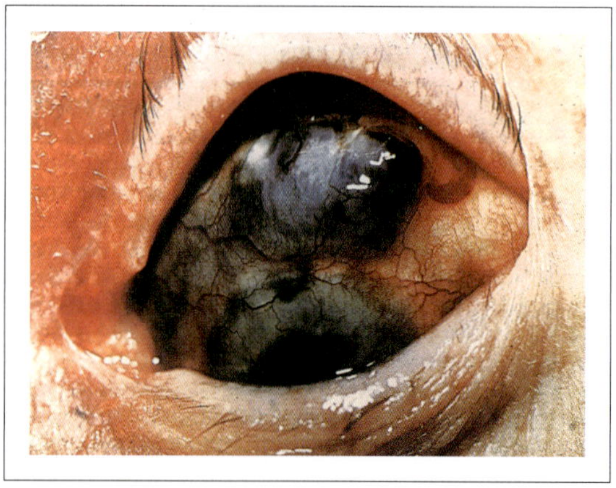

그림 17.16 류마티스관절염 환자의 공막염

되어 있다. 척추의 과도한 굴곡과 신장이 반복되거나 섬유고리를 밀어내고 수핵이 튀어나온 상태가 **추간판헤르니아**이다. 튀어나온 방향에 따라 척수나 척수신경을 압박해 통증이나 신경증상이 나타난다. 30~50세 사이의 남자에게서 잘 발생하고, 특히 L4~L5 요추 사이, L5 요추~S1 천골 사이, L3 요추 순으로 흔하게 발생한다. 자각증상으로는 국소증상, 신경뿌리 증상, 척수압박증상 등이 있다. 즉 경추에는 목부위 통증, 목부위 운동제한, 목의 감각 및 운동마비 등이 있으며, 요추에는 요통, 다리통, 다리의 지각 및 운동마비 등이 있다.

베이커낭포 Baker's cyst

관절강의 탈출에 의한 낭포성 병변으로 슬와부(다리오금 부분)에 많이 발생한다. 낭포내면은 활막조직으로 덮이는 경우도 있지만 결합조직만으로 이루어지는 경우도 많다.

신경절 결절종, ganglion

건초나 관절 주위 결합조직의 점액변성으로 발생하는 낭포 모양 병변으로, 손이나 발의 늘어나는 쪽 피하조직에 많이 발생한다. 젊은 여성에게 많이 발생하며, 낭포 내용물은 투명한 젤리 모양의 점액으로 이루어져 있다. 예후는 양호하지만 재발을 반복한다.

색소성 융모결절성 활막염 pigmented villonodular synovitis, PVNs

활막(윤활막)세포의 증식성 질환으로, 20~50세의 젊은 성인 남성에게서 호발하며 슬관절에 많이 발생한다. 관절의 종창과 통증이 있으며, 관절액은 혈성을 띤다. 조직학적으로는 활막세포의 융모 모양, 결절 모양의 증식이 있으며, 헤모시데린을 탐식한 조직구, 다핵 거대세포 및 림프구의 침윤이 동반된다.

세계 최초의 생체공학적 의수

정상인의 경우 손을 올리려는 생각을 하면 뇌에서 나온 자극신경이 척수를 지나 척골신경(ulnar nerve), 정중신경(median nerve), 요골신경(radial nerve)을 통하여 해당부위의 근육을 움직인다. 생체공학적 팔은 왼팔로 지나갔던 이들 신경의 절단 부분을 가슴근육에 재연결해, 가슴근육의 움직임을 인공의수 고정대에 부착된 전극이 탐지하고, 그 자극신호를 컴퓨터장치가 해석한 뒤 부착된 모터를 작동시켜서 동작을 하게 된다.

뇌의 지시로 거의 100% 생각한 대로 움직일 수 있는 새로운 생체공학적 의수가 미국시카고재활센터(rehabilitation institute of chicago, RIC)에서 개발되었으며, 미국의 클로디아 미첼(Claudia michell)이라는 여성이 세계 최초로 생체공학적 팔을 이식받았다. 겉보기는 보통 의수(인공손, artificial hand)와 다를 바 없지만, 환자의 가슴근육에 심은 전극이 뇌의 전기신호를 감지하고 컴퓨터가 신호를 해석해서 생각한 대로 움직이게 된다. 현재는 비용 등의 면에서 과제가 남아 있지만 실용화에 대한 기대가 높다.

근육 Muscle

몸무게의 40~50%를 차지하는 근육은 골격근(뼈대근육), 평활근(민무늬근육), 심근(심장근육)으로 구분한다. 3종류의 근육은 공통적인 특징이 있지만 그들의 구조, 존재하는 위치, 신경지배 그리고 수축특성 등이 서로 다르다. 근육세포는 신경세포와 마찬가지로 화학적 · 전기적으로 흥분성이 뛰어나고 활동전위를 형성하여 세포막을 따라 전달된다. 활동전위가 도달하면 근육세포는 수축성 단백질을 소유하여 ATP 가수분해에 의해 생성된 에너지를 수축이라는 일로 전환시킨다.

골격근(skeletal muscle)은 대부분 골격에 부착되어 운동신경(somatic motor nerve)의 지배를 받아 우리의 의지대로 골격을 움직이는 수의적 운동(voluntary movement)을 수행하는데, 지배신경을 절단하면 수축기능을 상실한다. 골격근은 수축과정에서 화학에너지를 물리에너지로 전환하여 외부 일(external work)을 수행한다. 골격근의 수축과정에서는 열이 발생하는데, 떨림(shivering)은 독특한 형태의 골격근 수축으로 열을 생산하여 체온유지에 중요한 역할을 한다.

평활근(smooth muscle)은 소화관, 방광, 자궁, 혈관, 요관, 기도와 같이 속이 빈 기관의 벽을 이루고 있으며 주로 내장기관의 활동을 담당하고 있어 일명 내장근육이라고도 한다. 세포의 모양은 방추형(spindle-shape)이며 가로무늬가 없고, 자율신경의 지배를 받는 불수의 근육(involuntary muscle)이다.

심근(cardiac muscle)은 심장에만 있는 근육으로 박동을 주재하는 박동조율기(길잡이, pacemaker)와 자동성(autorhythmicity)이 있어서 의지와 관계없이 자율적으로 수축과 이완을 하는 불수의근육이며, 가로무늬와 사이원반(개재판)이 있는 것이 특징이다.

근육위축 muscular atrophy

골격근의 위축은 크게 2종류로 분류한다. 척수나 말초신경의 장애에 의해서 2차적으로 생기는 **신경성 위축**(neurogenic atrophy)과 골격근세포 자체의 변성에 의해서 생기는 **근육성 위축**(myogenic atrophy)이다.

신경성 위축은 폴리오(급성회백수염)나 외상 등에 의한 신경손상으로 일어난다. 근전도에서 이상 방전이 있으며, 근육에서는 신경지배 영역에 따라서 근육세포가 한 덩어리가 되어 위축된다. 근육성 위축은 진행성 근육퇴행위축 등에서 볼 수 있다. 근전도에서 낮은 전위가 되며, 근육위축은 불규칙하고 산재성 분포를 나타낸다.

진행성 근육퇴행위축 progressive muscular dystrophy, PMD

진행성 근육퇴행위축은 골격근의 변성에 의해 근육위축을 나타내는 유전질환으로, 몇 개의 유형으로 분류된다. 뒤시엔느(Duchenne)형과 베커(Becker)형이 있는데, 그 중 뒤시엔느형이 베커형에 비해 발생빈도가 높고 중증이므로 중요하다. X염색체상에 원인 유전자를 지닌 반성 열성 유전병이기 때문에 환자는 보통 남성이며 5세까지 발병한다. 처음에는 대퇴부에 대칭성 근육위축이 생기고 점차 팔 근처의 근육에 이른다. 비복근(장딴지근) 등의 가성비대(근육 자체는 위축되어 있지만, 보상적으로 지방조직이 과잉으로 증식해 비대해진 것처럼 보이는 것)나 심근장애가 나타난다. 이에 비해 말을 하는 데 사용되는 연하근 또는 횡격막(가로막)은 말기까지 영향을 받지 않다. 호흡근의 위축까지 진행되면 호흡부전 및 폐렴 등으로 인해 대다수가 사춘기에 도달하기 전에 사망한다.

베커형은 뒤시엔느형과 유사하지만, 발병 연령(5~25세)이 늦고 병의 경과도 서서히 진행되는 양성질환으로, 뒤시엔느형은 평균 20세까지 생존하는 데 비해서 베커형의 경우는 40세 혹은 그 이상 생존할 수도 있다. 안면견갑상완근이양증(얼굴어깨위팔근육퇴행위축, facioscapulohumoral muscular dystrophy, FSH)과 사지대형(LG)은 다른 형에 비해 예후가 좋다(그림 17.17).

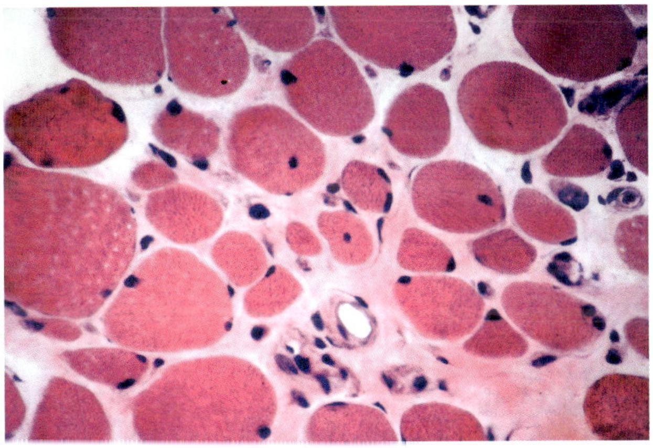

그림 17.17 뒤시엔느형 위축의 근육생검

중증 근무력증 myasthenia gravis

골격근의 탈진이 나타나지만, 휴식을 취하면 회복되어 완화와 악화를 반복한다. 원인은 자가면역 기전에 의해 아세틸콜린 수용체에 대한 자가항체를 형성하여 신경근 접합부에 있는 아세틸콜린 수용체를 파괴하거나 아세틸콜린의 결합을 차단하기 때문에 발생한다. 흉선(가슴샘)세포에 골격근의 아세틸콜린 수용체와 공통된 항원이 존재하여 흉선종을 합병하는 경우가 많다. 임상적으로 성인 여성에게 많으며 근육쇠약과 조기피로를 일으킨다. 안검하수, 복시(diplopia), 근육의 쇠약과 피로, 연하곤란(삼킴장애), 팔다리무력과 심할 경우에는 호흡근육 근력저하로 호흡부전이 발생할 수도 있다. 텐실론검사(Tensilon test)에서 양성으로 나타난다. 완화와 악화를 반복하다가 환자의 30%가 사망한다. 치료는 항콜린에스테라아제 약물로 대증요법, 흉선적출, 면역억제, 혈장교환을 한다.

다발성 근육염 여러근육염, polymyositis

교원성 질병의 일종으로 중년 여성에게 많이 발생한다. 근력저하와 근육통이 나타나며, 사지 근위부의 근육이 침범되기 쉽다. 근육조직에서는 간질에 림프구를 주체로 하는 비화농성 염증세포가 침윤하는데 근육세포의 변성을 동반하고 있다. 홍반이 나타나는 피부염이 합병되는 경우도 있는데, 이때에는 **피부근육염**(dermatomyositis)이라고 한다. 치료는 부신피질스테로이드제가 유효하다. 기전은 분명하지 않지만 자가면역성의 염증성 질환으로 여겨지며, 환자의 20%에서 소화관이나 성기의 악성종양이 동반된다.

근육긴장 퇴행위축 근긴장성 이영양증, myotonic dystrophy

상염색체 우성 유전병으로 주로 10~20대에 발병한다. 진행성 근육위축과 근육긴장이 항진되어 꽉 쥔 주먹을 갑자기 펼 수가 없게 된다(grip myotonia라고 한다). 골격근 이외의 증상으로는 백내장, 이마부위를 주체로 하는 대머리, 성선의 위축, 지능발육 불량 등이 나타난다. 조직학적으로 정상적인 골격근에서는 가장자리에 있어야 할 핵이 중심부로 이동되어 사슬 모양으로 있는 소견이 특징적이다.

종양 Tumor

종양성 병변 neoplastic lesion

단발성 골낭종 solitary bone cyst

10~20대의 장관골 골간단부에 많이 발생한다. 내면이 얇은 섬유성 조직으로 덮인 낭포로서 내용물은 물과 같다. 증상은 나타나지 않지만 병적 골절의 원인이 된다. 원인은 골단 연골관에서의 골형성장애로 추정된다.

동맥류성 골낭종 aneurysmal bone cyst

10~20대에 많이 발생하는 뼈 속의 낭포성 병변이다. 낭포의 내용물은 혈액을 함유한 해면조직이다. 조직학적으로는 다핵 거대세포, 조직구, 유골 등을 동반한 섬유성 격벽 내에서 혈액성분이 저류된다.

표 17.1 악성골종양의 조직학적 형태에 따른 발생빈도(2014년 악성골종양 발생 건수 전체)

조직학적 형태	발생 건수	분율(%)
1. 육종(sarcoma)	**449**	**76.2**
1.1 골육종(osteosarcoma)	186	31.6
1.2 연골육종(chondrosarcoma)	169	28.7
1.3 유잉육종(Ewing sarcoma)	51	8.7
1.4 기타 명시된 육종(other specified sarcomas)	32	5.4
1.5 상세불명 육종(unspecified sarcoma)	11	1.9
2. 기타 명시된 암(other specified malignant neoplasm)	**61**	**10.4**
3. 상세불명 암(unspecified malignant neoplasm)*	**79**	**13.4**
총계	**589**	**100.0**

*13명의 DCO포함(Death Certificate Only, DCO: 선제 암 등록 환사 중 사망진단서에서만 임으로 확인된 경우)
〈보건복지가족부 중앙암등록본부 2016년 12월 발표 자료〉

섬유성 형성이상증 fibrous dysplasia

골형성 이상에 의한 섬유조직의 골수 내 이상증식으로 10대에 많이 발생한다. 단발성인 경우가 많지만, 다발성으로 피부의 색소침착과 성적조숙을 나타내는 것을 **올브라이트병**(Albright's syndrome)이라고 한다.

골호산성 육아종 eosinophilic granuloma of bone

랑게르한스세포 조직구증이라는 질환군의 하나이다. 10세 선·후의 소아에게서 많이 발생한다. 임상적으로는 X-ray 사진에서 뼈융해상으로 나타나는 경우가 많다. 골수 내에서 조직구의 종양성 증식과 호산구를 주체로 하는 염증세포의 침윤이 나타나며, 다핵 거대세포도 볼 수 있다. 예후는 양호한 편이다.

연골종양 chondrosarcoma

골연골종 osteochondroma

장관골의 골간단에 발생하며, 표면이 유리연골(연골모자)로 싸인 골성융기를 형성하는 종양으로, 10대에 많이 발생한다. 원발성 골종양 중에서 가장 많이 발생하며, 양성종양의 약 절반을 차지한다. 다발성인 것은 드물게 악성화된다.

내연골종 enchondroma

골수 내에 발생하는 양성연골종으로, 젊은 층에서 많이 발생한다. 어느 뼈에도 발생할 수 있으나 손가락뼈에서 가장 많이 발생한다. 신체의 한쪽에 다발하는 것은 올리에르(Ollier)병, 혈관종이 합병되는 것은 마푸치(Maffucci)증후군이라고 한다.

연골육종 chondrosarcoma

연골세포에서 유래하는 악성종양이다. 악성골종양 중에서 28.7%를 차지해 골육종에 이어 두 번째로 많다. 호발 연령은 30~50대이다. 골반골이 첫 번째 호발부위이며, 대퇴골이나 늑골(갈비뼈) 등에도 발생한다. 대부분은 전구병변이 없이 발생하지만, 일부는 연골성 양성종양의 악성화에 의해서 발생한다. 조직학적으로는 형성이상이 있는 연골성 종양세포의 증식에서 시작된다. 양성연골종과의 구별이 어려운 고분화형에서부터 연골성 종양이라는 것을 바로 인식할 수 없을 정도의 저분화형까지 있다. 국소부위의 종창과 통증, 압통이 나타나고, 종양조직은 딱딱하다. 비교적 양호해서 5년 생존율이 60% 이상이다. 일반적으로 분화형인 것이 많으며, 발육은 완만하고 전이빈도도 낮다. 그러나 난치성으로 예후가 나쁜편이다(그림 17.18).

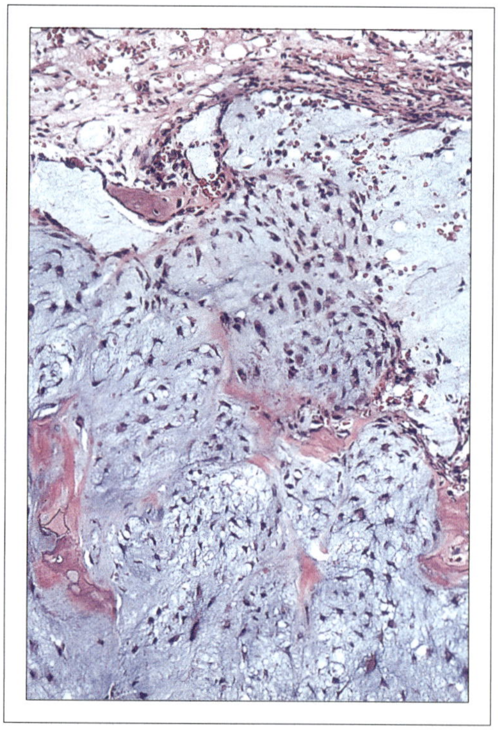

그림 17.18 연골육종

42세 여성의 골반 뼈에 생긴 종양으로 조직학적으로 비정상적 연골이 많이 보임

양성골종양 benign bone tumor

골종 osteoma

치밀골의 증식으로 형성되는 양성종양으로 두개골(머리뼈)과 안면골(얼굴뼈)에 많이 발생한다. 비종양성의 반응성 골증식과 명확하게 구별하는 것이 쉽지 않다.

유골골종 osteoid osteoma

다리뼈의 골간부에 발생하는 병소의 중심(nidus)이라 불리는 원형의 뼈 투명병소와 주위 뼈의 경화상이 보이는 골모세포 유래의 양성종양으로 대퇴골, 상완골(위팔뼈), 경골(정강뼈), 전완골(아래팔뼈) 등에 생기며, 소아기와 청년기에 많이 발생한다.

골육종 osteosarcoma

골육종은 뼈(골)에 발생하는 악성종양으로 골육종

이 발생한 뼈는 커져 있고 잘 부스러지며 속이 비어 있는 뼈조직을 형성하는 모습을 보인다. 원발성 악성골종양의 약 40~50%를 차지하여 가장 흔한 원발성 악성골종양이다. 전체 골육종의 50% 이상이 슬관절 주위에서 발생하고 상지에 10% 정도 발생하지만, 몸의 다른 어떤 뼈에서도 발생할 수 있다. 75%가 젊은 연령(10~25세)에게서 호발하는 특징이 있으며 6세 이하나 60세 이상에서는 매우 드물고, 50대 전·후에서 두 번째로 호발한다. 남자의 발생빈도가 여자보다 1.5배 정도 많은데, 남자의 골 성장 기간이 여자에 비해 다소 긴 탓으로 추측된다. 대퇴골이나 경골 같은 긴 뼈의 끝 부분에 가장 많이 발생한다.

뼈를 형성하는 경화형(sclerosing osteosarcoma)과 뼈 파괴를 주체로 하는 용골형(osteolytic osteosarcoma)으로 분류한다. 경화형에서는 특징적인 X-ray 사진상으로 골막 유래의 골형성에 의한 코드만 삼각(Codmann triangle), 스피큘라(spicula) 형성에 의한 태양광선모양외관(sun-ray appearance) 및 양파 모양 층상음영(onion-peel appearance)을 볼 수 있다. 용골형에서는 뼈 파괴를 주체로 하며, 특징적인 소견이 적어 골거대세포종이나 암 전이와의 감별이 어렵다. 증상은 병변부의 지속적 동통과 종창이며, 환자의 약 반수에서 혈청 알칼리성 포스파타제의 상승이 나타난다. 초기에 혈행성으로 폐에(30~40%)에 가장 많이 전이하며, 예후가 좋지 않았지만 최근에는 화학치료제의 진보로 5년 생존율이 50~70%까지 달하여 극적으로 개선되고 있다. 조직학적으로는 형성 이상, 다형성이 강한 방추형이나 다각형의 종양세포가 증식하며, 종양성 유골형성이 나타나는 것이 특징이다(그림 17.19).

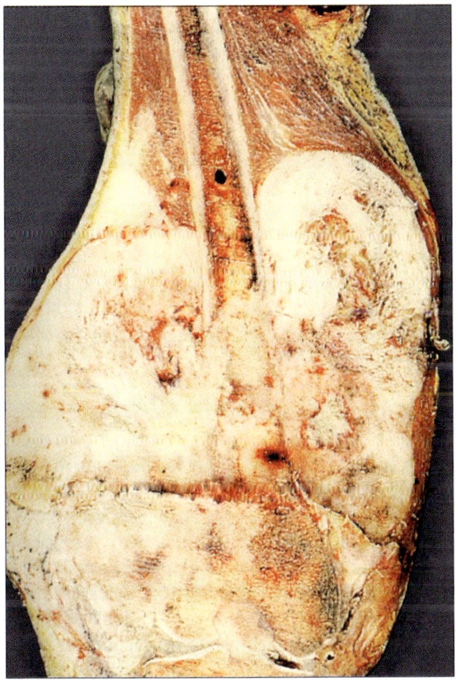

그림 17.19 골육종

10대의 대퇴골 하단에서 빠른 속도로 자라는 종양의 절단면

기타 종양 other tumor

골거대세포종 giant cell tumor of bone

유래 조직이 명확하지 않은 골종양으로, 종양조직 내에서 다핵거대세포가 나타나므로 이러한 명칭이 붙었다. 국소적으로는 파괴성이 강하지만 전이는 드물다. 20~30대에 무릎관절의 장관골 골단부에 많이 발생하며, 대퇴골과 경골 등에서도 자주 발생한다. 국소통증, 종창, 열감, 운동제한 및 병적골절을 초래한다. X-ray 소견으로는 골단부에 비누거품 모양의 음영(soap-bubble appearance)이 보인다. 조직학적으로는 파골세포 모양의 다핵거대세포와 단핵의 간질세

포(사이질세포)의 증식으로 형성된다. 양성종양이나 국소침윤이 잘 일어나고 절제 후 재발이 흔하다.

유잉육종 Ewing sarcoma

1921년 유잉(Ewing)은 골의 미만성 내피세포종(endothelioma)에 대하여 기술하였는데, 이후 이 종양은 **유잉육종**으로 불리게 되었다. 기원은 명확하지 않지만, 태생기의 신경외배엽에서 유래하는 것으로 추정되는 굉장히 미분화된 종양으로 골육종과 함께 악성도가 가장 높은 종양이며, 조기부터 폐전이나 다발성 뼈전이를 초래한다. 유잉육종은 원발성 악성종양이 6~10%를 차지하고 소아에서는 뼈육종 다음으로 잘 발생한다. 15세 이하의 소아 남자에게 많고, 소아의 대퇴골(넙다리뼈), 경골(정강뼈), 상완골(위팔뼈)의 골간부(골간 부분)에 많이 발생한다. 85% 정도의 유잉육종에서 염색체의 전위(translocation)에 의한 EWS/FLI1 결합 유전자가 발견되는 특징이 있다. 증상은 국소의 통증이나 종창과 함께 발열이나 백혈구증가증 등의 전신증상이 나타나는 것이 특징적이다. 일반적으로 예후는 좋지 않지만, X-ray요법이나 항암제 등에 의해 다소 호전된다. 조직학적으로는 원모양의 핵을 가진 종양세포의 단조로운 시트 모양의 증식으로 구성되어 있다.

전이성 골종양 metastatic bone tumor

전체 골종양 중에서 가장 빈도가 높은 것이 **전이성 종양**이다. 주된 증상은 통증과 병적 골절이다. 전이는 혈행성이며 빈도가 높은 것은 유방암, 소세포폐암, 신장암, 갑상선암 및 전립선암이다. 소아에서는 신경모세포종이 많다. 전이는 뼈의 파괴와 소실을 주로 하는 용골성 전이가 많지만, 전립선암에서는 요추와 천추에 골형성성 전이병소가 형성되는 경우도 있다.

표 17.2 골격의 악성종양의 종류

구분	호발 연령	성별(남 : 여)	부위	특징	치료 및 예후
골육종 (30%)	사춘기	2 : 1	장골, 대퇴골, 경골	빠른 성장, 통증, 부종, 폐전이	수술 및 화학요법 치료율 40% 이상
연골육종 (15%)	35~60세	2 : 1	골반, 늑골, 척추, 장골	느리게 확장됨, 결국 혈액 침범	수술, 치료율 70%
섬유육종 (20%)	연령 제한 없음 30~40대 최고	3 : 2	대퇴골, 경골, 상완골, 골반	부분적 성장, 혈액 침범	수술, 치료율 50%
유잉종양 (7%)	소아와 10대	2 : 1	장골, 골반, 늑골	넓게 퍼지며 전이함	화학요법, 치료율 10%

핵심용어

관절천자 arthrocentesis

관절강에 주사기(needle)를 가지고 외과적으로 천자(surgical puncture)함, 분석을 위해 활액을 뺌

근전도검사 electromyography

전기자극을 실시하여 근수축의 강도를 기록하는 과정을 말함

뼈스캔 bonescan

방사성 물질(radioactive substance)을 뼈에 주입하여 흡수력을 측정하는 방사선 조사방법을 말함

후만 kyphosis

흉추 부위가 뒤로 굽어진 부적합한 자세를 말함

전만 lordosis

요추 부위가 앞으로 굽어진 부적합한 자세를 말함

골다공증 osteoporosis

뼈가 야위고 약해져서 골 치밀도가 감소하는 질환을 말함

측만증 scoliosis

비정상적 회전 그리고 옆으로 굽은 척추를 말함

만족 talipes

족부의 선천적 기형을 말함, 만곡족(club foot)

관절염 arthritis

관절의 염증, 위축성(류마티스)과 비후성(골관절염)이 대표적인 형태로 박테리아, 바이러스 또는 무좀균의 감염으로 발생함

통풍 gout

체내 요산의 과잉축적으로 생기는 관절의 염증을 말함

근이영양증 muscular dystrophy, MD

유전적 질환으로 진행성 쇠약증, 근섬유의 퇴행을 말함

중증근무력증 myasthenia gravis

근력 감소와 마비로 인한 질환을 말함

골관절염 osteoarthritis

뼈의 만성, 비염증, 퇴행성 질환 및 관절의 퇴행성 연골질환을 말함

류마티스관절염 rheumatoid arthritis

경직과 같이 심한 관절의 염증질환을 말함

측두하악골관절증후군 temporomandibular joint(TMJ) syndrome

입이 충분히 열리지 않으며 통증이 심한 질환

핵심용어

강축증 tetanus

골격근의 불수의적 수축과 통증으로 인한 급성 염증성 질환을 말함, 파상풍

구축 contracture

관절낭이나 주위 조직의 경화, 수축에 의해 관절운동이 장애를 받는 상태를 말함

강직 ankylosis

관절 내에서 뼈끼리 유합한 상태를 말함

탈구 dislocation

힘줄파열로 관절이 분리되는 것을 말함

염좌 sprain

부분적으로 관절이나 힘줄이 완전히 찢어지는 현상

좌상 strain

통증을 수반하는 근육의 과신전 손상을 말함

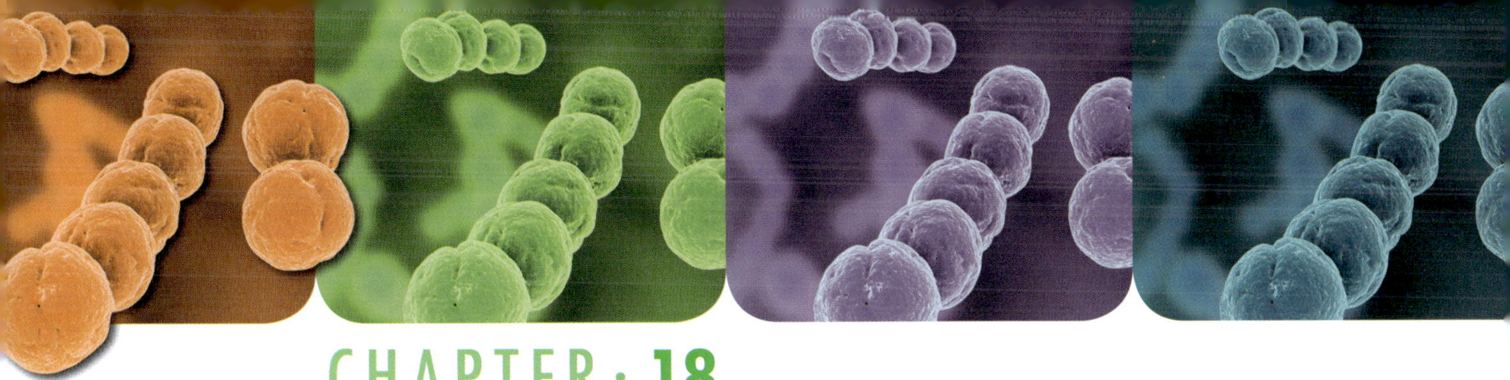

CHAPTER · 18

피부질병

DISEASE OF SKIN

학습목표

1. 피부의 구조 및 기능을 학습한다.
2. 피부질환의 원인과 증상을 이해한다.
3. 피부질환의 진행과 치유과정을 학습한다.

피부의 구조 및 기능

피부는 인체의 표면을 덮고 있는 최대의 장기로서 질환이 다양하고 수도 많다. 피부는 표층으로부터 **표피**(epidermis), **진피**(dermis), **피하조직**(피부밑조직, subcutaneous tissue)의 3층으로 구성된다. 피부부속기로는 털, 피지선(기름샘), 한선(땀샘) 등이 있다. 발생학적으로 피부는 외배엽과 중간엽에서 유래한다. 표피는 중층편평상피이고, 표층으로부터 각질층, 투명층, 과립층, 유극층(가시층), 기저층(바닥층)과 같이 5층으로 나뉘며, 기저층에는 멜라닌 과립을 갖는 **멜라닌세포**(melanocyte)가 산재되어 있다. 이 층에서는 유사분열이 흔히 일어나며 표피세포가 신생된다. 진피는 혈관, 신경, 피부부속기관을 비롯해 대부분 아교섬유로 이루어진 결합조직이고, 비만세포나 큰포식세포가 산재하며, 피부 밑에는 지방조직이 존재한다(그림 18.1).

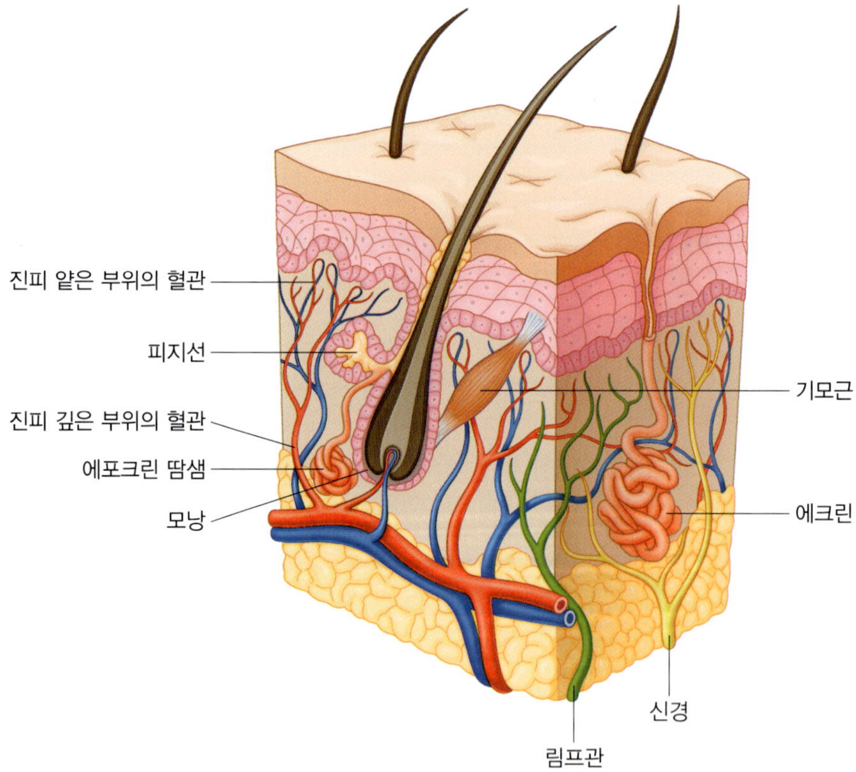

그림 18.1 정상 피부의 구조

피부질환

피부염 dermatitis

접촉피부염 contact dermatitis

일반적으로 '피부염'이라고 하면 주로 **접촉피부염**을 의미한다. 피부에 자극을 줄 수 있는 화장품, 옷, 금속 등의 화학물질이나 물리적 자극물질에 일정한 농도 이상과 일정한 시간 이상의 노출을 주면 모든 사람에게 일어날 수 있다. 심한 자극물질은 짧은 시간 동안의 노출에 의해서도 심각한 반응을 일으킬 수 있으나, 대부분의 접촉피부염은 하나 또는 여러 자극물질에 반복적으로 장시간 노출되었을때 발생한다. 손은 접촉피부염이 잘 생기는 부위로 자극물질에 노출되면 피부염 외에도 화상이나 여드름양 발진, 저색소 또는 과색소 침착과 육아종 반응을 보일 수 있다. 접촉피부염은 아토피피부염에 비해 발생빈도가 높으나, 비교적 증상이 경미하고 일과성이며 환자가 원인을 알아내기 쉽다는 특징이 있다(그림 18.2).

접촉피부염은 자극물질에 노출되는 일반인에서도 누구나 발생할 수 있지만, 직업에 따라 발생되는 경우가 많다. 직업피부질환의 80%가 접촉피부염이다. 접촉피부염이 쉽게 발생할 수 있는 직업으로 전업주부, 미용사, 의료종사자, 동물의료종사자, 청소근로자, 농업관련종사자, 원예나 수림산업 종사자, 조리사, 금속가공업, 기계나 자동차 수리업, 건설근로자 등이 있다. 세포성 면역에 의한 지연형 알레르기(IV형 알레르기)에 의해 발생하기도 한다. 조직학적으로 표피에서는 세포종창과 세포 사이의 부종성 해리인 해면상태를 나타내며, 진피에서는 혈관 주위에 염증세포 침윤이 나타난다.

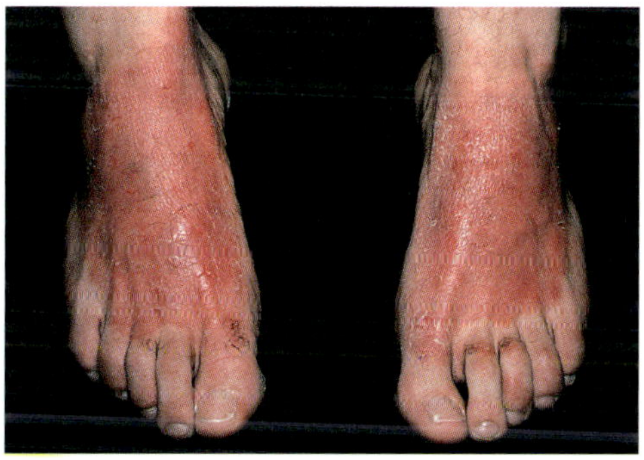

그림 18.2 접촉피부염

아토피피부염 atopic dermatitis

아토피피부염은 환자의 유전적인 소인과 환경적인 요인, 환자의 면역학적 이상과 피부 보호막의 이상 등 여러 원인이 복합적으로 작용하는 것으로 알려져 있으며, 외부의 자극 혹은 알레르기 유발 물질에 매우 민감하게 반응한다. 환자의 70~80%에서 아토피질환의 가족력이 있으며, 부모 중 한쪽이 아토피피부염이 있는 경우 자녀에게 유전될 확률이 높으

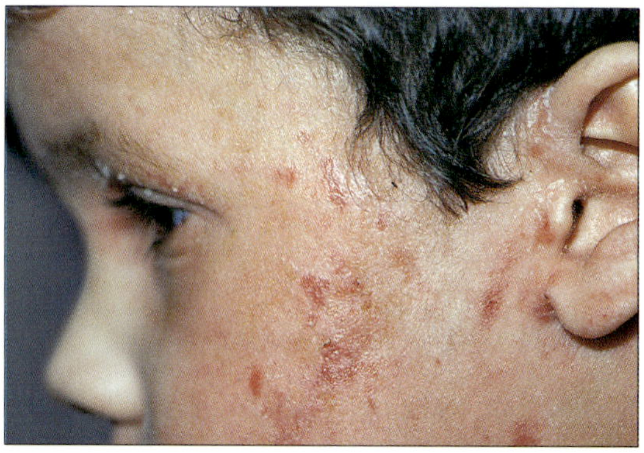

그림 18.3 아토피피부염

며, 부모 모두 아토피피부염이 있는 경우 확률이 더욱 높아 자녀의 79%에서 아토피피부염이 발생한다고 알려져 있다.

증상으로는 가려움증이 심한데, 전형적으로 저녁에 심해지고 피부를 긁음으로써 피부에 습진성 변화가 나타나는 특징이 있다. 그리고 습진이 심해지면 다시 가려움증이 더욱 심해지는 악순환을 반복하게 된다. 질병의 초기인 급성기에는 주로 가려움증이 심한 홍반성 구진(솟음)과 수포(물집)가 발생하고, 긁게 되면 진물이 나오는 삼출성 병변으로 변하는데, 이때 이차감염이 흔히 일어난다. 질병이 진행되어 아급성기에는 찰상, 인설(비늘)이 덮인 구진이 발생하고, 만성기에 접어들면 구진이 딱딱하고 커지며, 피부가 두꺼워지는 '태선화' 현상이 나타난다. 임상 양상과 분포는 환자의 나이에 따라 다르며, 대개는 한 환자에서 다양한 병변이 동시에 관찰된다(그림 18.3).

지루피부염 seborrheic dermatitis

지루피부염은 두피, 안면 및 상부 체간 등 피지의 분비가 많은 신체 부위에 국한하여 홍반과 인설을 특징으로 하는 만성 염증성 질환이다.

지루피부염의 원인은 확실하지 않으나 피지의 과다분비, 호지성 진균인 말라세지아(Malassezia), 표피의 과다증식, 세포성 면역이상, 신경계 장애 등이 지목되고 있으며, 최근에는 피부장벽 기능이상도 보고되고 있다. 최근에는 특히 3가지 요소인 피지샘에서 분비되는 피지가 말라세지아의 성장을 위한 기질로 사용되고 있는 것, 말라세지아가 피지를 대사시켜 자극성의 포화지방산을 생산해 낸다는 것, 이 지방산에 대한 개인의 감수성에 차이가 있어 그 결과 염증반응에도 영향을 미친다는 것이 주요 원인으로 지목되고 있다.

증상은 부위에 따라 다양하게 나타난다. 두피에서는 쌀겨 모양의 표피 탈락이 생길 수 있는데, 이런 현상을 비듬(dandruff)이라 하고, 유아에서는 두피에 쌓이고 엉겨 붙은 황색 또는 갈색 병변을 애기머리 기름(cradle cap)이라 한다. 얼굴의 지루피부염은 뺨, 코, 이마에 구진성 발진으로 나타날 수 있다. 쉽게 벗겨지는(flaky) 비늘과 홍반이 눈썹에서 발견되고, 비늘 밑의 피부는 붉은색을 띠고, 눈꺼풀도 황적색을 띠며, 미세한 비늘로 덮여 있는 경우가 있다.

귀에 생긴 지루피부염은 감염으로 인한 외이도염(otitis externa)으로 오진될 수도 있다. 외이도에는 심한 가려움증을 동반한 비늘이 발생하고, 귀 뒤와 귓불 아래의 피부에도 발생할 수 있다. 겨드랑이 부위에서는 발진이 양측성으로 첨부(꼭지, apex)에서 시작되어 주변의 피부로 퍼지므로 방취제(deodorant)에 의한 알레르기 접촉피부염과 유사한 모양을 나타낸다.

세균감염증 bacterial infection

농가진 impetigo

농가진은 전염성이 높은 표재성 피부감염이다. 주로 무덥고 습기 찬 여름철에 어린이에게 잘 생긴다. 주원인균은 황색 포도상구균(포도알균, Staphylococcus aureus)이지만, 덥고 습한 지역에서는 화농성 연쇄상구균(사슬알균, Streptococcus pyogenes)에 의해 발생하여 그기가 작은 수포나 농포가 일시적으로 나타났다가 터져서 결국은 홍반성 병변 위에 누런 가피가 생기기도 한다. 증상은 지저분해 보이는 물집이나 고름과 딱지가 생기는 것이 특징으로 접촉전염 농가진과 수포성 농가진의 2가지 종류가 있다. 그 중 접촉전염 농가진이 70%를 차지한다.

봉와직염 cellulitis

봉와직염은 피부와 피하조직에서 급격히 진행되는 피부감염증으로 주로 연쇄상구균이 주원인균이며, 궤양이나 다른 피부감염을 일으키기도 한다. 감염부위는 발적, 발열 및 종창이 나타나고 심하게 진행되면 괴사를 일으키기도 한다(그림 18.4).

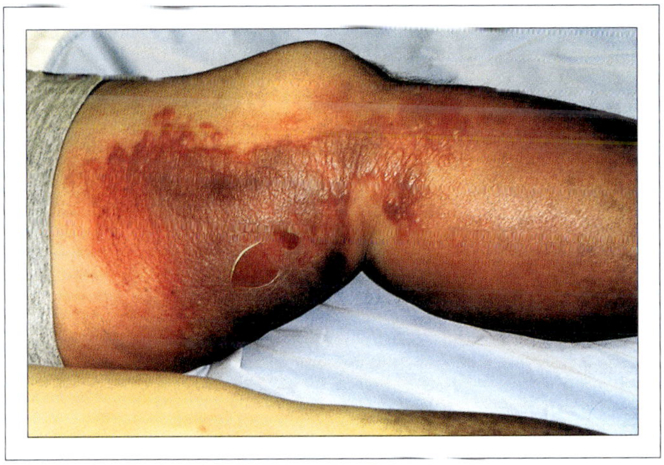

그림 18.4 봉와직염

바이러스감염증 viral infection

단순포진 herpes simplex

단순포진은 **헤르페스바이러스**(human herpes virus)에 속하는 단순포진바이러스에 의한 피부 및 점막 감염으로, 주로 물집이 발생하는 질병이다. 1925년 바이러스에 대한 인공배양이 성공함으로써 단순포진바이러스에 대한 연구의 폭이 점차 넓어지고, 1967년 단순포진바이러스는 2가지 서로 다른 항원성을 가진 1형과 2형이 있다는 것이 밝혀졌다.

단순포진바이러스 1형에 의한 감염은 감기에 걸려 열이 많이 나거나 몸이 피곤할 때마다 입가에 물집이 생기고 입이 부르트는 증세로 주변에서 흔히 관찰할 수 있다. 단순포진바이러스 2형에 의한 감염은 성기 부위에 발생하는 음부포진이다. 음부포진은 성기 부위에 물집이 발생하여 일상생활에 지장을 초래할 뿐 아니라, 임산부에게서 태아에게 전파되어 태아에게 치명적인 영향을 끼칠 수도 있는 등의 여러 가지 문제를 동반한다.

임상증상은 피부 또는 점막에 홍반이 생기며 그 위에 군집을 이루는 작은 물집이 관찰되고 가려움증과 화끈거림을 호소한다. 감염 부위와 면역 상태에 따라 다양한 증상이 발생하며, 재발 때보다 첫 감염일 때 증상이 더 심하고 합병증이 잘 발생한다.

대상포진 herpes zoster

대상포진은 피부의 한 곳에 통증과 함께 발진과 수포가 발생하는 질환으로 수두를 유발하는 **수두대상포진바이러스**(varicella zoster virus, VZV)에 의하여 발생한다.

일반적으로 어린 시절에 수두대상포진바이러스에 감염되면 수두를 앓게 되어 증상이 나타나거나 혹은 무증상으로 지나치게 된다. 이 수두대상포진바이러스는 이러한 첫 번째 감염 이후 우리 몸의 신경세포 어딘가에 남아 있게 되는데, 대부분의 경우 우리 몸의 면역체계로 인해 수두바이러스가 신경세포의 내부에 남아 있고 활동하지 못하도록 억제되고 있는 상태로 유지된다. 수 년 혹은 수십 년이 흘러 나이가 들게 되거나 후천성면역결핍증(AIDS)을 앓거나 혹은 우리 몸의 면역체계를 약화시킬 수 있는 약물을 투여하거나 치료를 받으면(예: 항암제 투여 등), 이 수두대상포진바이러스가 면역체계의 감시를 피하여 다시 활동을 시작하게 되어 대상포진을 유발하게 된다.

증상은 통증 또는 감각 이상이 수일간 지속되다가 선처럼 가늘고 줄을 이룬 모양의 발진이 발생하고 발진과 함께 혹은 며칠 후에 전형적인 물집이 피부에 발생한다. 일부 환자는 초기에 열이 나는 듯한 느낌과 전신의 쇠약감을 나타낸다. 발진은 붉은 빛이 돌면서 피부에서 튀어 나온 것 같은 모습으로 시작되지만, 수일이 지나면 이 발진은 물집으로 변하여 흔히 가슴이나 등에 띠와 같은 모습으로 흩어져 있고, 일부에서는 물집이 농포로 변하여 고름이 들어 있는 것 같은 병변을 나타낸다. 대상포진이 눈을 침범하게 되면 눈꺼풀이 부어오르며, 눈이 충혈되고 통증을 일으킨다. 눈에 생긴 대상포진은 안구에 흉터를 남겨 시력에 장애를 초래할 수도 있으며 포도막염, 각막염, 녹내장 등을 초래하기도 한다. 치료는 신경손상의 정도를 약하게 하고 치유를 빠르게 하기 위해 항바이러스제를 이용한다.

사마귀 verruca

사마귀의 원인은 **유두종바이러스**(human papilloma virus, HPV)로서 약 80종이 알려져 있다. 임상양상과 발생부위를 근거로 보통사마귀, 편평사마귀, 발바닥사마귀로 분류한다.

- **보통사마귀**(verruca vulgaris)는 파포바바이러스(papovavirus) 감염에 의한 피부질환으로 주로 5~20세 사이의 소아와 청년기에 흔히 생긴다. 표면이 거칠고 높이 솟아올라 있으며, 다양한 크기의 구진이 손등이나 손톱 주위뿐만 아니라 얼굴, 입술, 혀, 귀, 코, 후두 등에 생긴다. 성인이 되면 발생빈도나 병변의 수도 줄어든다.
- **편평사마귀**(veruca palmoplantaris)는 직경 2~4mm 크기로 보통사마귀와 달리 표면이 편평하며 정상피부보다 약간 높이 솟아오른 정도이다. 어른에게도 생기지만 주로 어린이나 청소년에게 잘 발생하고 이마, 턱, 코, 입 주위와 손등에 흔하게 발생하며, 긁은 자국을 따라 선상으로 발생한다. 사마귀 중 이 편평사마귀가 자연 치유되는 빈도가 가장 높다.
- **발바닥사마귀**(veruca palmoplantaris)는 체중에 의해 눌리게 되어 발바닥 표면으로는 돌출되지 않고 티눈처럼 피부 속으로 파고든다. 걸을 때 통증이 심하므로 흔히 티눈으로 잘못 알고 있는 경우가 많다. 그러나 사마귀는 티눈과 달리 신발이 닿거나 체중이 실리는 부위와 상관없이 생기며, 표면을 깎아 보면 까만 점같이 모세혈관의 단면이 보이는 특징으로 구별할 수 있다. 발바닥사마귀는 여러 개의 병변이 모여 하나의 병변으로 연결되어 있는 경우도 흔하다.

진균감염증 fungal infection

진균(곰팡이)은 흔히 손톱이나 털이 있는 부위에 감염증을 유발한다. 병원성 진균은 **피부진균**(피부사상균, dermatophytes)이라 하며 죽은 조직에 사는 경향이 있다. 피부진균은 가려움증과 피부균열을 일으키며 피부균열이 일어나면 세균감염을 유발한다. 진균감염은 제거가 쉽지 않고 증상이 오래 지속되는 경우가 많다.

백선 tinea: ringworm

백선(버짐, tinea: ringworm)은 **피부사상균**(dermatophyte)에 의한 표재성 피부감염의

TIP

A

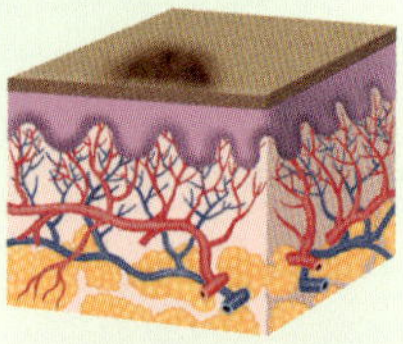

반(macule): 융기되지 않고 피부색의 변화가 있음(예: 주근깨, 점상출혈) 1cm 이상 클 경우(예: 백반증)는 반점(patch)라 부름

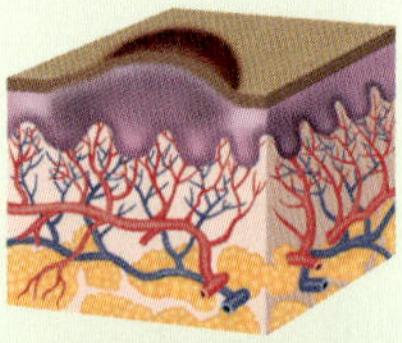

구진(papule): 융기되어 있고 단단하며 1cm보다 작음. 색깔은 다양(예: 사마귀)

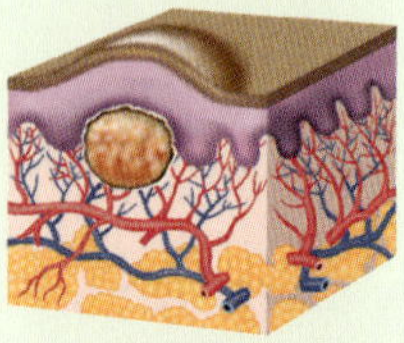

반(plaque): 편평하며 융기되어 있는 형태로 때로는 구진이나 결절이 합쳐져 형성됨

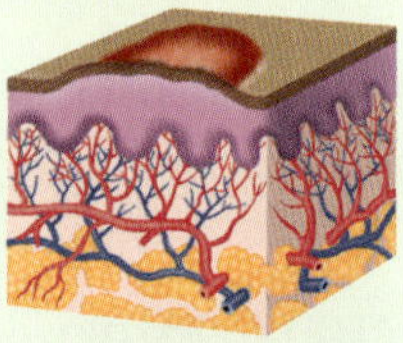

결절(nodule): 구진보다는 큼. 진피까지 확장된 융기되고, 단단한 병소. 큰 결절은 종양(tumor)이라고 부름

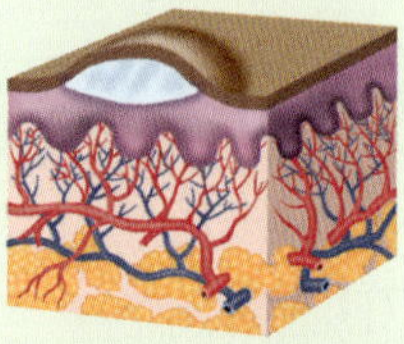

팽진(wheal, hive): 융기되어 있고 부종으로 인해 불규칙적인 모양을 가지고 있는 병소(예: 모기에 물린 부위, 두드러기)

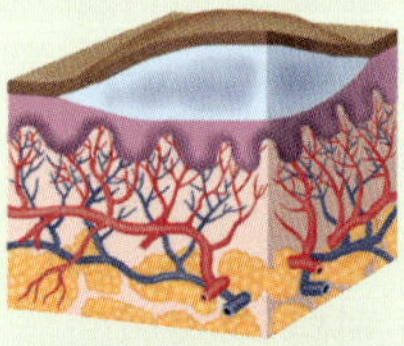

소수포(vesicle, blister): 두드러지게 융기된 병소로 안에 장액성 체액이 포함되어 있음. 대개 1cm보다 작음(예: 물집, 수두, 단순포진)

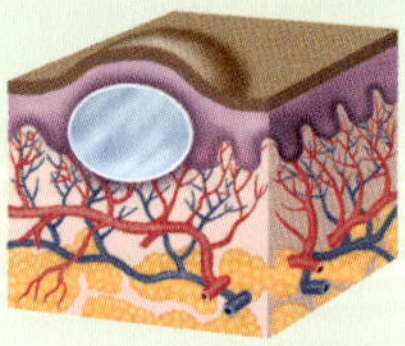

대수포(bulla, plural, bullae): 크고 융기된, 장액성 액체가 차 있는 병소로 1cm 이상으로 큼(예: 부분층 화상)

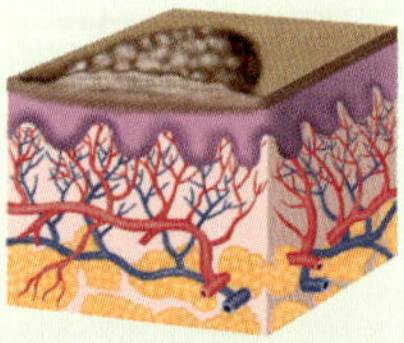

낭종(cyst): 융기된 형태로 두꺼운 피부층 안에 액체나 반고체의 내용물이 들어 있음

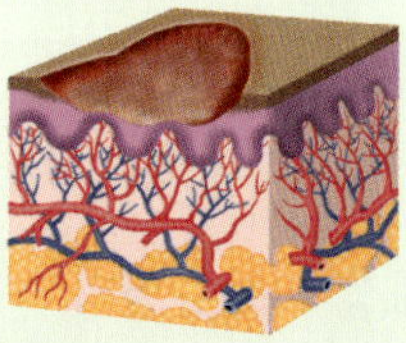

농포(postule): 1cm보다 작은 융기된 병소로 화농성 내용물이 들어 있음. 1cm보다 큰 병소는 부스럼(boil), 농양, 종기(furuncle)라고 부름[예: 여드름, 농가진(impetigo)]

B

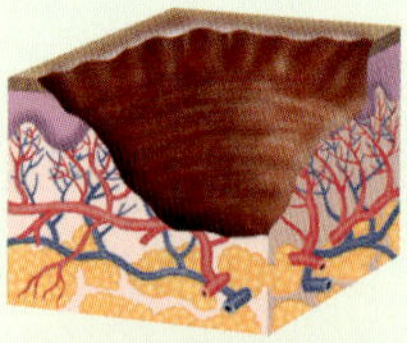

인설(scale): 표피세포가 떨어져 나온 건조한 조각으로 모양과 크기가 불규칙하며, 색깔은 희거나, 황갈색, 노란색, 은색 등으로 다양[예: 비듬, 건조한 피부, 건선(psoriasis)]

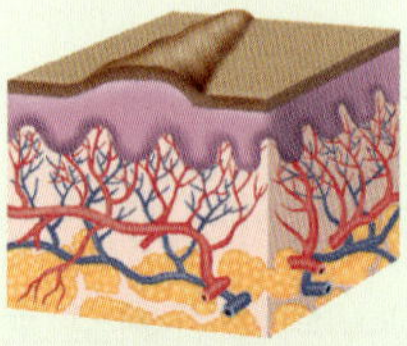

미란(erosion): 축축하고 경계가 명확한 병소로 부분층이나 전층의 표피상실로 인해 함몰이 있음. 표피의 기저층은 정상적으로 남아 있음(예: 터진 수두수포)

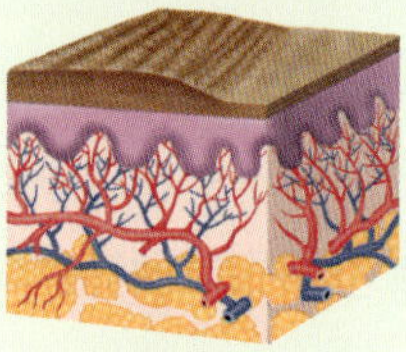

깊은 궤양(deep ulcer): 불규칙한 모양으로 삼출물이 있으며 표피 전체와 진피의 부분 또는 진피 전체가 소실되어 함몰이 있는 병소. 외상에 의한 조직파괴로 인해 초래됨(예: 욕창)

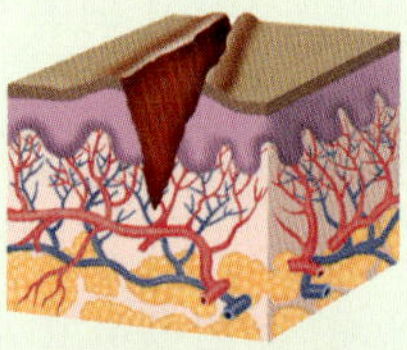

반흔(scar): 상처치유 후에 피부에 남겨진 흔적. 조직이 파괴된 부위를 반흔이 대신 자리하고 있음

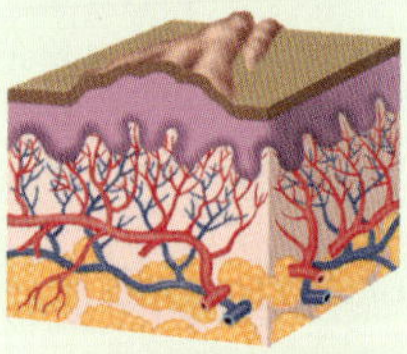

태선화(lichenification): 표피가 두꺼워져서 융기된 판과 같아짐. 보통 문지름이나 긁힘 등의 반복되는 상처로 인하여 발생(예: 만성 아토피성 피부염)

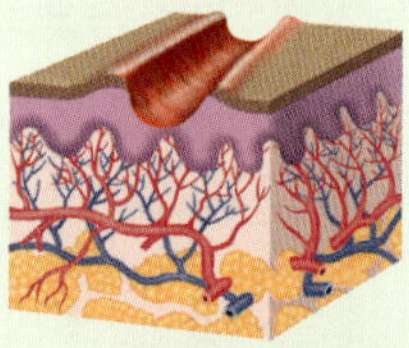

표피박리(excoriation): 표피의 얕은, 선상의 긁힘이 있는 병소. 가려움으로 긁어서 발생(예: 아토피성 피부염)

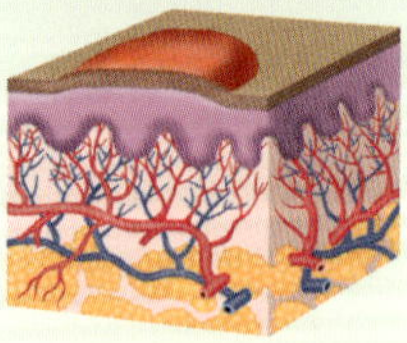

열구(fissure): 표피에서 진피에 걸친 깊은 선상의 갈라진 상처(예: 무좀)

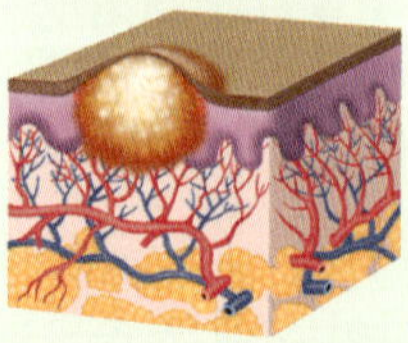

켈로이드(keloid): 불규칙한 모양의 융기된 병소로 점진적으로 커져가는 반흔을 말한다. 수술 후 상처가 치유되는 기간 동안 콜라겐이 과도하게 형성되어 반흔이 상처의 경계부위 이상으로 확대됨으로써 발생

A: 일차성 병소–시각적으로 인식되는 피부의 구조적 변화이며, 특별한 특징을 가진 병소

B: 이차성 병소–병소의 자연적인 진행 또는 긁힘, 자극, 이차적 감염으로 인해 일차성 병소가 생리적으로 변화된 것

총칭이다. 피부사상균은 각질을 용해시킬 수 있는 케라티나제(keratinase)를 가지고 있어서 표피의 각질층, 모발, 손톱 및 발톱 등 각질에 침범하여 각질을 영양분으로 생활하는 각질친화성 진균(keratinophilic fungus)이며, 이들이 각질에 감염을 일으켜서 피부의 병변을 유발한다. 이들은 전염성이 있고 고온다습한 환경에서 잘 증식한다. 피부사상균은 세계적으로 42종이 알려져 있는데, 우리나라에서는 1920년대부터 연구가 시작되어 현재까지 환자들로부터 분리되었던 것은 trichophyton(T.) rubrum, T. mentagrophytes, T. violaceum, T. schoenleinii, T. verrucosum, T. tonsurans, Microsporum(M.) canis, M. ferrugineum, M. gypseum, M. audouinii, Epidermophyton(E.) floccusum 등 11종이 확인되었다. 증상으로는 가려움, 피부 갈라짐, 삼출물 유출 등이 있다.

백선은 원인균의 균종에 관계없이 병변 부위에 따라 다음과 같이 분류한다.

- 머리백선(tinea capitis)
- 체부백선(몸백선, tinea corporis)
- 얼굴백선(tinea faciei)
- 완선(샅백선, tinea cruris)
- 족부백선(발무좀, tinea pedis)
- 조갑백선(손발톱무좀) 또는 손발톱진균증(tinea unguium)

칸디다증 candidiasis

칸디다증은 칸디다균(Candida albicans)에 의한 감염증으로, 당뇨병과 같은 만성질환이 있거나 면역력이 저하된 사람, 주방 일을 오래하여 물에 장시간 노출된 사람에게 흔히 발생한다. 증상은 붉고 가려운 발진에서 물집, 농포를 형성하며, 주로 손톱과 손가락 사이, 입과 질에 호발한다. 특히 입에 생긴 감염증을 **아구창**(thrush)이라 하며, 신생아와 면역이 억제된 성인에게서 발생한다.

피부종양

노인각화증 senile keratosis

노인각화증은 고령자의 얼굴이나 손등 등의 노출부위에 호발하는 각질화홍반 혹은 사마귀 모양 면포(comedo)이다. 불규칙한 각질화가 진행되고 표피의 비후 또는 위축과 세포형성 이상을 수반한다. 20% 정도가 편평상피암으로 이행한다.

편평상피암 squamous cell carcinoma

편평상피암은 60세 이상의 여성에서 호발하는 피부의 대표적인 악성종양이며, 태양에 대한 노출이 주요 요인으로 간주된다. 얼굴을 비롯하여 태양에 노출되는 부위에 흔히 발생하고 궤양을 동반하는 경우가 많다. 국소부위에서 침윤·증식하지만 전이는 비교적 적다. 조직학적으로 암세포는 표피와의 연속성을 가지며 충실성 시트 모양으로 증식하고, 다양한 수준(level)의 표피세포로의 분화경향을 나타내며, 각질화가 매우 심할 경우 소위 '**각질진주**(keratin pearl)'를 형성한다(그림 18.5).

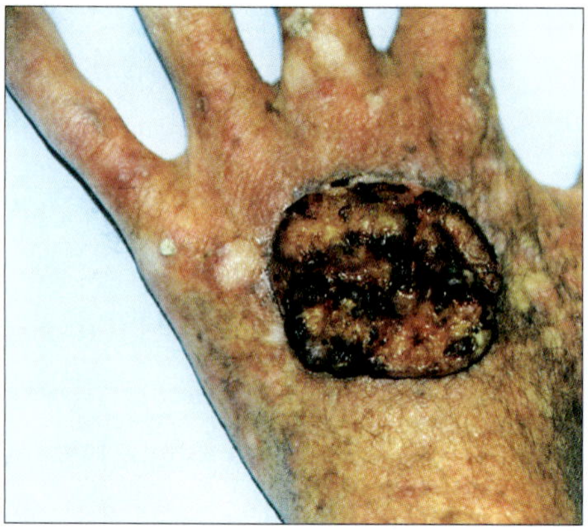

그림 18.5 손등의 편평상피암

태양광선 자극이 있는 피부에 비대칭적으로 손상이 발생하여 천천히 성장하고 나중에 전이된다.

기저세포암종 basal cell carcinoma

기저세포암종(바닥세포암종)은 가장 흔한 악성종양이며, 80%가 얼굴에 주로 발생한다. 백인에게 많이 발생하고 서서히 성장하여 기저세포와 유사한 형성이상세포가 표피 바닥부위에서 진피까지 증식한다. 대부분 멜라닌을 포함하고 있으며, 색은 분홍색에서 진주빛 흰색이며 부드럽고, 전이는 드물다. 그 밖에 피부부속기인 한선이나 피지선 등에도 종양은 발생하지만 악성종양의 빈도는 낮다.

멜라닌색소종양

색소모반 pigmented nevus

색소모반은 모반세포(점세포, nevus cell, nevomelanocyte)로 이루어진 양성종양으로 지름 3~8mm의 편평하거나 단추 모양으로 융기된 모습을 나타낸다. 모반세포나 멜라닌세포가 작은 포(vesicle)를 형성하고, 표피와 진피의 접합부위, 진피 내 또는 그 양측에서 증식한다. 멜라닌의 양에 따라서 담갈색에서부터 흑갈색을 띤다(그림 18.6).

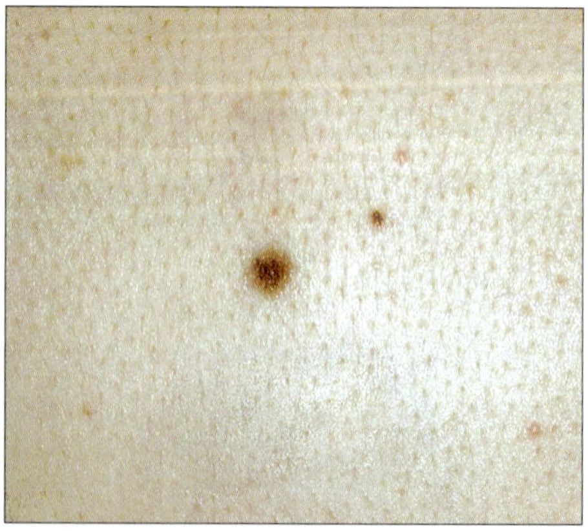

그림 18.6 양성진피 내 모반

악성흑색종 malignant melanoma

악성흑색종은 멜라닌세포가 비정상적으로 증식하는 악성종양이다. 거대모반에서 흑색종이 발생하는 빈도는 6~12%로 알려져 있고, 소아에서 발생하는 흑색종의 약 40%를 차지하며 가장 심각한 피부암종이다. 갑자기 모반이 있는 부위에 종괴가 생기는 경우, 색이 더욱 진해지는 경우, 가려움증, 통증, 출혈 등이 생기는 경

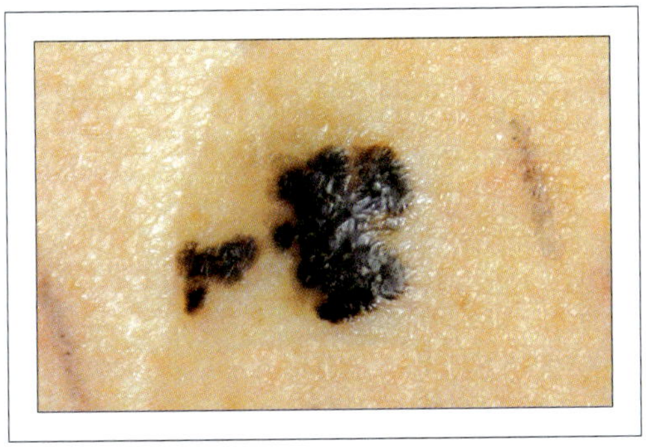

그림 18.7 악성흑색종

비대칭적 손상이 다양하게 색소침착되며 함몰된다. 원래의 손상은 표면으로 퍼지는 악성흑색종이며, 그 안에 결절이 형성된다. 예후는 나쁜 편이다.

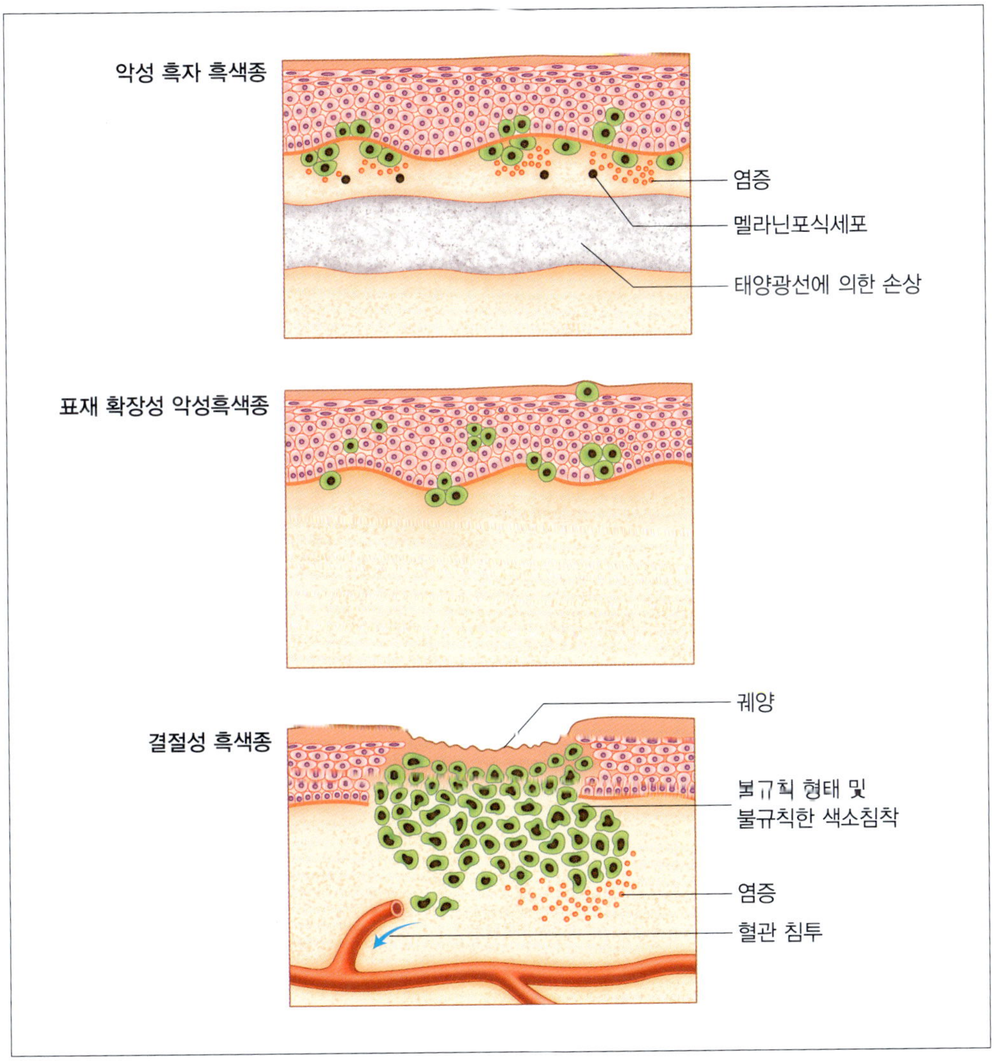

그림 18.8 악성흑색종

우에 흑색종의 발생을 의심해 볼 수 있다. 사지, 특히 발 아래 부위에 호발하고 대부분 갈색이거나 진한 갈색이다. 조기부터 림프 또는 혈액을 통해 전이를 일으키므로 예후는 좋지 않다. 악성흑색종은 피부 외에도 구강, 항문부, 식도 등의 편평상피점막에서도 발생할 수 있다(그림 18.7, 그림 18.8).

핵심용어

헤르페스 herpes

피부의 염증과 침범한 피부신경 경로를 따라서 작은 물집을 일으키는 바이러스군, 신경학적 통증은 특히 노인에게 많이 나타남

홍역 measles

홍역바이러스(Rubeola virus)에 의해 나타나는 전염성이 높은 질환, 열, 발진이 나타나며, rubeola라고도 함

옴 scabies

피부에 심한 가려움을 일으키는 접촉성 기생충감염을 말함

백선 tinea: ringworm

진균에 의한 피부질환으로 침범한 부위의 이름을 넣어 명명함

습진 eczema

가려운, 발적, 수포가 나타나는 피부의 염증을 말함

지루피부염 seborrheic dermatitis

과다한 피지 및 유지의 분비로 인한 피부의 표재성 염증을 말함

두드러기 urticaria

내부 또는 외부 알레르기항원에 대한 피부 반응으로 원인이 알려지지 않은 경우가 대부분이며, 팽진, 두드러기, 국소적 피부부종, 혈액으로부터 누수된 체액으로 인하여 가려움증이 나타남

백색증 albinism

피부, 눈, 털 등에 나타나는 유전적인 전신 혹은 부분적 색소결핍을 말함

흉터종 켈로이드, keloid

비정상적으로 크고 두꺼운 반흔을 말함

기미 melasma

얼굴에 나타나는 어두운 반점으로 흔히 'mask of pregnancy'라고 부름

탈모증 alopecia

부분적 또는 완전한 머리카락의 소실을 말함

다모증 hirsutism

털의 과다한 성장을 말함

티눈 corns

보통 발의 조직이 국소적으로 두꺼워진 것으로 걷거나 압력을 받을 때 통증을 느낌

다한증 hyperhidrosis

과다한 발한을 말함

가려움 pruritus

가려움증을 말함

황색종 xanthoma

지방의 침착에 의해 생기는 노란 종양을 말함

찾아보기

ㅇ

ㅋ

ㅌ

ㅍ

ㅎ

A

참고문헌

감경윤 외 공역(2011), **알기 쉬운 병리학**, 메디컬코리아.

권영은 외 공역(2016), **알기 쉬운 해부생리 5th Edition**, 정담미디어.

용준환 외 공저(2015), **해부학 2판**, 정담미디어.

이영휘 외 공역(2013), **성인간호학**, 정담미디어.

정형재 외 공저(2013), **알기 쉬운 인체병리학 3판**, 정담미디어.

한국해부생리교수협의회(2012), **생리학 4판**, 정담미디어.

홍용근 외 공역(2016), **인체생리학 12th Edition**, 정담미디어.

J.C.E Underwood(2004), **General and Systematic Pathology 4th ed.**, Churchill Livingstone.